The Thorax

클리프 파울러와 엘 페트 먼에게

Cliff와 Erl은 내 손을 믿음이 가도록 가르친 첫 번째 나의 멘토 중 한 명으로,
항상 '원인를 찾고 환자보다도 더 많이 이야기하라'라고 가르쳤던 캐나다의 도수치료 리더이다.
나는 평생 학습을 통하여 그들의 임상적 추론과 호기심에서 영감을 얻었으며 지금도 여전히 그렇다.

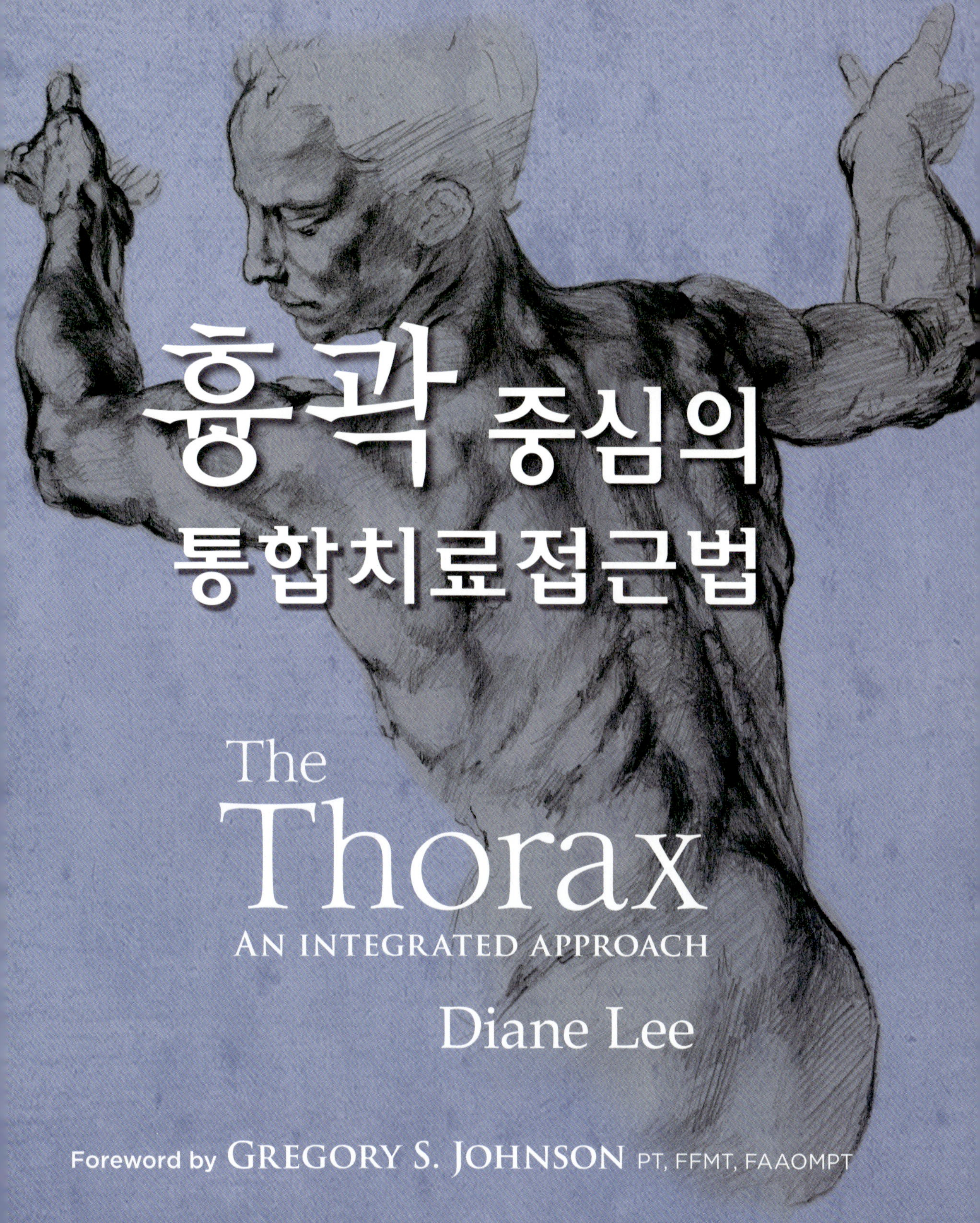

흉곽 중심의 통합치료접근법

The Thorax

AN INTEGRATED APPROACH

Diane Lee

Foreword by GREGORY S. JOHNSON PT, FFMT, FAAOMPT

영 문 출 판 사

■ 옮긴이

김명준 경동대학교 물리치료학과 교수
이경진 경동대학교 물리치료학과 교수
이용우 삼육대학교 물리치료학과 교수
최운호 한국열린사이버대학교 뷰티건강디자인학과 교수
이재남 대한정형도수물리치료학회 주강사
전재국 대한정형도수물리치료학회 연구부회장
이종삼 대한연부조직도수치료학회장
성학수 HOOSPINE Center 대표
송혁 VICHAE Cenditioning Center 대표
김송이 다짐필라테스 대표
김경순 바디큐어필라테스 공동대표
김재윤 리샘한의원 압구정점 원장

The Thorax An integrated approach
by Diane Lee

The original English language work has been published by:
Handspring Publishing Limited
Pencaitland, EH34 5EY, United Kingdom.

출판사 주

흉곽 중심의 통합치료접근법

2021년 3월 19일 초판인쇄
2021년 3월 26일 초판발행

지은이 : Diane Lee
옮긴이 : 김 명 준 외
발행인 : 박 병 조
발행처 : 도서출판 영문출판사
등 록 : 1987년 12월 21일 제2-419호
주 소 : 서울시 강남구 삼성동 69-1
전 화 : (02) 514-5590, 776-5590
팩 스 : (02) 756-8943
E-mail : yeongmunsa@empal.com
홈페이지 : www.ymsbook.net
정 가 : 40,000 원
ISBN 978-89-7224-498-1 93510

※ 파본은 교환해 드립니다.

저작권 안내 – 일러스트

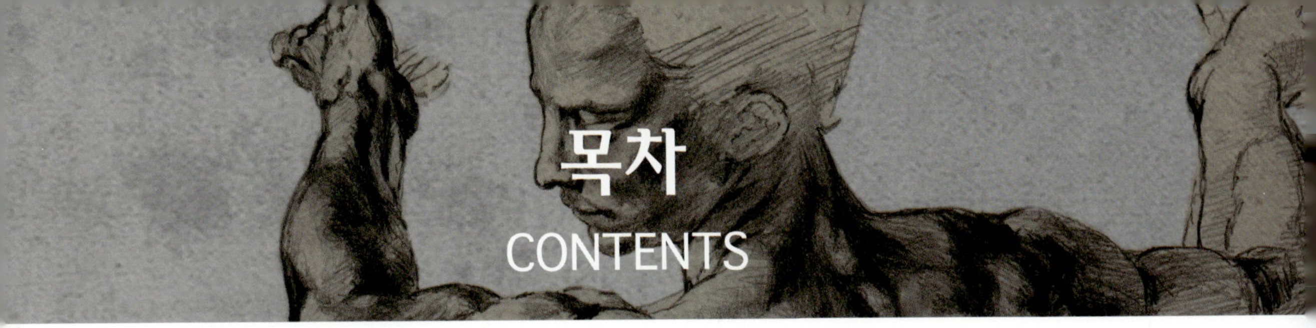

목차
CONTENTS

Gregory S. Johnson의 전문

FOREWORD by Gregory S. Johnson

Diane Lee의 흉곽 저서가 발표된 건 2003년으로 흉부 내용에 대한 지식을 향상시키는데 도움이 되었다. 이 서문을 준비할 때, 필자는 느슨하고 진부한 페이지를 찾아내기 위해 가지고 있던 원서로 되돌아왔다. 이 새로운 책이 사고와 조직의 광범위한 진화를 보여주고 있다는 것을 기쁘게 생각한다.

모든 주요 직업에서는 진보와 정의를 정하기 위해서 현재의 지식 상태를 새로운 수준으로 끌어 올리는 비전을 가지고 있어야 한다. Diane Lee가 이러한 비젼 중 하나이다. 이 책은 우리의 직업을 변화시킬 잠재력이 있는 평가 및 치료(통합 시스템 모델)의 독특한 패러다임을 제시하고 있다. 기존의 과학과 광범위한 임상 지식은 다른 사람들이 인체를 더 잘 이해하고 환자의 신체적 불편을 관리하는 방법에 대한 지침으로 통합되었다. 이 책은 흉부 가슴우리에 관한 것뿐만 아니라, 흉곽과 나머지 신체 사이의 상호 연결을 탐구하는 책이다.

Diane이 이 개념을 잘 표현한 것처럼 텍스트에 인용하기 위해:

오늘날 흉부가 통합된 순환계, 신경계, 호흡기, 심혈관계, 소화 기관 및 비뇨 생식기 계통을 포함하는 상호 의존적 시스템을 많이 포함한다. 이와 같이, 이것은 신체의 나머지 부분과 분리되어서는 안 되며, 오히려 이것과 관련하여 ... Sueki et al. (2013) **은 이것을 영역 상호 의존성이라고 부르는데, 이는 한 신체 부위의 기능과 건강이 다른 신체의 기능에 잠재적으로 영향을 미칠 수 있다고 제안하고 있는 개념이다.**

통합 시스템 모델은 다음과 같이 설명된다:

...증거 기반, 임상적 추론, 생물심리사회적 접근. 이것은 급성 및 지속적인 상태 모두에 대해 환자의 경험(감각적, 인지적, 감정적)과 회복 과정에 대한 장벽을 모두 고려한, 분류 체계가 아니라, 하나의 프레임이다. 신체나 사람은 더 이상 평가나 치료에서 개별적인 부분이나 문제점로 간주될 수 없다. 대부분의 과제는 전신을 포함하고 있다. 따라서 평가에는 신체 부위와 각 부위의 영향 및 상호작용 간의 관계에 대한 분석이 포함되어야 한다.

잘 구성된 이 책은 표면 해부학 촉진을 위한 가이드를 포함하여 흉곽(thoracic cage)의 해부학에 대한 심층 분석으로 시작된다.

제 2 장 흉부의 생체역학

생체역학에 관한 두 번째 장은 다음과 같은 문장으로 시작된다:

흉부는 근골격계, 호흡기, 심장 혈관계, 소화계 및 비뇨기과 계를 포함하여 많은 통합되고 상호 의존적인 시스템의 일부이기 때문에 여러 조건에서 중요한 역할을 한다.

이 장에서 하이라이트는 흉부의 여러 부위의 현재 증거 연구 상황뿐만 아니라 생체역학(osteokinematics & arthrokinematics)에 관한 임상관찰을 훈련하는 것이다.

제 3 장 몸 전체에 대한 흉부의 평가

몸 전체에 대한 흉부의 평가(신체, 마음, 정신)는 궁극적으로 인지, 감정 또는 감각적 부조화 또는 변화된 행동으로 나타나는 다양한 신체 부위, 시스템, 사고, 신념 및 사회적 행동 또는 상황과의 관계에 대한 이해를 필요로 한다.

이 책이 제공하는 획기적인 돌파구 중 하나는 신체적 문제를 보다 효과적으로 관리하기 위한 첫째 드라이버(신체 부위)가 식별하는 체계적인 평가이다.

제 4 장 개별화된 치료 프로그램

치료 목표는 환자의 신체적, 인지적 및 정서적 행동의 변화를 자극함으로써 기능 및 안녕(well-being)을 위해 사용하는 전략을 개선하는 것이다.

치료는 도수치료, 운동 촉진, 신경 및 경막 시스템에 대한 이완 및 생물심리사회적 모델의 홈 프로그램의 통합 시스템이 제공된다.

제 5 장 흉부와 전신의 관계에 대한 사례보고

잘 조직화되어 제시된 사례 연구는 통합 접근법의 개념을 제시한다.

제 6 장 시스템 장애 이완 기술

치료 기술에 대한 단계별 접근법을 제시하는 이 장은 다음 개요로 시작한다:

ISM(Integrated Systems Model)은 임상의가 평가의 모든 정보를 체계화하여 규정된 개별 치료 프로그램을 개발하는 데 도움을 준다. 치료를 위한 ISM의 약어는 RACM: Release, Align, Connect and Control, Move. ISM 치료는 처음에 드라이버(driver) 또는 드라이버들을 대상으로 하며 각 세션에는 드라이버를 해제하고 조정하기 위한 기술, 연습 및 교육 구성 요소가 포함된다. (신체 부위가 교정되었을 때 다른 부분의 기능에 가장 큰 영향을 미친다.)

제 7 장 운동학습 및 운동훈련

마지막 장에서는 운동방법의 진보적 훈련(운동 조절)과 함께 치료 방법을 마무리하고 요가와 필라테스에서 얻은 움직임의 훈련을 포함한다.

Diane은 다음 내용으로 시작한다:

각 치료 세션의 마지막이자 중요한 부분은 운동학습과 운동훈련이 필요한 기능과 동작을 위한 더 나은 전략으로 훈련하는 것이다. 목표는 조직 구조, 혈류 및 배수, 기능 및 전반적인 건강을 유지하는 방식으로 부하를 공유하고 과도한 공간압력(cranial, thoracic, abdominal, pelvic)을 제어하는 새롭고 향상된 '뇌지도(brain map)' 및 운동 전략을 구축하고 이용하는 것이다.

이것은 물리치료 전문분야에 크게 기여할 수 있는 획기적인 텍스트이다.

다음 인용문은 저자에 대해 많은 것을 말하고 있다:

모든 환자는 이야기 할 스토리를 가지고 있으며 그 이야기를 듣고 삶의 질을 향상시키는 변화의 길을 밝힐 수 있는 기회를 부여받을 특권이 있다.

Gregory S. Johnson PT, FFMT, FAAOMPT
Co-Director & Co-Founder, Institute of Physical Art, Inc.
Vice President, Functional Manual Therapy Foundation
Director, FMT Fellowship Program
Colorado, USA
2018

서문

PREFACE

Erl Pettman이 근골격계 질환의 평가와 치료를 위해 'Quadrant Approach'를 도입한 지 30년이 넘었다(Pettman 1981, 1984). 이 접근 방식은 흉부의 최적하 운동패턴(suboptimal movement patterns) 또는 생체역학이 다양한 통증 상태와 목, 턱, 허리, 견갑대 및 상지 및 하지의 기능 변화에 어떻게 기여하는지 부분적으로 고려하였다. Pettman's Quadrant Approach는 오늘날 여러 조건에서 흉부의 역할에 대한 임상 연구에 영감을 주었다. 많은 캐나다의 물리치료사는 Erl Pettman, Cliff Fowler, John Oldham, Janet Lowcock, Carol Kennedy, Laurie McLaughlin, Linda-Joy Lee, Cathy Rogers, Calvin Wong, Tamarah Nerreter는 텍스트와 함께 이 분야에서 강조된 임상 지식과 전문성을 기여하였다.

오늘날 우리는 흉곽이 근골격계, 신경계, 호흡기, 심혈관계, 소화기계 및 비뇨기계를 포함하여 많은 통합적이고 상호 의존적인 시스템의 일부임을 잘 이해하고 있다. 따라서 신체의 나머지 부분과 분리되어서는 안되며 오히려 그것과 관련하여 고려되어야 한다는 것이다. Sueki 등(2013)은 이것을 '신체 상호간의 상호 의존성'이라고 부르는데, 이는 신체의 한 영역의 기능과 건강이 잠재적으로 다른 사람의 기능에 영향을 미칠 수 있다는 것을 의미하며 이 개념은 참신하지 않다는 것을 의미한다. 캐나다에서는 40년 이상 전국의 대학원, 정형도수치료 교육의 근본 원리였다. 최근에 나는 Integrated Systems Model(ISM)이라는 이름으로 흉부에 통합 시스템 접근법을 가르쳤다(Lee D 2011, Lee L-J & Lee D 2011). ISM은 진화하는 증거 기반의 임상적 추론, 생물심리사회적 접근법이다. 이 텍스트의 초점은 흉부에 있을 것이지만, 신체 및 사람의 나머지 부분과의 관계는 텍스트 전반에 걸친 길고 간단한 사례 보고서를 통해 분명해질 것이다. 이 텍스트의 강조는 생물심리사회적 모델의 생물학적 성분에 있으며 개별적으로 고려해야 할 심리적, 사회적 요인이 인정되고 있다는 것이다.

나는 임상인이며, 교육자이며 긴 삶에 있어서 학생이다. 나의 길을 같이 하는 모든 멘토, 동료, 강사 및 환자로부터 배웠으며 나는 그 점 때문에 진심으로 감사한다. 나는 신디사이저이자 지식 번역가이며, 나는 연구의 챕터 편집을 읽고 즐긴다(원래 연구보다는 오히려 나는 책을 읽는다). 그리고 클리닉에서 제안된 이론과 증거를 테스트하는데, 진료실은 내 실험실이며, 진실이다. 도수치료, 교육 및 운동은 근골격계 통증을 가진 사람들과 '어떻게 적용해야 하는가, 아니면, 하면 안 되는 것인가'에 대한 메커니즘을 오랫동안 임상 실습에서 40년 동안 진화 해왔다. 나는 이 메커니즘을 알 필요가 없다는 것을 인정한다. 이것은 종종 간단히 설명할 수 있는 것보다 더 복잡하기 때문이다. 한 가지 확실한 점은 각 환자는 개인이며 단일 양식 접근 방식으로 모든 사람에게 모든 대답을 제공할 수는 없다는 것이다. 누구에게 제공해야 할지를 결정하는 것은 현재의 연구 과제이며 오랫동안 임상적 과제였다. 모든 환자는 이야깃거리의 이야기가 있으며 이 이야기를 듣고 삶의 질을 향상시키는 변화의 길을 밝힐 수 있는 기회를 부여받을 특권이 있는 것이다.

Diane Lee BSR, FCAMT, CGIMS
Lead Instructor, Learn with Diane Lee
Adjunct Professor, Physical Therapy, Faculty of Medicine,
University of British Columbia,
Diane Lee & Associates, South Surrey, BC, Canada
2018

www.learnwithdianelee.com

역자 서문

Diane Lee는 이미 "골반저 기능 및 장애"의 권위자로 유명한 캐나다 물리치료사로서 경험 많은 임상가이자 대학교수로서, 국내에서도 특강을 했었던 사람으로 이미 잘 알려진 사람이다. 그녀가 일관되게 강조한 부분은 인체의 통합시스템으로 골반의 중요한 역할과 이에 대한 기능부전과 장애에 대한 연구는 오늘날 전 세계의 물리치료사에게 미친 영향과 기여는 매우 크다고 할 수 있다. "두 개 이상의 상호작용으로 각각의 효과의 합보다 더 큰 혼합 효과를 내는 시너지의 힘"을 발견한 그녀는 흉곽에서도 그 발견을 피력하고 임상적 접근을 강조했다.

이는 분명히 새로운 도전이며, 새로운 분야가 되었다. 직접 필라테스와 요가를 하여 요가교사로 활동한 그녀는 ISM과 요가를 통합하며 요가를 물리치료의 치료법으로 탄생을 시킨 기여자이기도 하다. 따라서 골반과 함께 이를 위한 이론적 토대를 심도 있게 연구하고 집필하면서, 다양한 형태의 물리치료적 신체적 조화의 운동훈련을 강조하였다. 요즘 국내에서도 많은 물리치료사들이 필라테스와 요가에 관심을 갖고 센터를 직접 운영하는 일이 많아지고 있다. 좋은 지침서가 될 것으로 기대하고 있다.

그녀가 말하고 싶은 발전된 두 번째 주제는 Linda-Joy Lee와 공동 개발한 Integrated Systems Model(ISM)으로 흉부의 운동조절에 초점을 맞추어, 흉곽의 생체역학적 설명과 흉부의 근골격계, 신경계, 호흡계, 심혈관계, 소화기 및 비뇨기계를 포함하여 많은 통합적 상호의존적 시스템의 일부로서 서로 분리되어서는 안되며 오히려 이것들과 관련하여 상호 고려하여야 한다는 "신체 상호간 상호 의존성"이 신체의 건강과 기능이 잠재적으로 미치는 영향이 크다는 것을 말하고 있다. 이 책에서는 흉부의 생체역학, 평가 그리고 치료프로그램으로 도수치료, 운동치료, 근막치료를 생물심리사회적 모델로 제시하고 있다.

흉곽에 대한 책은 골반저 장애 관련 책과 마찬가지로 근거중심으로 임상가를 위한 책으로 환자들의 문제와 증상을 인지하고 관리하는 평가와 조절의 중요한 이슈를 제시하고, 과학적이고 기술적인 평가와 관리를 제공하게 될 것이다.

본 역서가 출간되기까지 참여해 주신 종별분과학회 참여와 특히 현장에서 직접 필라테스, 요가, 골프, 자이로토닉 센터를 운영하고 계신 실무자 대표님들의 생생한 현장 경험과 열정으로 번역된 결실에 대하여 더욱 의미가 있다고 생각하며 뜻 깊은 결과가 아닌가 생각한다.

마지막으로, 출간을 위해 수고해주신 영문출판사 박병조 사장님과 관계자 여러분에게 진심의 감사의 뜻을 전한다.

2020. 12. 08.

근골격물리치료종별학회장
경동대학교 물리치료학과 교수
김명준, PhD

감사인사

ACKNOWLEDGMENTS

내가 배운 모든 사람에게 감사하는 것 외에도 이 책의 내용에 직접 기여해 주시고 감사해야 할 사람들이 있다. Frank Crymble(의료 일러스트 레이터)은 1993년부터 흉곽의 생체역학을 설명하기 위해 이미지를 그려왔으며, 항상 시각적 학습자를 위한 다른 프로젝트까지 기꺼이 맡고 있다. 이 텍스트의 그림, 어떤 것은 새로운 것이며, 많은 것들이 25세 때이다. 1994년에 그는 우리가 이 책의 표지에 사용했던 그림을 연필로 그렸다. 프랭크, "당신의 인내심에 감사합니다", 기꺼이 바로 디지털 드로잉 보드에 가서 '즉시 그림을 그렸죠!'

Linda-Joy Lee(LJ)에게 감사드립니다. LJ와 저는 1999년부터 2004년까지 임상에서 함께 일했고, 2000년 초부터 2013년까지 함께 가르쳤었다. 우리는 Integrated Systems Model을 공동 개발했으며, 이 텍스트에서 사용된 ISM 관련 용어 중 많은 부분은 우리의 논의 시간에서 나왔던 것들이다.

LJ 박사는 흉부의 운동 조절에 초점을 맞추었고, 그녀의 과학적 연구는 이 텍스트에 모두 포함되어 있으며 적절히 참조되었다. 그러나, 그녀의 독창적이고 미출판된 임상 개념과 기술 중 일부가 이 텍스트에도 포함되어 있다(Lee L-J 2004-2013). 나는 이 연구에서 그녀의 임상적 기여를 언급하고 인정하는 데 최선을 다했으며, 우리의 학습과 시간을 함께한 것에 매우 감사하다. Melanie Coffey-Prentice, Noelle Trotter, Jill Irvine, Tamarah Nerreter, Kjersti Malinsky, Chelsea Lee와 Leigh Fortuna는 2년 반이나 걸려 여러 가지 사진 촬영의 모델로 자원해 주었다. 모든 모델의 시간과 여러분이 보여준 많은 것들에 대해서도 감사하다. - 이 텍스트를 위해 광범위한 사진 목록을 작성했고, Stephen Scheibel은 많은 새로운 사진들을 멋지게 포착하여, 교정본을 받은 후 편집할 필요가 없었었다. 온라인 교육 플랫폼을 개발한 Stephen, Lawrence Weiss 및 Info2Grow와 함께 일한 것이 진정으로 나의 기쁨이다: www.learnwithdianelee.com.

대학원 물리치료 트레이닝은 주로 도수치료와 침술 분야에서 일하지만, Shibui 요가의 Leanne Kitteridge와 함께 200시간 요가교사 훈련을 마칠 수 있었다. 적용 가능한 곳에서 운동 훈련을 위해 ISM과 요가를 통합을 시도하였다. 내 딸인 Chelsea Lee는 요가 치료사이기도 하며 ISM 원칙을 모든 세션과 요가 치료 교사교육에도 통합하였다. 요가는 새로운 것이 아니지만 요가는 물리치료법과 함께 치료법이다. 리앤과 첼시는 재활원과 지역 사회 간의 틈을 메우기 위해 South Surrey의 클리닉에서 요가 요법을 제공하고 있었다. Chelsea와 Leanne이 Diane Lee & Associates의 물리치료사들과 어떻게 협력하여 환자들을 커뮤니티 연습 등으로 돌아가게 하는 그런 운동프로그램을 만드는지 영감을 받았다. 첼시는 나의 책인 "복직근 이개(*Diastasis Rectus Abdominis – A Clinical Guide for Those Who Are Split Down the Middle*)"를 위한 제7장의 요가 소개를 작성했다.

요가 훈련에 앞서 필자는 카렌 안젤루치(Karen Angelucci)가 필라테스에 입문한 후 수년간 안젤라 스티븐슨(Angela Stevenson)과 환자를 공유하기 위해 임상적으로 협력했고, Karen과 Ange는 전통적인 필라테스 '프로토콜'을 적용할 수 있었으며, 특히 흉부나 골반을 통제하기 어려운 환자에게 적합한 운동프로그램을 개발할 수 있었다.

최근에, 나는 Mindful Movement Pilates의 Lori Thompson을 만나서 이제부터 훈련을 시작했다. 나는

감사의 글 - 계속

왼쪽 허리의 심한 퇴행으로 요가를 더 이상 할 수 없을 때는 로리를 만났다. Lori는 수술을 준비하는 동안 필라테스와 명상을 통해 신체적, 정신적, 감정적으로 내 근력과 컨디셔닝을 향상시키는 데 많은 도움을 주었다. 헬스클럽과 요가 및 필라테스 스튜디오에서 개인적인 경험을 통해 얻은 것들이다. 7장에서 이러한 다양한 형태의 운동 훈련을 보게 될 것이다.

그리고 이제, 이 책을 편집한 사람들에게 감사와 감사의 말을 전한다. Calvin Wong과 Tamarah Nerreter는 Diane Lee & Associates의 Senior Associates로 여성과 남성의 건강에 특별한 관심을 가지고 있으며, 이들 환자의 이야기 중 두 가지를 제 5장에 기고하였다. 그리고 골반저 통증 및 장애에 대한 전신(흉부 포함)의 역할을 강조한 것에 대하여 감사하다. 또한 2017년 가을에는 유럽, 미국, 캐나다, 일본을 방문한 여러 학생들에게 텍스트 전체 전반적인 내용에 대하여 이야기를 나누기로 한 것에 감사하다. 더 긴 사례보고에서는 클리닉의 환자들의 실제적 변화를 가져야만 한다는 의견이며, 의견이 따로 있는 것은 아니다. 이야기를 공유할 수 있는 권한 부여에 감사하다.

물리치료사이자 Barral Institute of Advanced Manual Therapy의 Gail Wetzler 박사는 ISM 접근법을 선택했으며, ISM 시리즈(캘리포니아 2015, 덴버 2018)를 두 번 개최하였다. 항상 그녀와 함께 배울 수 있는 기회가 놀랍다고 생각한다. 우리는 두 가지 접근법(ISM과 내장)이 일치하도록 '듣기'에 관한 용어를 통합하였다. 그녀가 내가 알아낼 수 있는 것보다 더 빨리 벡터를 '들을 수' 있다고 하더라도, 그녀의 협력, 열린 마음 그리고 끊임없는 호기심에 감사드린다!

ISM 시리즈의 협력자인 시니어 Cathy Rogers에게 매우 감사드린다. Cathy는 이 책을 모두 편집하였으며, 명확성을 위해 많은 아이디어를 제시했으며, ISM 외 책 모두 언어 일관성을 유지하였다. Cathy는 고도의 정리된 GABA brain 가지고, 중요한 세부 사항에까지 주의력을 놀라울 정도로 기울였다. ISM은 클리닉에서의 글쓰기, 교육 및 공동 컨설팅에 대한 논의들을 일부 발전시켰다.

마지막으로 이 모든 것을 편집을 해준 Mary Law Andrew Stevenson과 Handspring Publishers 팀에게 진심으로 감사드린다. Mary와 나는 1986년 Elsevier에서 출판한 The Pelvic Girdle 의 첫 번째 서명판 계약으로 돌아왔다. The Thorax – An Integrated Approach 가 필요하다고 믿어 주셔서 감사하다.

Diane Lee BSR, FCAMT, CGIMS

Lead Instructor, Learn with Diane Lee

Adjunct Professor, Physical Therapy, Faculty of Medicine, University of British Columbia

Diane Lee & Associates, South Surrey, BC, Canada

2018

www.learnwithdianelee.com

온라인 비디오에 액세스하는 방법

HOW TO ACCESS THE ONLINE VIDEOS

이 책 자료에 해당하는 이미지와 그림이 포함됩니다. 그러나 그림만으로는 전체 개념을 전달하지 못하는 경우가 있습니다. 이것이 온라인 동영상에 대한 액세스를 포함시킨 이유입니다. 스마트 폰이나 태블릿으로 코드를 스캔하거나 웹 사이트에서 코드를 스캔하여 비디오에 액세스할 수 있습니다(특별한 장치가 필요하지 않음, 유료 자료 포함).

QR 코드

각 동영상 자료가 나오면 QR 코드가 표시되어 스캔하고 적절한 동영상으로 바로 가져올 수 있습니다. 첫 번째 단계는 이 코드를 검사할 수 있는지 확인한 후 테스트하는 것입니다. 그러면 다음 코드를 검사하여 비디오에 액세스할 수 있습니다.

https://learnwithdianelee.com/course-code/thx-e7m75HLarR/

iPad 또는 iPhone

최신 소프트웨어 (iOS 11 이상)를 실행하는 iPad 또는 iPhone을 사용하는 경우 추가 앱이 필요하지 않습니다. 위의 QR 코드로 테스트하려면, 다음 단계를 따르시기 바랍니다.

1. 카메라 앱을 엽니다.
2. 코드를 가리키면 됩니다 (사진을 찍을 필요 없음).
3. 알림이 맨 위에서 아래로 돌출되어 나와야 합니다.
4. 탭하면 액세스 양식으로 이동합니다.

작동하면 준비가 완료되었습니다. 그렇지 않다면 반드시 앱이 필요합니다.

QR 스캐닝 앱(QR scanning app)

모든 스캐닝 응용 프로그램이 동일하게 생성되지는 않습니다. 어떤 사람들은 다른 사람들보다 우리 웹 사이트에서 더 잘 작동합니다. 웹 팀에서 테스트 한 앱의 최신 권장 사항을 보려면 https://learnwithdianelee.com/qr-codes/를 방문하십시오.

시작하고 사용해 보려면 다음 단계를 따르십시오.

1. 앱이 설치되면 앱을 엽니다. 앱에서 카메라에 액세스해야 하므로 예 또는 동의를 클릭합니다.
2. 앱이 열리면 사진을 찍을 때와 비슷한 화면이 나타납니다. 그렇지 않은 경우 스캔을 클릭해야 할 수 있습니다.
3. 스마트 폰의 화면에서 장치가 명확하게 보이고 초점이 맞춰 지도록 장치를 QR 코드 위로 가져갑니다.
4. QR 코드를 통해 스마트폰을 올바르게 잡을 때 두 가지 일이 있을 수 있습니다.
   - 전화가 자동으로 코드를 검색합니다.
   - 일부 독자의 경우 스마트 폰 카메라 단추와 달리 사진을 찍으려면 단추를 눌러야 합니다.
5. 스캔을 성공적으로 마친 후에는 모바일 웹 브라우저가 Learn with Diane Lee 웹 사이트의 페이지로 열리게 됩니다.

온라인 비디오에 액세스하는 방법 - 계속

계정 만들기(Creating an account)

온라인 비디오는 이 책을 구입한 이용자만이 액세스 할 수 있습니다. 그들을 액세스 하려면 Diane Lee 웹 사이트에서 먼저 계정을 설정하고, 특수 코드를 사용하여 비디오에 액세스해야 합니다.

이렇게 하려면 위의 QR 코드를 스캔하거나 웹브라우저에 관련 링크를 입력하세요. 대문자는 대소 문자를 구분하므로 주의 하십시오. 이미 계정이 있는 경우 코드를 스캔하거나 링크를 방문해야 합니다. 여기에서 로그인하면 양식 데이터가 자동으로 채워집니다.

웹 사이트(Website)

QR 코드, 웹 사이트 또는 이 둘의 조합을 사용할 수 있습니다. 웹 사이트의 비디오에 액세스하려면 Learn with Diane Lee 웹 사이트에 계정을 만들어야 합니다(또는 이미 가지고 있는 경우 로그인하시오). 동영상에 대한 액세스 권한을 얻으려면 이전 링크를 방문해야 합니다(대소 문자를 구분하므로 정확하게 복사하시오).

정보를 입력하고 제출하면 흉부 비디오가 프로필 메뉴(오른쪽 상단)에 '코스 아래 코스'로 나열됩니다.

지원(Support)

가입 또는 자료 액세스에 문제가 있으면 https://learnwithdianelee.com/help/를 방문하여 페이지 하단의 지원 양식을 작성하시오.

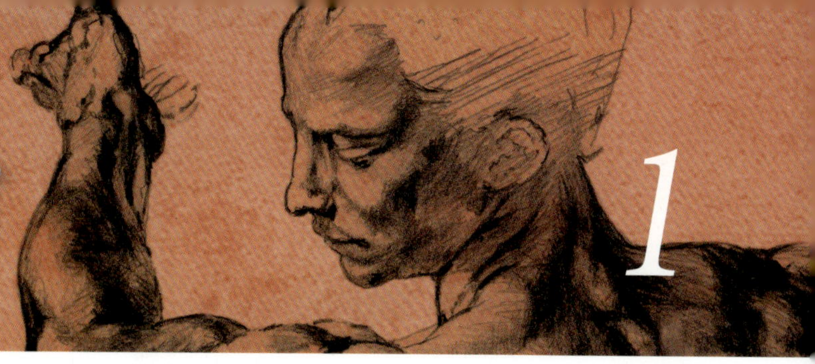

흉곽의 해부학 1

Anatomy of the thorax

독자를 위한 참고사항: 이 장의 주요 해부학적 정보는 Gray 해부학(Anatomy), 40판(Standring 2008)에서 발췌한 것이다. 컨텐츠가 다른 출처에서 제공될 때에는 참조 사항이 표시된다.

흉곽(가슴, thorax)은 신체의 전체 길이의 12%를 구성하는 요추와 8%를 차지하는 경추(목뼈, cervical spine)에 비해 약 20%를 구성한다. 흉곽의 해부학은 개인마다 매우 다양하지만, 체간과 신체의 큰 부분에 대한 생체역학, 평가 및 치료를 이해하는 데 기본이 되는 일반적인 유사점이 있다. 흉곽은 해부학과 그에 따른 생체역학으로 네 부분으로 구분된다: 척추흉골병(척추복장뼈자루, vertebromanubrial), 척추흉골(척추복장, vertebrosternal), 척추연골(vertebrochondral), 흉요부(등허리, thoracolumbar)(그림 1.1 A & B). 흉요부를 제외한 각 부분은 다수의 흉부 고리(그림 1.2)로 구성된다.

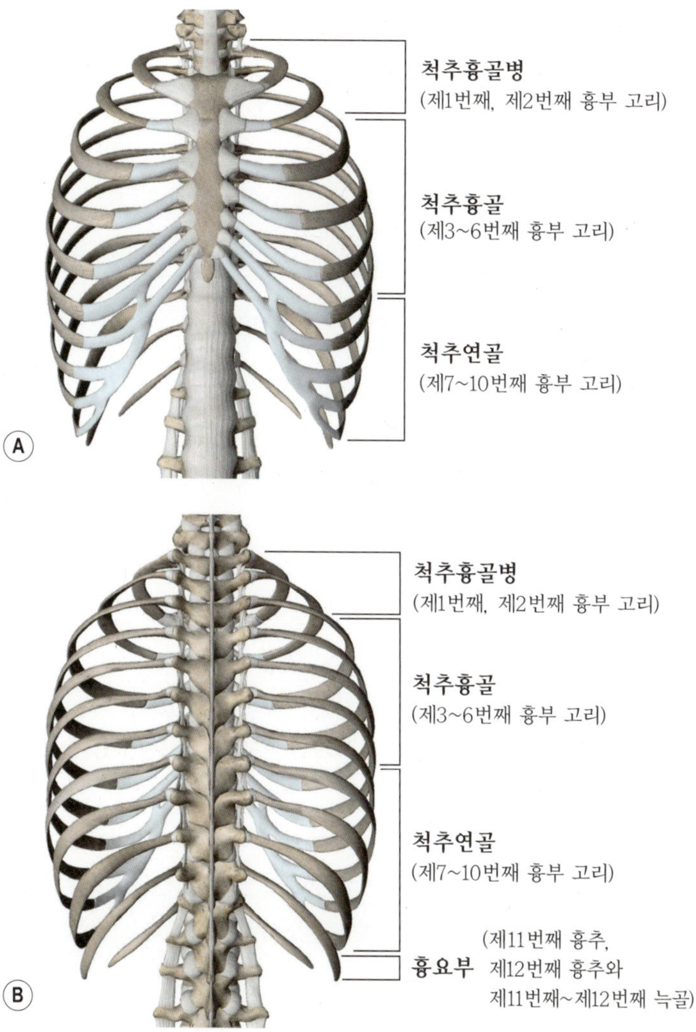

그림 1.1

(A) 흉곽의 세 부분은 전면에서 분명하게 구분된다; 척추흉골병(제1번째와 제3번째 상부 흉부 고리), 척추흉골(제3번째~제6번째 중부흉부 고리), 척추연골(제7번째~제10번째 하부 흉부 고리).

(B) 네 번째 부분 흉요부는 제11번째와 제12번째 늑골이 흉골(복장뼈)에 붙어 있지 않기 때문에 '고리'가 없다.

Essential Anatomy 5 3D4Medical에서 허가됨.

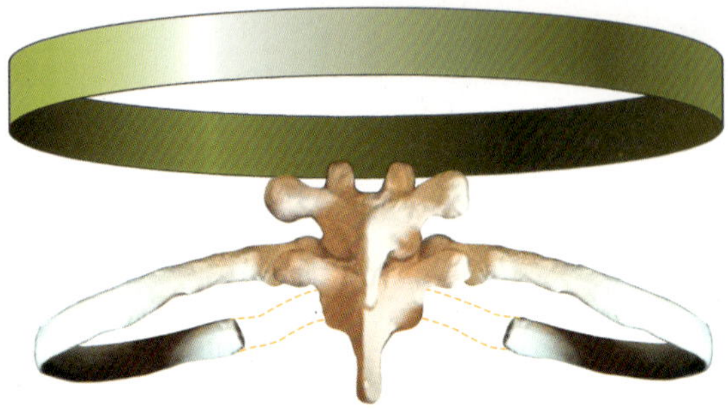

그림 1.2

Lee(Lee D 1994)에 의해 정의된 흉부 고리는 같은 수의 왼쪽과 오른쪽 늑골(갈비뼈), 상부 척추의 하반부와 하부 척추의 상반부, 왼쪽과 오른쪽 늑연골(갈비연골), 그리고 흉골병 또는 흉골(복장뼈)로 구성된다. 각각의 전형적인 흉부 고리에는 13개의 관절이 있다.

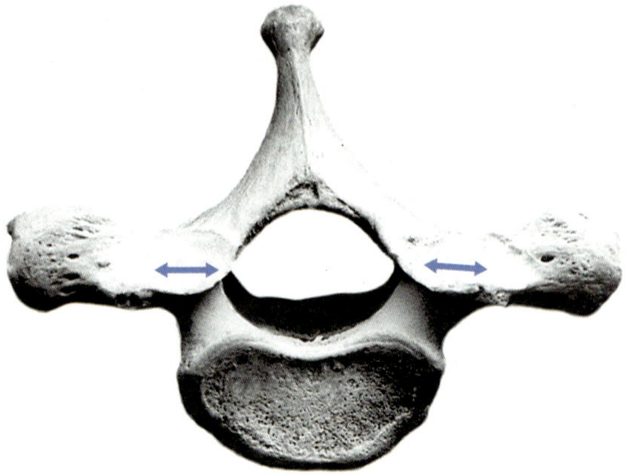

그림 1.3

첫 번째 흉추(등뼈)의 상면. 추간관절(돌기사이관절)은 관상면에 있다.

흉부 고리(thoracic rings)(Lee D 1994)는 골 분절(뼈분절, sclerotome), 근절(근육분절, myotome) 및 피부분절로 구분되는 하나의 배아 체절에서 파생되며, 다음과 같이 구성된다:

- 인접한 2개의 골 분절(각각의 반)의 늑골 요소에서 파생된 왼쪽과 오른쪽 늑골
- 인접한 흉추와 사이의 추간판(척추사이원반). 각 흉추는 인접한 2개의 골 분절에서 발생한다; 따라서 흉부 고리의 적절한 정의에는 상부 척추의 하반부와 하부 척추의 상반부와 이 2개의 늑골이 부착된 사이의 추간판이 포함된다.
- 왼쪽 및 오른쪽 늑연골
- 흉골병 또는 흉골

따라서 4번째 흉부 고리(thoracic ring)는 좌우 4번째 늑골과 관련 있는 늑연골, 3번째 흉추의 하반부와 4번째 흉추의 상반부, 그리고 흉골로 구성된다. 흉요부의 늑골은 흉골에 앞쪽으로 붙어 있지 않기 때문에 흉부 고리의 일부로 간주되지 않는다.

흉곽의 부위와 골학 (Regions and osteology of the thorax)

척추흉골병 부위 (Vertebromanubrial region)

척추흉골병 부위(상부 흉곽)에는 흉부 고리가 2개 있으며, 흉골병에 직접 부착되어 있다. 이 부위는 제 1 흉추, 제 2 흉추, 제 1 늑골, 제 2 늑골 및 흉골병이 있다.

첫 번째 흉추는 크고 이분되지 않은 극돌기(가시돌기, spinous process)를 가지고 있으며, 돌기의 윗면은 T1–T2 추간관절과 같은 수평면에 있다. C7과 관절하는 위관절돌기의 관절면은 관상면(그림 1.3)에 있고, T2와 관절하는 아래관절돌기의 관절면은 수평면과 시상면(그림 1.4) 모두에서 약간의 곡선을 보인다. T1의 횡돌기는 길고 두꺼우며, 척추경(척추뿌리, pedicle)의 배측에서 위관절돌기와 아래관절돌기 사이에 있다. 각 횡돌기의 복측면에는 첫 번째 늑골횡돌기관절(갈비

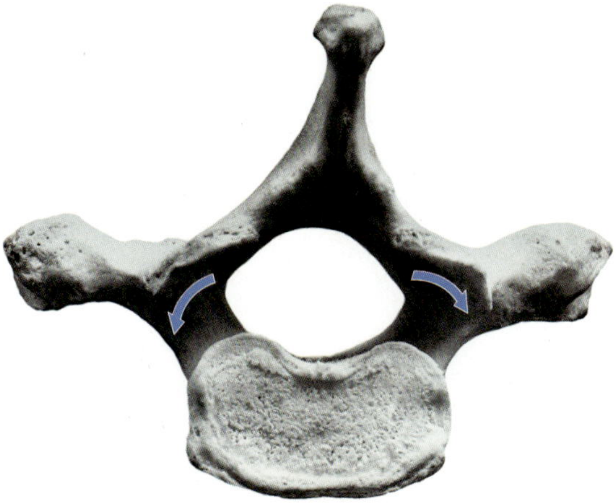

그림 1.4

첫 번째 흉추의 하면.
추간관절은 수평면과 시상면에서 완만하게 볼록하다.
횡돌기의 복측면에는 제1번째 늑골과 관절하는 오목한 관절면이 있다.

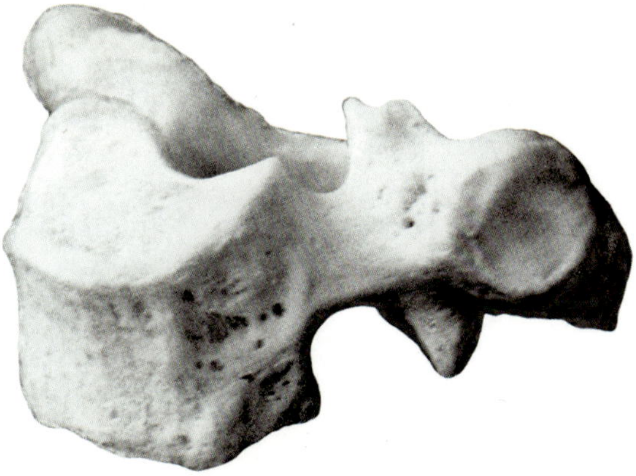

그림 1.5

제 1 흉추의 전외측면.
각 후외측 모서리에 있는 구상돌기는 척추체의 위쪽면에서 오목한 부분을 만든다. 제1번째 늑골두와 관절하기 위해 척추체의 상외측에는 완전한 관절면이 있다. 척추체의 하외측의 반관절면은 평생의 20년 동안 제3번째 늑골두와 관절한다. 제 1 늑골과 관절하는 횡돌기의 오목면에 주목하라.

가로돌기관절, costotransverse joint)(그림 1.5)을 형성하기 위해 제 1 늑골의 볼록한 관절면과 관절하는 깊은 오목면이 있다. 정상적인 직립 자세에서 이 관절의 방향은 전-하방이다.

T1의 척추체(척추뼈몸통, vertebral body)의 윗면은 관상면(그림 1.5)에서 오목하다. 이 오목한 부분은 구상돌기(갈고리돌기, uncinate process)에 의해 각 척추체의 후외측 모서리에 형성된다. 이 돌기는 C7 추체의 아래면과 관절하여 비활액성, 구상돌기 관절(uncovertebral joint)을 형성한다. 첫 번째 늑골두와의 관절을 위해 척추체의 양쪽에 2개의 난형면(ovoid facets)이 있다. T1 척추체의 하면은 편평하고 두 번째 늑골두와(그림 1.4)의 관절을 위한 각 후외측 모서리에 작은 관절면이 있다. 이 관절은 이차골화중심이 늑골두의 형성을 완성한 것으로 보이는 초기 청소년기까지는 불완전하다. 어린이의 경우, 두 번째 늑골두는 T2만 관절한다.

1번째 늑골(1st rib)(그림 1.1A, 그림 1.6)은 앞쪽 끝이 가장 짧고 넓다. 첫 번째 흉골연골관절(복장연골관절, sternochondral joint)은 활액성보다는 섬유성이라는 점이 독특하다. 첫 번째 늑연골이 가장 짧으며 섬유성 흉골연골관절과 함께 첫 번째 흉부 고리의 수동 제어(형태 폐쇄형)에 기여한다. 제1 늑골의 볼록한 머리는 늑골척추관절(갈비척추관절, costovertebral joint)에서 T1의 척추체와 관절한다. 늑골의 목은 머리와 결절 사이에 있다. 결절의 관절 부분은 볼록하고 머리와 목이 정상적인 직립 자세에 있을 때 뒤위쪽으로 향한다(그림 1.1B). 제2 늑골은 제1 늑골 길이의 약 2배이며, 특징은 아래에 설명된 척추흉골의 특징과 같다. 앞쪽의 제 2 흉부 고리의 늑연골은 흉골병연골결합(복장뼈몸통자루연골결합, manubriosternal symphysis)에서 흉골병과 흉골 모두와 연결되어 있다(그림 1.1A).

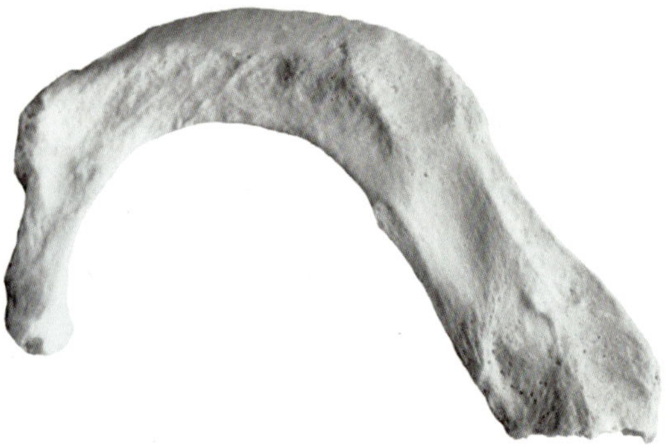

그림 1.6

첫 번째 늑골의 상면.

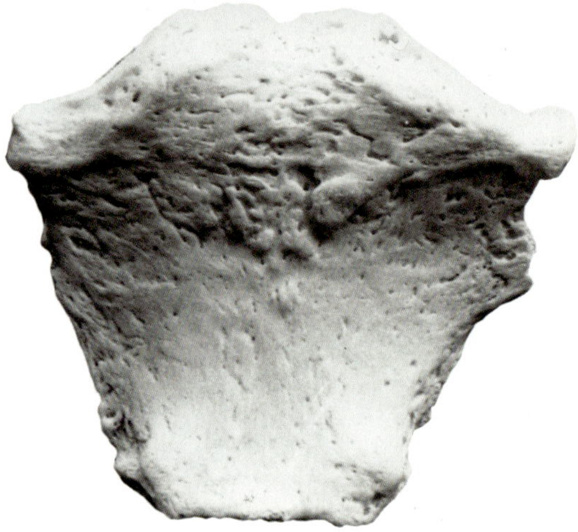

그림 1.7

흉골병. 쇄골과의 관절을 위한 얕고 오목한 표면을 주목하라.

흉골병(manubrium)(그림 1.7)은 넓은 삼각형 모양의 뼈로, 제1번째와 제2번째 늑골의 늑연골과 쇄골이 관절한다. 흉골병연골결합은 골화가 발생할 수 있지만 일생 동안 분리되어 있다(그림 1.8).

척추흉골 부위(Vertebrosternal region)

척추흉골 부위(중부 흉곽)에는 흉골에 직접 및 개별적으로 부착되는 흉부 고리가 포함된다. 이 부위의 늑골횡돌기관절은 오목-볼록 방향을 갖는다. 이 부위는 제2번째 흉추의 하반부에서 제6번째 흉추의 상반부, 3-6번 늑골 및 흉골을 포함한다.

척추흉골 척추골은 길고 가늘며 극돌기가 겹쳐있다. 극돌기의 끝은 같은 척추 횡돌기에서 손가락 3개 간격 아래에 있을 수 있으며 종종 정중선에서 벗어난다. 위관절돌기와 아래관절돌기의 관절면은 수평면과 시상면 모두에서 약간의 곡선을 나타낸다(그림 1.9). 방향은 다방향 운동을 허용한다. 추간관절의 모형은 2개의 원형 보울(bowls) 서로 안에 배치하여 가상할 수 있다(그림 1.10). 상단 보울은 앞, 뒤, 옆으로 회전하고, 하단 보울을 중심으로 회전할 수 있다. 상단 보울의 병진

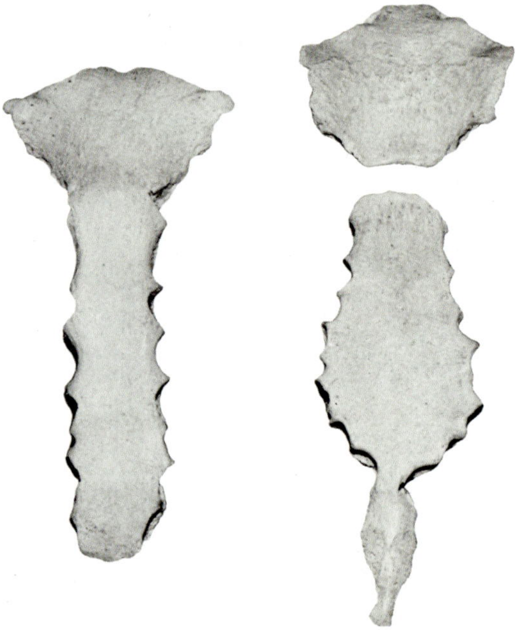

그림 1.8

흉골병연골결합은 일반적으로 일생 동안 유지된다. 그러나 골화가 발생할 수 있다. 8개의 완전한 오목면은 3~6번 늑골의 늑연골과 관절한다.

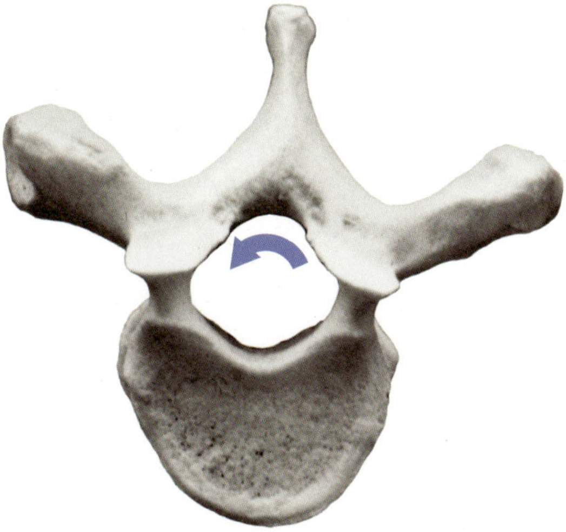

그림 1.9

제4번째 흉추의 위쪽면. 추간관절은 수평면과 시상면에서 완만하게 볼록하다. 횡돌기의 복측면에는 제4번째 늑골과의 관절을 위한 오목면이 있다.

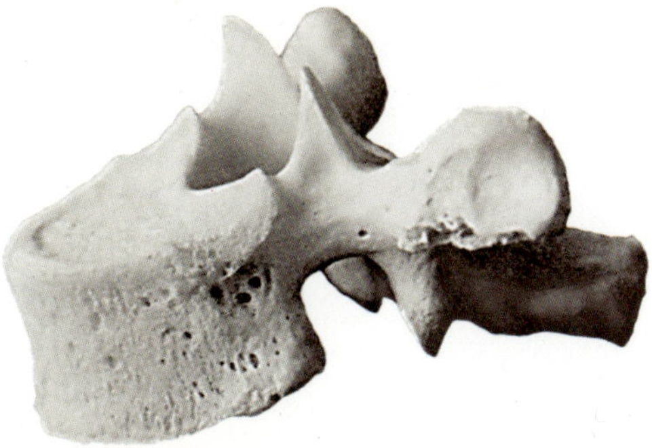

그림 1.11

제4번째 흉추의 앞가쪽면. 제4번째와 제5번째의 늑골두와 관절을 위한 척추체 가쪽면의 2개의 반관절뿐만 아니라 제4번째 늑골과의 관절을 위한 횡돌기의 오목면에 주목하라.

운동은 직접적인 저항을 준다. 위관절 돌기의 관상 방향은 아래 척추골에 대한 위쪽 척추골의 뒤앞쪽 병진 운동에 저항한다.

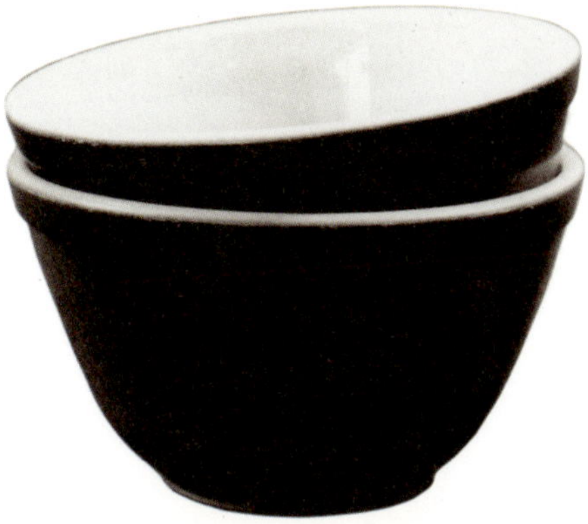

그림 1.10

2개의 혼합된 보울은 흉곽에서 추간관절의 위치상의 생체역학을 모형화한다.

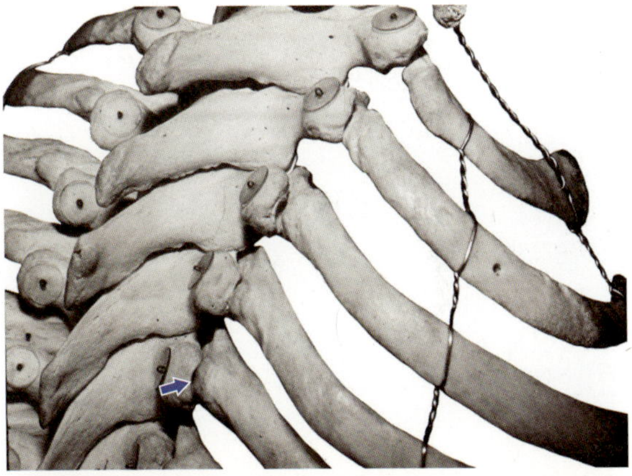

그림 1.12

척추흉골 부위에서 관절하는 흉곽의 후외측면. 이 부위에서 늑골횡돌기관절의 만곡에 주목하라(화살표).

상부와 하부 관절돌기 사이의 척추경의 배측에 위치한 횡돌기는 추간관절 운동의 촉진을 위해 이상적으로 위치하고 있다. 이 부위에서 횡돌기의 복측면은 동일한 수의 늑골과의 관절을 위한 깊고 오목한 면을 포함한다(그림 1.11). 이 만곡(그림 1.12)은 늑골이 위아래쪽 방향으로 미끄러질 때 발생하는 공동 회전에 영향을 미친다(2장의 늑골 관절운동학 참조). 정상적인 직립

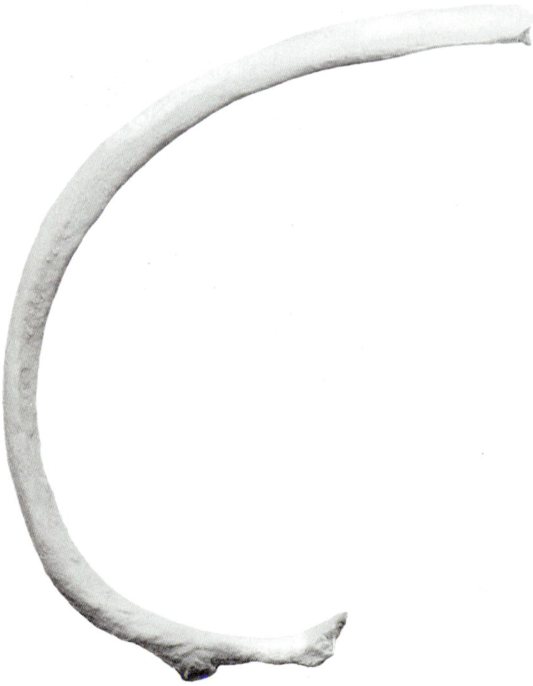

그림 1.13
제4번째 늑골. 볼록한 관절 결절에 주목하라. 이 결절은 횡돌기의 오목면과 관절하여 늑골횡돌기관절을 형성한다.

자세에서 횡돌기의 관절면 방향은 앞가쪽이다.

척추체의 상하면의 뒤가쪽 모서리에는 늑골두와의 관절을 위한 타원형 관절면이 있다. 흉곽의 유연성이 있는 초기 청소년기까지는 위쪽 늑골척추관절의 발달이 지연된다. 늑골체는 길고 얇으며 후방 각도에서 다양한 정도로 비틀어진다(그림 1.13).

흉골(그림 1.1A, 1.8)은 8개의 완전한 오목면이 있으며 제3 ~ 6번째 늑골의 늑연골과 관절한다. 위쪽으로는, 제3번째 늑골(척추흉골병 부위의 일부)은 반관절면에서 흉골과 관절하고; 아래쪽으로는, 제7번째 늑골(척추연골 부위의 일부)은 검상돌기(칼돌기, xyphoid)와 흉골과 관절한다.

척추연골 부위(Vertebrochondral region)

이 부위의 모든 흉부 고리(하부 흉곽)는 공통 연골 막대를 통해 흉골에 간접적으로 부착된다(그림 1.1A). 척추연골 부위에는 제6–10번째 흉추의 하반부와 제7–10번째 늑골이 포함된다.

이 부위의 척추(그림 1.14)(T7, T8, T9, T10)는 척추흉골 부위의 척추와 다르다. 극돌기의 길이는 짧지만, 끝부분이 아래쪽 척추골의 횡돌기의 수평면에 가깝도록 아래쪽을 향해 있다(그림 1.1B). 횡돌기의 관절면은 편평하고 전외측과 상방향으로 향한다(그림 1.15). 따라서 늑골 결절이 위쪽으로 미끄러질 때 최소의 공동 회전으로 뒤안쪽으로 미끄러지기도 한다(그림 1.16). 늑골의 결절이 아래쪽으로 미끄러질 때, 늑골횡돌기관절의 평면을 따라 앞가쪽으로 미끄러져 움직인다(2장의 늑골 관절운동학 참조). 늑골횡돌기관절의 관절면의 방향은 상지 및 흉곽으로부터 더 큰 하중을 수용한다(Singer & Goh 2000). T2(척추흉골병 부위) 및 T5(척추흉골 부위)에서, 흉곽이 정상적인 직립 자세로 볼 때 횡돌기의

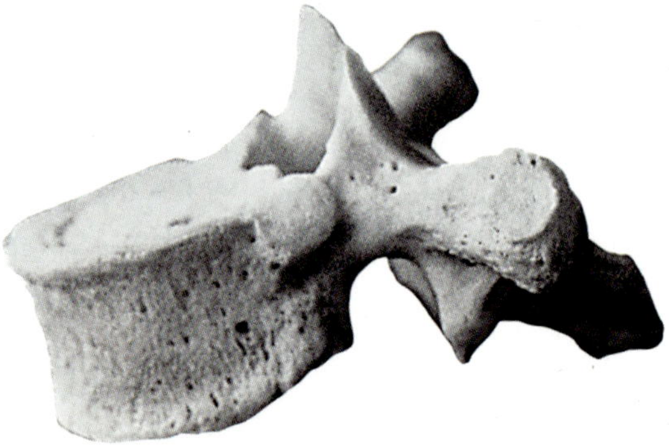

그림 1.14
제8번째 흉추의 전외측면. 제8번째 늑골과 관절하는 횡돌기의 편평한 관절면뿐만 아니라 제8번째 늑골두와 관절하는 큰 위쪽의 반관절면 및 제9번째 늑골두와 관절하는 작은 반관절면을 주목하라.

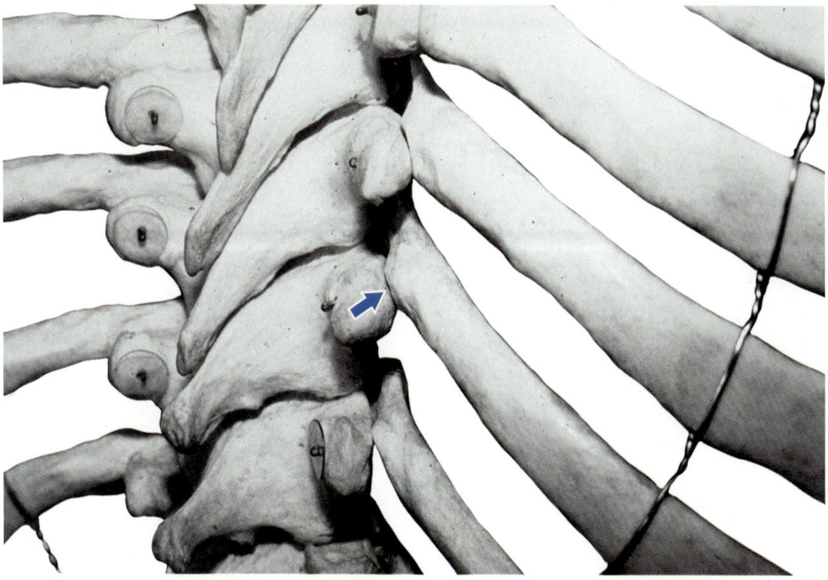

그림 1.15

흉곽이 관절하는 후외측면, 척추연골 부위. 제9번째 늑골횡돌기관절의 평면 방향에 유의하라(화살표).

관절면은 전하측을 향하고 있다. T9(척추연골 부위)에서 횡돌기의 관절면은 횡돌기의 상단에 늑골이 놓이도록 상외측을 향한다(그림 1.15).

T7, T8, T9는 제7번째, 제8번째, 제9번째 늑골두와 관절하기 위해 척추체에 4개의 반관절면이 있다. T10은 가변적이다. 흔히, 제10번째 늑골두의 상면과 T9의 척추체의 하면 사이에는 작은 관절만이 있다. 때때로, 제10번째 늑골은 변형되지 않은 타원형 관절을 통해 척추경의 기저부에서 T10으로만 관절한다.

앞쪽으로, 제8-10번째 늑골은 검상돌기 및 흉골에 부착되도록 혼합된 일련의 연골 막대를 통해 흉골과 간접적으로 관절한다(그림 1.1A). 늑연골(연골간 관절) 사이에는 많은 활액성 관절이 있으며, 이러한 배열은 흉곽 부위에서 운동 결합에 대한 더 큰 유연성을 허용한다.

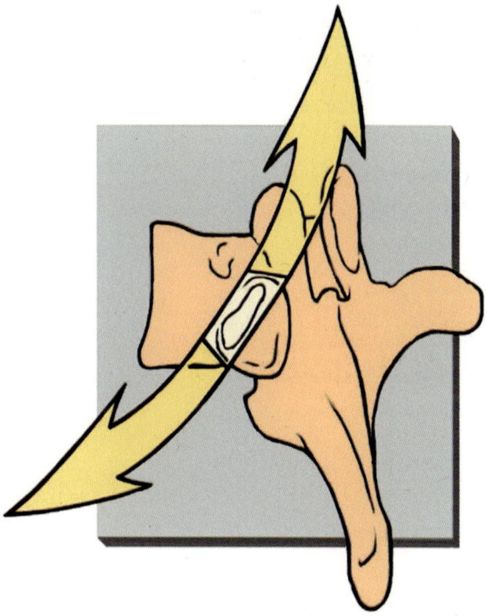

그림 1.16

척추연골부 위의 횡돌기에 대한 늑골의 관절운동학적 활주 방향. 이 방향은 늑골이 앞쪽으로 회전할 때 후내상방으로 발생하며 늑골이 뒤쪽으로 회전하면 전외하방으로 발생한다.

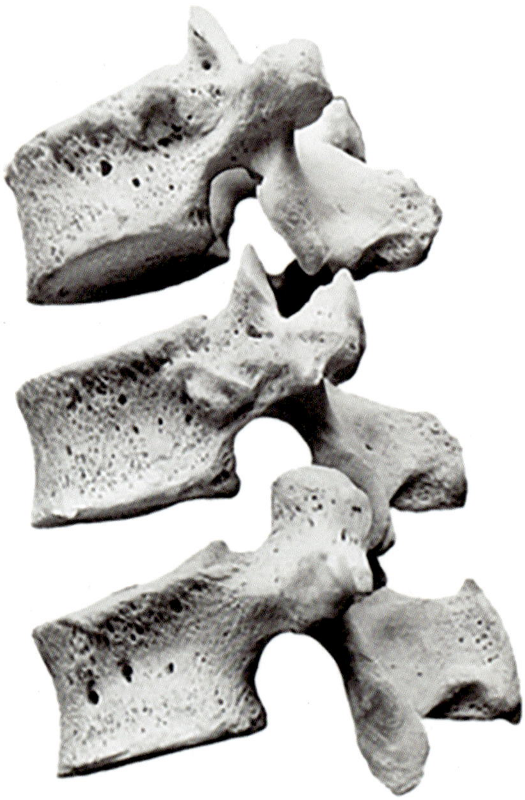

그림 1.17

제11번째와 제12번째 흉추와 제1번째 요추. 추간관절의 방향에 유의하라.

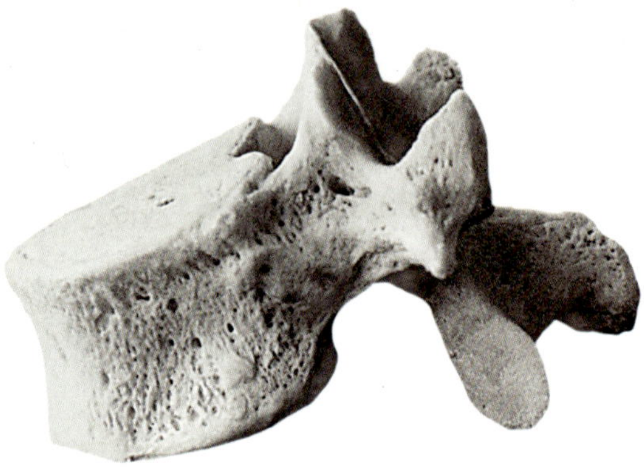

그림 1.18

제12번째 흉추 측면. 위관절돌기와 아래관절돌기의 관절면 방향의 변화에 주목하라. 제12번째 늑골두와 관절을 이루기 위한 척추체의 측면에 한 개의 관절면이 있다. 작은 횡돌기에는 관절면이 없고 늑골횡돌기관절이 없다.

흉요부 부위(Thoracolumbar region)

흉요추 부위(그림 1.1B)는 흉곽의 가장 아랫부분이며 제11번째와 제12번째 척추와 제11번째와 제2번째 늑골을 포함한다. 이 늑골은 흉골에 직접 부착되어 있지 않는다.

T11과 T12이 극돌기(spinous process)는 짧고 튼튼하며 완전히 자신의 척추의 후궁판(lamina) 내에 포함되어 있다(그림 1.17). T11 관절돌기의 관절면(그림 1.18)은 척추흉골과 척추연골 부위의 양상과 유사하다.

T12의 아래관절돌기의 관절면은 요추 부위와 비슷하다. 이것은 관상 및 시상 구성 요소를 가지고 있으며, L1과 관절하면 축 회전을 제한한다. T11–T12의 방향은 축 회전을 제한하지 않는다.

측면으로는, 횡돌기는 작은 결절이고(그림 1.19), 유두돌기(꼭지돌기, mammillary processes)는 크고 더 표층에 있다. 극돌기는 이 부위에서 척추사이 운동을 촉진시키는 데 있어 보다 신뢰할 만한 지점이다.

제11번째와 제12번째 늑골두는 변경되지 않은 타원형 관절(그림 1.20)을 통해 척추경 기저부의 척추체에만 관절한다. 이 부위에는 늑골횡돌기관절이 없다. 늑골은 목이 없고 크게 뒤틀리지 않는다. 늑골척추관절의 형태는 큰 근육이 수축하여 제11번째 및 제12번째 늑골을 고정할 때에도 척추체의 다방향 운동을 용이하게 한다. 그것들은 흉곽의 나머지 부분에서 앞쪽으로 분리된 상태로 유지되며(그림 1.1B), 횡경

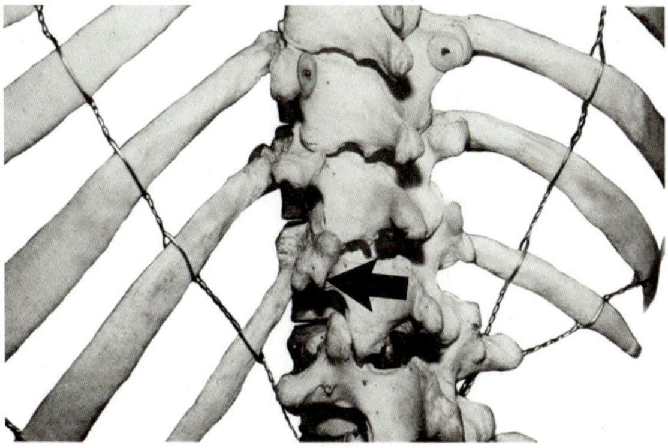

그림 1.19

제12번째 흉추의 횡돌기(가로돌기, transverse process)는 작은 결절(화살표)이며 척추간 운동을 촉진하는 데 사용할 수 없다.

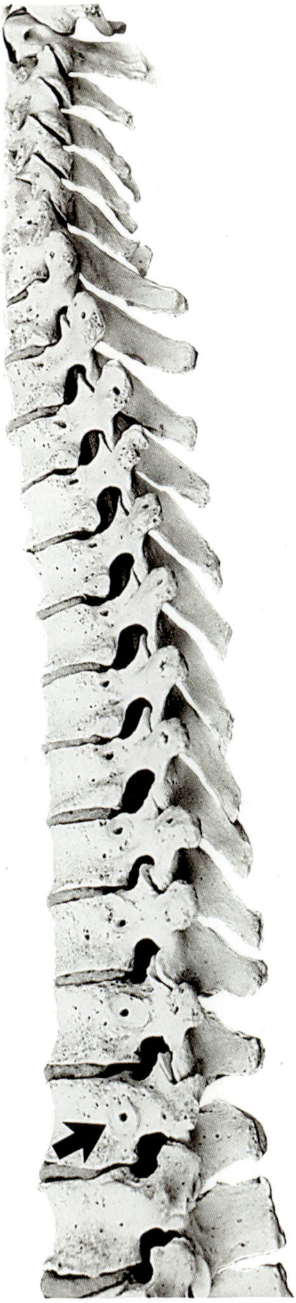

그림 1.20

흉추(등뼈)의 측면.

제12번째 늑골두에 대한 변경되지 않은 타원형 관절면을 주목하라(화살표).

막과 체간 근육의 부착점을 제공한다. 제11번째 분절(T11, T12, 제11번째 늑골)은 흉곽에서 가장 유연하다.

흉요추 부위의 평가 및 치료는 흉곽의 나머지 부분보다 요추와 더 관련이 있으며 표식을 설명하는 것 외에는 본문에 포함되지 않을 것이다.

흉곽의 관절학 (Arthrology of the thorax)

추간관절(Zygapophyseal joints)

흉곽의 추간관절은 활액성이며 다른 활액성 관절과 마찬가지로 섬유질 또는 섬유성 지방 조직으로 구성된 작은 관절 내 주름을 포함한다(Giles & Singer 2000). 이들 주름은 관절강 내에서 내측으로 시작하여 관절강 내의 다양한 곳으로 연장된다. 추간관절의 관절낭은 내측으로는 황인대(ligamentum flavum)와 외측으로는 회전근으로 지지된다(Bogduk 1997). 회전근의 가장 깊은 섬유는 관절낭에 직접 기시된다.

늑관절(갈비관절)(Costal joints)

늑골횡돌기관절은 활액막이며 작은 관절 내 주름을 포함한다(Giles & Singer 2000). 가쪽 늑골횡돌기인대(그림 1.21)는 관절의 측면을 지지하고 가로 방향으로 되어 있다. 이것은 횡돌기의 끝부분에 붙어 늑골 결절의 비관절 부분에 기시한다. 위늑골횡돌기인대는 횡돌기의 아래면에서 늑골경 아래까지 위아래 방향으로 진행하는 여러 가지 띠로 되어 있다.

흉부 분절의 신경혈관 요소는 이 인대의 띠 사이에서 나타나며 흉부 고리가 병진 및 회전 위치에서 유지될 때 손상될 수 있다(제 2 장의 체간의 축 회전 참조).

제2 ~ 9번째, 가변적으로 제10번째 늑골척추 관절은 2개의 활액강으로 나뉜다. 각 활액강은 관절 내 인대에 의해 분리된다. 관절낭은 늑골두에서 앞뒤로 연장되는 섬유를 갖는 방사상인대(그림 1.22)에 의해 지지되어 위 수준의 척추체, 추간판 및 아래 수준의 척추체와 혼합된다. 늑골횡돌기인대는 횡돌기에 인접한 복측의 늑골경을 연결한다. 제1번째, 제11번째 및 제12번째 및 때로는 제10번째, 늑골척추관절은 척추경 기저부에 위치한 단일면을 포함한다. 이것들은 본질적으로 변형되지 않은 타원형이다.

첫 번째 관절을 제외하고 흉늑관절(복장갈비관절, sternocostal joint)은 모두 활액성이다. 가쪽 늑연골관절(갈비연골관절, costochondral joints)은 섬유성이며, 골막과 연골막은 서로 연속적이다. 제2번째 흉늑관절은 2개의 관절강(연골의 일부는 흉골병에, 다른 하나는 흉골에 부착되어 있으며)을 가지고 있으며 관절 내 인대에 의해 분리되어 있다.

추간판(Intervertebral discs)

흉추의 추간판은 경부 및 요부의 척추보다 좁으며 흉추 척주 길이의 약 1/6을 구성한다. 척추체에 대한 추간판의 높이의 비율이 1:5이기 때문에 흉곽의 분절 사이의 움직임은 작다. 하부 흉곽의 추간판의 단면은 직선 모양이 증가하여 이러한 수준의 무게를 지지하는 기능이 증가한다.

흉골병연골결합 (Manubriosternal symphysis)

흉골병과 흉골의 관절은 복잡하다. 뼈는 유리질 연골로 덮여 있으며 두 표면은 나중에 골화될 수 있는 섬유성연골로 연결된다(그림 1.8)(Ehara 2010).

흉쇄관절(Sternoclavicular joint)

흉쇄관절(복장빗장관절)은 쇄골의 내측 끝을 흉골병에 연결하는 관절을 2개의 구획으로 나누는 원형의 관절 내 추간판을 포함한다. 쇄골의 내측 끝은 두미면(craniocaudal plane)에서 볼록하고 흉골병의 오목한 표면보다 더 크다. 쇄골의 내측 끝의 아래쪽 부분은

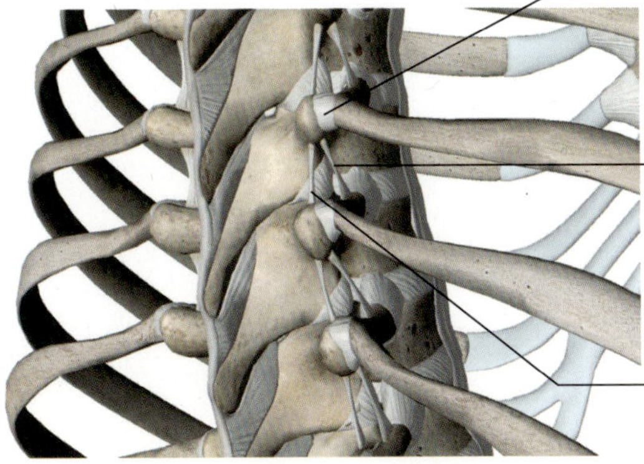

그림 1.21

늑골횡돌기관절의 인대: 가쪽 늑골횡돌기, 위늑골횡돌기 및 횡돌기간.

Essential Anatomy 5 3D4Medical에서 허가됨.

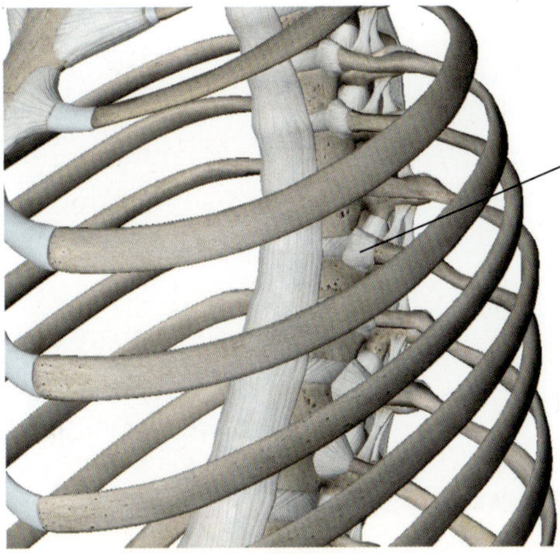

그림 1.22

늑골척추관절의 방사상인대(radiate ligament)

Essential Anatomy 5 3D4Medical에서 허가됨.

또한 제1번째 늑골의 늑연골과 관절한다. 흉골병과 쇄골의 내측 끝은 섬유소가 주입된 유리질 연골로 덮여있어 이 관절은 압박 하중에 매우 적합하다.

몇몇 인대는 쇄골간인대(빗장사이인대, interclavicular ligament), 관절낭(위쪽) 인대 및 늑쇄골인대(갈비빗장인대)를 포함하여 관절에 대한 수동 조절을 제공한다.

흉곽의 근육학 (Myology of the thorax)

흉곽 근육은 깊은 층과 얕은 층으로 또는 심층과 천층으로 나눌 수 있다. 일반적으로 후방 흉곽의 깊은 근육은 분절이며 움직임을 조절 또는 흉부 고리 사이의 움직임에 대해 알리는 데 중요한 역할을 하는 것으로 생각된다. 흉곽의 표면 근육은 여러 분절에 걸쳐 있으며 요추, 골반, 고관절을 기준으로 흉곽을 움직이는 역할을 한다. 흉곽의 심부근과 표면근의 동원 전략은 과제에 의존적이다(Lee L-J et al. 2005, 2009, 2011).

흉곽의 심부근 (Deeper muscles of the thorax)

흉곽과 관련된 심부근은 흉횡근(가슴가로근), 복직근(배곧은근,transversus abdominis), 횡격막(diaphragm), 흉회선근(등돌림근, rotatores thoracis), 다열근(뭇갈래근, multifidus), 장 · 단늑골거근(긴 · 짧은갈비올림근, levator costarum brevis and longus) 그리고 외/내늑간극(바깥/안쪽갈비사이근, intercostal muscles)이 있다.

흉횡근(Transversus thoracis)

이 근육은 하부 3번째, 검상돌기, 제3~6번째 늑골의 늑연골에서 발생하는 흉골 아래쪽에 있다(그림 1.23 A & B). 섬유는 분기하여 제2~6번째 늑골의 늑연골의 아래 모서리에 기시한다. 하부 섬유는 복직근 및 횡격막의 최상위 섬유와 수평적이고 연속적이다. 섬유 방향의 경사는 최상위 섬유가 거의 수직이 되도록 증가한다.

복직근(Transversus abdominis)

복직근(배곧은근)(그림 1.24, 1.25)은 외측 복부 근육의 심부근이고 공동 복직근 건(그림 1.26)(Schuenke et al. 2012), 장골능선(엉덩뼈능선, iliac crest)의 내측 능선 앞쪽 3/4, 하부 6개 늑골의 늑연골(횡격막과 상호작용) 및 서혜인대(샅고랑인대)의 가쪽 1/3을 통해 흉요부 근막에서 양측으로 발생한다.

상부 및 중부 섬유는 횡 방향으로 배열되고, 건막이 되어 하부제대 전이 부위와 백선(백색 선)의 중간 영역 위의 복직근(배곧은근)의 등쪽 덮개를 형성한다(Axer 등 2001a, 2001b).

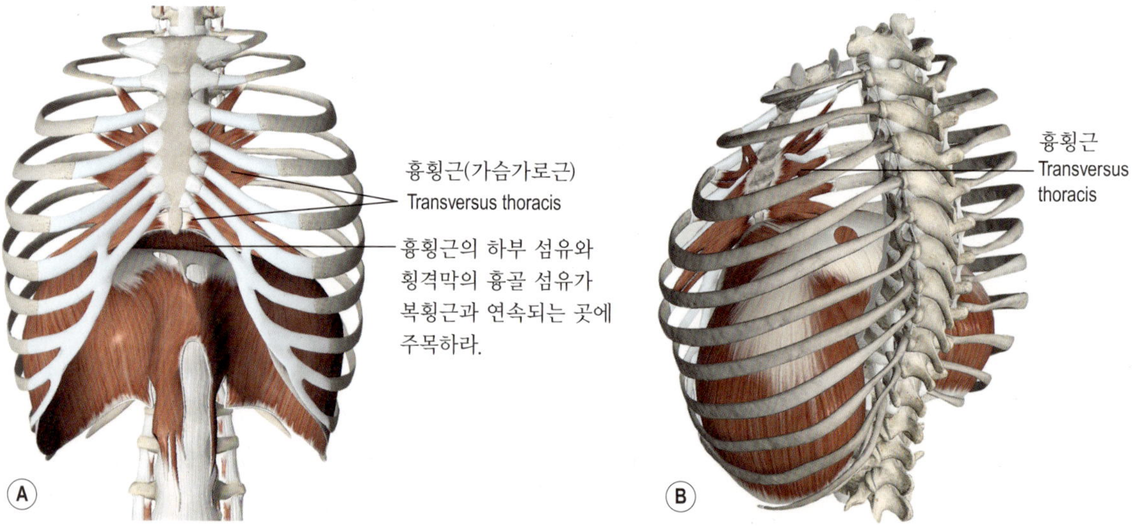

그림 1.23 A와 B

흉횡근(가슴가로근)은 흉곽 골격 안에 위치한다. 하부 섬유는 복횡근 및 횡격막(가로막)과 연속적이다.

Essential Anatomy 5 3D4Medical에서 허가됨.

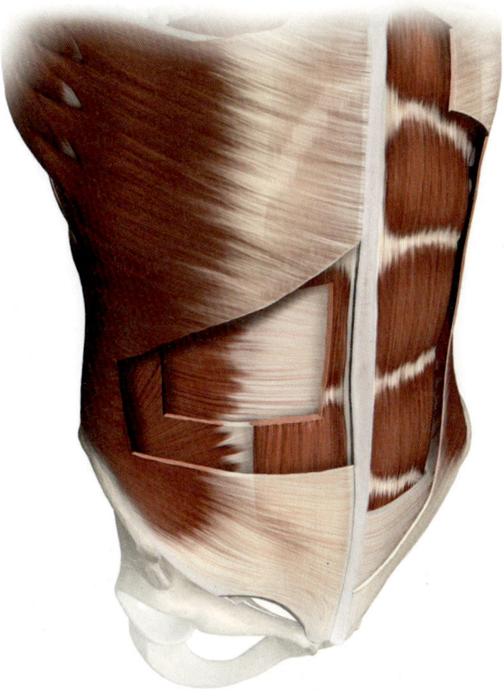

그림 1.24

복벽(abdominal wall).

각 층에서 근육 섬유의 방향에 유의하라.

외복사근 섬유는 아래, 앞, 안쪽으로 주행하고, 가쪽으로는 전거근(앞톱니근)과 함께 상호 연결된다. 외복사근의 건막은 복직근초(배곧은근집)의 일부를 형성하는 복직근(배곧은근)의 전방을 통과한 후 백선을 통과한다. 내복사근은 위쪽과 안쪽으로 주행하며 후방 섬유는 제11번째와 제12번째 늑골에 부착되며 중간 부분의 건막은 복측 및 배측 복직근초뿐만 아니라 백선에 모두 기여한다. 서혜인대(이 그림에서는 보이지 않음)에서 발생하는 가장 앞쪽의 섬유는 수평으로 주행하고 건막은 복직근의 배측을 통과하여 복부초에만 기여한다. 가쪽 복부의 심부근은 복횡근이다. 섬유는 가로로 뻗고 건막은 복직근의 등쪽으로 통과하여 등쪽의 복직근초를 형성한 후 백선을 형성한다. 복횡근은 측면 복부의 건막 내에 포함되어 있으며 백선을 통해 서로 연결되어 있다.

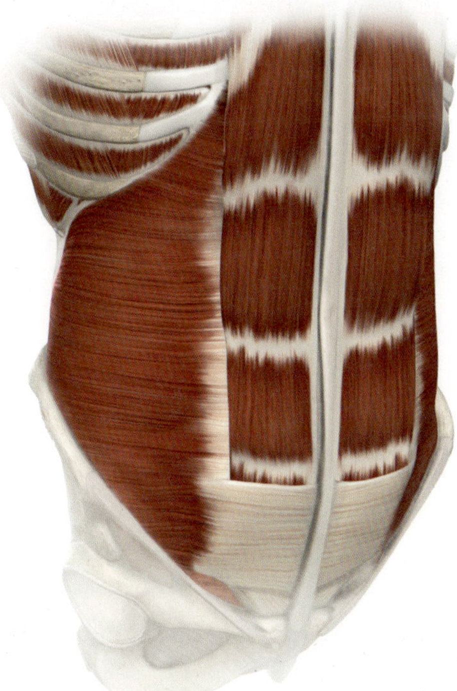

그림 1.25

복횡근(TrA)은 가장 깊은 복부근이며, 앞뒤로 근막 장력을 높이고 복강내 압력을 높이는 데 중요한 역할을 한다–요부골반(lumbopelvic) 조절을 향상시키는 것으로 알려진 두 가지 기전. 복횡근 근막 연결은 골반저(골반바닥, pelvic floor), 요방형근(허리네모근, quadratus lumborum), 척주기립근(척주세움근, erector spinae) 및 횡격막에 연결된다.

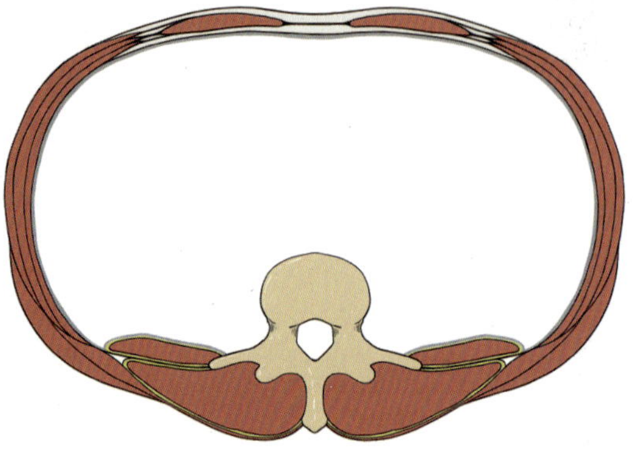

그림 1.26

체간의 전후측 근육으로의 측면 복부의 건막 연속성에 유의하라.

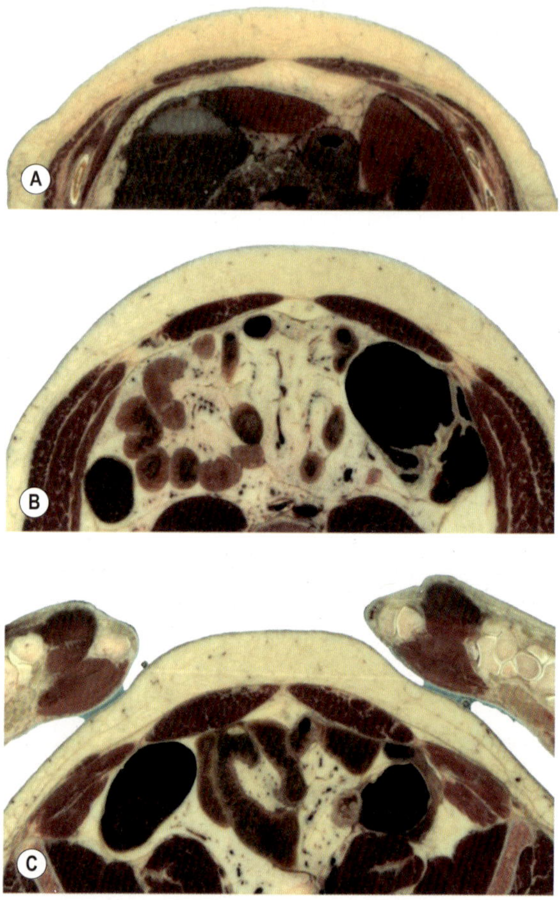

그림 1.27

(A) 복횡근의 상부 섬유는 측면으로 횡격막과 연계되고 건막은 등쪽 복직근초를 형성한다.

(B) 복횡근의 중부 섬유의 건막은 뒤쪽 복직근초를 형성한다. 내복사근의 건막은 나뉘어져 앞/뒤 복직근초에 모두 영향을 주며 이 해부학은 여기에서 볼 수 있듯이 측면 사이에서 변할 수 있다.

(C) 백선의 전이 구역 아래에서 3개의 측면 복부의 건막이 배측 복직근초를 형성한다; 후측 복직근초는 이 부위의 벽쪽 복막(배막)의 복횡근근막(배가로근막)에서만 유래한다. 이 부위의 내측–직선 거리가 얼마나 좁은지 확인하라.

미국 국립 의학 도서관(Visible Human Project, US National Library of Medicine)에서 허가됨.

전이 부위 아래에서, 복직근 하부 섬유의 건막(aponeurosis)은 백선의 중간 영역을 형성하기 전에 배측 복직근초(외복사근과 내복사근의 건막과 함께) 에 기여한다(그림 1.27 A–C). 복직근의 하부 섬유는 내복사근(배속빗근, internal oblique)과 함께 아래안쪽으로 곡선으로 배열되어져 서혜인대를 형성한다.

외측 복부 근육의 세 층(복사근, 내복사근, 복직근)의 근막은 움직임과 활성화로 층의 활주를 촉진하는 성긴 결합조직의 얇은 층으로 분리된다(Guimberteau & Armstrong 2015, Stecco 2015). 3개의 층은 건막의 길이를 따라 선형으로 그리고 동시에 힘의 전달을 용이하게 하는 동일한 근원섬유 회로에 의해 연결된다(Brown & McGill 2009, Guimberteau & Armstrong 2015).

또한,

'전면 복벽의 근육에 대한 다양한 부착물을 지지하는 결합조직은 복잡한 배열, 특히 여러 축을 따라 동시에 팽창 또는 수축하는 복잡한 방식으로 변형되어

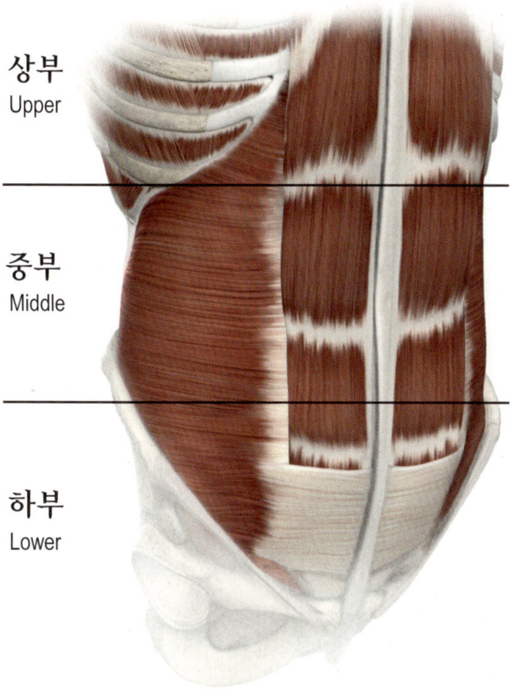

그림 1.28

Urquhart 등(2005)에 의해 기술된 복횡근의 3개 영역.

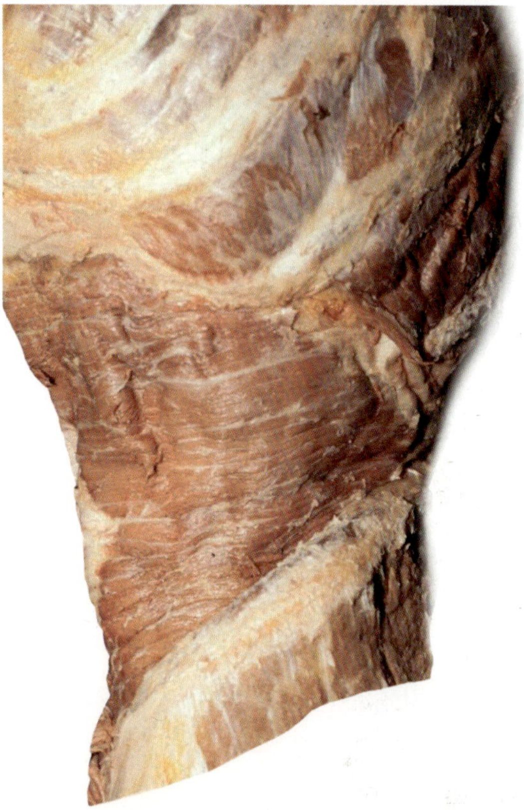

그림 1.29

복횡근의 상부 및 중부 섬유를 나누는 결합조직 중격에 주목하라.

Carl DeRosa와 Jim Porterfield의 제공.

시스템 전체에 작용하는 다른 힘에 부합하도록 복잡한 배열을 취한다.' (**Brown & McGill** 2008)

'일부 힘은 근절에서 근절로 평행하게 전달될 수 있으며, 이어서 전단 결합 기전을 통해 근육 사이의 근막 또는 결합조직 부착을 통해 바깥쪽으로 전달될 수 있다. 복벽에 의해 생성된 힘과 강성은 복횡근 건막이 파열될 때 감소되었다.'(**Brown & McGill** 2009)

Urquhart 등(2005)은 복횡근의 분명하게 구분된(연결되어 있지만) 세 영역을 기술하고 있다: 상부, 중부, 하부(그림 1.28). 상부 영역은 제6번째 늑연골(갈비연골)에서 흉강의 아래모서리의 경계까지이다; 중간 영역은 흉강의 아래 모서리와 장골능선의 위 모서리를 연결하는 선 사이에 있다; 그리고 하부 영역은 양쪽의 전상장골극(위앞엉덩뼈가시)을 연결하는 선에서 치골결합(두덩결합)까지의 부분이다. 중간 및 하부 영역에서 상부 영역을 구별하는 결합조직의 일관된 중격이 발견되었다(그림 1.29).

복횡근의 해부학에서 다양함은 다음을 포함해서 참고하였다:

- 장골능선으로부터 복횡근의 완전하고 부분적인 분리
- 하부와 중부 영역 사이에서 다발 방향의 급격한 변화
- 장골능선 아래에는 다발이 없음
- 중격을 통과하는 장골하복(iliohypogastric) 신경과 장골서혜 신경의 통로 그리고
- 하부 다발과 내복사근의 융합

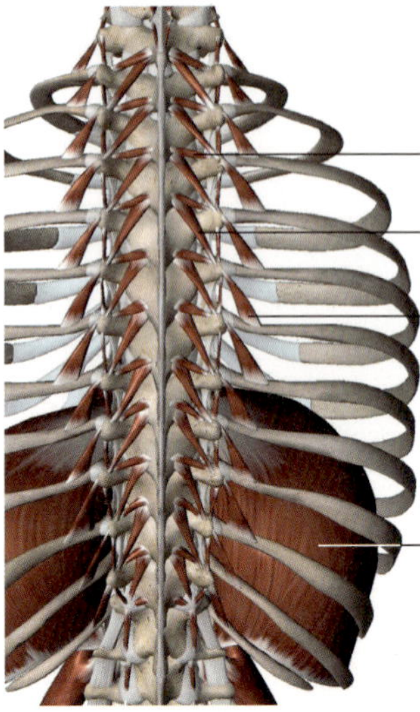

그림 1.30

횡격막과 단늑골거근의 후방 늑골 섬유. 단/장 흉회선근은 다열근처럼 깊으며 촉진으로 구별할 수 없다.

Essential Anatomy 5 3D4Medical에서 허가됨.

횡격막(Diaphragm)

횡격막(그림 1.23, 1.30, 1.31)은 흉강(가슴안, thoracic cavity)을 복강에서 분리하며 해부학과 기능은 두 구획 모두에 영향을 줄 수 있다. 2개의 돔(지붕)으로 구성되어 있으며, 강제 호기에는 오른쪽 제4번째 늑연골과 왼쪽 제5번째 늑연골 높이로 위치한다. 완전한 흡기 시에는 오른쪽 제6번째 늑골의 끝에 도달하기 위해 10 cm 정도 내려갈 수 있다. 돔은 직립 자세보다 누운 자세에서 더 높게 위치한다.

해부학적으로 횡격막은 세 부분으로 구성된다: 흉골(복장뼈, sternal), 앞/뒤쪽 늑골(갈비뼈, costal) 및 요추(허리뼈, lumbar). 흉골 부분은 검상돌기의 뒷면에서 발생하고 늑골 부분은 하부 6개 늑연골과 늑골의 내측 표면에서 발생하며 흉골과 늑골 기시 사이의 간격에서 복직근과 서로 맞물린다. 요부는 요추의 앞면과 요근(허리근, psoas)과 요방형근 위의 가로지르는 내측 및 외측 궁상인대에서 발생한다. 오른쪽 요부각(허리다리, lumbar crura)은 L3로 내려가고, 왼쪽 요부각은 L2로 내려가며, 그리고 2개의 요부각은 전종인대(앞세로인대, anterior longitudinal ligament)와 혼합된다. 왼쪽 및 오른쪽 각(crura)의 내측 모서리는 아치형을 이루며, 정중선의 약간 왼쪽에 있는 T12–L1 추간판 수준에서 대동맥(aorta), 흉관(가슴림프관, thoracic duct) 및 임파본간(림프관줄기, lymphatic trunks)을 가로지른다.

이러한 원위 부착물은 합쳐져 횡격막의 중심 건을 형성한다. 전흉골섬유(anterior sternal fibers)는 짧고 가로로 주행한다. 늑골섬유(costal fiber)는 초기에 수직으로 향한 다음 중심 건을 향해 곡선을 그린다. 요부의 외측각섬유(lateral crural fibers)는 중심 건에 도달하기 위해 분기되는 반면, 양쪽 측면의 내측섬유는 식도(esophagus), 위신경(gastric nerves) 및 식도혈관(esophageal vessels)을 둘러싼 후 T10 수준에서 지지하는 괄약근(조임근, sphincter)을 형성한다. 하대정맥(아래대정맥, inferior vena cava)은 횡격막신경(가로막신경, phrenic nerve)의 일부 가지와 함께 T8과 T9 사이의

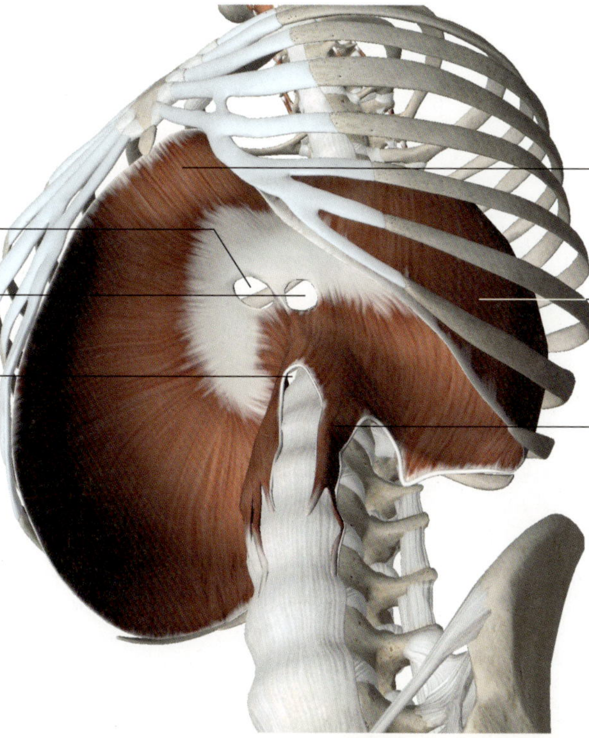

그림 1.31

횡격막. 하대 정맥, 식도 및 대동맥에 대한 구멍의 위치를 기록.

Essential Anatomy 5 3D4Medical에서 허가됨.

추간판 수준에서 중심 건을 통과한다. 또한, Pak 등(2016)은 아래를 확인하였다:

"식도, 대동맥 및 하대정맥의 횡경막 개구부의 척추 수준에 관하여 이란 사람과 일반적인 참조 의료서적과 최근의 근거 중심 문헌 사이에는 불일치가 있다. 표면 해부학에 대한 현재의 많은 지식은 살아있는 사람이 아니라 카데바(cadavers)에 대한 오래된 연구를 기반으로 하며 인종 및 개인의 차이를 고려하지 않았다:

심장의 심막(심장막, pericardium)은 횡격막의 위면에 단단히 부착되어 있다(그림 1.32).

흉회선근(Rotatores thoracis)

11쌍의 장 · 단흉회선근(rotatores thoracis brevis and longus)(그림 1.30)은 흉추의 판(lamina)의 아래모서리와 외측면에서 발생하며, 바로 아래에 있는 분절(단, brevis)과 하부의 두 분절(장, longus)의 횡돌기 기저의 상후면에 기시하기 위해 아래가쪽으로 주행한다. 이 근섬유는 추간관절의 관절낭에 붙는다.

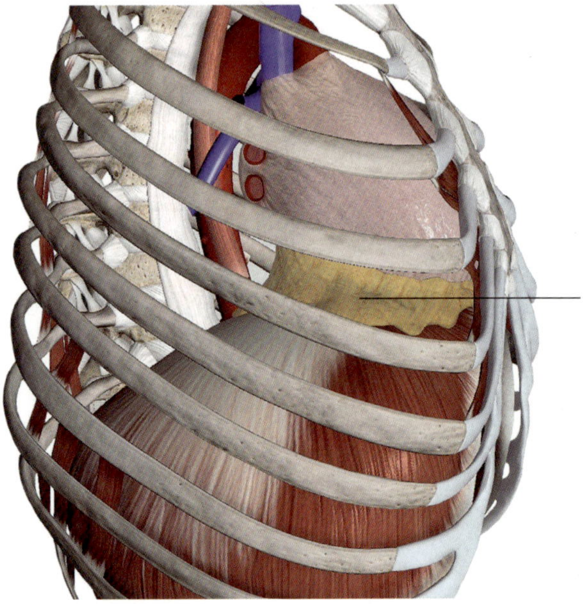

그림 1.32
심막은 심장을 횡격막에 단단히 연결한다.

Essential Anatomy 5 3D4Medical에서 허가됨.

늑골거근(Levator costarum)

단늑골거근(그림 1.30)은 C7에서 T11까지 발견되며 횡돌기의 끝에서 발생한다. 짧은 섬유는 결절과 각 사이의 늑골 아래에 기시되도록 아래가쪽으로 통과한다; 이 근육은 단일분절이다. 장늑골거근은 T7, T8, T9 및 T10의 횡돌기(척추 연골 영역만 해당)에서 발생하는 4개의 근육 슬립(slips)으로 구성된다. 섬유는 단늑골거근의 섬유보다 길며, 결절과 늑골각 사이에 기시점 아래 두 분절을 기시하기 위해 아래가쪽으로 통과한다; 이 근육은 다분절이다.

다열근(Multifidus)

다열근(그림 1.33)은 극돌기와 횡돌기의 기저부 사이의 흉회선근을 덮고 있다. 다열근의 심부 섬유는 극돌기의 측면에서 생겨 횡돌기의 기저부에 붙어 아래가쪽으로 지나간다. 다열근의 표층 섬유는 2~4개의 척추분절에 걸쳐있는 반면, 이러한 심부 섬유는 분절형이다.

척추의 극돌기에서 발생하는 모든 다발은 근육의 길이나 깊이에 관계없이 해당 분절의 배측 분지의 내측 분지에 의해 신경 분포되어 있다(Bogduk 1997).

내늑간근 및 외늑간근 (Internal and external intercostals)

내/외늑간극(그림 1.34 A & B)은 인접한 늑골 사이의 틈새를 메우며, 호기(내늑간근)와 흡기(외늑간근)로 각각의 작용이 촉진되지만(Wilson et al. 2001) 주요 기능은 호흡 중 흉벽을 강화시키는 것이다.

내늑간근은 외늑간근에서 심부에 위치하고, 늑골하구(갈비밑고랑, subcostal groove)과 늑연골에서 시작하며, 아래가쪽, 앞쪽, 아래안쪽 및 뒤쪽으로 지나간다. 외늑간근은 흉곽의 후면에서 늑골의 아래모서리에서 아래가쪽으로 시작하며, 늑연골관절까지는 흉곽의 앞면에서 아래안쪽으로 있다. 이 부분을 계속 지나서 외늑간근막으로 흉골에 붙어있다.

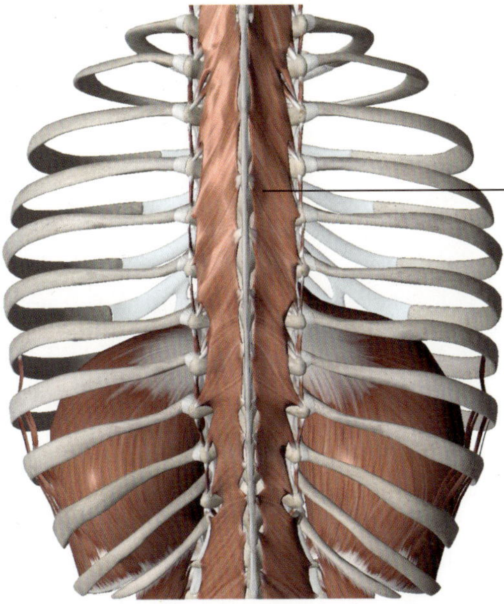

그림 1.33

다열근은 요부와 비슷하게 흉곽에서 심부 분절 및 표면의 다분절 섬유를 가지고 있다.

Essential Anatomy 5 3D4Medical에서 허가됨.

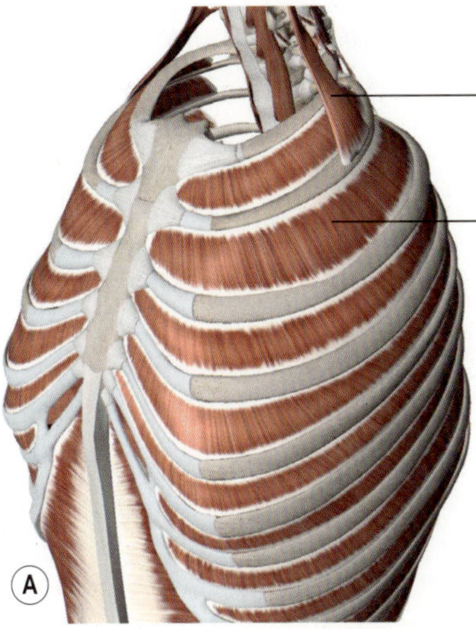

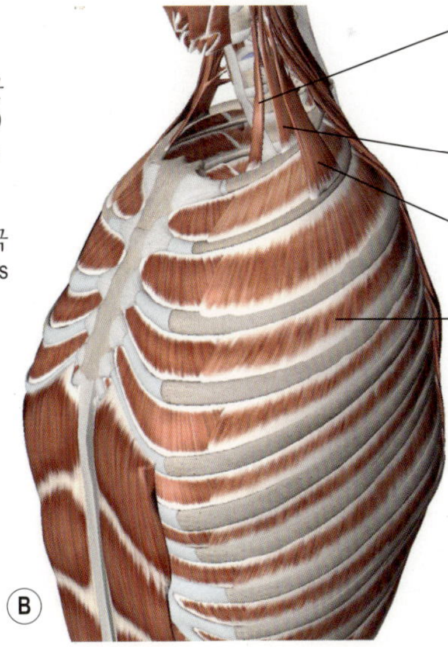

그림 1.34

(A) 내늑간극, 후사각근 및 복직근.

(B) 외늑간극, 복직근, 후사각근, 중사각근 및 전사각근.

Essential Anatomy 5 3D4Medical에서 허가됨.

전방 흉곽의 표재근육
(Superficial muscles of the anterior thorax)

흉곽의 기능에 영향을 미치는 표층 근육은 흉곽 전면에는 전방거근, 대흉근(큰가슴근, pectoralis major), 소흉근(작은가슴근, pectoralis minor), 쇄골하근(빗장밑근, subclavius), 외복사근, 내복사근 및 복직근이 있으며, 후면에는 흉반극근(등반가시근, semispinalis thoracis), 흉극근(등가시근, spinalis thoracis), 흉최장근(등가장긴근, longissimus thoracis), 흉장늑근(등엉덩갈비근, iliocostalis thoracis), 요장늑근(허리엉덩갈비근, iliocostalis lumborum), 상후거근(위뒤톱니근, serratus posterior superior) 및 하후거근(아래뒤톱니근, serratus posterior inferior)이 있다. 이 근육들은 힘(torque)을 생성하여 특정한 방향에 따른 움직임을 만들어낸다.

전거근(Serratus anterior)

전거근은 세 부분으로 구성된다: 상부, 중부, 하부(Webb et al. 2018)(그림 1.35 A-C). 상부 다발(fascicles)은 제1번째와 제2번째 늑골(위면)에서 발생하며 위각에서 견갑골(어깨뼈, scapula)의 중간 및 위 모서리에 부착된다(그림 1.35 B & C). 중부는 제2번째와 제 3번째 늑골의 아래면에서 발생하며 견갑골의 중간모서리를 따라 삽입된다(그림 1.35 B & C). 하부는 제4 ~ 8번째 늑골에서 발생하는 다발로 구성되며 견갑골의 아래각에 기시된다. 제2번째 늑골에서 시작하는 2개의 뚜렷한 다발이 있으며, 윗다발은 견갑골의 위각에 삽입되는 반면에 아랫다발은 견갑골의 전체 중간모서리에 기시된다.

대흉근(Pectoralis major)

대흉근(그림 1.36)은 쇄골(빗장뼈, clavicle)의 내측 절반의 전면에서 기시하는 전방 흉곽의 대부분을 덮고 있다. 이것은 전방 흉골병과 흉골의 너비, 제1 ~ 7번째 늑연골 및 외복사근의 건막의 절반을 덮고 있다. 섬유는 상완골(위팔뼈, humerus)의 고랑(sulcus)의 가쪽 능선에 편평한 건을 통해 기시하기 위해 모인다.

소흉근(Pectoralis minor)

이 근육은 제3 ~ 5번째 늑골의 위쪽 가장자리와 인접한 늑간근의 다발에서 시작하는 대흉근보다 깊게 위치한다(그림 1.36). 섬유는 이 기시에서 올라가 견갑골의 오훼돌기(부리돌기, coracoid process)에 부착된다.

쇄골하근(Subclavius)

쇄골하근(그림 1.37)은 늑쇄골인대 앞에 있는 견갑골과 함께 제1번째 늑골의 접합부에서 발생한다. 섬유는 측면으로 통과하여 쇄골의 중간 1/3의 밑면으로 들어간다.

아래 정보는 복직근 이개(배곧은근 분리) 서적에서 발췌한 것이다 – *A Clinical Guide for Those Split Down the Middle*(Lee D 2017b).

외복사근(External oblique)

외복사근(그림 1.24, 1.38)은 외측 복부에서 가장 표층에 바깥쪽의 복근이며, 제5 ~ 12번째 늑골에서 발생하는 8개의 다발이 있다. 외복사근의 상부 부착 부위는 늑연골관절에 가깝고, 중간은 늑골체와 제12번째 늑골의 연골 끝은 가장 아래에 붙는다. 양측에서 상부 5개의 다발(제5 ~ 9번째 늑골)은 전방거근과 서로 맞물려 복부에서 견갑골까지 연속적으로 근막 슬링(myofascial sling)을 만든다. 후방으로는 이 슬링(sling)은 견갑거근(어깨올림근, levator scapulae), 능형근(마름근, rhomboids) 및 중부 승모근(등세모근, trapezius)을 통해 경추 및 흉추에 도달하기 위해 내측으로 계속 이어진다.

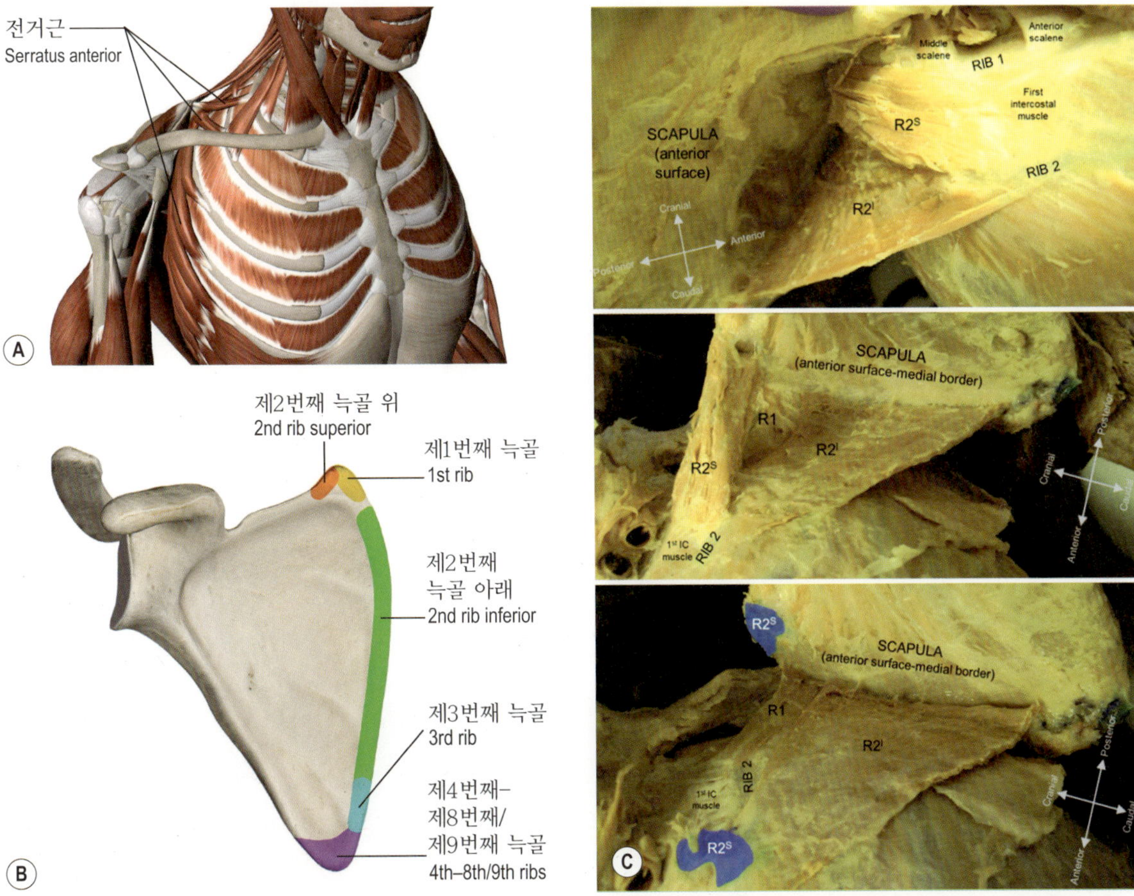

그림 1.35

전방거근(serratus anterior).

(A) 이 근육은 첫 9개 늑골의 9개 돌기에서 시작하여 견갑골의 중간모서리로 기시된다.

(B) 제 2 번째 늑골에는 2개의 다발이 있다. 상부 견갑골의 위각에 부착되는 반면, 하부는 중간모서리의 전체 길이를 따라 제 3 번째 늑골의 다발과 함께 기시된다. 제 4 번째에서 제 8 번째(또는 제 9 번째) 늑골의 다발은 견갑골의 아래각에 삽입된다.

(C) 전방거근의 해부로 견갑골에 이 근육 부분의 부착을 명확하게 보여준다.

(A) Essential Anatomy 5 3D4Medical에서 허가됨. (B) 와 (C)는 Webb et al. 2018 일본 해부학 협회에서 허가됨.

하부 3개의 다발(제10 ~ 12번째 늑골)은 광배근(넓은등근, latissimus dorsi)과 서로 맞물리고 장골능선의 바깥쪽 능선의 앞쪽 절반에 기시되도록 거의 수직으로 주행한다. 중부 및 상부 다발은 하방, 전방 및 내측(비스듬히)을 통과하여 복측 복직근초에 기여하기 전에 건막이 되고 이곳부터 백선의 복측 영역을 형성한다(Axer et al. 2001a, 2001b). 외복사근의 건막은 장골(엉덩뼈, ilium)의 전상장골극에서 치골결합까지 이어지는 서혜인대를 형성하며, 반대쪽에 들어가기 위해 교차한다(Stecco 2015).

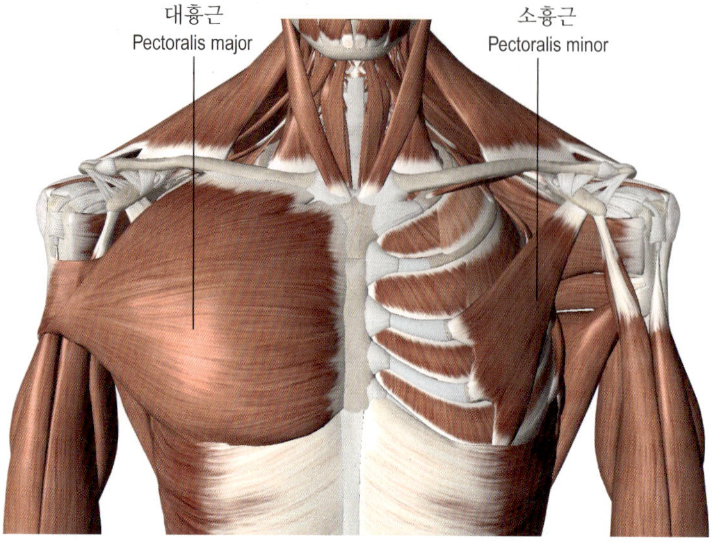

그림 1.36

대흉근. 이 근육의 다발은 외복사근의 다발과 혼합된다. 소흉근은 대흉근보다 깊게 위치하며 제3~5번째 늑골에 붙어 있다.

Essential Anatomy 5 3D4Medical에서 허가됨.

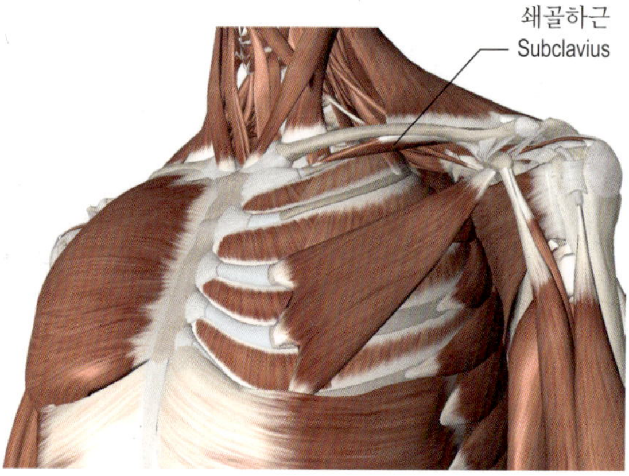

그림 1.37

쇄골하근.

Essential Anatomy 5 3D4Medical에서 허가됨.

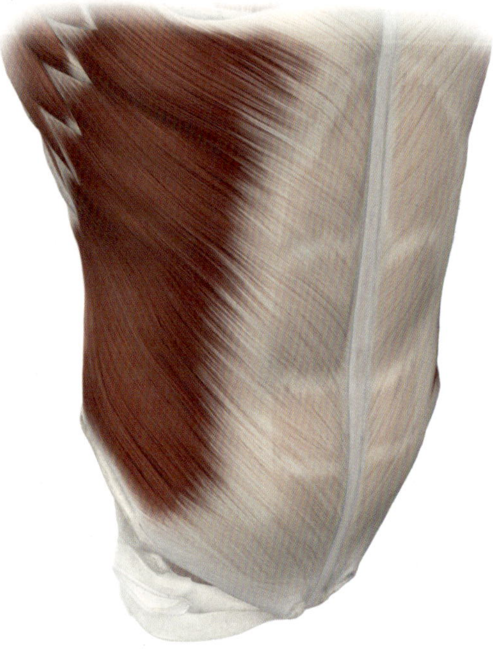

그림 1.38

외복사근은 근막초(fascial sheaths)와 백선을 통해 목과 흉곽을 동측 및 반대측 골반에 연결하는 연속적인 근막 슬링(myofascial sling)의 일부이다. 이것은 표층 복벽의 일부이다.

내복사근(Internal oblique)

내복사근(그림 1.24, 1.39)은 측면 복벽의 중간 층을 형성한다. 이것은 외복사근의 내측이지만 복직근의 외측이다. 양측에서는 공동 복직근 건(그림 1.26)(Schuenke et al. 2012), 장골능선의 앞쪽 2/3와 서혜인대의 외측 절반을 통해 흉요부 근막에서 뒤쪽으로 발생한다. 후방 섬유는 제12번째 늑골의 아래모서리로 기시하기 위해 상방 및 내측으로 뻗어있다. 중부 섬유는 위안쪽으로 주행하며, 그 중 일부는 제11번째와 제10번째 늑골에 기시되고 다른 섬유는 건막이 된다. 이 건막의 내측 연장은 몇몇 사람에서는 복측 및 배측 복직근초 모두에 기여하기 위해 분리되는 반면, 다른 경우에는 복측 복직근초에만 기여한다는 점에서 가변적이다. 이 변화는 동일한 개체 내의 측면사이에서 발생할 수 있다. 정중선에서 내복사근의 건막은 외복사근의 건막과 융합하여 백선의 복측 영역을 형성한다(Axer et al. 2001a, 2001b). 내복사근의 가장 앞쪽의 섬유는 서혜인대에서 발생하며, 복측 복직근초에 기여하기 위해 건막이 되기 전에 하방내측으로 수평 아치형을 이루고 있다.

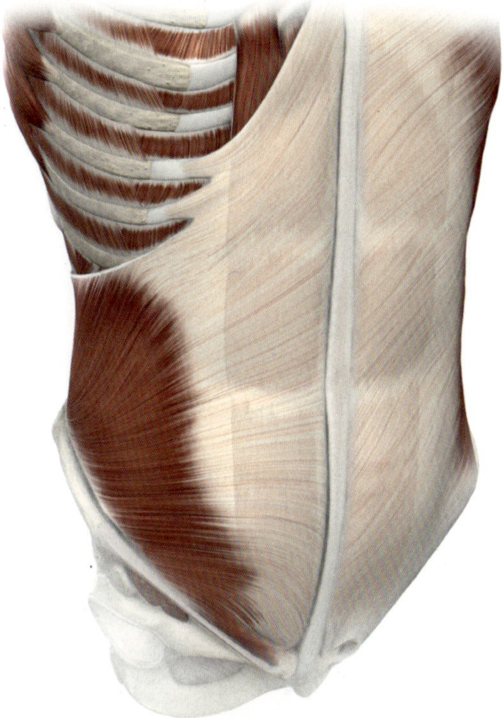

그림 1.39
내복사근은 연속적인 근막 슬링(myofascial sling)의 일부이며 중간층이지만 표층 복벽의 일부로 간주된다. 이 근육은 체간의 동요에 대한 반응하기 때문에 방향-특이성 근육(direction-specific muscle)이다.

복직근(Rectus abdominis)

가장 앞쪽에 있고 표층 복부 근육인 복직근이다(그림 1.24, 1.40). 양측성으로 복직근은 치골결합, 능선(crest) 및 결절에서 발생하며 검상돌기 및 제5 ~ 7번째 늑골의 늑연골에 부착하기 위해 상방으로 주행한다. 이것은 복측 및 배측 복직근초에 포함되는데, 이는 외복사근, 내복사근 및 복직근의 건막에서 파생된다. 하부제대 전이 영역(infraumbilical transition zone) 아래에서, 3개의 건막 모두 복직근 복측으로 통과한다. 이 영역 위에서 복직근은 배측 또는 뒤쪽, 복직근초를 형성하고 외복사근은 복측 또는 앞쪽, 복직근초를 형성한다. 내복사근은 가변적이며 때로는 복측 초(ventral sheath)에만 기여하는 반면, 두개의 초(sheath)에 기여하기 위해 분할된다. 좌우 복직근을 가로지르는 3개의 결합조직이 있으며, 각 측면에 4개씩 8개의 구획으로 나뉜다.

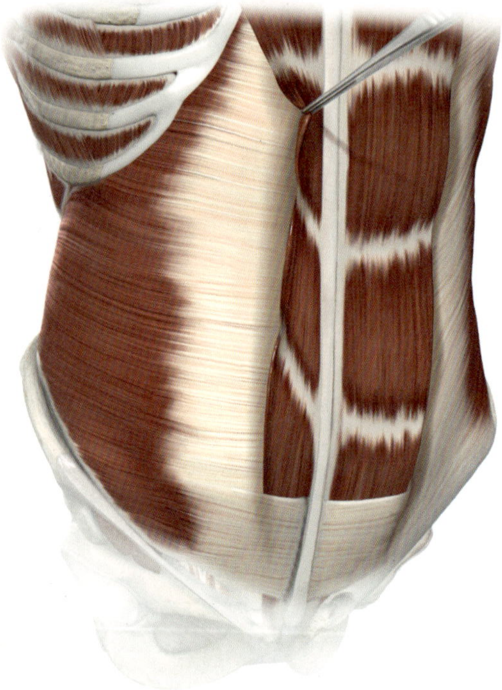

그림 1.40

복직근(rectus abdominis)은 3개의 결합조직 밴드에 의해 8개의 구획으로 나뉜다.

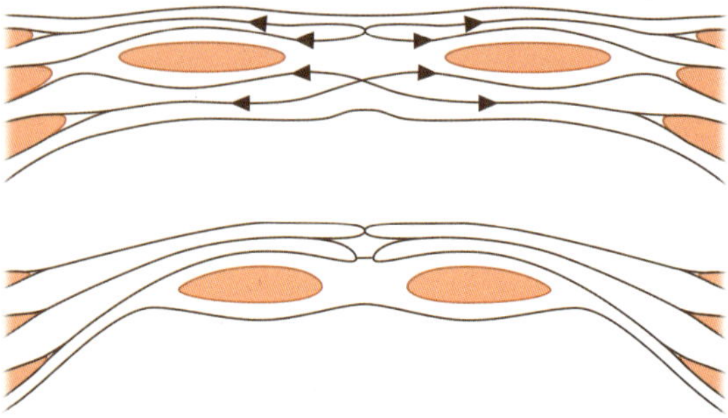

그림 1.41

Williams(1995)은 이행 부위(transition zone) 위에서 한쪽의 복직근 건막이 다른 쪽 내복사근의 건막이 된다고 하였다. 이 해부학은 완전히 정확하지는 않다.

전방 근막 결합
(The anterior fascial connections)

백선은 일반적으로 복직근, 내복사근 및 외복사근의 연속적인 건막에서 형성되는 것으로 설명되며 Williams(1995)는 복직근의 건막이 반대쪽의 내복사근의 건막과 혼합된다고 하였다(그림 1.41).

Gray's Anatomy(Standring 2008) 후판에서는 3개의 외측 복근 건막의 섬유를 다음과 같이 설명한다: '앞복직근초에서 뒤복직근초로 앞뒤쪽으로 십자교차한다.'(Standring 2008) 이 해부학은 레이저 현미경을 사용하여 복측 및 배측 복직근초의 내측과 백선의 교원섬유의 방향을 연구한 Axeret 등(2001a, 2001b)에 의해 반박되었다. 약간의 개인적 차이가 있었지만, 일반적인 원섬유(fibril) 방향 패턴이 발견되었다(그림 1.42). 근본적으로, 백선은 전후방 차원에서 3개의 구역과 두미측 차원(craniocaudal dimension)에서 4개의 구역으로 나눌 수 있다. 전후방으로는, 비스듬하게 배열된 원섬유(fibrils)의 표재 복측 구역, 횡 원섬유(transverse fibrils)의 중부 구역 및 빗 원섬유(oblique fibrils)의 얇은 배측 구역이 있다. 두미측으로는 교원질 근원섬유(collagen fibrils)의 형태학적 특성에 따라 분류된 4개의 영역이 있다. 상부제대(supraumbilical)인 첫 번째 영역은 그림 1.43에 표시된 것처럼 원섬유 체계를 갖는다. 두 번째, 제대 영역에는 제대(배꼽, umbilicus) 주변에 원형의 아교질 섬유원 다발이 있으며, 백선의 섬유소 다발과 섞어 있다(그림 1.44). 세 번째, 하부제대(infraumbilical) 영역은 빗 원섬유(oblique fibrils)이 두드러지게 많으며 횡 원섬유(transverse fibrils)의 층은 작다(그림 1.45). 전이 영역(transition region)은 배측 복직근초의 원섬유 다발이 복측 복직근초에 분포되는 곳에 해당한다. 네 번째, 활꼴아래(infra-arcuate) 영역은 가장 미측이며, 제대상(supraumbilical) 영역과 같은

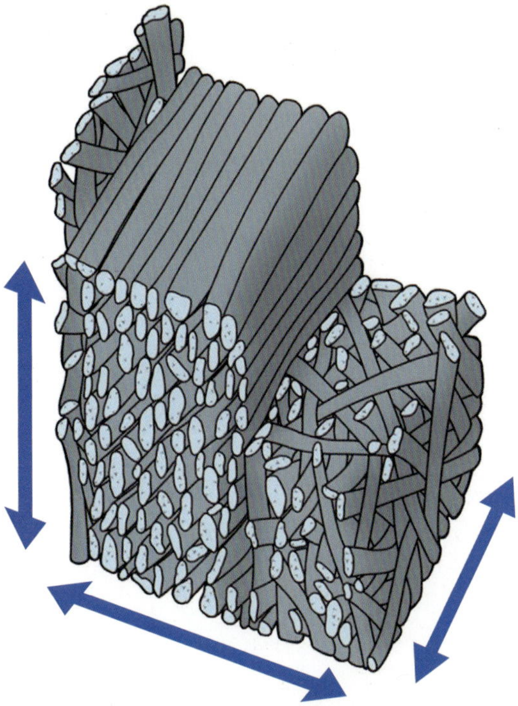

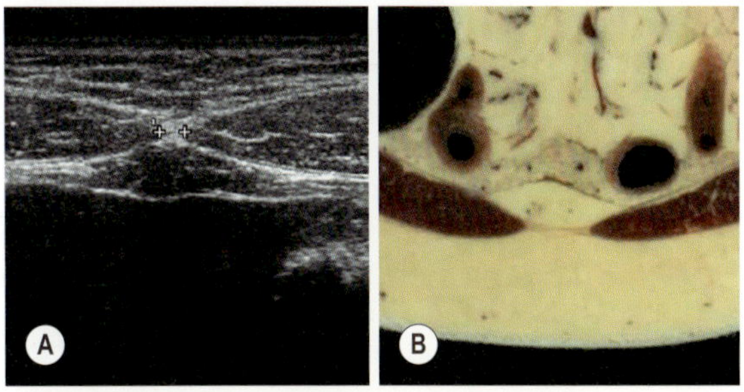

그림 1.43

표재 복측 영역은 사선으로 배열된 원섬유, 횡원섬유(transverse fibrils)의 중간 영역 및 얇고 빗원섬유(oblique fibrils)의 얕은 배측 영역으로 구성된다.

(A) 상부제대(supraumbilical) 부위에서 좌우 복직근과 백선의 초음파 이미지.

(B) 같은 영역의 수평면 단면.

(B)는 Visible Human Project, US National Library of Medicine 에서 허가됨.

그림 1.42

백선은 조직화된 원섬유망이며 외측 복부의 건막과 복직근초에서 파생된다. 빗섬유(oblique fibers)의 표재 복측 영역은 외복사근과 내복사근의 건막에서 파생되는 반면, 횡섬유(transverse fibers)의 중간 영역은 복직근의 건막에서 나온다.

가장 심부의 배측 영역은 사선방향의 섬유인 얇은 층이다. 이러한 섬유의 배열은 두미측 차원(craniocaudal dimension)에 대한 신장은 허용하면서 횡력에 더 큰 저항을 제공한다.

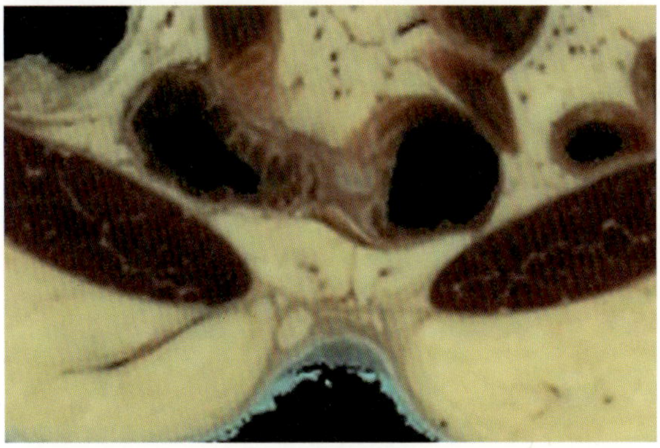

그림 1.44

백선의 제대부위(umbilical region)의 해부학.

제대부위에는 백선의 다발과 얽히는 원형의 아교질 섬유원 다발을 포함한다.

Visible Human Project, US National Library of Medicine 에서 허가됨.

원섬유 방향을 갖는다(그림 1.46).

Axer 등(2001a, 2001b)은 섬유원 다발의 평균 직경(두께)이 상부제대(supraumbilical) 부위에서 더 작다는 것을 발견했다(백선이 더 얇다는 것을 의미). 저자들은 이것이 주요 탈장(hernias)이 백선의 상부제대와 제대부위에서만 발견되고 하부제대(infraumbilical) 부위가 아닌 이유일 수 있다고 하였다.

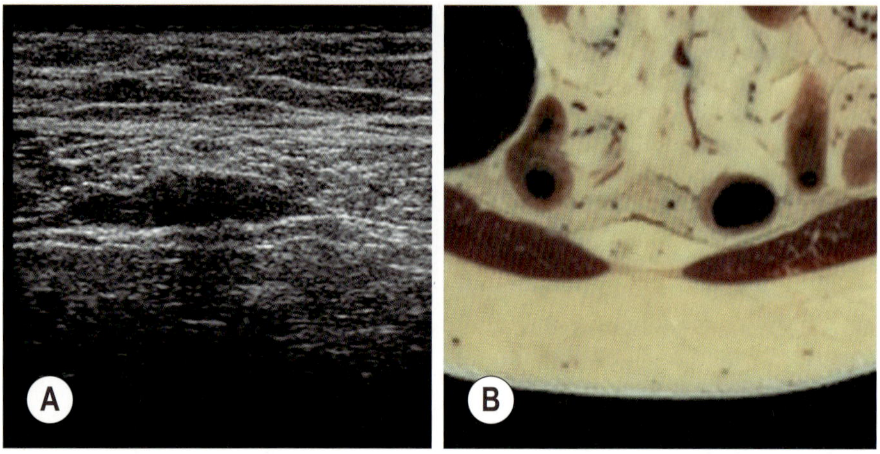

그림 1.45

백선의 하부제대 전이 영역(infraumbilical transition zone)의 해부학적 구조는 모든 건막이 복직근 복측을 지나는 제대부위 아래와 활꼴아래(infra-arcuate) 영역의 위에 있다. 전방으로 사선 방향의 원섬유가 우세하다. 횡원섬유층은 더 작다.

(A) 이 부위의 백선의 초음파 이미지. **(B)** 같은 부위의 수평면 단면.

(B)는 Visible Human Project, US National Library of Medicine 에서 허가됨.

백선의 섬유 수(Grafiel et al. 2005)와 수평면 또는 빗면 중 하나의 상대 순응도(relative compliance)에 있어서 남성과 여성간의 유의한 차이가 있다. 여성은 하부제대 부위에서 빗섬유에 비해 횡섬유가 많고 (60.4% vs 39.6%) 남성은 횡섬유에 비해 빗섬유가 많다 (62.5% vs 37.5%).

남녀 모두에게 백선의 가장 높은 순응도(즉, 가장 적은 강성도)는 세로 방향(두미쪽)이고 가장 낮은 순응도(즉, 가장 큰 강성도)는 하부제대 부위에서 횡방향이다. 순응도 검사에서 여성 피험자의 하부제대 부위는 수평면의 모든 영역에서 가장 순응도 가 낮았다. Gräßel 외. 2005 연구에서 한 명의 여성 피험자는 출산의 경험이 없었고, 수평면에서의 섬유 배열 방향과 탄성도는 남성 그룹과 유사하였다. 저자들은 백선이 섬유의 크기와 수를 증가시켜 임신 중 복강내 압력의 증가에 적응한다는 가설을 세웠다.

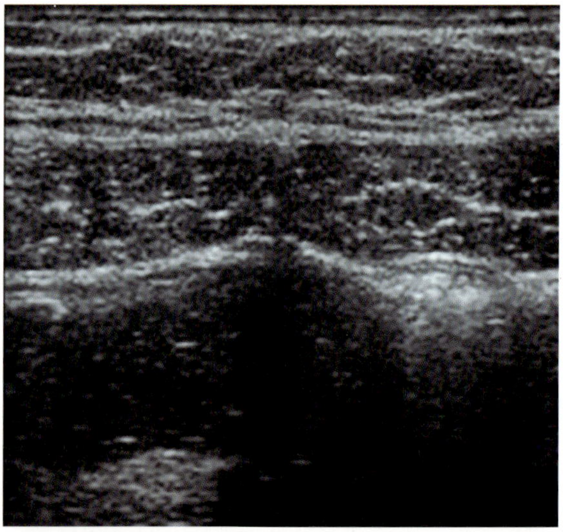

그림 1.46

백선의 활꼴아래(infra-arcuate) 부위의 해부학적 초음파 사진. 이 부위는 상부제대(supraumbilical) 부위와 동일한 원섬유 방향을 갖는다.

외복사근, 내복사근 및 복직근의 건막은 좌우 복직근을 감싸고 구획화하는 초(sheaths)를 형성한다.

Axer 등(2001A, 2001b)은 외측 복직근초를 조사하지 않았다; 따라서, 아교질의 원섬유 배열은 여기에 알려져 있지 않다. 그러나 그들은 내측, 복측 및 배측 복직근초를 조사하고 흥미로운 아교질 원섬유의 방향을 발견했다. 내측 복직근초에 대해 3가지 다른 영역을 설명하였다: 상부제대(supraumbilical), 전이(transition) 및 활꼴아래(infra-arcuate). 상부제대 부위에서, 내측 복측 복직근초는 주로 사선 방향의 원섬유 다발(외복사근 및 내복사근으로부터)을 포함하며, 이들은 서로 얽혀 섞이고, 내측 배측 복직근초는 주로 횡방향으로 배열된 원섬유를 포함한다. 그들은 내복사근 건막 이 부위의 복직근을 따라 나뉘는지에 대해서는 언급하지 않았다. 두 번째 영역인 전이 영역(제대 아래)에서 복직근의 배측 횡다발은 복직근초의 복측으로 이동하기 시작한다. 이러한 전이는 갑작스러운 변화는 아니지만 약간의 센티미터의 변화가 있다(Axer et al. 2001a, 2001b). 활꼴아래(infra-arcuate) 부위에서 배측 복직근초는 단지 몇 개의 얇은 아교질 섬유만을 포함하는 반면 배측초는 계속 두껍게 된다. Axer 등은 활꼴선 또는 반원형선은 존재하지 않으며 선은 가변성이 큰 섬유의 전이 구역이라 하였다.

Axer 등(2001a, 2001b)과 Gräfiel 등(2005)의 연구는 매우 중요하며, 이 연구는 살아있는 조직이 아닌 카데바(cadavers)로 연구한 것을 비평한 점에 주목해야 한다. Guimberteau와 Armstrong(2015)은 살아있는 근막 또는 결합조직은 부하와 무부하 시 해부학과 생체역학적으로 죽은 조직과는 상당히 다르다는 것을 보여 주었다. 결합조직은 프로테오글리칸(proteoglycans)과 물로 채워진 아교질 관의 적응성 원섬유 망으로 구성되며, 원섬유 사이의 미세 공포 공간(micro vacuolar spaces)은 다면체이며, 이에 가해지는 힘과 부하에 따라 모양이 변한다. 이것은 원섬유가 길어지고, 서로 미끄러지고 서로에 대해 나뉘면서 나타나고 사라진다(Guimberteau 2005).

Guimberteau와 Armstrong(2015)은 복근의 건막을 직접 연구하지 않았지만 이러한 구조가 동일한 결합조직으로 구성되어 있음을 확인했다. 이 해부학 구조는 복벽의 두 가지 중요한 기능을 용이하게 한다:

1. 가동성과 적응성(이동, 미끄러짐, 활주), 그리고
2. 흉곽, 허리, 골반 사이에 힘을 전달함.

백선의 너비 – inter-recti distance

백선의 비정상적인 너비를 정의하려면, 분만의 경험이 없는 건강한 여성의 평균 또는 정상이 무엇인지 아는 것이 중요하다. 2009년에 Beer 등은 초음파 영상을 사용하여 20~45세 사이의 150명의 분만경험이 없는 건강한 여성의 백선(linea alba) 너비를 조사했다. 복직근간 거리는 백선을 따라 3개 지점에서 측정되었다: 검상돌기, 제(배꼽, umbilicus) 위 3 cm, 제(배꼽, umbilicus) 아래 2 cm에서. 그들은 세 가지 수준 모두에서 높은 변이성을 발견했으며 검상돌기에서 평균 너비는 7mm ± 5 였고, 배꼽 위 3cm 지점에서 13mm ± 7, 배꼽 아래 2cm 지점에서 8mm ± 6인 것으로 보고했다. 이 값보다 넓은 복직근간 거리는 비정상적인 것으로 간주된다.

후방 근막 결합 (The posterior fascial connections)

후방으로, 외복사근, 내복사근 그리고 복직근의 건막이 합쳐져서 공동 건(common tendon)을 형성한다(그림 1.26)(Schuenke et al. 2012, Willard et al. 2012). 짧은 거리 후에 이 건막 건(aponeurotic tendon)은 후방으로 분열되어 흉요부 근막의 내측 층(laminar) 및 후방 층 섬유를 형성한다. 내측 및 후방 층 섬유 사이에 다열근, 최장근(가장긴근, longissimus) 및 장늑근(엉덩갈비근, iliocostalis)이 있다.

후방 흉곽의 표재근육 (Superficial muscles of the posterior thorax)

흉반극근(*Semispinalis thoracis*)

흉반극근은 횡돌기극근(transversospinalis)군의 일부이며 다열근보다 표층에 있으며 흉극근보다 심부에 있다(척주기립근 군의 일부). 이것은 T6 횡돌기에서 T10 횡돌기까지 건 슬립(tendinous slips)에서 발생하며 C6 극돌기에서 T4 극돌기의 측면으로 두측방향으로 기시된다.

흉극근(*Spinalis thoracis*)

흉극근(그림 1.47)(척주기립근군의 중부)은 흉최장근의 흉부 구성 요소의 내측 부분이며 반극근의 흉부 구성 요소의 후방에 있다. T11에서 L2까지 극돌기의 측면에서 시작한다. 이 네 개의 슬립(slips)에서 작은 근육을 형성하여 T1에서 T8의 극돌기의 측면에 두측방향으로 기시한다.

흉최장근(*Longissimus thoracis*)

흉최장근(그림 1.47)(흉추 부분의 흉최장근)의 흉추 구성은 흉추에서 척주기립근군의 가장 큰 부분이며 척추에 인접한 척추주위근군(paravertebral) 대부분을 형성한다. 이것은 늑골(결절과 늑골각의 사이)과 T1 횡돌기에서 T12까지 발생하며, 척주기립근의 건막을 통해 요추와 천골(엉치뼈, sacrum)의 극돌기에 연속적으로 부착된다(그림 1.48)(Macintosh & Bogduk 1991). 상부 3개 분절에서 늑골의 기시는 횡돌기의 기시와 합쳐진다(Bogduk 1997).

흉장늑근(*Iliocostalis thoracis*)

흉장늑근(그림 1.47)(척주기립근의 외측 부분)은 최장근(제7번째 늑골 아래)의 외측에 위치하고 요장늑근의 흉추 구성의 내측에 위치한다.

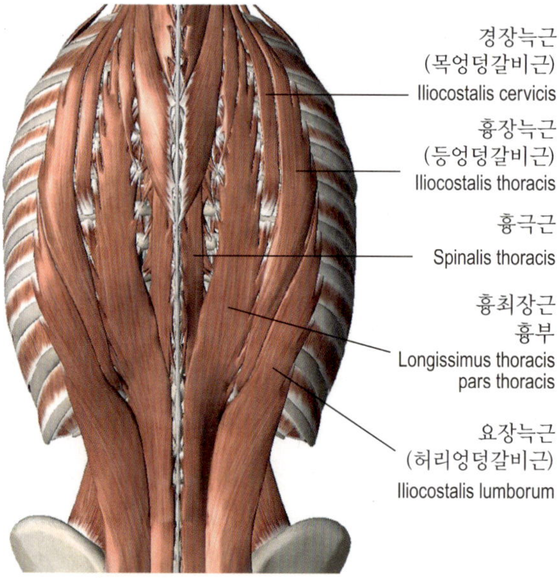

그림 1.47
척주기립근의 구성 부분.
Essential Anatomy 5 3D4Medical에서 허가됨.

제3번째와 제7번째 흉부 고리 사이에 흉장늑근은 경장늑근(목엉덩갈비근, iliocostalis cervicis) 외측에 있으며, C4~C6의 횡돌기로 기시하기 위해 올라간다. 흉장늑근 제1 ~ 6번째 늑골각과 C7의 횡돌기의 위모서리로 들어가는 제7 ~ 12번째 늑골각의 위모서리에서 시작한다. 이 근육은 전적으로 흉곽 안에 있다.

요장늑근(Iliocostalis lumborum)

요장늑근의 흉추 구성은 크고 척주기립근군의 가장 외측 부분이다. 하부 8개 또는 9개 늑골각(즉, 제4 ~ 12번째 늑골)의 아래모서리로부터의 다발은 외측으로 흉장늑근의 부착에서 기시하고 장골능선(그림 1.47, 1.48)에 부착하기 위해 내려가며, 흉최장근의 흉부 성분으로 척주기립근의 건막을 형성한다.

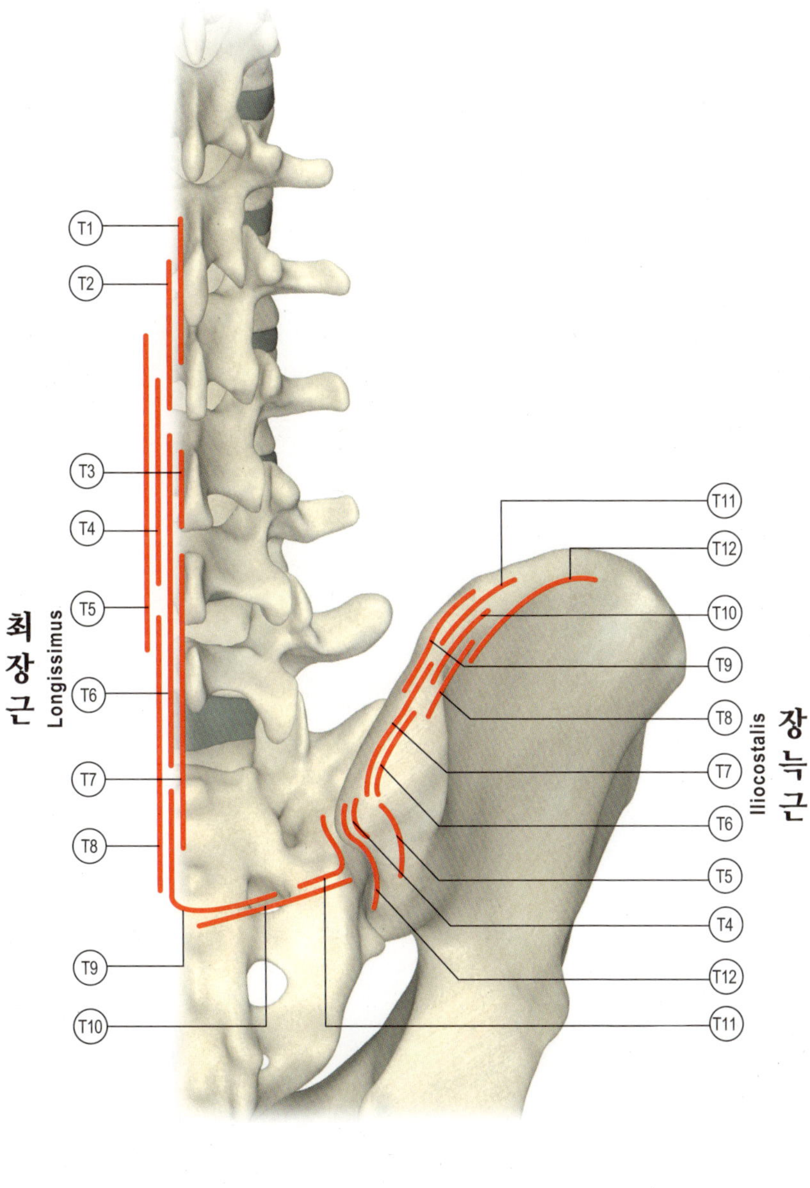

그림 1.48

최장근과 장늑근의 각 다발(fascicle)은 흉요부 근막과 요추, 천골 및 장골능선에 특정한 지점이 있다(Macintosh & Bogduk 1991).

상후거근(Serratus posterior superior)

이 표층 근육은 능형근보다 깊고 C7 극돌기에서 T3 극돌기와 중부극상인대(가시끝인대)까지에서 발생하는 척주기립근보다 표층에 위치한다(그림 1.49). 섬유는 4개 돌기의 외측으로 내려가서 늑골각의 가쪽의 2–5번 늑골의 위모서리에 붙는다.

하후거근(Serratus posterior inferior)

T11–L2의 극돌기와 중부극상인대에서 시작하여 4개의 돌기가 올라가 제9 ~ 12번째 늑골의 아래 모서리인 늑골각 옆으로 들어간다(그림 1.49).

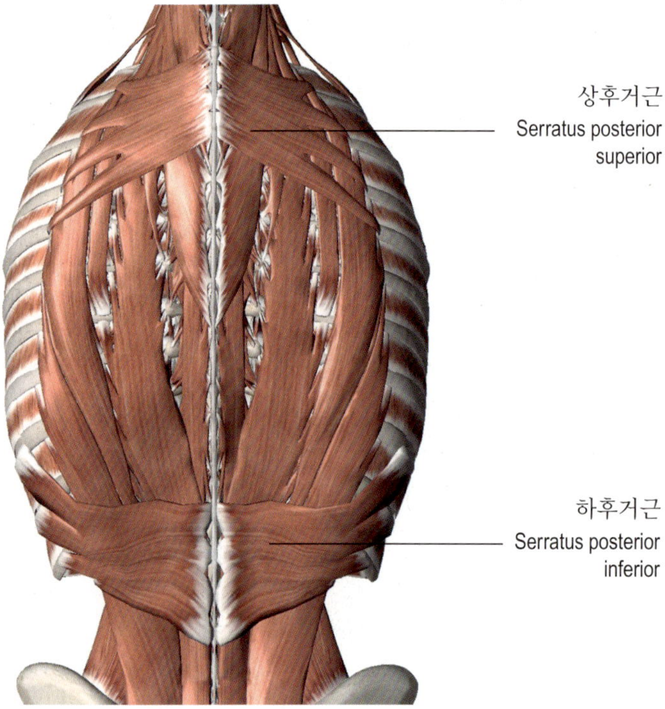

그림 1.49
상후거근과 하후거근.

Essential Anatomy 5 3D4Medical 에서 허가됨.

흉곽의 신경학
(Neurology of the thorax)

흉곽 내부의 전체의 신경계를 설명하는 것은 이 본문의 범위를 벗어난다; 따라서, 평가 및 치료와 관련된 신경 및 얼기(plexi)만 다룬다.

흉추척수신경(Thoracic spinal nerves)

흉추척수신경은 12쌍이며, 배측가지(ventral rami)는 분포에서 분절로 남아있다. 처음 11쌍은 늑골 사이로 지나가고 늑간신경(갈비사이신경, intercostal nerves)(그림 1.50)이라 하며, 제12번째의 쌍인 늑하신경(갈비밑신경, subcostal nerve)은 제12번째 늑골 아래로 지난다. 흉추척수신경 배측가지의 제1번째, 제2번째 부분은 상완신경총(팔신경얼기, brachial plexus)으로 통과한다. 제3번째에서 제6번째 흉추척수신경 배측가지(ventral rami)는 흉벽에 공급하고, 제7번째에서 제제12번째은 흉벽 및 복벽에 공급한다. 흉추척수신경 복측가지(dorsal rami)에는 흉곽의 심부 및 표층근육에 공급하는 내측 및 외측 가지가 있다.

교감신경간(Sympathetic trunks)

11개의 신경절을 포함하는 늑골두의 전방에 2개의 교감신경간(교감신경줄기)이 있다(그림 1.50). 첫 번째는 하경신경절(inferior cervical ganglion)과 융합하여 경흉신경절(cervicothoracic ganglion)을 형성한다. 회색 및 백색 가지는 나누어져 각 신경절을 상응하는 척추 신경과 연결한다.

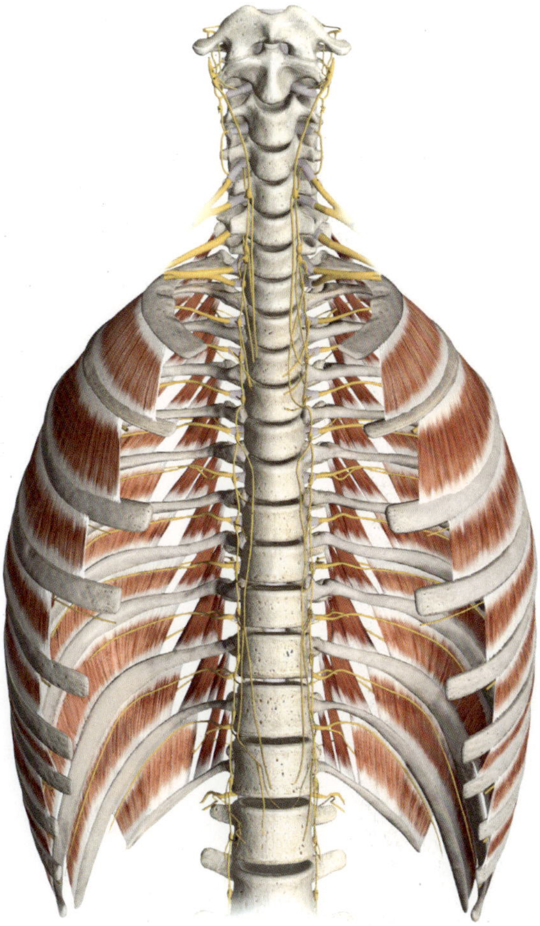

그림 1.50

늑간신경(intercostal nerves)과 교감신경간의 관계는 늑골두의 바로 앞에 있다.

표면 해부학 - 흉곽 표식점 (Surface anatomy-landmarking)

각 개인의 흉곽 해부학의 높은 다양성을 고려할 때, 각 흉부 고리의 정렬, 생체역학 및 조절의 정확한 평가 및 치료를 위해 늑골과 흉추를 표시하는 일관되고 구조적인 접근 방법이 중요하다. 임상적으로 해부학적으로 동일한 수의 늑골이 서로 직접적으로 교차하는 경우는 드물다(그림 1.1 A & B). 임상적으로 이것은 종종 그렇지 않다. 횡돌기에서 액와중간선까지의 늑골각은 매우 다양하며 가정은 종종 하나의 늑골에 손의 두 부분을 배치하려고 할 때 표식점 오류가 발생한다. 이러한 이유로 각각의 흉부 고리에 대해 적절한 표시를 하는 방법을 설명하는 것이 필수적이다.

흉요부 연접부(Thoracolumbar junction)

고려 사항: 제11번째와 제12번째 늑골,
T11과 T12의 극돌기.

환자 자세: 앉은 자세.

치료사: 환자 뒤에 선 자세.

늑골 및 관련 척추의 표식점: 양손의 손가락을 펴고 손바닥을 편평하게 하여 장골능선의 가장 높은 부분을 촉진한다(그림 1.51). 그후, 손등으로 흉강의 위면을 촉진한다(그림 1.52). 특히 가장 낮은 늑골을 촉진하고 끝이 날카로운지 확인한다(제11번째 또는 제12번째 늑골). 늑골이 흉강의 앞쪽으로 계속 지나가고 공동 연골 막대(common cartilaginous bar)에 연결되면 제10번째 늑골이다. 끝이 뾰족하고 끝이 뾰족한 또 다른 늑골이 있다면 제11번째 늑골이다. 끝이 뾰족하고 끝이 뾰족한 또 다른 늑골이 있다면 제12번째 늑골이다. 제12번째 늑골의 끝에 X를 표시한다(그림 1.53).

이 늑골의 끝 부분에 가운데 손가락을 X 위에 놓고 같은 손의 엄지손가락을 바로 옆에 놓는다(그림 1.54). 그런 다음 엄지손가락을 늑골을 따라 움직여 극돌기에 도달할 때까지 위 또는 아래의 늑간 공간으로 이동하지 않도록 한다(그림 1.55); 이것이 제12번째 흉추이다. 이 과정을 반복하여 흉곽의 반대편에 제12번째 늑골을 표시한다. 수평면에서 늑골의 끝 부분의 X 수준과 동일하거나 다른지 여부를 확인한다(그림 1.56).

척추연골 부위(Vertebrochondral region)

고려 사항: 제7번째에서 제10번째 늑골,
T7–T10 횡돌기.

환자 자세: 앉은 자세.

치료사: 환자 뒤에 선 자세.

늑골 및 관련 척추의 표식점: 흉강의 앞쪽으로 지나가고 공동 연골 막대(common cartilaginous bar)에 흉골로 연결되는 가장 하부의 늑골을 찾는다. 이것이 제10번째 늑골이다. 늑골의 밀도와 그 위의 늑간강의 밀도의 차이에 주목한다. 액와중간선에서 늑골과 늑간강(intercostal spaces)을 제8번째 늑골까지 기록하고 센다. 액와중간선에서 제8번째 늑골을 X로 표시한다. 가운데 손가락을 늑골의 X 위에 놓고 같은 손의 엄지손가락을 바로 옆에 놓는다(그림 1.57). 그런 다음 엄지손가락을 늑골을 따라 움직여서 궤적(방향)을 T8 횡돌기 방향으로 다시 추적하여 위 또는 아래의 늑간강으로 이동하지 않도록 한다. 액와중간선에서 X를 확실하게 느끼고 내측으로 촉진하여 두 번째 X를 제8번째 늑골 뒤에 표시한다. 엄지를 내측 X에 두고, 가운데 손가락을 외측 X에 놓는다; 이제 제8번째 늑골의 두 지점을 만져본다(그림 1.58). 과정을 반복하여 반대편에 제 8번째 늑골을 표시한다. 수평면에서 좌우 제8번째 늑골에 4개의 X 수준과

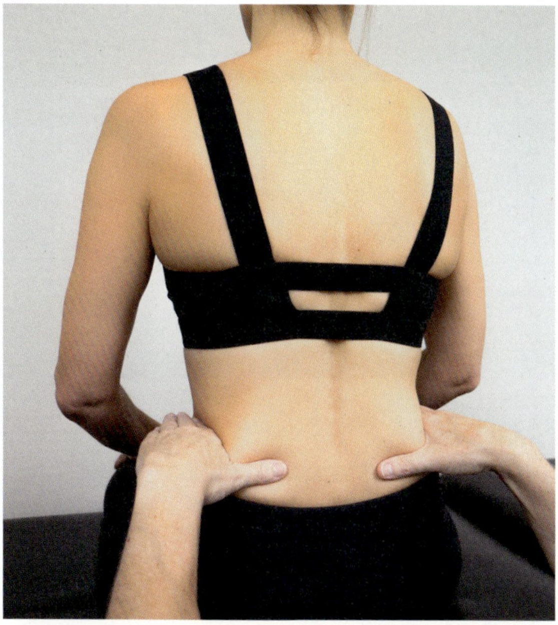

그림 1.51

왼쪽 및 오른쪽 장골능선의 가장 높은 부분을 표시하기 위한 손의 배치.

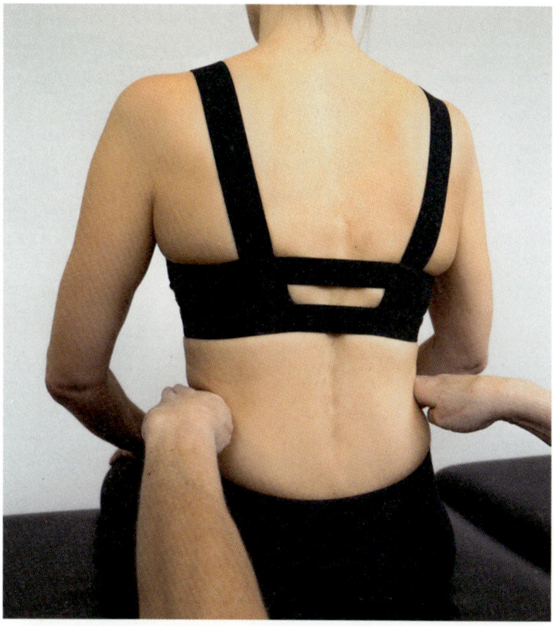

그림 1.52

흉강의 아래면을 표시하기 위한 손의 배치.

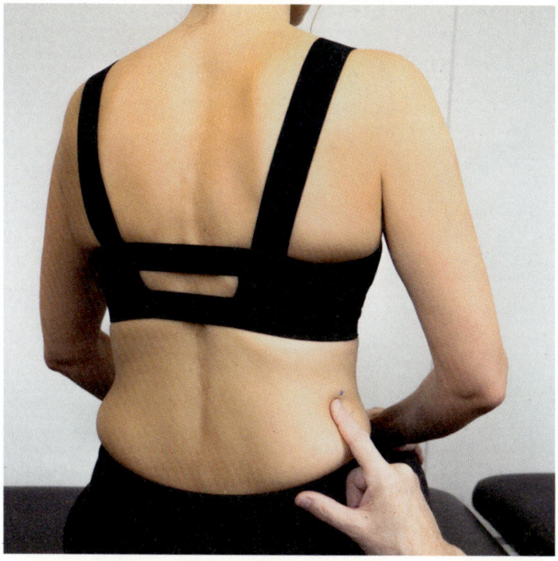

그림 1.53

X로 표시된 제12번째 늑골의 끝을 표시하는 표식점.

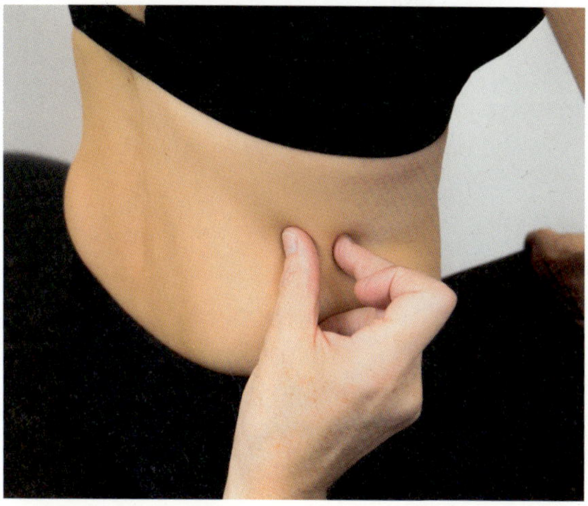

그림 1.54

늑골의 두 지점을 정확하게 표시하는 것은 위치 및 동작 분석에 중요하다. 가운데손가락을 제12번째 늑골의 끝에 두고 엄지손가락을 가운데손가락 바로 옆에 놓는다.

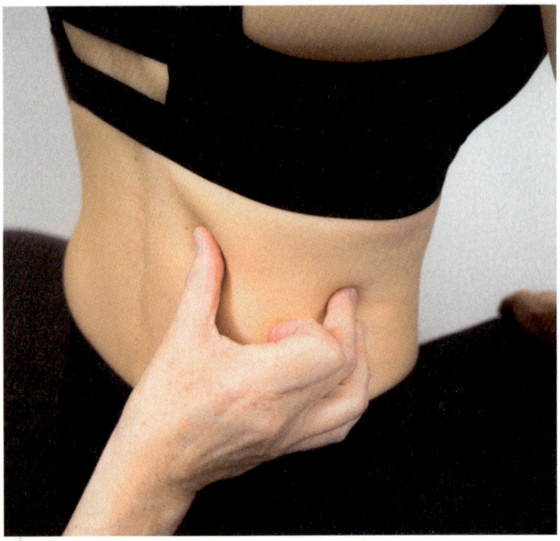

그림 1.55

제12번째 늑골의 내측면 닿으려면 엄지손가락을 내측으로 움직여 뼈와의 접촉을 유지하고 늑간 공간으로 이동하지 않도록 한다.

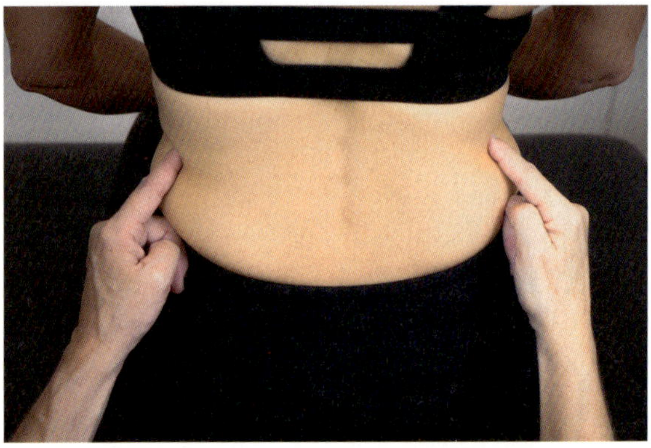

그림 1.56

왼쪽 및 오른쪽 검지 손가락은 왼쪽 및 오른쪽 제12 번째 늑골의 끝을 표시한다. 개개인에 따라 이것들은 같은 수평면에 위치하지 않는다.

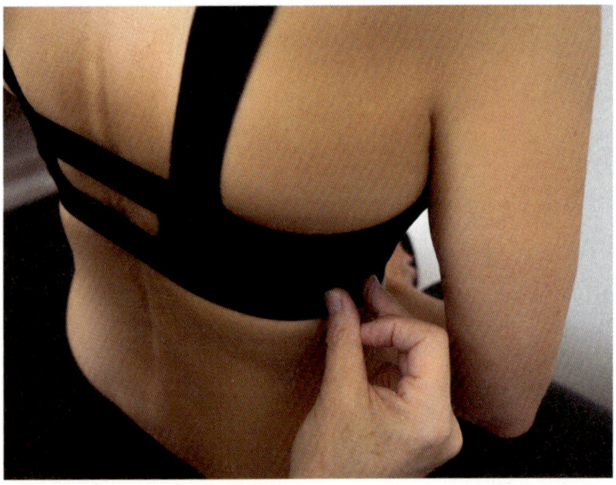

그림 1.57

이것은 제8번째 늑골에서 두 점을 정확하게 표시하는 중요한 단계이다. 액와중간선에서 늑골을 찾아서 시작한다. 가운데손가락을 이곳에 놓고 엄지를 인접하게 둔다.

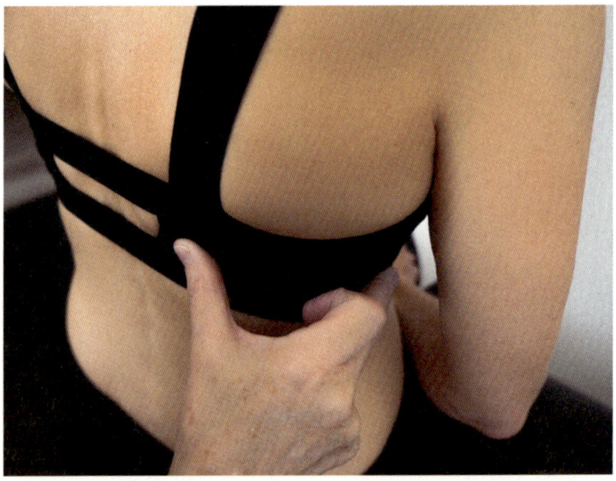

그림 1.58

제8번째 늑골의 내측면의 촉진을 위해, 엄지손가락을 내측으로 움직여서 뼈와 접촉을 유지하고 위 또는 아래의 늑간강으로 이동하지 않도록 한다. 이 그림에서, 엄지손가락과 가운데손가락은 오른쪽 제8번째 늑골에서 두 지점을 촉진한다.

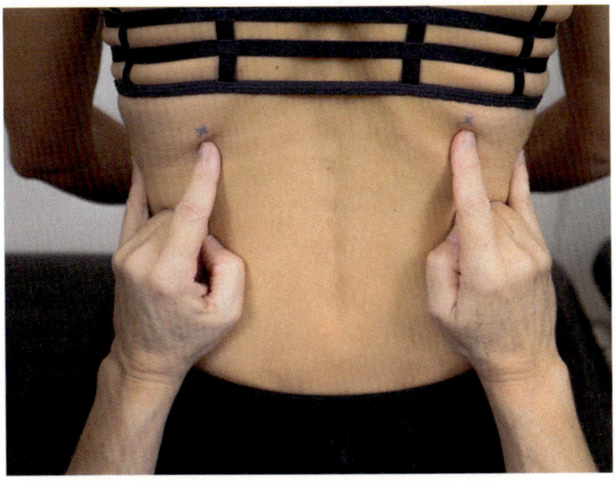

그림 1.59

왼쪽과 오른쪽 제8번째 늑골을 표시하는 4개의 X가 있다. 이 그림에서는 2개만 볼 수 있다. 왼쪽 늑골과 오른쪽 늑골이 어떻게 동일 수평면상에 있지 않은지 주목한다. 이것은 흉부 고리가 전이되거나 회전되었음을 나타낸다.

동일하거나 다른지 여부를 확인한다(그림 1.59). 좌우 제8번째 늑골을 정확하게 촉진한다(즉, X); 이것은 골운동형상학(osteokinematic) 운동의 평가와 치료를 위해 제8번째 흉부 고리를 촉진하는 방법이다.(2장의 흡기 및 호기의 골운동학에 관한 부분 참조)(그림 1.60 A & B). 환자에게 숨을 들이쉬고 내쉬도록 요청한다. 양늑골이 대칭적이고 균등하게 움직이는 것을 느껴야 한다; 그러나, 만약 늑골이 동일한 수평면상에 있지 않다면, 비대칭 또는 불균등한 움직임을 느낄 것이다.

늑골 및 관련 횡돌기의 표식점: 늑골 내측의 X에서 가상 궤적을 따라 척주 쪽으로 향한다. 척추연골 부위에서 늑골이 관절하는 횡돌기는 늑골 아래에 있다(그림 1.15). 제8번째 늑골 아래에서 T8의 횡돌기를 찾아 X로 표시한다. 한 손의 엄지손가락은 T8 횡돌기의 X에 두고, 다른 손의 엄지손가락과 가운데손가락은 제8번째 늑골의 2개의 X에 놓는다.(그림 1.61 A & B);

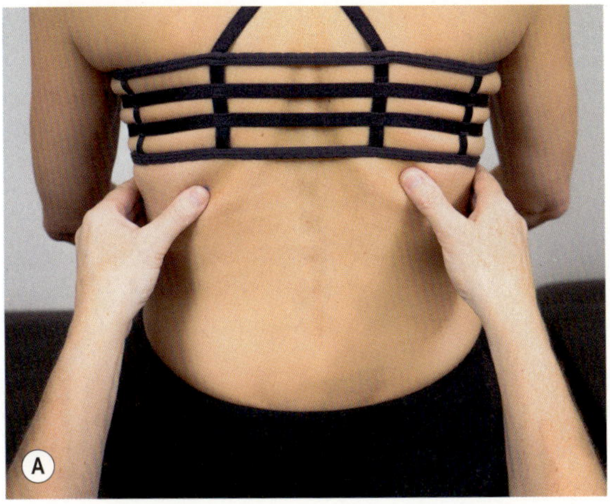

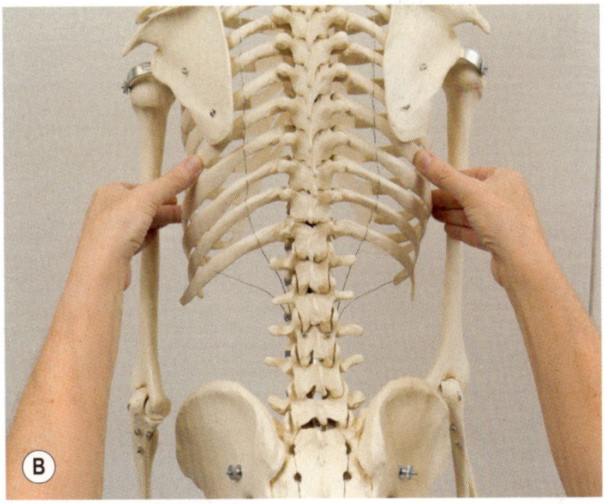

그림 1.60

제8번째 흉곽 고리의 위치 및 골운동형상학 운동을 분석하기 위해 왼쪽 및 오른쪽 제8번째 늑골의 정확한 표시를 위한 A & B 손 배치.

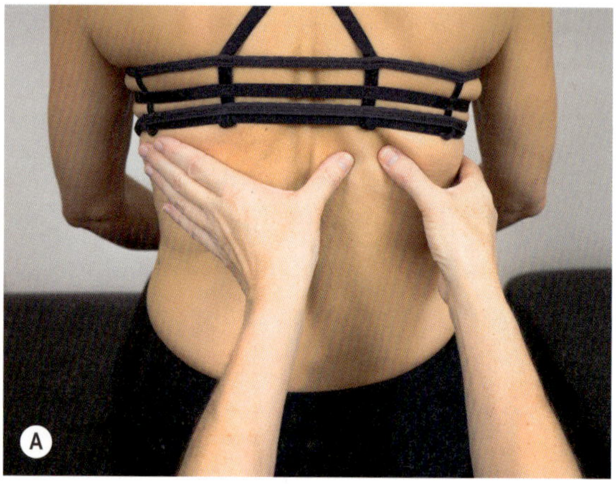

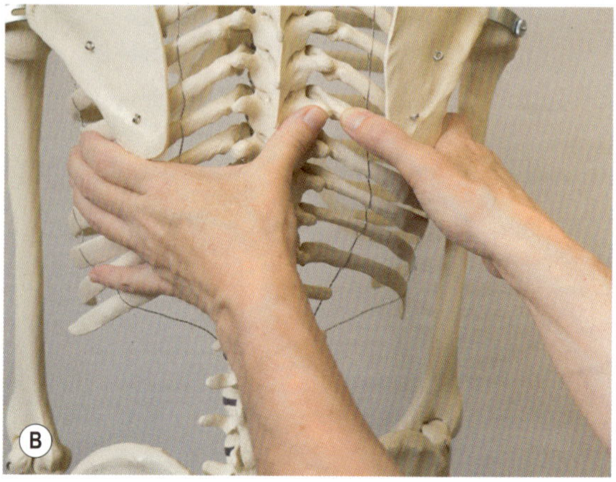

그림 1.61

오른쪽 제8번째 늑골횡돌기관절의 관절운동학적 운동 분석을 위해 T8의 오른쪽 횡돌기 및 오른쪽 제8번째 늑골의 정확한 표식을 위한 **A & B** 손 배치.

이것이 관절운동형상학 운동의 평가와 치료를 위해 제8번째 늑골횡돌기관절을 촉진하는 방법이다. 환자에게 숨을 들이쉬고 내쉬도록 요청한다. 흡기 시, 늑골이 횡돌기에 대해 앞가쪽 및 아래쪽으로 움직이고, 호기 시에는 횡돌기에 대해 아래안쪽 및 위쪽으로 움직이는 것을 느낀다(2장의 흡입 및 호기의 관절운동학에 관한 부분 참조)(그림 1.62 A & B).

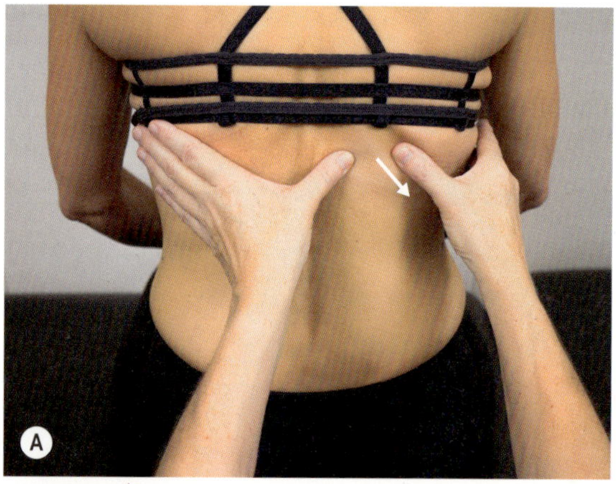

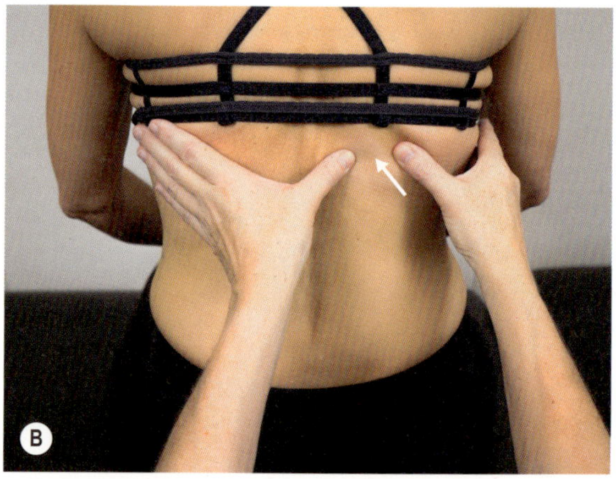

그림 1.62

호흡 중 제8번째 늑골횡돌기관절의 관절운동학적 운동.

(A) 흡기 중 오른쪽 제8번째 늑골은 골운동학적으로 후방 회전해야 하며 늑골은 늑골횡돌기관절에서 전방외측하방 방향(화살표)으로 관절운동학적으로 활주해야 한다.

(B) 호기 중 오른쪽 제8번째 늑골은 골운동학적으로 전방 회전해야 하며 늑골은 늑골횡돌기관절에서 후방내측상방 방향(화살표)으로 관절운동학적으로 활주해야 한다.

척추흉골 부위(Vertebrosternal region)

고려 사항: 제3번째에서 제6번째 늑골,
T3–T6 횡돌기.

환자 자세: 앉은 자세.

치료사: 환자 뒤에 선 자세.

늑골 표식점: T1 횡돌기의 외측에서 제 1 번째 늑골을 찾는다. 이 늑골의 밀도는 그 아래의 늑간강과 비교한다. 밀도가 다시 치밀해지는 곳까지 아래쪽으로 촉진한다. 이 부분은 제 2 늑골의 후면이며, 이는 흉부 전면에서 위치 및 생체역학을 위한 표식점을 찾기가 쉽다(척추흉골병 부위 아래를 참조하라). 제2번째와 제3번째 늑골, 제3번째와 제4번째 늑골, 제5번째와 제6번째 늑골 사이의 늑간강을 찾는다. 척추흉골 부위의 모든 흉부 고리는 견갑골과 겹쳐지며, 척추는 제3번째 늑골 수준에 있어야 한다. 이 부위에서 늑골의 후면 및 중간액와면을 찾으려면 견갑골의 내측과 흉추의 외측에서 3–6 사이의 늑골 중 하나를 선택하고 이 늑골의 뒤로 검지와 가운데 손가락의 끝을 댄다. 다른 손은 액와중간선에 수직으로 향하도록 척추흉골 부위에 놓는다(그림 1.63). 선택한 늑골을 후방 방향으로 움직여서 늑골이 액와중간선에서 이 힘에 반응하는 것을 느낀다. 액와중간선에 있는 늑골을 밀고 견갑골에 대한 내측의 반응을 느낀다. 만약 당신이 같은 숫자의 늑골에 있다면, 당신은 이것이 액와중간선과 종축 모두에서 움직이는 것을 느낄 수 있다. 이제 액와중간선에서 왼쪽 및 오른쪽 제4번째 늑골을 찾아 X 표시한다(그림 1.64). 집게 손가락, 가운데 및 약지의 패드를 사용하여 액와중간선에서 왼쪽 및 오른쪽 제4번째 늑골을 촉진한다(그림 1.65 A & B). 한 손으로 제4번째 흉부 고리를 내측으로 밀고 다른 손으로 반응을 느낀다. 이렇게 하면 흉곽내 고리 운동이 일어나지 않아 늑골이 척주(vertebral column)를 동시에 압박하지 않는다. 반대쪽 손으로 동작을 반복한다. 좌우 제4번째 늑골에 있다면, 이 압력에 반응하여 전체

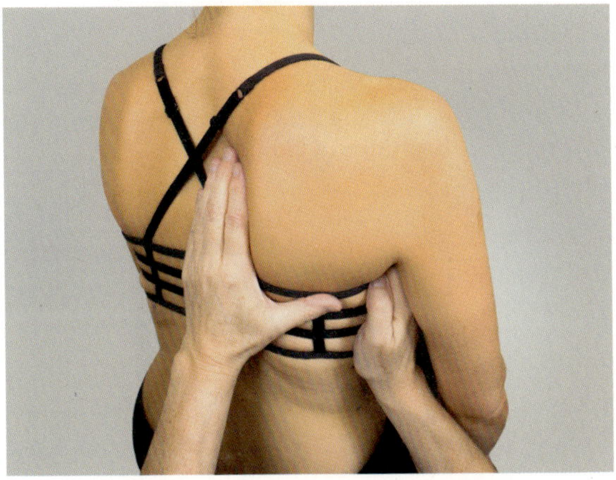

그림 1.63

왼손의 검지와 가운데 손가락은 우측 제4번째 늑골의 후면에 있다. 오른손은 액와중간선의 척추흉골 부위에서 늑골을 촉진한다.

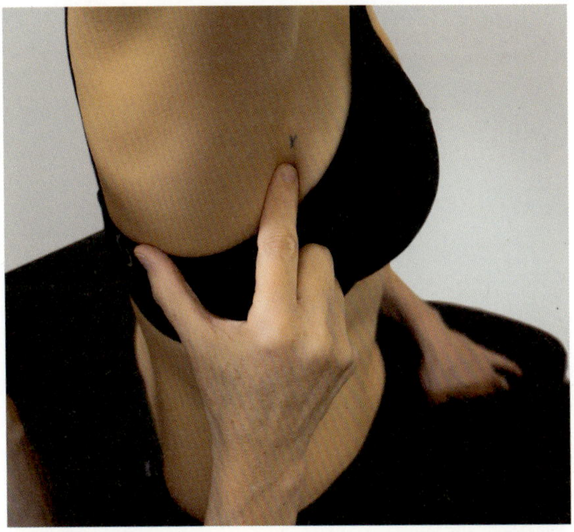

그림 1.64

X는 액와중간선에서 제4번째 늑골을 표시한다.

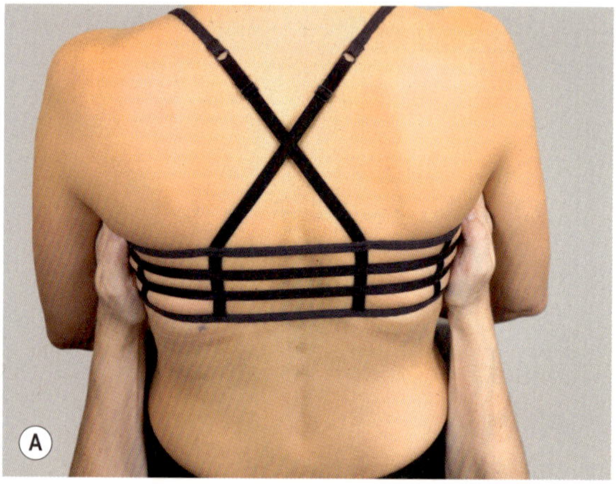

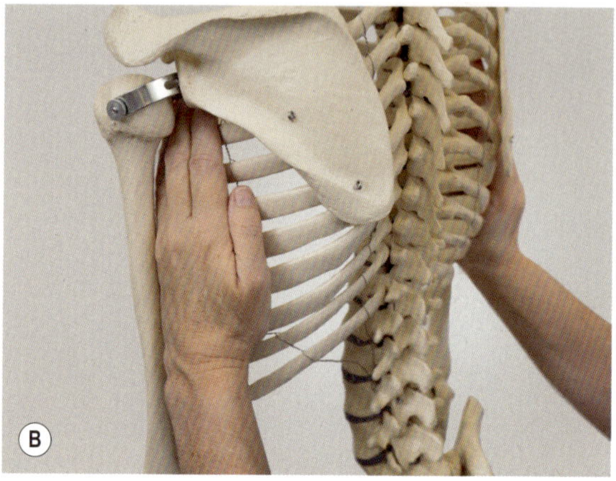

그림 1.65

A & B 양손의 검지, 가운데 및 약지가 액와중간선에서 왼쪽 및 오른쪽 제4번째 늑골체를 촉진한다.

흉곽 고리가 내외측면에서 작은 움직임이 있다. 액와중간선에서 제4번째 흉곽 고리를 촉진하고 있음을 확인할 수 있다; 이것은 골운동학적 운동의 평가와 치료를 위해 제4번째 흉부 고리를 촉진하는 방법이다. 환자에게 숨을 들이쉬고 내쉬도록 요청한다. 늑골이 대칭적이고 똑같이 움직이는 것을 느낀다. 그러나 늑골이 같은 수평면에 없다면, 비대칭 또는 불균등한 운동을 느끼게 된다.

관련 횡돌기의 표식점: 제5번째 늑골의 후면을 찾는다. 척주를 향한 가상의 궤도를 따라간다. 척추흉골 부위에서 횡돌기가 늑골과 수평하게 위치한다(그림 1.12). 반대쪽 엄지손가락으로 T5의 횡돌기를 촉진한다; 이것이 관절운동학적 움직임의 평가와 치료를 위해 제5번째 늑골횡돌기관절을 촉진하는 방법이다(그림 1.66). 환자에게 숨을 들이쉬고 내쉬도록 요청한다. 흡기 시 늑골이 횡돌기에 대해 약간 후방으로 구르고 하방으로 움직이고, 호기 시 횡돌기에 대해 전방으로 구르고 상방으로 움직이는 것을 느낄 수 있다(2장의 흡기 및 호기의 관절운동학 부분 참조)(그림 1.67 A & B).

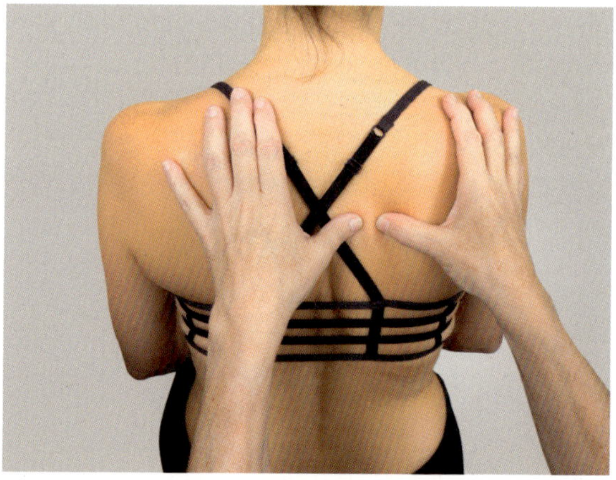

그림 1.66

오른쪽 제5번째 늑골횡돌기관절의 관절운동학적 운동 분석을 위해 T5의 오른쪽 횡돌기 및 제5번째 늑골의 정확한 표시를 위한 손 배치.

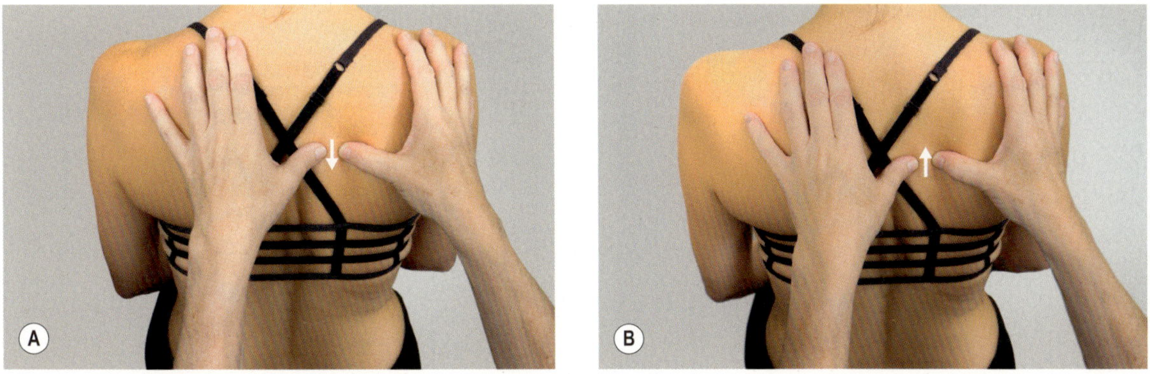

그림 1.67

호흡 중 제5번째 늑골횡돌기관절의 관절운동학적 운동.

(A) 흡기 동안, 오른쪽 제5번째 늑골은 골운동학적으로 후방 회전해야 하고 늑골은 관절운동학적으로 늑골횡돌기관절에서 약간 후방으로 구르고 하방 방향으로(화살표)으로 활주해야 한다.

(B) 호기 동안, 오른쪽 제5번째 늑골은 골운동학적으로 전방 회전해야 하며 늑골은 늑골횡돌기관절에서 약간 전방 굴림과 상부 방향(화살표)으로 관절운동학적으로 활주해야 한다.

척추흉골병 부위 (Vertebromanubrial region)

고려 사항: 제 1 번째와 제 2 번째 늑골, T1–T2 횡돌기.

환자 자세: 앉은 자세.

치료사: 환자 앞 또는 뒤에 선 자세.

늑골 표식점: 흉골병 연골결합을 찾는 것으로 시작한다(그림 1.68). 흉골병의 왼쪽과 오른쪽을 촉진하고 회전 방향을 확인한다(그림 1.69A). 최대 복측(앞쪽) 회전 방향을 알려준다. 오른쪽이 앞쪽이면 흉골병이 왼쪽으로 회전한다. 손가락 또는 엄지손가락을 옆으로 움직여서 제2번째 늑연골과 흉골병의 밀도 차이를 확인한다. 왼쪽과 오른쪽 제2번째 늑골의 경로와 방향을 쇄골 방향으로 계속해서 추적하고 어떻게

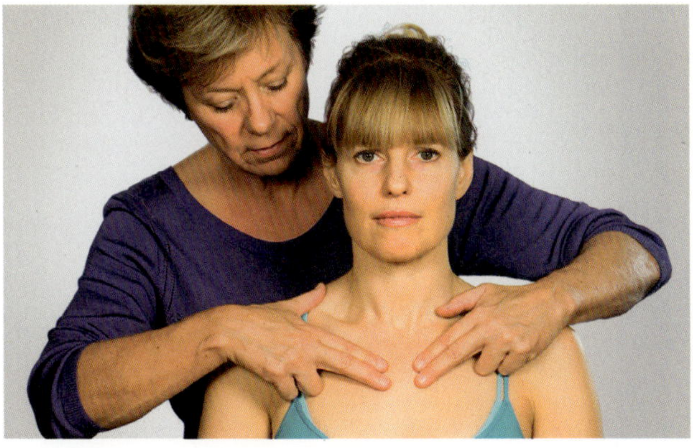

그림 1.68

흉골병연골결합 표식점.

이것은 환자 뒤에 또는 앞에 서서 할 수 있다.

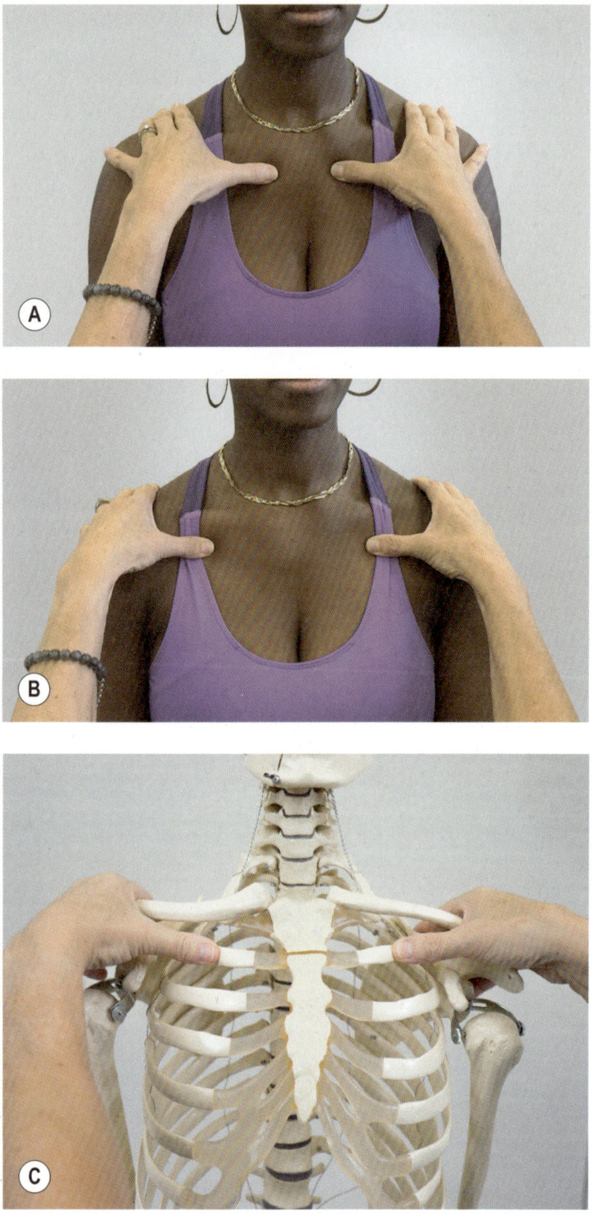

그림 1.69

(A) 이 여성의 흉골병은 수평면에서 왼쪽으로 회전한다. 오른쪽이 왼쪽보다 얼마나 복측에 있는지 확인하라.

(B) 그러나 왼쪽과 오른쪽의 제2번째 늑골을 촉진하면, 제2번째 흉곽 고리는 오른쪽으로 회전한다. 왼쪽 늑골은 오른쪽보다 복측에 있다. 제2번째 고리는 흉강내 고리 생체역학적 불일치가 있으며 이는 제2번째 흉추 고리 내의 관절 통합의 소실과 일치한다. 오른쪽 제2번째 흉늑관절의 '범프(bump)'를 확인하라. 몇 년 전 럭비 운동 중에 여성은 흉곽에 압박 부상으로 이 관절에 염좌를 입었고 그 이후로 압통이 있는 범프를 발견했다.

(C) 좌우 제2번째 늑골의 위치와 움직임을 표시하고 분석하기 위한 촉진 지점을 확인하라.

이 흉곽 고리가 전흉곽에 목걸이처럼 매달려 있는지 확인한다. 늑연골과 쇄골 사이의 중간지점에 좌우 제3번째 늑골 위에 엄지손가락을 놓고 늑골의 전후방의 차이를 확인한 후(그림 1.69 B & C)에 상하방 위치를 확인한다; 2번 흉곽 고리가 중립위치에 있으면 수평으로 한다.

엄지손가락은 하방으로 제2번째 늑골로 움직이고 제2번째와 제3번째 늑골 사이의 늑간강에서 밀도의 변화를 확인한다. 제3번째 흉부 고리의 늑골은 제2번째 늑골로 하방 또는 외측에서 촉진되어 전방으로 표식점을 표시할 수 있다(그림 1.70). 늑간강에 있을 때와 늑골에 있을 때 일관되게 인식하면 흉곽 부위에서 표식점의 정확하게 표시할 수 있다.

제1번째 늑골의 작은 부분만이 쇄골 아래에서 촉진되어 짧은 제1번째 늑연골에 부착될 수 있다. 쇄골상강(빗장위공간, supraclavicular space)에서 쇄골과 견갑골 사이에 있는 제1번째 늑골체를 촉진하는 것이 더 확실하며, 이는 상부 승모근의 수평 섬유의 전방에 있 있다. 왼쪽 및 오른쪽 1번 늑골의 위면에서 이 공간을 점진적으로 누른다(그림 1.71 A & B).

왼쪽과 오른쪽의 제2번째 늑골 전방으로 촉진한다. 환자에게 숨을 들이쉬고 내쉬도록 요청한다. 늑골이 대칭적이고 균등하게 움직이는 것을 느낀다. 그러나 만약 늑골이 동일한 수평면에 없다면, 비대칭 또는 불균등한 움직임을 느낄 것이다.

관련 횡돌기의 표식점: 척추흉골병 부위에서 흉부 고리의 횡돌기를 찾는 것은 척추흉골 영역에서의 과정과 동일하다. 제2번째 흉부 고리의 늑골횡돌기 관절을 표식점을 표시하는 방법과 호흡에 대한 반응은 그림 1.72 A–D를 참조하라.

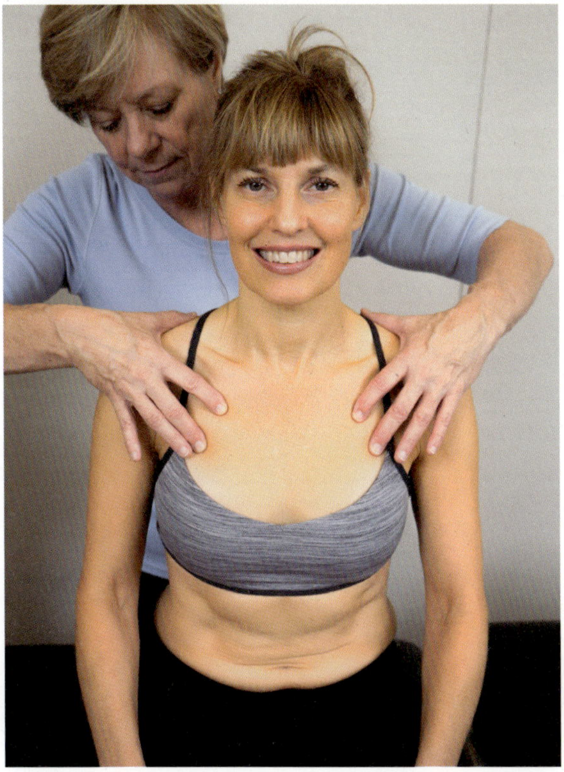

그림 1.70

환자 뒤에 서서 제2번째, 제3번째 늑골 전방에 표시한다. 검지 손가락은 왼쪽과 오른쪽 제3번째 늑골에 위치하고, 가운데 손가락은 왼쪽과 오른쪽 제3번째 늑골에 둔다.

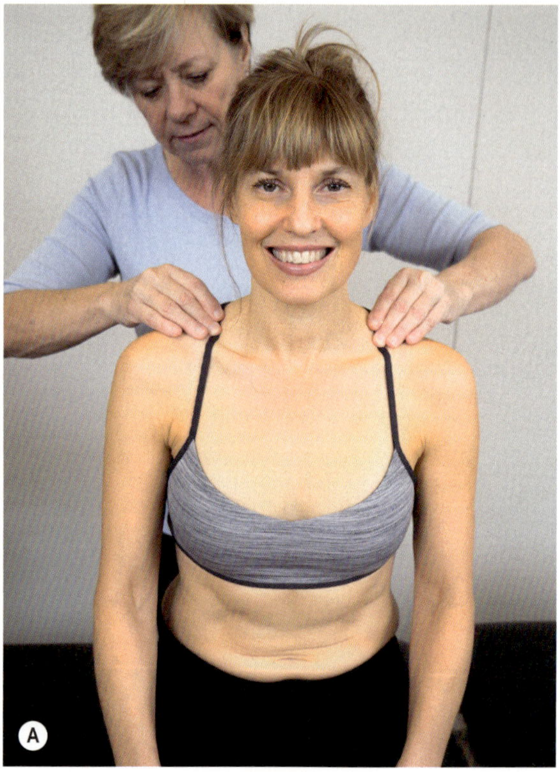

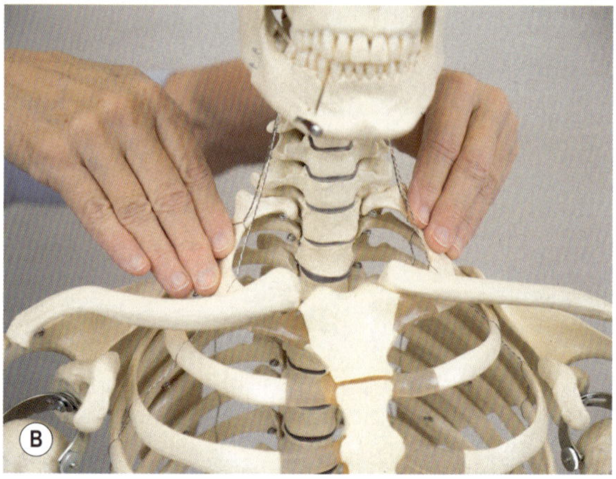

그림 1.71 A & B

상쇄골 공간(supraclavicular space)에서 왼쪽 및 오른쪽 제1번째 늑골을 표시하기 위한 손 배치.

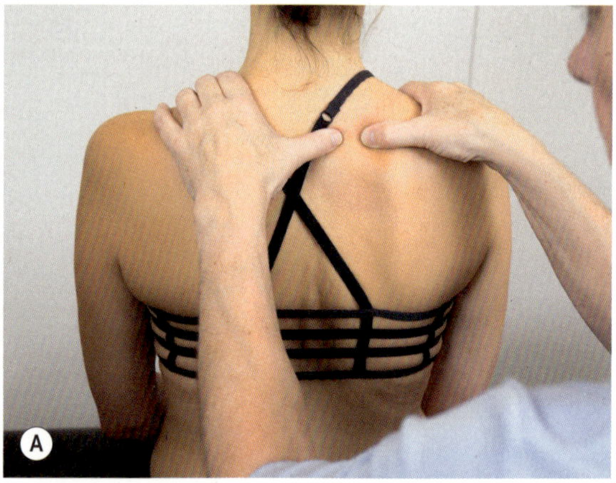

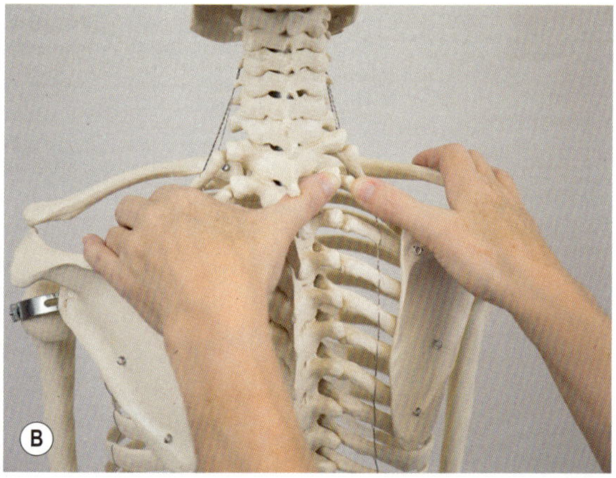

그림 1.72

(A) 오른쪽 제2번째 늑골횡돌기관절의 관절운동학적 움직임 분석을 위한 T2의 오른쪽 횡돌기 및 오른쪽 2번 늑골의 정확한 표식점을 위한 손의 배치.

(B) 골격에서 같은 위치.

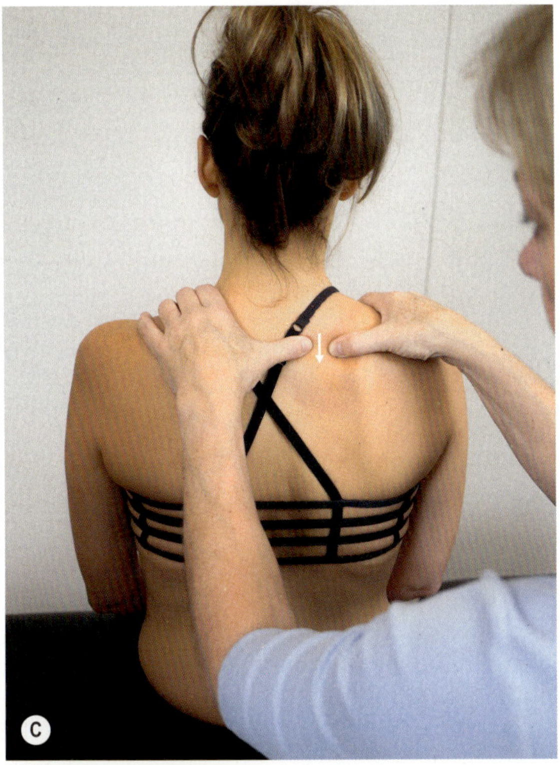

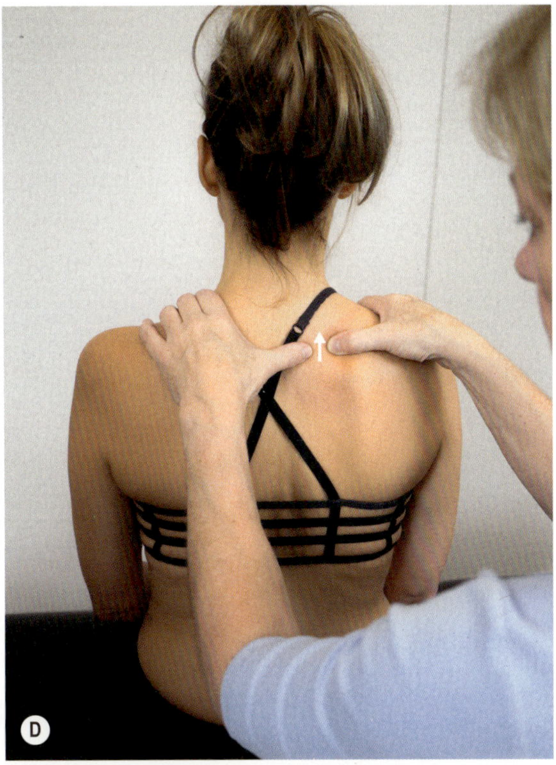

그림 1.72 - 계속

(C) 흡기 시, 오른쪽 제3번째 늑골은 골운동학적으로 후방으로 회전하고 늑골은 늑골횡돌기관절에서 약간 후방으로 구르고 아래쪽 방향(화살표)으로 관절운동학적으로 활주한다.

(D) 호기 시, 오른쪽 제2번째 늑골은 골운동학적으로 전방 회전하고, 늑골은 약간 전방으로 구르면서 위쪽 방향(화살표)으로 관절운동학적으로 활주한다.

결론(Conclusion)

흉곽의 해부를 알면 국소적인(regional) 생체역학을 이해하고 평가 및 치료에서 각각의 흉부 고리를 표시하는 신뢰성을 향상시킬 수 있다.

해부학(및 운동 조절)은 생체역학을 뒷받침하며, 이는 신체 전체의 자세와 수행을 위한 최적의 전략을 위해 중요하다.

흉곽의 생체역학

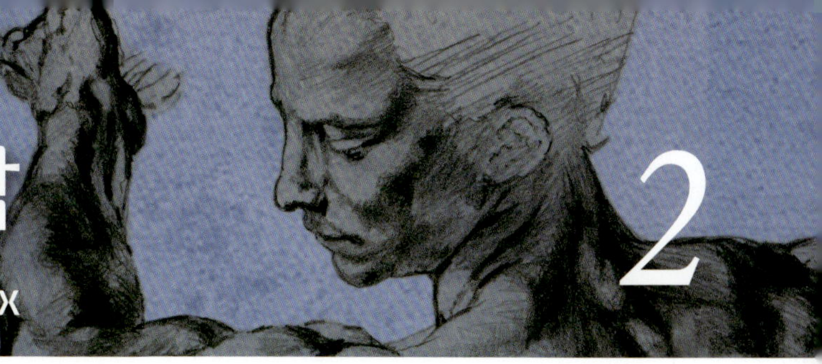

Biomechanics of the thorax

2

소개(Introduction)

흉곽은 근골격계, 호흡계, 심혈관계, 소화계 및 비뇨기계를 포함하여 상호의존적인 시스템의 일부이기 때문에 여러 조건에서 중요한 역할을 한다. 따라서 많은 건강 분야(정형 물리치료사, 도수 물리치료사, 호흡 물리치료사와 호흡기 전문의, 마사지 물리치료사, 심장 물리치료사 및 심장전문의, 위장병전문의 등)는 주로 숙련과 경험을 통해 흉곽을 평가하고 치료한다. 모든 분야에 걸쳐 생물심리사회적 접근은 권장된다.

생물심리사회적 모델은 전체인구의 임상 발표에서 생물학적, 심리적 및 사회학적 요인의 영향을 고려한다. 생체역학(생물학과 역학의 연구)은 생물심리사회적 모델의 생물학적 영역의 일부이다. Moseley와 Butler(2017)는 그들의 새로운 책 Explain Pain Supercharged에서 강조하여 설명하고 있다.

'(이 책의 나머지 부분에서 핵심적으로 중요하기 때문에), 반복하자면, 생물심리사회적 모델은 생물의학 모델이 사람과 관련이 없기 때문에 생물 의학 모델을 거부하지만, 개인의 건강을 조절하는 잠재적으로 강력한 DIM(danger in me: 내안의 위험)과 같이 신체 조직의 구조적, 생체역학적 및 기능적 장애의 역할을 거부하지는 않는다.'

흉곽의 생체역학(biomechanics)은 기능적으로 핵심적이기 때문에 여러 조건에서의 치료와 관련이 있다. 흉곽의 움직임 패턴이 어떻게 해석되는가는 그 부분의 생체역학을 이해하는데 달려있다. 요추와 비교하여, 운동패턴의 임상적 해석을 가이드하기 위한 흉부내 고리(intrathoracic ring) 또는 흉부사이 고리(interthoracic ring)의 생체역학에 대한 연구는 거의 없다. 아마도 이러한 연구 근거가 부족한 이유는 전형적인 흉부 고리(그림 1.2)당 늑골우리(rib cage)와 그것의 13개 관절이 흉부내 고리 또는 흉부사이 고리의 생체역학을 조사하는 데 중요한 방법론적 문제를 제기하기 때문이다. 이러한 이유로 흉곽은 종종 상자(box)로 예를 든다.

흉곽의 움직임 및 조절을 연구하는 많은 생체 외의 연구는 온전한 늑골이 없는 사체 표본을 사용하며, 이는 임상 실습(늑골 제거)에서 종종 볼 수 있지만, 일반적인 임상 사례는 아니다. 결과적으로, 이러한 연구들은 임상 실무에 적용하기 위해 제한된다.

Edmondston(2004) 메모:

'흉추 역학에 대한 명확한 이해는 임상 관찰과 함께 무증상 대상자의 운동 분석 연구 결과를 결합하여 달성되었다.'

근거에 기초한 실무자(practitioner)는 개인 환자에 대한 치료를 결정할 때 최상의 연구 근거, 임상 전문 지식 및 환자의 가치를 고려하도록 권장된다(Sackett et al. 2000). 근거에 기초한 실무자:

- 주제 및 환자와 관련된 연구 근거를 스스로에게 제시한다.
- 임상 전문 지식을 지속적으로 개발한다(즉, 신뢰할 수 있는 결과를 결정하고 임상결과에 대한 관련성을 이해하기 위해 임상 추론을 적용하는 데 필요한 기술 개발); 그리고

- 생물심리사회적 모델의 맥락에서 의미적 치료를 제공하기 위해 환자의 가치와 목표를 이해하려고 노력한다.

이 장에서는 흉곽의 생체역학과 관련된 임상 경험의 관찰뿐만 아니라 연구 근거의 경향성에 초점을 맞춘다. 각 단계에는 생체역학적으로 촉진하는 방법에 대해서 자세한 설명이 포함된다. 흉곽에 대한 더 많은 관심을 보이고(Henegan & Rushton 2016), '무증상 장애'가 몇 가지 일반적인 통증 증후군의 근거가 될 수 있음을 알게 되었으면 한다.

용어(Terminology)

후속 논의를 가능하게 하려면, 본문에서 사용하는 용어의 정의가 필요하다(표 2.1).

골운동학(osteokinematics)은 각 관절의 움직임에 관계없이 뼈의 움직임에 대한 연구를 말한다(MacConaill & Basma-jian 1977). 각운동(angular motion)은 골운동학(osteokinematic)의 움직임이며, 뼈가 회전하는 축에 따라서 이름이 붙여진다. 굴곡(굽힘, flexion)과 신전(폄, extension)은 관상축(coronal axis)에서, 전방회전(anterior rotation)과 후방회전(posterior rotation)은 부관상축(paracoronal axis)에서, 외측굴곡(lateral flexion)은 시상축(sagittal axis), 그리고 축회전(axial rotation)은 수직축(vertical axis)에서 일어난다. 경사(tilt)(즉, 전후 또는 측방 경사)는 뼈 집단의 움직임을 총칭한다. 예를 들어, 흉곽 경사는 흉부 고리 또는 흉곽 전체(다수의 고리: multiple rings)를 하나의 단위로 움직임을 일으킨다. 짝 운동(coupled motion)은 유도된 운동으로 인해 발생하는 운동의 조합을 말한다. 일치하는 뼈(또는 신체 부위) 사이의 움직임은 같은 방향으로 움직이는 반면, 일치하지 않는 뼈들은 반대 방향으로 움직인다.

선형운동(Linear motion) 또는 전이(translation)는 뼈가 전이되는 축에 따라 이름이 지정된다. 내외측(mediolateral) 전이는 관상축을 따라 이루어지며, 전내측(anteromedial)과 후외측(posterolateral) 전이는 관상축을 따라 이루어지며; 견인과 압박은 수직축을 따라 발생하며; 전후(anteroposterior) 전이는 시상축을 따라 이루어진다.

관절운동학(Arthrokinematics)은 각 뼈의 움직임에 관계없이 관절의 움직임을 연구하는 것을 말한다(MacConaill & Basmajian 1977). 이러한 움직임들은 관절 표면이 미끄러지는 방향에 따라 이름이 붙여진다.

연구 근거(Research evidence)

생체 내에서 흉곽의 생체역학은 흉부사이 고리 또는 흉부 내 고리 운동의 매개변수가 다양하기 때문에, 아직까지 측정할 수 있는 어떤 시스템도 없어서 연구가 어렵다. 윗분절 또는 아랫분절에 대한 흉부 고리의 상대적인 움직임을 고려하지 않고서, 하나의 흉부 고리(해당 늑골과 관련된 극돌기에 표시한) 움직임에 대한 연구는 흉부사이 고리의 생체역학을 결정할 수 없다; 단지 특정 결론만 낼 수 있다. 표 2.2에 다양한 조건에서 흉곽의 부분적인 생체역학을 조사한 6개 연구의 방법과 결과는 다음과 같다(Hsu et al, 2008, Willems et al, 1996, Edmondstonet al, 2007, Edmondstonet al, 2012, Theodridis & Ruston 2002, Delphinus & Sayers 2013). 이론적으로 도출된 패턴을 통한 치료 운동 기법만을 고수하는 임상의에게 흉곽에서 짝 운동의 가변성(variability)을 경고해야 한다(Willems et al. 1996).

표 2.1
흉곽에 대한 임상 생체역학 모델에 사용되는 용어

용어	정의
골운동학 (osteokinematics)	관련된 관절의 움직임에 관계없이 뼈의 움직임에 대한 연구 각운동은 발생하는 면과 회전하는 축에 따라 용어가 정해진다. • 시상면과 관상축: 굴곡과 신전 • 부시상면(prarasagital plane)과 관상축: 전방회전과 후방회전 • 관상면과 시상축: 외측굴곡(Side bending 또는 lateral flexion) • 횡단면과 수직축: 축회전 선형 움직임은 전이되는 축에 따라 용어가 정해진다. • 관상축: 내외측 전이 • 관상축: 전내측과 후외측 전이 • 수직축: 견인 또는 압박 • 시상축: 전후측 전이 경사: 기능적 단위로 구성하는 여러 뼈의 움직임
관절운동학 (Arthrokinematics)	뼈의 움직임에 관계없이 관절의 움직임에 관한 연구 운동은 관절면이 서로 상대적으로 미끄러지는 방향에 따라 정해진다.
짝 운동 (coupling)	짝 운동의 생체역학은 주로 회전 또는 전이와 관련되어, 한 축 또는 다른 축을 중심으로 뼈가 회전 또는 전이되는 것을 말한다.
전이 (translation)	정해진 시간에 모든 부분이 기준점에 대해서 동일한 방향으로 움직임이 일어나는 경우
회전 (rotation)	회전은 특정 회전축을 중심으로 척추의 회전 또는 각 변위로 발생한다.

표 2.2
흉부의 생체역학을 조사하는 6개 연구 결과

저자	방법	결과
Hsu 등. 2008	C7, T12, S1의 극돌기(가시돌기) 및 허벅지 중간에 표면센서 시상면, 관상면 및 횡단면에서 움직임 동안 전자추적(electromagnetic tracking) 센서	흉곽은 축회전에 가장 많이 기여한다; 흉곽의 움직임 중 60%
Willems 등. 1996	T1, T4 및 T8의 극돌기에 표면센서 시상면, 관상면 및 횡단면에서 움직임 동안 전자추적 센서	흉곽은 축회전에 가장 많이 기여한다; T4-T8은 전체 축회전의 50%를 움직인다.
Edmondston 등. 2007	T6의 횡돌기(가로돌기, transverse processes) 및 6번째 늑골에 표시 축회전의 짝 움직임에 대한 패턴과 굴곡 및 신전의 크기에 대한 연구	짝 움직임의 패턴은 가변적이었으며 자세의 영향을 받는다. 해부학적 구조와 연부조직의 신장성, 그리고 운동제어 전략의 변화는 움직임의 패턴 변화에 영향을 미친다.
Edmondston 등. 2012	T1, T4, T8 및 T12의 극돌기에 표시 양팔 거상(elevation) 동안 흉곽의 측면 방사선 촬영 및 사진 이미지 분석	흉곽 신전 – 상부보다 하부에서 더 증가한다.
Theodoridis & Ruston 2002	한쪽 팔의 거상 동안 T2-T7의 전자추적	외측굴곡과 축회전의 가변적인 짝 운동; 대부분 동측으로의 짝 운동
Delphinus & Sayers 2013	C7, T10의 극돌기, 흉골상절흔(목아래패임), 검상돌기(칼돌기), 골반(상전장골극, 상후장골극), 대전자(큰돌기) 8개의 카메라 움직임 분석 시스템이 중립 척추자세에서 좌우 축회전 동안 흉부와 골반의 3D 움직임을 기록 골반의 제한이 있거나 없는 4개의 다른 체간의 굴곡 자세	체간의 45° 전방경사(anterior inclination)에서 흉곽은 전체 체간 회전의 54%를 기여 체간의 30° 전방경사까지; 골반이 전체 체간 회전의 50% 이상 기여

출처: Lee D G(2015) Biomechanics of the thorax – research evidence and clinical expertise. The Journal of Manual & Manipulative Therapy 23(3) 128–138.

Edmondston 등(2007)은 임상의에게 '척추 가동성 검사에서 짝 운동의 전형적인 패턴을 추구해서는 안된다'는 것에 동의하고 제안하였다.

흉곽의 생체역학 모델(Lee D G 1993)은 주로 임상 관찰과 문헌 고찰에서 도출되었다. 이 모델의 개발에 가장 큰 영향을 미친 연구는 Panjabi 등(1976)에 의해 이루어졌다. 이 연구에서는 부분적인 흉부 고리의 짝 운동이 분석되었다. 연구방법에서 늑골은 늑골 횡돌기관절(갈비가로돌기관절, costotransverse joint)에서 3cm 절단되었기 때문에, 늑골, 흉골과 전측 늑연골(costochondral) 및 흉연골(sternochondral)연접부(joints)의 앞부분은 척추부위의 기능적인 부분으로 고려되지 않았다(그림 2.1). 따라서 이 연구에서 얻은 결과는 신중하게 해석해야 한다. 왜냐하면 대부분의 환자들은 완전한 흉부 고리를 가지고 있기 때문에 위 연구 결과를 실제 임상에서 볼 수 있는 환자에게 적용할 수 없다. 그러나 축회전과 짝으로 움직이는 반대측 전이에 대한 연구로는 유일하다. 어떤 생체 내 연구도 이 짝 운동의 존재 또는 부재를 아직 측정하지 못했다. 온전한 흉부 고리와 온전하지 못한 흉부 고리 간 흉부 회전의 축은 다르다(Molnár et al. 2006). 따라서 온전한 흉부 고리가 없는 모든 연구는 신중하게 해석되어야 한다(Dickey & Kerr 2003).

지금까지 생체 안에 손상되지 않은 흉부내 고리(intrathoracic ring) 생체역학의 조사를 한 연구는 단 한 가지뿐이다. Beyer 등(2014년)은 완전 흡기, 완전 호기 상태에서 흉부 고리의 3차원 운동을 결정하기 위해 생체 나선형 컴퓨터 단층촬영을 사용하였다. 이 연구는 늑골 1–7번이 완전히 흡입할 때 후방으로 회전하고 완전 호기에서 전방으로 회전한다는 임상적 결과를 확인시켜 주었다. 늑골의 전 · 후방 회전축은 앞에서 설명한 Kapandji(1964)와 같이 늑골의 목(neck)을

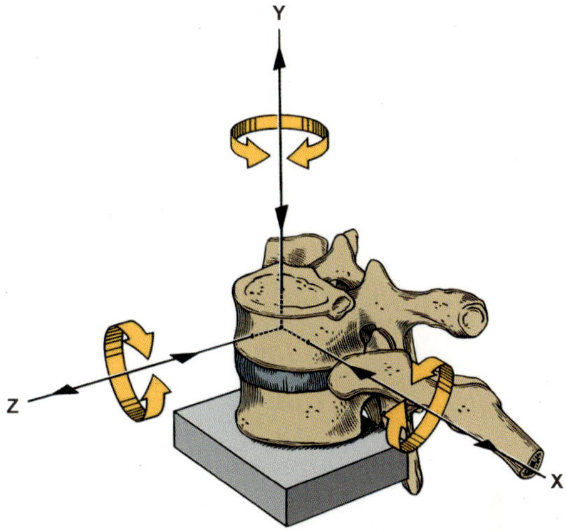

그림 2.1

Panjabi 등(1976년)은 생체 외 연구에서 각 흉곽분절에서 6°의 움직임을 위해 396개의 하중 변위 곡선을 구했다. 이것은 흉곽에서 축회전과 짝 운동하는 외측 전이를 설명한 유일한 연구이다.

따라 있지 않았다. 오히려 축은 횡단면에서 약 45° 전외측(anterolateral)과 하방에 존재했다. 하위 레벨에서 대상자간 축의 편차가 기록되었고, 조사자(investigator)들은 다른 조건(즉, 폐, 신경근골격계)이 관찰된 운동역학에 영향을 미칠 수 있다고 가정한다. 본 연구는 척추의 다른 자세에서 호흡할 때 발생하는 늑골 움직임의 변화는 조사하지 않았다.

Lee L–J 등(2010)은 흉벽의 모양, 움직임 및 부피의 변화를 7개의 서로 다른 앉은 자세(습관적인 자세, 중립 자세, 구부정한 자세, 흉요추 신전, 체간의 우측 끝범위 회전, 체간의 우측 중간범위 회전, 좌측으로 늑골 이동)에서 조사하여 자세 간에는 차이가 없음을 확인하였다. 앉는 자세의 미묘한 변화는 흉벽의 모양과 가슴의 다양한 부분에서 움직임의 크기를 변화시켰다. '하나의 부위 등에서 움직임 감소가 예상되는 경우, 흉벽의 다른 곳에서

움직임이 증가한다.'(Lee L-J et al. 2010)

Sizer 등(2007)은 척추 통증을 가진 환자를 치료하기 위해 척추의 3차원적인 짝 운동 특성을 이해하는 것이 중요하다고 하였다. 이러한 체계적인 문헌고찰은 체내, 체외 또는 흉추에서 짝 운동의 수학적 모델링을 포함한 56개의 연구를 분석했다. 6개의 연구들은 흉추에서 움직임이 짝으로 일어나기 위해 체간의 움직임과 2개의 상지 거상(elevation)을 사용했다. 이 연구들의 고찰에는 손상된 흉부 고리를 가진 사체표본과 늑골 또는 흉골의 역할을 고려하지 않은 수학적 모델링과 관련된 연구가 포함되어 있다(Panjabi et al. 1976, Oxland et al. 1992, Schultz et al. 1973, Scholten & Veldhuizen 1985). 그러나 위 연구들은 임상적인 적용이 불가능하다. 또한 Willems 등(1996)의 연구는 분절별로 흉부 고리 간 생체역학을 조사하지 않았다. 따라서 위의 연구도 온전한 흉부 고리에서 외측굴곡이나 축회전의 분절별 짝 움직임에 대해서 결론을 내릴 수 없다.

Sizer 등(2007)은 모든 연구를 통틀어 '변수들은 외측굴곡과 회전을 기록하였고, 생체 내와 생체 외의 결과를 비교할 때, 일치하지 않는 패턴이 관찰되었다'라고 말하고 있다.

게다가:

'생체 내 연구는 임상적으로 적용가능 하다. 그러나 움직임과 자세의 조절뿐 아니라 조직의 적응, 해부학적 & 생물학적 주기의 변수, 이미 적용된 압력, 흉부의 후만과 측만의 정도, 척추의 짝 운동에서의 기술적인 측정에 대한 어려움 같은 외부적인 변수들을 통제해야 한다.'

그러나 이러한 변수는 임상의에게 현실적인 문제이다. 실무자는 이러한 변수를 사용하여 움직임 동작을 해석해야 한다. '환자를 평가하는데 있어서 일반적인 짝 운동 패턴의 결여는 각각의 임상적인 평가에 도움이 될 것이다.'(Sizer et al. 2007)

임상의들은 생체역학적 결과를 어떻게 해석해야 할까? 흉곽의 정상 또는 최적의 생체역학은 무엇일까? 비정상적인 건 무엇일까? 현재까지는 임상의에게 환자의 움직임의 결과를 비교할만한 근거 수준이 높은 생체역학적 모델이 없다.

여러 연구에 걸친 흉곽의 생체역학의 변화에 대한 이해는 Masharawe 등(2004)의 해부학적 연구에서 볼 수 있다. 척추돌기관절(zygapophyseal joints)의 후관절(facet joint) 방향은 4,080개 이상의 척추에서 T1-L5의 240개의 표본으로 측정되었다. 비대칭방향성(왼쪽과 오른쪽의 차이)은 '흉곽에서 정상적인 특징'으로 밝혀졌다. Andriacchi 등(1974)은 늑골척추관절(갈비척추관절: costovertebral joint)의 역학적인 움직임은 관절의 구조에 의해 큰 영향을 받는다고 주장했다; 척추돌기관절에도 동일하게 제안될 수 있다. 비대칭적인 해부학구조는 흉곽의 짝운동의 가변성에 영향을 줄 수도 있다.

임상지식(Clinical expertise)

생체 내 흉곽의 역학적 임상모델은 1993년에 제안되었다(Lee D G 1993). 생체 내 역학에 대한 최신 내용은, 최근의 연구 근거와 1993년 이래로 얻은 모든 임상경험을 고려한 결과이다.

체간의 전방굴곡
(Forward bending of the trunk)

체간 전방굴곡 전략은 다양하며, 다음을 포함한다.

- 흉요추 부위가 벌어지거나 또는 최소로 움직일 때 고관절에서의 전략(그림 2.2A);
- 척추에서 대분의 움직임이 일어나는 척추부위전략(그림 2.2B); 또는
- 두 전략의 결합(combination)(그림 2.2C).

결합 전략에서, 흉곽은 앞쪽으로 기울어진다. 기울어지는 정도는 개개인 간의 흉부 고리와 대퇴골을 축으로 요추의 굴곡과 골반의 전방경사에 따라 다르다. 움직임의 양은 흉곽의 중간영역에서 가장 적다.

흉부 고리(thoracic ring)가 앞으로 기울어지며 체간이 전방굴곡(forward bending)되는 것이 생체역학적으로 최적의 상태이다(그림 2.3).

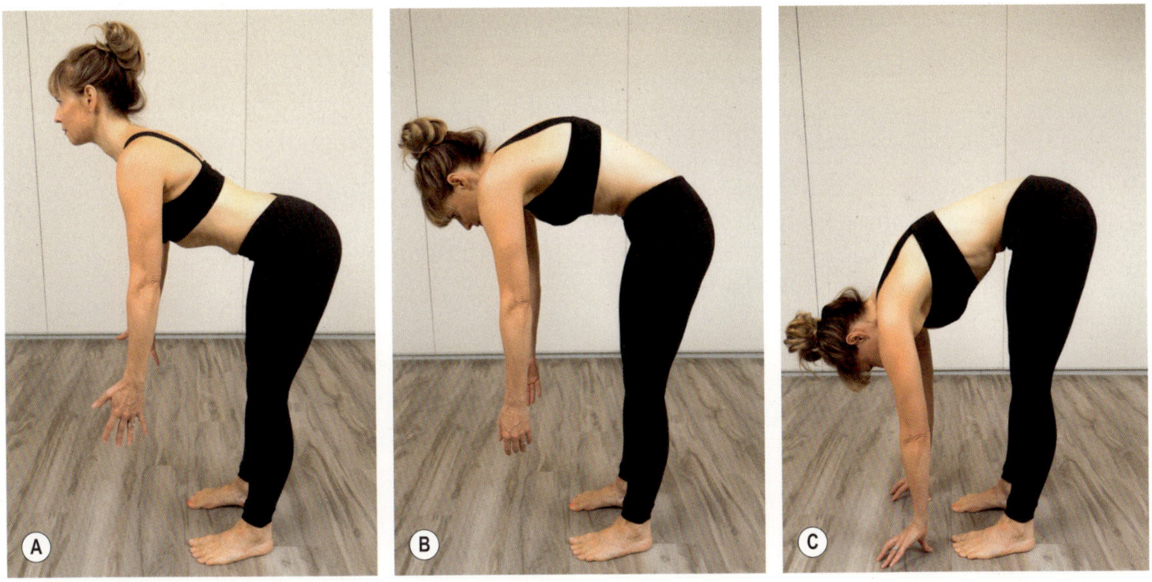

그림 2.2
체간의 전방굴곡.
(A) 흉요추에서 최소의 움직임을 보이는 고관절 전략
(B) 척추에서 대부분의 움직임이 일어나는 척추 전략
(C) 흉곽, 요추, 골반, 그리고 고관절 사이에 체중이 분포되는 결합 전략.

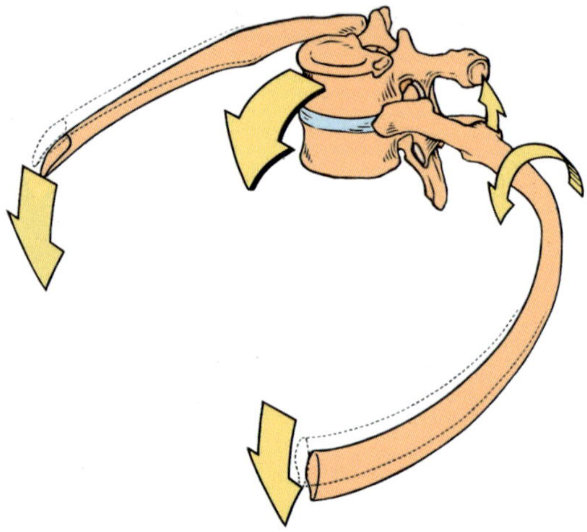

그림 2.3

전방경사 동안에 척추흉골 부위에서 흉부 고리의 골운동학 및 관절운동학.

흉추 골운동학 (Thoracic spine osteokinematics)

흉곽의 4가지 영역 모두에서 상부척추는 하부척추에 대해 굴곡된다.

3번째~6번째 흉부 고리의 척추흉골(척추복장: vertebrosternal-VS)과 7번째~10번째 흉부 고리의 척추늑골연골(척추갈비연골: vertebrochondral-VC) 영역에서 상부관절돌기(superior articular process)는 관상면에 대해 약간 전방으로 기울어져 있다. 따라서 윗분절의 약간의 전방 전이는 굴곡과 결합해서 발생한다.

흉추의 관절운동학 (Thoracic spine arthrokinematics)

상부척추의 양쪽 하부관절돌기(inferior articular processes)는 관절의 방향에 따라 약간 앞쪽과 위쪽으로 미끌어진다.

흉추의 골운동학, 관절운동학의 촉진 (Palpation of the thoracic spinal osteokinematics and arthrokinematics)

흉곽의 모든 부위: 집게손가락과 엄지로 흉부 고리의 4개의 횡돌기를 촉진한다(그림 2.4). 환자에게 경추와 흉추를 촉진되는 범위까지 굴곡시킨다. 최적의 상태는, 상부 척추뼈는 구부러지고 하부관절돌기가 위쪽으로 미끄러짐에 따라 집게손가락이 엄지손가락에서 멀어지도록 움직여야 한다(그림 2.5).

늑골의 골운동학(Costal osteokinematics)

흉부 고리에서 늑골의 양쪽부분은 시작위치에서 전방으로 회전한다(그림 2.3). 이 움직임의 축은 정해지지 않았다. 나이가 증가하고 흉곽이 뻣뻣해짐에 따라 점점 감소한다.

늑골의 관절운동학 (Costal arthrokinematics)

늑골횡돌기관절의 모양은 척추흉골병(VM)과 척추흉골(척추복장: vertebrosternal)이 오목-볼록(concavo-convex)(그림 1.5, 1.12)이므로, 늑골이 같은 레벨의 척추에 대해 전방으로 회전될 때, 늑골의 볼록한 관절면은 횡돌기의 관절면에 대해서 위쪽으로 미끄러지고 전방으로 구른다(그림 2.3). 관절운동학 움직임은 선택된 전략(운동제어)과 관절(유연성과 관련된)을 압박하는 추가적인 힘(힘 폐쇄: force closure)에 달려있다.

척추늑골연골 부위의 늑골횡돌기관절의 모양은 평면형(planar)(그림 1.15)이고, 그 관절면의 방향은 전외하방과 후내상방이다(ALI와 PMS)(그림 2.26). 따라서, 횡돌기로부터 늑골 7~10번의 전방회전은 관절면들의 후내상방의 미끄러짐이 일어나야 한다. 만약 다른 운동제어 전략에서, 체간의 전방굴곡 동안

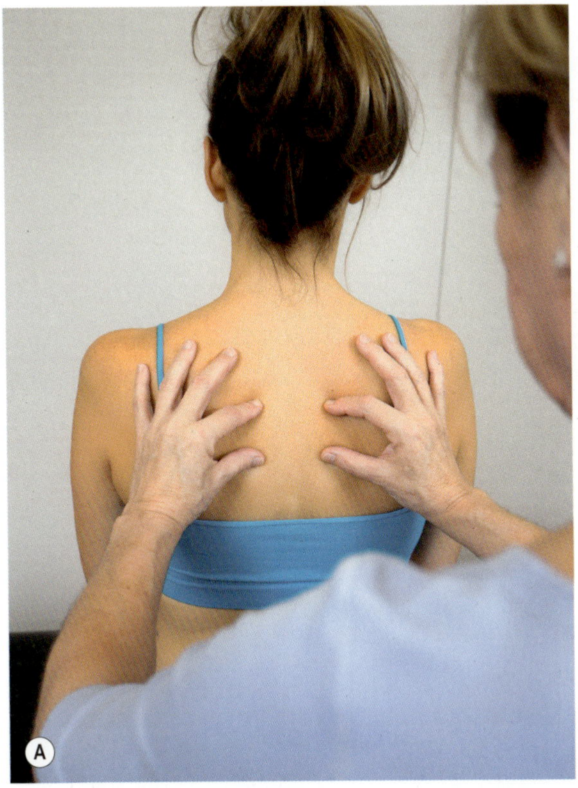

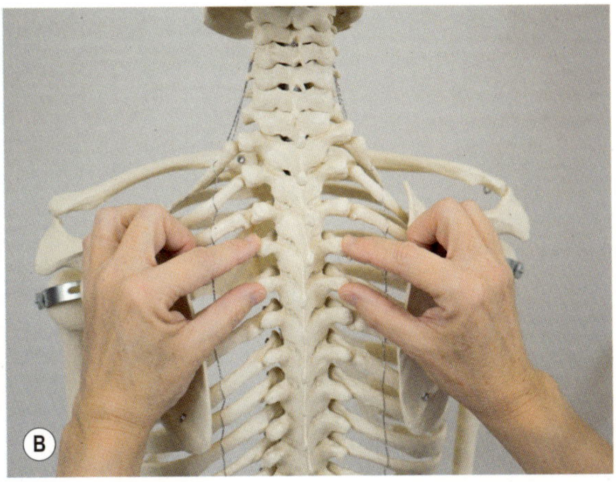

그림 2.4 A & B

흉부 고리의 척추부분에 해당하는 움직임을 분석하기 위한 집게손가락과 엄지손가락의 위치.

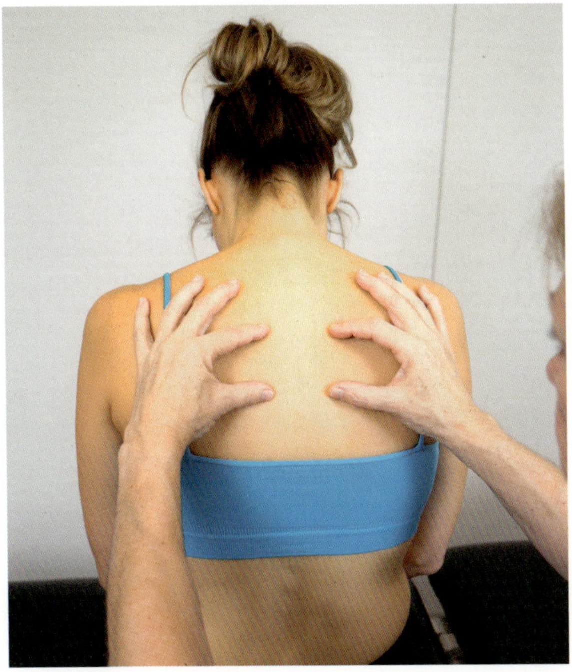

그림 2.5

경추 및 흉추가 굴곡하는 동안 상부흉추는 구부러져야 하며(골운동학), 하부관절돌기는 하부 척추의 상부관절돌기에 대하여 상방으로 미끄러져야 한다(관절운동학). 움직임은 해부학적 비대칭이 없는 한 양쪽이 대칭이어야 하며, 집게손가락은 엄지손가락에서 동일한 거리로 이동해야 한다.

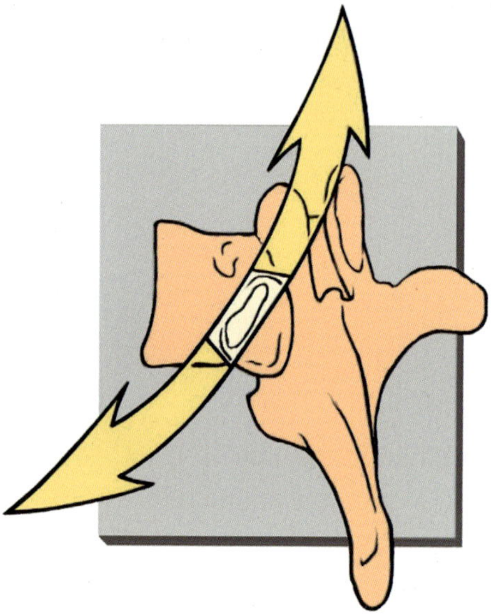

그림 2.6

척추늑골연골 부위의 늑골횡돌기관절면은 전외하방과 후내상방이다.

늑골이 전방으로 회전될 때, 횡돌기의 관절면에 대해서 늑골의 관절면이 후내상방으로 미끄러진다.

늑골이 후방으로 회전될 때는 횡돌기의 관절면에 대해서 늑골의 관절면이 전외하방(ALI)으로 미끄러진다.

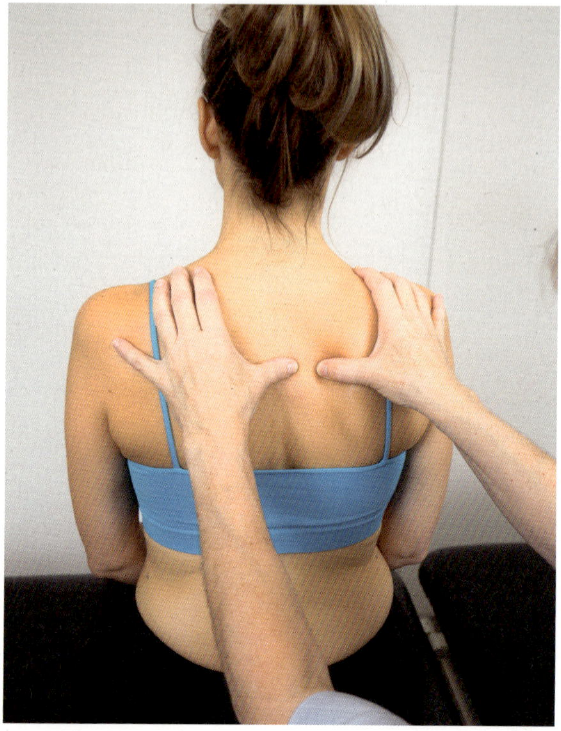

그림 2.7

흉곽의 척추흉골병과 척추흉골 부위인 늑골횡돌기관절의 움직임 분석을 위한 엄지손가락의 위치.

에 흉부 고리가 앞쪽으로 기울어지며 늑골횡돌기관절들을 상당히 압박하게 된다면, 늑골과 횡돌기 사이의 움직임은 발생되지 않을 수도 있다.

흉부 늑골의 골운동학과 관절운동학의 촉진 (Palpation of the thoracic costal osteokinematics and arthrokinematics)

척추흉골병과 척추흉골 부위: 치료사의 엄지로 늑골결절 가쪽과 각(angle)의 안쪽을 촉진한다. 다른 손의 엄지로 늑골과 같은 레벨의 횡돌기를 촉진한다 (그림 2.7).

촉진하는 동안 환자에게 경추와 흉추를 굴곡시킨다. 최적의 상태는, 늑골에 있는 엄지손가락이 횡돌기에 있는 엄지손가락에 비해 위쪽으로 움직이는 것이다 (그림 2.8).

척추늑골연골 부위: 엄지손가락으로 늑골결절의 바로 가쪽을 촉진하고, 같은 손의 가운데손가락으로 늑골의 몸통을 촉진한다. 다른 손의 엄지손가락으로는 늑골의 같은 레벨의 횡돌기를 촉진한다 (그림 2.9).

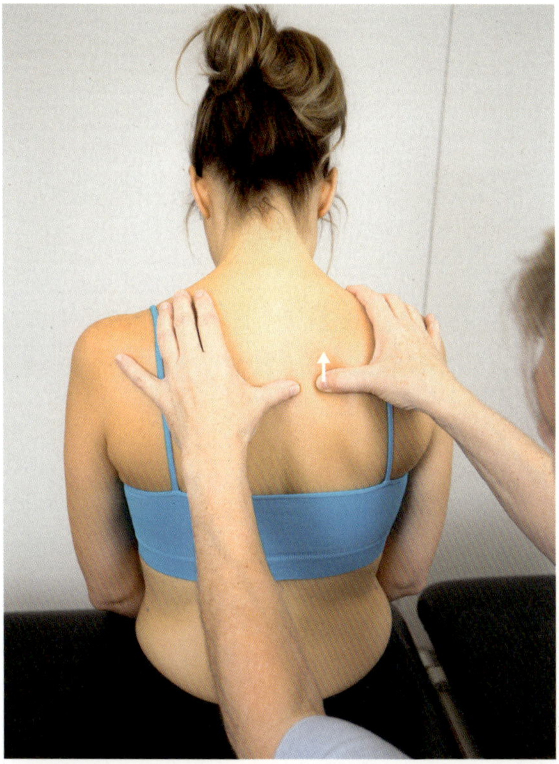

그림 2.8

척추흉골병과 척추흉골 부위: 경추와 흉추의 굴곡하는 동안에 늑골은 횡돌기에 비해 위쪽으로 이동해야 하며, 해부학적 비대칭이 없는 한 움직임은 대칭이어야 한다.

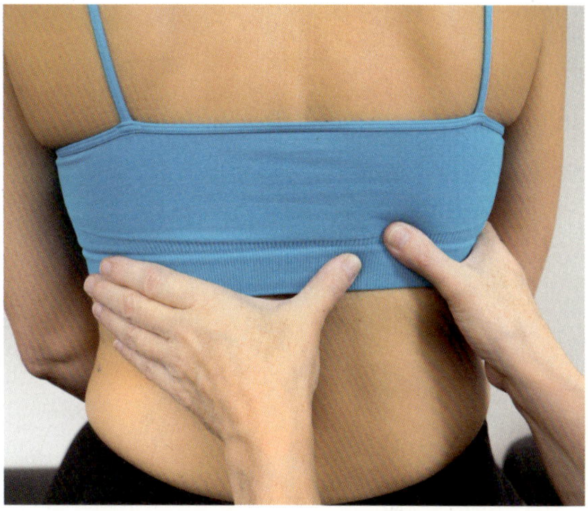

그림 2.9

척추늑골연골 부위에서 늑골횡돌기관절의 움직임 분석을 위한 손의 위치. 횡돌기의 촉진을 위한 엄지손가락이 늑골의 촉진 부위보다 아래에 있다는 점을 유의해야 한다.

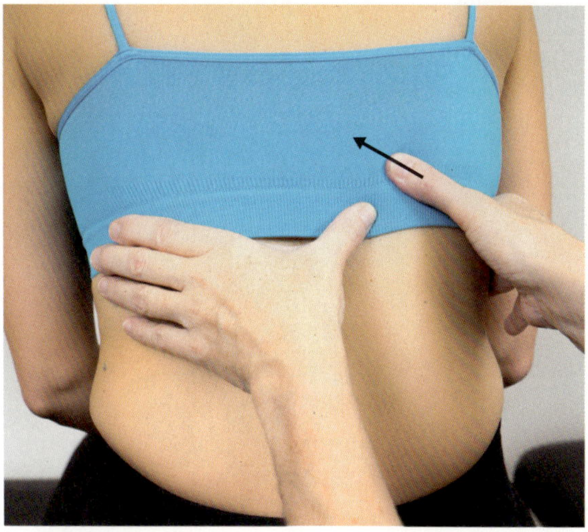

그림 2.10

척추늑골연골의 부위: 경추와 흉추의 굴곡 동안에 늑골은 횡돌기에 대해서 후내상방(PMS)으로 움직이고, 해부학적 비대칭이 없는 한 움직임은 대칭이어야 한다

늑골은 횡돌기에 비해 위쪽에 있다는 것을 명심해야 한다. 촉진하는 동안 환자에게 경추와 흉추를 굴곡시킨다. 최적의 상태는, 횡돌기에 위치한 엄지손가락에 대해서 늑골은 후내상방(PMS)으로 움직여야 한다(그림 2.10).

체간의 후방굴곡(Bcakward bending of the trunk)

체간의 후방굴곡 전략은 다양하며, 다음을 포함한다.

- 흉요추에서 최소로 움직일 때 고관절 전략(그림 2.11A);
- 흉요추에서 대부분의 움직임이 일어나는 척추전략(그림 2.11B); 또는
- 두 전략의 결합(그림 2.11C).

결합 전략에서, 흉곽은 뒤쪽으로 기울어진다. 기울어지는 정도는 개개인 간의 흉부 고리와 대퇴골을 축으로 요추의 신전과 골반의 후방경사에 따라 다르다. 움직임의 양은 흉곽의 중간영역에서 가장적다.

체간의 후방굴곡 동안 흉부 고리가 뒤쪽으로 기울어질 때, 생체역학적으로 최적의 상태이다(그림 2.12).

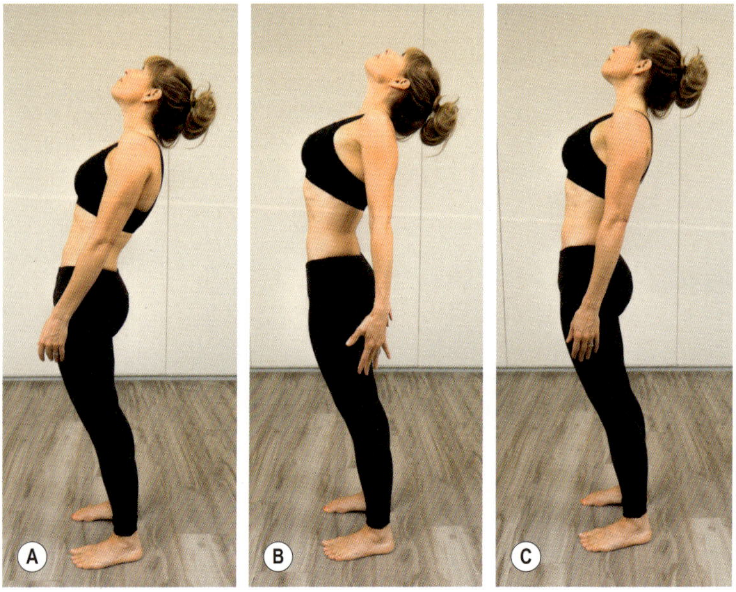

그림 2.11

체간의 후방굴곡.

(A) 흉요추에서 최소의 움직임이 발생하는 고관절 전략

(B) 척추에서 대부분의 움직임이 일어나는 척추 전략

(C) 흉곽, 요추, 골반, 그리고 고관절 사이에 체중이 분포되는 결합 전략

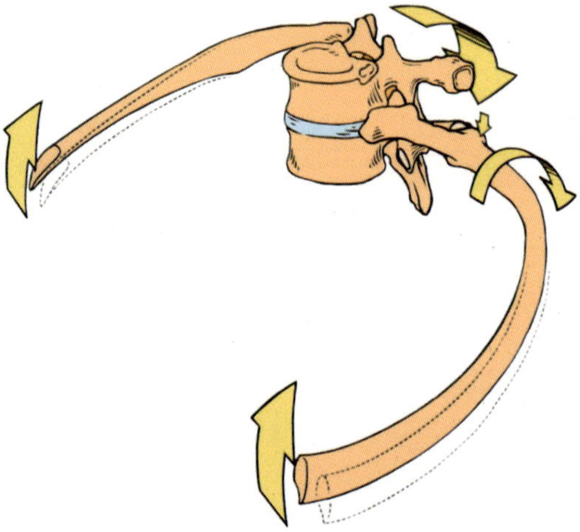

그림 2.12

후방경사가 진행되는 동안 척추흉골 부위에 있는 흉부 고리의 골운동학 및 관절운동학.

흉추의 골운동학

(Thoracic spine osteokinematics)

흉곽의 4가지 영역 모두에서 상부척추는 하부척추에 대해 신전된다. 척추흉골과 척추늑골연골 부위에서 상부관절돌기는 관상면에서 약간 앞쪽으로 기울어진다. 따라서, 상부척추의 약간의 후방 전이는 신전과 결합해서 발생한다.

흉추의 관절운동학

(Thoracic spine arthrokinematics)

상부척추의 양쪽 하부관절돌기는 관절의 방향에 따라 약간 뒤쪽으로 기울어진다.

흉추의 골운동학과 관절운동학의 촉진

(Palpation of the thoracic spinal osteokinematics and arthrokinematics)

흉곽의 모든 부위: 집게손가락과 엄지손가락으로 흉부 고리의 4번째 횡돌기를 촉진한다(그림 2.4). 환자에게 촉진되어있는 흉추를 신전하게 한다. 최적의 상태는, 상부척추를 신전시킴으로써 집게손가락은 엄지손가락 쪽으로 움직이고 하부관절돌기는 아래쪽으로 미끄러진다(그림 2.13).

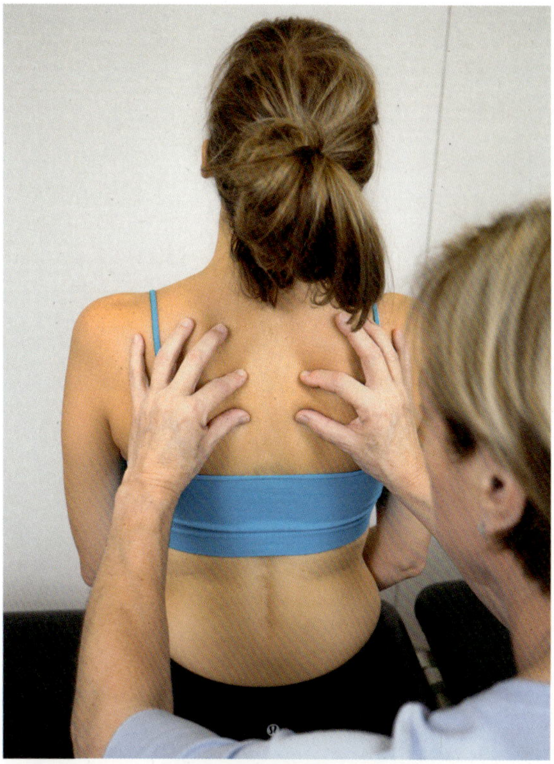

그림 2.13

경추와 흉추를 신전하는 동안 흉추의 위쪽 척추뼈의 아래관절면들은 아래쪽 척추뼈의 위관절면들에 대해 아래쪽으로 미끄러진다. 검지손가락은 엄지손가락을 향해 양쪽이 같은 범위만큼 움직여야 하며, 움직임은 해부학적 비대칭성이 없는 한 대칭이어야 한다.

늑골의 골운동학(Costal osteokinematics)

흉부 고리에서 늑골의 양쪽부분은 시작위치에서 후방으로 회전한다(VM, VS, 그리고 VC 부위). 움직임의 축은 정해지지 않았다. 나이가 증가하고 흉곽이 뻣뻣해짐에 따라 이 움직임은 점점 감소한다.

늑골의 관절운동학(Costal arthrokinematics)

척추흉골병과 척추흉골 부위에 있는 늑골횡돌기관절의 모양은 오목-볼록이다(그림 1.5, 1.12); 따라서 늑골이 같은 레벨의 척추에 대해 후방으로 회전될 때, 늑골의 볼록한 관절면은 횡돌기의 관절면에 대해서 아래쪽으로 미끄러지고 뒤쪽으로 구른다(그림 2.12). 이러한 관절운동학 움직임은 선택된 전략(운동제어)과 관절(유연성과 관련된)을 압박하는 추가적인 힘(힘 폐쇄: force closure)에 달려있다.

척추늑골연골(그림 1.15) 부위에 있는 늑골횡돌기 관절의 모양은 평면형이고 관절 방향은 전외후방(ALI)과 후내상방(PMS)이다(그림 2.6). 따라서, 척추뼈에서 제7~10번째 늑골의 후방 회전은 관절면의 전외하방(ALI)으로 미끄러짐이 요구된다. 만약 다른 운동제어 전략 동안에 늑골횡돌기관절들을 상당히 압박하는 경우, 체간의 전방굴곡 동안에 흉부 고리가 뒤쪽으로 기울 때 척추와 관련된 늑골 사이에서 움직임이 발생되지 않을 수도 있다.

흉부 늑골의 골운동학과 관절운동학의 촉진 (Palpation of the thoracic costal osteokinematics and arthrokinematics)

척추흉골병과 척추흉골 부위: 엄지손가락으로 늑골 각의 내측과 결절의 바로 가쪽부분을 촉진한다. 다른 엄지손가락으로는 늑골과 같은 레벨의 횡돌기를 촉진한다(그림 2.7). 촉진하는 동안 환자에게 흉추를 신전시킨다. 최적의 상태는, 늑골에 있는 엄지가 횡돌기에 있는 엄지손가락에 대하여 아래쪽으로 움직여야 한다(그림 2.14).

척추늑골연골 부위: 엄지손가락을 늑골 결절의 바로 가쪽에 촉진하고 같은 손의 가운데손가락으로 늑골의 몸통(body)을 촉진한다. 다른 손의 엄지손가락은 같은 레벨의 횡돌기를 촉진한다(그림 2.9). (늑골은 횡돌기보다 위쪽에 위치함을 기억하자.) 촉진하는 동안 환자에게 흉추를 신전시킨다. 최적의 상태는, 횡돌기에 위치한 엄지손가락에 대해서 늑골이 전외후방(ALI)으로 움직여야 한다(그림 2.15).

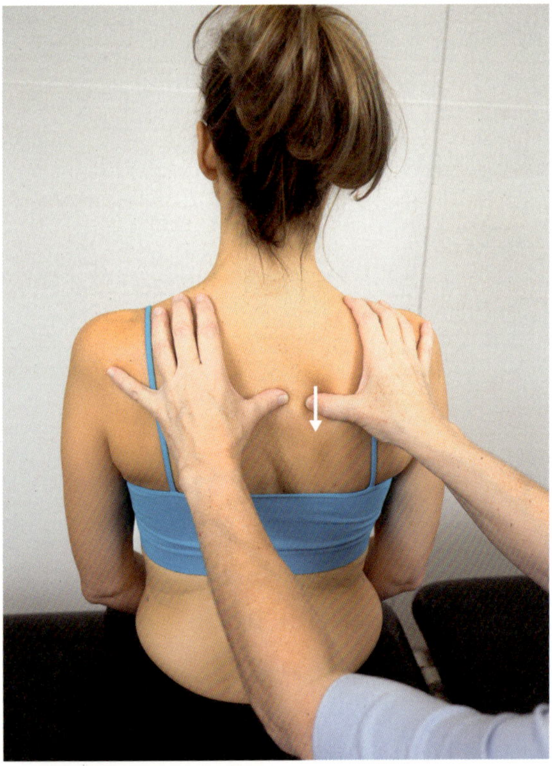

그림 2.14

척추흉골병과 척추흉골 부위: 경추와 흉추의 신전하는 동안 늑골은 횡돌기에 대해서 아래쪽으로 움직여야 하고 움직임은 해부학적 비대칭성이 없는 한 대칭이어야 한다.

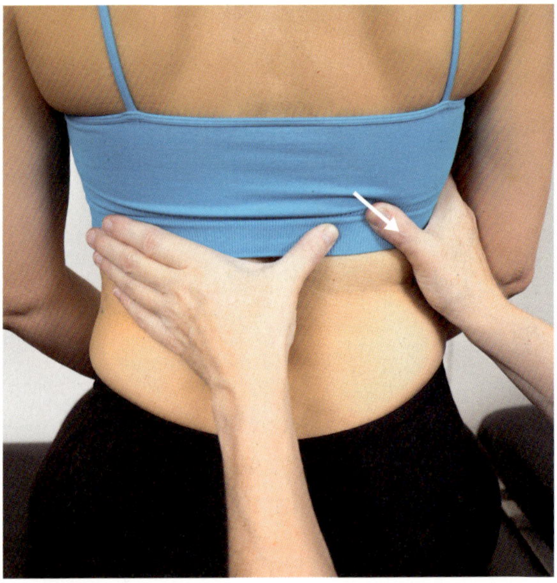

그림 2.15

척추늑골연골 부위: 흉곽을 신전하는 동안 늑골은 횡돌기에 대해 전외하방(ALI)으로 움직여야 하고 움직임은 해부학적 비대칭성이 없는 한 대칭이어야 한다.

해부학적인 관점에서, 전/후방 굴곡을 할 때 나타나는 비대칭의 정도를 병적인 특징으로 간주해서는 안 된다. 즉, 비대칭의 관련성을 결정하기 위해 다른 임상적 고려가 필요하다.

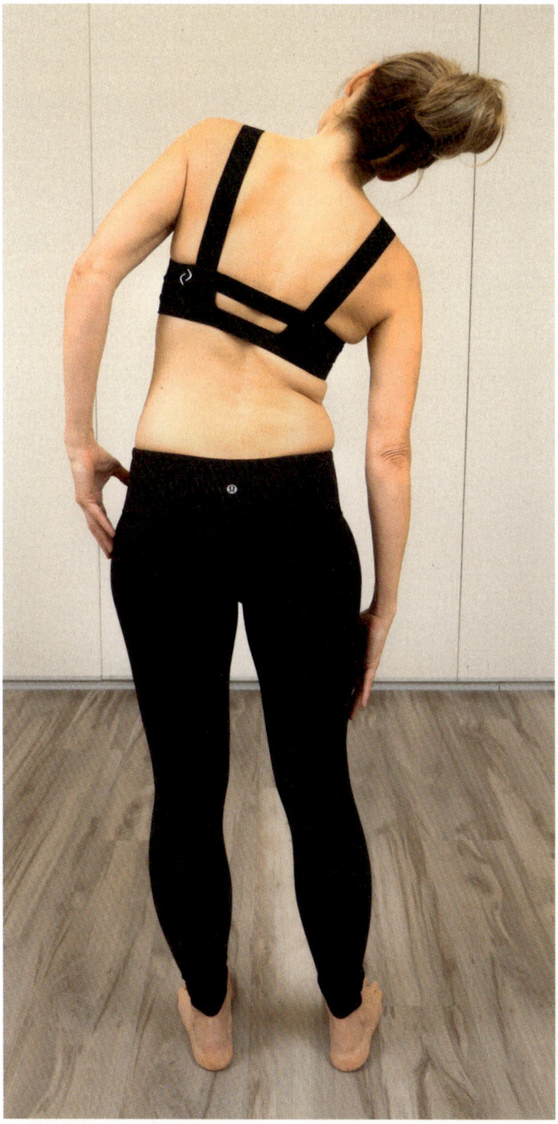

그림 2.16

체간의 외측굴곡은 전체적으로 반대쪽 측면에 볼록한 곡선(convex)이 생겨야 한다.

체간의 외측굴곡 (Side bending of the trunk)

체간의 외측굴곡은 흉추의 모든 부위에서 여러 가지 짝 운동과 함께 분절별로 외측굴곡이 일어난다. 전체적으로는, 외측굴곡의 반대쪽에서 볼록한 곡선(convex)이 생겨야 한다(그림 2.16). 늑골은 외측굴곡과 동측에서는 가까워지며 반대쪽에서는 멀어진다.

외측굴곡상태에서 흉추의 전/후방 경사(tilting)와 회전은 더욱 제한된다. 체간의 외측굴곡 동안 흉부 고리가 외측으로 굴곡되는 것은, 생체역학적으로 최적의 상태이다(그림 2.17).

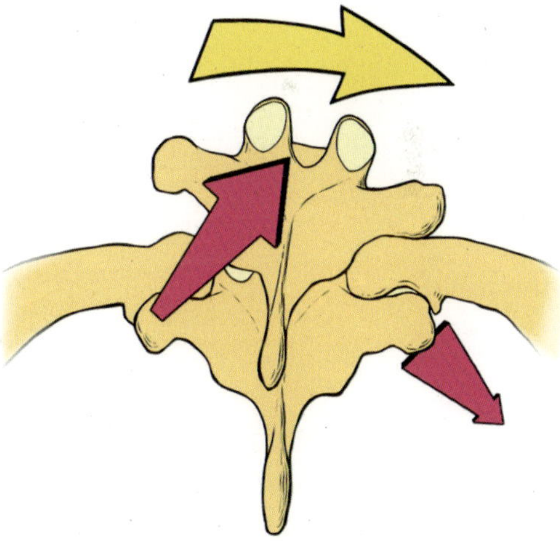

그림 2.17

경추와 흉추의 외측굴곡하는 동안, 상부척추는 외측(같은 방향)으로 굴곡되고 짝 운동에 의해 회전(가변적)이 일어난다. 붉은 화살표는 늑골의 모든 움직임 이후에 척추뼈가 외측으로 계속 구부러짐에 따라 늑골횡돌기관절(척추연골 부위)에서 횡돌기의 상대적 움직임을 묘사한다.

오른쪽 횡돌기는 전외하방(ALI)으로 미끄러진다. 오른쪽 횡돌기는 오른쪽 늑골에 대해 전외하방으로 미끄러지며 왼쪽 횡돌기는 왼쪽 늑골에 대해 후내상방으로 미끄러진다.

흉추의 골운동학
(Thoracic spine osteokinematics)

흉곽의 4가지 영역 모두에서, 상부척추는 하부척추에 대해 외측으로 굴곡되고 회전은 짝 운동에 의해서 동측 또는 반대쪽으로 움직일 수 있다. 만약 상부척추가 돌기관절(zygapophyseal joint)의 방향에서 자유로워진다면, 움직임 패턴은 보통 동측이다.

흉추의 관절운동학
(Thoracic spine arthrokinematics)

오른쪽으로 외측굴곡 동안, 상부척추의 오른쪽 하부관절돌기는 아래쪽으로 활주(약간 뒤쪽) 왼쪽 하부관절돌기는 위쪽으로 활주한다(약간 앞쪽). 짝 운동에 의해 미끄러지는 전후방 전이는 관상면에서 후관절 경사의 정도와 대칭성, 그리고 방향에 따라 달라진다.

흉추의 골운동학과 관절운동학의 촉진
(Palpation of the thoracic spinal osteokinematics and arthrokinematics)

흉곽의 모든 부위: 엄지와 집게손가락로 흉부의 4개 횡돌기를 촉진한다(그림 2.4). 환자에게 촉진하고 있는 부분까지 흉곽을 옆으로 구부리게 한다. 최적의 상태는, 동측에서는 집게손가락이 엄지 쪽으로 움직여야 하고, 상부 척추가 외측으로 굽혀짐에 따라 반대쪽에서는 엄지로부터 멀어져야 한다. 위 척추의 아래관절돌기는 동측의 아래쪽으로 활주하고 반대쪽에서는 위쪽으로 활주한다(그림 2.18 A & B).

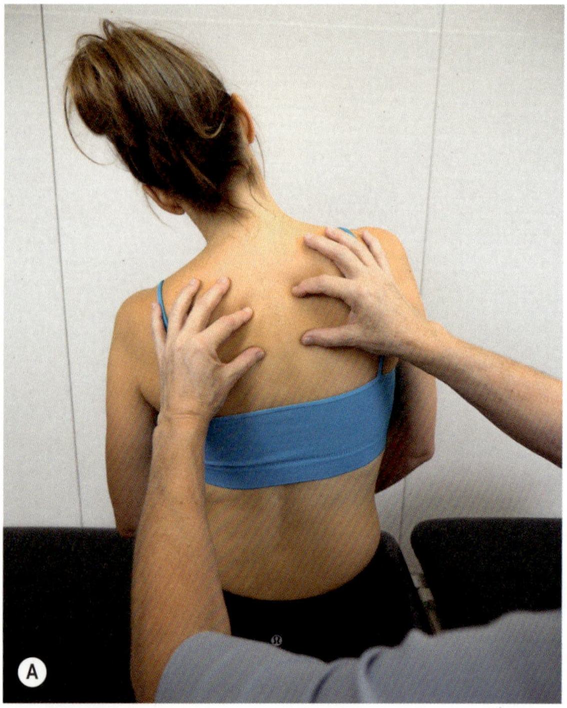

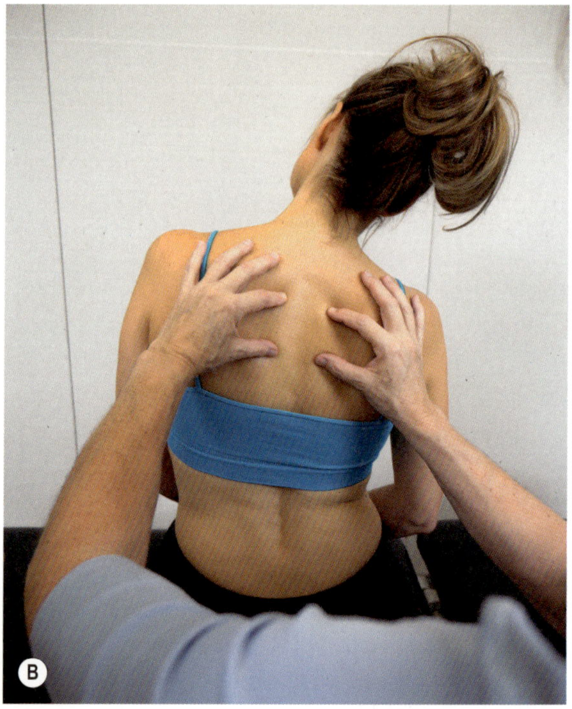

그림 2.18

흉추의 관절운동학 촉진: **(A)** 흉부 고리의 외측굴곡(왼쪽) 동안 왼쪽 횡돌기에서는 엄지와 집게손가락이 가까워져야 하지만 오른쪽은 멀어져야 한다. 극돌기는 오른쪽으로 볼록하고 완만한 C-curve가 나타나야 한다. **(B)** 오른쪽 외측굴곡 동안, 각각 어떻게 되는지 주목해라. 오른쪽 집게손가락은 오른쪽 엄지에 가까워지지 않는다. 왼쪽 집게손가락이 왼쪽 엄지로부터 멀어지지 않는다. 그리고 가시돌기는 똑바로 유지한다. 이러한 결과는 해당 분절에서 오른쪽 가쪽 굽힘의 제한이 있음을 알 수 있다.

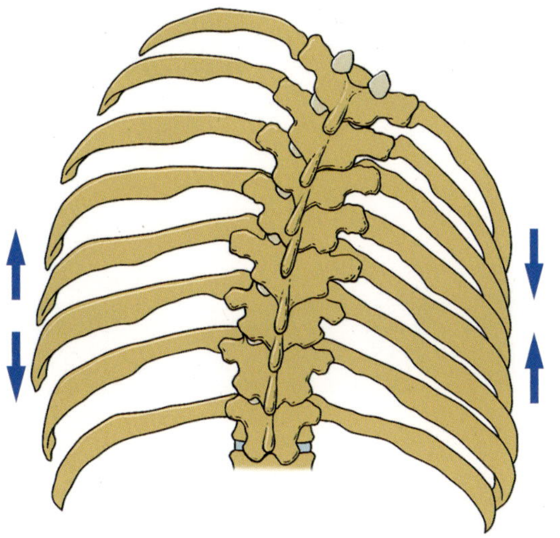

그림 2.19
흉추가 오른쪽으로 외측 굴곡하는 동안, 오른쪽 늑골은 가까워지고 왼쪽 늑골의 가쪽 면은 멀어진다.

늑골의 골운동학(Costal osteokinematics)

오른쪽으로 외측굴곡 동안, 늑골은 VM, VS, 그리고 VC 부분의 왼쪽에서는 분리되고 오른쪽에서는 가까워진다(그림 2.19). 관절 움직임 끝 범위는 선택된 전략(운동제어)과 관절을 압박하는 정도에 달려있다.

늑골의 관절운동학(Costal arthrokinematics)

척추흉골병과 척추흉골 부분: 늑골이 움직임을 멈추는 순간에도 흉추는 오른쪽으로 더 구부릴 수 있다. 만약 그렇다면, 오른쪽 횡돌기는 오른쪽 늑골의 볼록한 관절면을 아래로 미끄러지면서 구르는 반면 왼쪽 횡돌기는 왼쪽 늑골의 볼록한 관절면을 위로 미끄러지면서 동시에 구르게 된다. 이로 인해서, 상부 척추의 오른쪽(동측)회전이 더 가능하게 한다. 그러나 결과적으로는 척추 골운동학의 분절간 짝 운동은 하부 척추의 움직임에 달려있다(생체역학과 관련해서). 하부 척추가 오른쪽으로 회전이 더 발생하는 경우, 상부척추 회전은 외측굴곡이 일어나는 방향의 반대쪽이 된다(흉부 고리에서). 늑골척추관절의 구조를 고려하면, 늑골의 머리는 외측굴곡 동안 동측으로 짝 운동하여 끝 범위를 막을 확률이 크다.

척추늑골연골 부위: 이 부분에서 늑횡돌관절의 형태와 방향은 오른쪽 외측굴곡 동안 오른쪽 횡돌기는 ALI 방향으로 미끄러지고 왼쪽은 PMS 방향으로 미끄러지는 결과를 초래한다(그림 2.17). 회전을 위한 분절에서의 짝 운동은 다양하다.

흉부의 늑골과 골운동학과 관절운동학의 촉진(Palpation of the thoracic costal osteokinematics and arthrokinematics)

척추흉골병과 척추흉골 부분: 엄지손가락으로 늑골의 결절 바로 가쪽과 각의 내측 부위를 촉진한다. 다른 엄지손가락으로, 해당늑골과 같은 레벨의 횡돌기를 촉진한다. 환자에게 경추와 흉추를 촉진되는 범위까지 동측으로 외측굴곡시킨다. 최적의 상태는, 횡돌기를 촉진하는 엄지손가락이 늑골을 촉진하는 엄지손가락보다 아래방향으로 움직여야 한다(그림 2.20 A & B). 반대쪽 횡돌기는 늑골을 촉진하는 엄지손가락에 비해 윗방향으로 움직여야 한다(그림 2.20 C & D).

척추늑골연골 부위: 엄지손가락을 늑골의 결절 바로 가쪽에 대고, 가운데손가락으로 늑골의 몸통(body)을 촉진한다. 다른 손의 엄지손가락으로 같은 레벨의 늑골의 횡돌기를 촉진한다. 환자에게 촉진되는 범위까지 흉추의 외측굴곡(동측)을 하게 한다. 최적의 상태는, 횡돌기가 늑골을 촉진한 엄지를 기준으로 전외하방(ALI) 방향으로 움직여야 하고(그림 2.21 A & B) 반대쪽 횡돌기는 늑골을 촉진한 엄지에 비해 후내상방(PMS) 방향으로 움직여야 한다(그림 2.21 C & D).

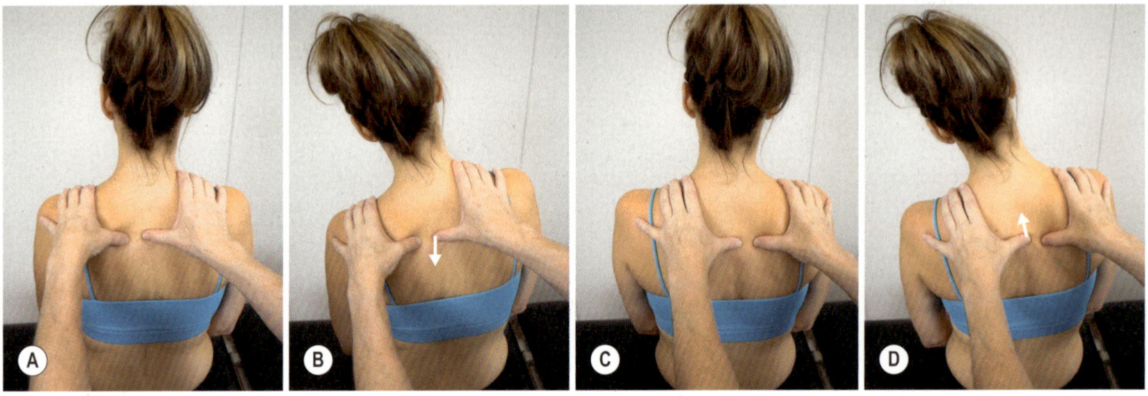

그림 2.20

척추흉골병과 척추흉골 부위: 경추와 흉추의 왼쪽 외측굴곡 동안, 왼쪽 횡돌기는 움직임이 가능한 범위의 끝에서 왼쪽 갈비뼈에 비해 아래로 움직여야 한다(**A & B**). 오른쪽 횡돌기는 오른쪽 갈비뼈에 비해 위로 움직여야 한다(**C & D**).

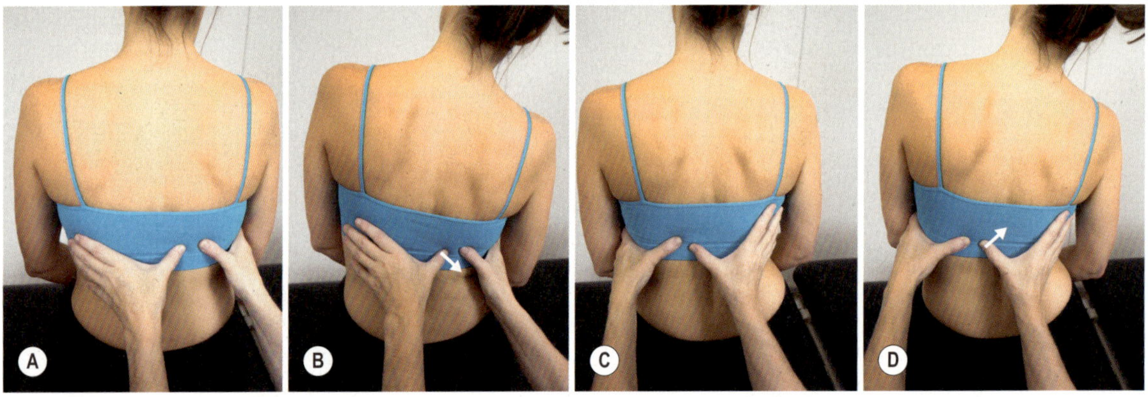

그림 2.21

흉부의 우측 외측굴곡 동안 우측 횡돌기는 우측 늑골(**A & B**)에 비해 전외하방(화살)으로 이동해야 하며,
좌측 횡돌기는 좌측 늑골(**C & D**)에 비해 후내상방(화살)으로 이동해야 한다.

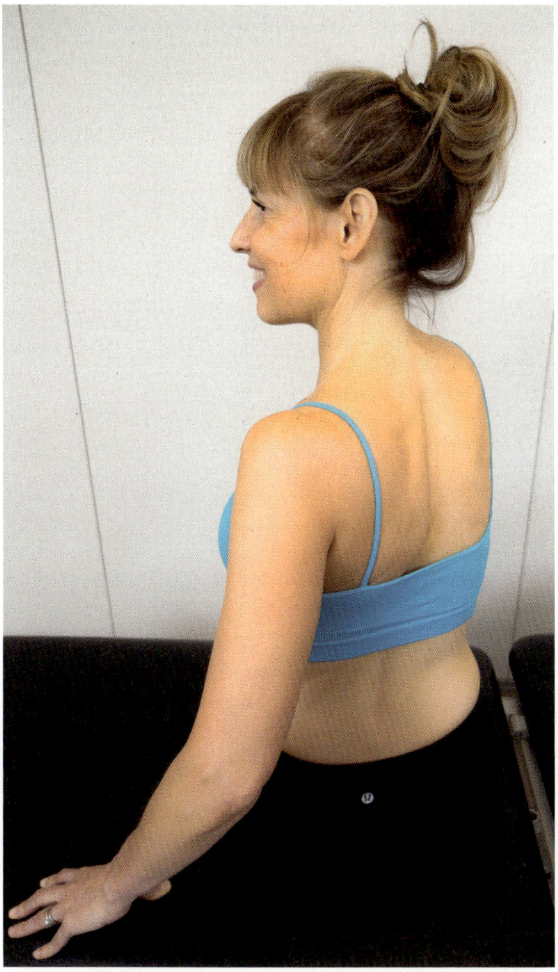

그림 2.22

체간의 축회전은 완만한 곡선이 관찰되어야 하며, 이 곡선은 동측이 오목해야 한다. 왼쪽 흉부 회전 중 척추흉골 부위의 곡선이 감소하는 것에 주목해야 한다. 이러한 결과는 흉부사이 고리의 움직임에 문제가 있는 위치를 판단할 수 있는 추가적인 근거이다.

체간의 축회전(Axial rotation of the trunk)

흉곽의 축회전은 많은 기능적인 동작의 구성요소로서 평가하기 위해 필수적인 움직임이다. 전반적으로, 회전방향과 같은 쪽에서 완만한 오목(concave)곡선이 나타나야 한다(그림 2.22). 체간이 오른쪽 축회전을 하는 동안 흉부 고리가 회전되는 것은 생체역학적으로 최적의 상태이다(그림 2.23).

흉추의 골운동학

(*Thoracic spine osteokinematics*)

VM, VS, VC 부분에서 상부 척추는 오른쪽으로 회전한다. 상부척추가 돌기관절의 방향에서 자유로워진다면, 오른쪽 외측굴곡도 일어난다. 추가적으로 하부 척추에 대해 상부 척추의 약간의 반대쪽 전이(translation)가 있다.(예를 들어, 전이는 왼쪽이다.)

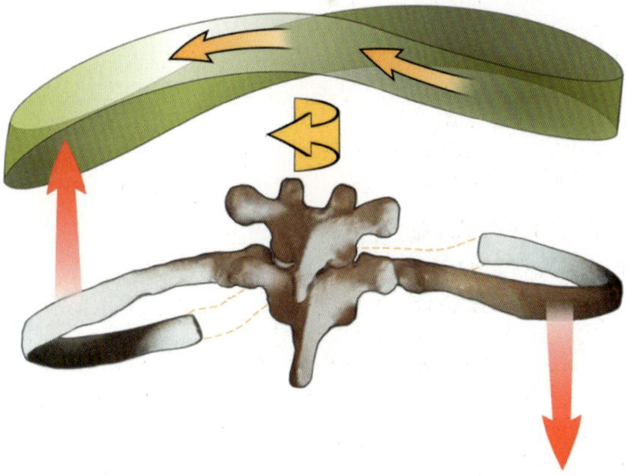

그림 2.23

경추와 흉추의 우측 방향의 축회전 동안 상부 척추(노란색 화살표)는 오른쪽으로 회전하고 외측굴곡된다. 오른쪽 늑골은 후방으로 회전하고 왼쪽 늑골은 전방으로 회전해야 한다(빨간색 화살표). 게다가, 하부 척추에 대해서 상부척추와 늑골(양쪽)이 약간의 반대쪽 전이가 된다(노란색 화살표가 있는 초록색 리본). 예로, 7번째 흉부 고리에서, 7번째 늑골(양쪽)과 T6는 T7에 비해 약간 왼쪽으로 전이된다.

흉추의 관절운동학 (Thoracic spine arthrokinematics)

오른쪽 축회전 동안, 상부척추의 오른쪽 하부관절돌기는 아래로 미끄러지고(살짝 뒤로) 왼쪽은 위로 미끄러진다(살짝 앞으로). 미끄러짐(활주)과 짝 운동하는 전후방전이는 관상면에서 관절면 경사의 크기, 방향, 대칭성에 의존할 가능성이 있다. 상부척추의 왼쪽과 오른쪽 하부관절돌기는 약간 왼쪽으로 전이된다.

흉추 골운동학과 관절운동학의 촉진 (Palpation of the thoracic spinal osteokinematics and arthrokinematics)

흉곽의 모든 부위: 엄지와 집게손가락으로 흉부 고리의 4개의 횡돌기를 촉진한다(그림 2.4). 환자에게 촉진되는 범위까지 경추와 흉추를 회전시킨다. 최적의 상태는, 상부흉추의 회전과 외측굴곡이 일어날 때 하부관절돌기가 동측에서는 하방으로 반대쪽에서는 상방으로 미끌어 진다. 따라서 동측의 집게손가락은 엄지손가락을 향해 움직여야 하고, 반대쪽 집게손가락은 엄지로부터 멀어져야 한다(그림 2.24).

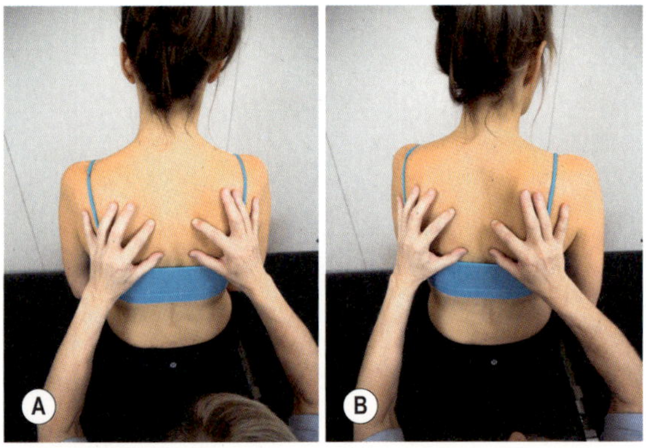

그림 2.24 A & B

흉부의 오른쪽 축회전 동안 오른쪽의 집게손가락과 엄지손가락은 가까워지는 반면 왼쪽의 집게손가락과 엄지손가락은 멀어져야 한다.

늑골의 골운동학(Costal osteokinematics)

오른쪽 축회전 동안, 흉부 고리를 구성하는 척추에 대해 오른쪽 늑골은 후방으로 회전하고 왼쪽 늑골은 전방으로 회전한다. 또한 VS 와 VC 영역(흉부 고리 3~10번)에서, 늑골과 연접해 있는 횡돌기 사이에 약간의 반대쪽 전이가 발생한다. 이 움직임의 적절한 비유는 나사를 나무에 돌려서 박을 때 발생하는 선형 전이(linear translation)이다. 이때 해당 흉추의 횡단면에서의 반대측 전이가 발생한다.

두 번째 흉부 고리는 횡단면 전이에 대해서 가변적이다. 비정형인(atypical) 흉부 고리(1, 11, 12)는 축회전 중 횡단면에서 전이되지 않는다. 이 움직임을 보고하는 유일한 연구는 체외에서 즉, 온전하지 않은 흉부 고리에 대해서 진행된 것이다(Panjabiet al. 1976). 전이의 움직임은 작지만 감지할 수 있다(Lee D G 1993, 2015; Lee D 1994, 2003; Lee L-J 2016).

늑골 관절운동학(Costal arthrokinematics)

척추흉골병과 척추흉골 부위: 오른쪽 축회전 동안, 오른쪽 늑골의 볼록한 관절면은 횡돌기에 대해서 아래쪽으로 미끄러지고 후방으로 구르는 반면, 왼쪽 늑골은 횡돌기에 대해서 위쪽으로 미끄러지고 전방으로 구른다.

척추늑골연골 부위: 오른쪽 축회전 동안, 오른쪽 늑골의 평면 관절면은 횡돌기에 대해서 전외후방으로 미끄러지는 반면 왼쪽 늑골은 횡돌기에 대해서 후내상방으로 미끄러진다.

흉부 고리 3번에서 10번까지는 반대쪽(왼쪽) 전이가 발생되는 짝 운동에서 왼쪽 늑골이 후외측으로 미끄러지며 동시에 오른쪽 늑골은 전내측으로 미끄러진다.

흉부 늑골 관절운동학 촉진
(Palpation of the thoracic costal arthrokinematics)

척추흉골병과 척추흉골 부위: 엄지손가락으로 늑골 결절의 바로 가쪽과 늑골의 내측 부위를 촉진한다. 다른 엄지손가락으로, 해당 늑골과 같은 레벨의 횡돌기를 촉진한다. 환자에게 경추와 흉추를 동측으로 촉진되는 범위까지 회전하게 한다. 최적의 상태는, 늑골이 후방으로 회전할 때 늑골을 촉진하는 엄지손가락이 횡돌기를 촉진하는 엄지손가락에 비해 아래방향으로 움직여야 한다(그림 2.25 A & B). 반대쪽에서는 늑골이 전방으로 회전할 때, 늑골을 촉진하는 엄지손가락이 횡돌기를 촉진하는 엄지손가락에 비해 윗방향으로 움직여야 한다(그림 2.25 C & D).

척추늑골연골 부위: 엄지손가락을 늑골의 결절 바로 가쪽에 대고, 가운데손가락으로 늑골의 몸통을 촉진한다. 다른 손의 엄지손가락으로 같은 레벨의 늑골의 횡돌기를 촉진한다. 환자에게 촉진되는 범위까지 동측으로 흉곽을 회전하게 한다.

최적의 상태는, 늑골이 후방으로 회전할 때 횡돌기의 엄지손가락에 비해서 늑골은 전외하방으로 이동해야 한다(그림 2.26 A & B). 반대쪽에서는, 늑골이 전방으로 회전할 때 늑골의 엄지손가락은 횡돌기의 엄지손가락보다 후내상방으로 움직여야 한다
(그림 2.26 C & D).

흉골병과 쇄골의 골운동학
(Manubrium and clavicle osteokinematics)

머리와 경추, 흉추의 상부를 오른쪽으로 축회전하는 동안, 왼쪽 쇄골은 전방으로 회전하고, 오른쪽 쇄골은 뒤쪽으로 회전하고, 흉골병은 오른쪽으로 회전하며 오른쪽으로 외측굴곡 된다(위쪽 두 개의 흉부 고리와 함께). 쇄골 회전은 흉쇄골관절(복장빗장관절, sternoclavicular joint) 내측 부분의 디스크와 흉골병 사이에서 발생한다(Pettman 2011).

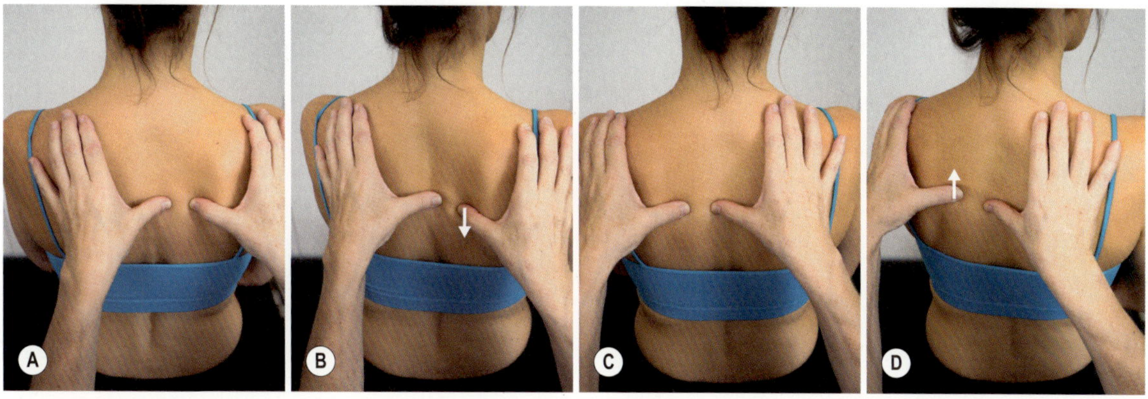

그림 2.25 A-D

척추흉골병과 척추흉골 부위: 경추와 흉추가 오른쪽으로 축회전 동안, 오른쪽 늑골은 오른쪽 횡돌기에 비해 아래쪽방향(화살표)으로 움직여야 한다. 왼쪽 늑골은 왼쪽 횡돌기에 비해 윗방향(화살표)으로 움직여야 한다. 양쪽 늑골에서 구르기(roll)가 합해져 결합된 이러한 움직임은 대부분 환자에서는 찾아내기 어렵다.

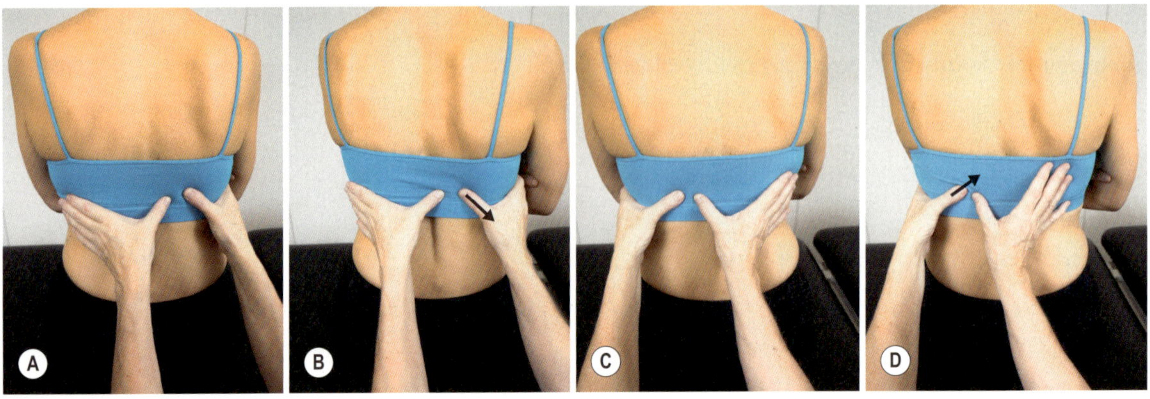

그림 2.26 A-D

척추늑골연골 부위: 흉부의 오른쪽 축회전 동안 오른쪽 늑골은 오른쪽 횡돌기에 대해 전외측과 하방으로 움직여야 한다. 왼쪽 늑골은 왼쪽 횡돌기에 비해 후내측 및 상방으로 움직여야 한다.

팔의 거상(Elevation of the arm)

흉곽은 양쪽 팔을 머리 위로 들어 올릴 때 신전된다(Edmondston et al. 2012)(그림 2.27A). 한쪽 팔이 거상하는 동안 상부와 중부 흉곽(upper & midthorax)은 팔을 들어 올리는 쪽으로 회전하고 외측굴곡된다(그림 2.27B). Theodoridis와 Ruston(2002)의 연구에서 짝 운동의 가변성은 과제 수행을 위해서 운동제어 전략이 변화되는 것을 제안했다.

호흡(Breathing)

다음의 생체역학은 호흡하는 동안 흉부 고리의 각 요소에 대해 최적을 제안한다.

흡기의 골운동학 (Osteokinematics of inhalation)

VM, VS 및 VC 영역에서 늑골은 후방으로 회전한다. 후방으로 회전하는 늑골의 수와 위치는 흡기 깊이와 늑골의 자세 및 위치에 따라 달라진다.

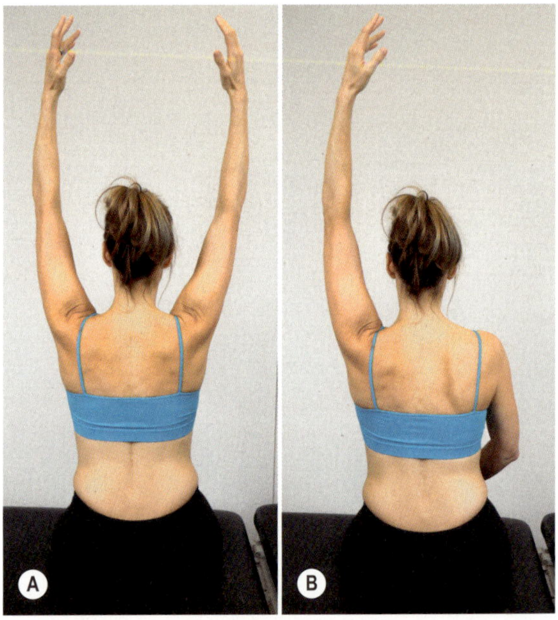

그림 2.27

(A) 두 팔을 완전 거상(elevate)하는 동안, 흉부는 신전된다.

(B) 한쪽 팔을 완전 거상하는 동안, 상부와 중부 흉곽은 거상하는 팔의 방향으로 회전하고 외측굴곡이 일어난다.

흡기의 관절운동학
(Arthrokinematics of inhalation)

척추흉골병과 척추흉골 부위: 흡기 동안 늑골은 늑골횡돌기관절의 횡돌기에 비해서 아래로 활주하고 후방으로 구른다.

척추늑골연골 부위: 흡기 동안 늑골은 늑골횡돌기관절의 횡돌기에 비해 전외하방으로 활주한다.

흉곽의 골운동학 및 관절운동학의 촉진
(Palpation of the thoracic costal osteokinematics and arthrokinematics)

골운동학: 엄지로 늑골결절의 바로 가쪽과 각의 내측 부위를 같은 레벨의 양쪽에 촉진한다. VC영역에서, 늑골 몸통은 가운데손가락으로 촉진한다. 환자에게는 늑골이 움직일 때까지 숨을 들이마시라고 한다.

최적의 상태는, 늑골이 후방으로 회전할 때 엄지가 아래로 움직여야 한다(VC 영역의 전외하방). 흉부 고리가 중립위치일 때, 이 움직임의 크기는 대칭이어야 한다. 흉부 고리가 전이되거나 회전되었을 때, 또는 늑골이 완전히 전방 또는 후방으로 회전할 수 없는 경우에는 늑골의 왼쪽과 오른쪽의 시작 위치 및 호흡의 하나의 단계(흡기 또는 호기)가 비대칭일 수 있다(그림 2.28 A–C).

관절운동학: 늑골과 연접해 있는 횡돌기를 촉진한다. 환자에게 늑골횡돌기관절의 움직임이 느껴질 때까지 흡기하도록 시킨다. 최적의 상태는, 늑골이 후방으로 회전할 때 늑골이 아래 방향 또는 전외하방으로 움직여야 한다. 방향은 부위(VM, VS, VC)에 따라 달라진다. 흉부 고리가 중립위치에 있을 때, 이 동작의 크기는 해부학적 비대칭성이 없는 한 양쪽 간에 대칭이어야 한다.

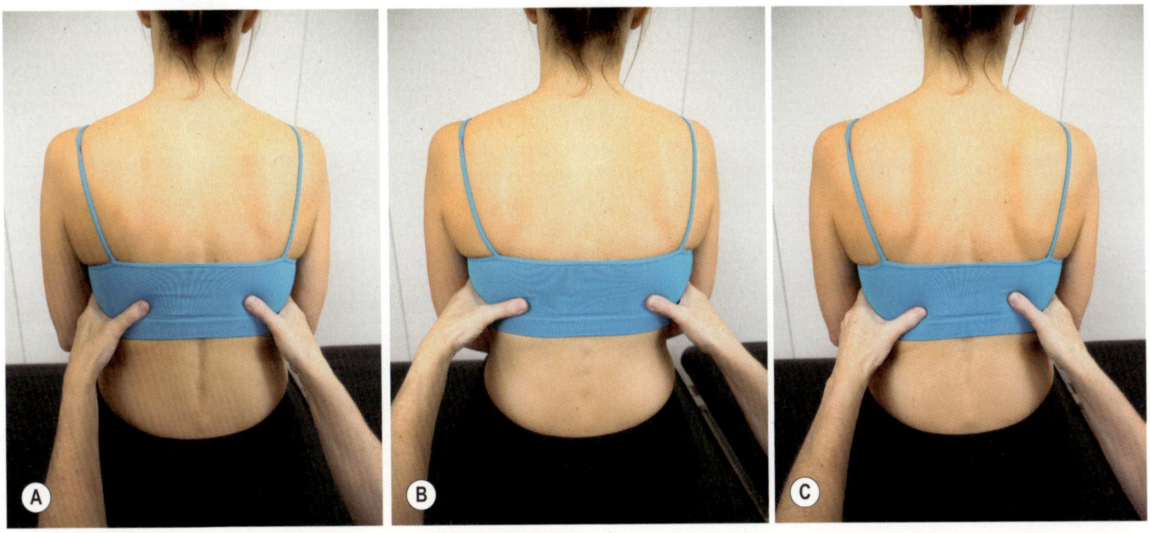

그림 2.28

(A) 중립자세로 앉은 상태에서 제8번째 흉부 고리는 오른쪽으로 전이되고 왼쪽으로 회전한다. 치료사의 손이 비대칭인 것에 주목해야 한다. 오른쪽 제8번째 늑골이 전방으로 회전하고 왼쪽 제8번째 늑골이 후방으로 회전한다.

(B) 흡기 시, 왼쪽과 오른쪽 늑골의 정렬이 대칭이 되고 양쪽 늑골이 완전히 뒤쪽으로 회전할 수 있다.

(C) 호기 시, 늑골 비대칭이 증가한다. 왼쪽 늑골은 오른쪽만큼 전방으로 회전할 수 없으며, 이러한 움직임의 제한은 호기 끝에서 전체 흉부 고리를 회전시킨다. 제한된 움직임의 이유와 임상과의 관련성을 결정하기 위해서는 추가 평가가 필요하다.

호기의 골운동학
(Osteokinematics of exhalation)

늑골은 VM, VS 및 VC 부위에서 전방으로 회전할 수 있다. 전방으로 회전하는 늑골의 수와 위치는 내쉬는 깊이와 늑골의 자세 또는 위치에 따라서 달라진다.

호기의 관절운동학
(Arthrokinematics of exhalation)

척추흉골병과 척추흉골 부위: 숨을 내쉬는 동안 늑골은 상방으로 미끄러지며 늑골횡돌기관절의 횡돌기에 대해서 전방으로 구른다.

척추늑골연골 부위: 숨을 내쉬는 동안 늑골은 늑골횡돌기관절의 횡돌기에 대해서 후내상방으로 미끄러진다.

흉곽의 골운동학 및 관절운동학 촉진
(Palpation of the thoracic costal osteokinematics and arthrokinematics)

골운동학: 엄지손가락으로 늑골결절의 바로 가쪽과 각의 내측 부위를 같은 레벨의 양쪽에 촉진한다. VC 영역에서는, 늑골의 몸통을 가운데손가락으로 촉진한다. 환자에게는 늑골이 움직일 때까지 숨을 내쉬라고 한다. 최적의 상태는 늑골이 전방으로 회전할 때 엄지손가락이 상방으로 움직여야 한다(VC 영역에서 후내상방으로). 흉부 고리가 중립위치에 있을 때, 이 움직임의 크기는 대칭이어야 한다.

관절운동학: 늑골 그리고 늑골과 연접한 횡돌기를 촉진한다. 환자에게는 늑골횡돌기관절의 움직임이 느껴질 때까지 숨을 내쉬라고 한다. 최적의 상태는, 늑골이 전방으로 회전할 때 늑골이 후내측에서 상방으로 움직여야 한다. 흉부 고리가 중립위치에 있을 때, 이 동작의 크기는 측면 사이에 대칭이어야 한다.

결론(Conclusion)

흉곽에 대해 제시된 생체역학적 모델이 생물심리사회적 통합접근법과 함께 사용될 때, 관련 임상 소견이 적용될 수 있다. 흉곽은 전신과 연결되어 있기 때문에 정렬, 움직임, 그리고 조절의 생체역학적 손상이 흉곽에서 멀리 떨어진 신체 부위에도 영향을 미칠 수 있다. 흉곽의 손상된 생체역학은 종종 다양한 경우와 관련되어 있으며, 건강을 유지하기 위해서는 최적의 흉곽 기능이 중요하다.

퀘벡에서 열린 2012 IFOMPT 컨퍼런스 개막 기조연설에서 Gwen Jull 교수는 다음과 같이 말했다: '물리치료의 미래는 개별 환자를 직접 관리하기 위해 임상적으로 추론되어 평가된 정보 접근 방식으로 지속된다.'

Sackett et al.(2000)은 다음과 같이 보고했다.

'외부 임상 근거는 정보를 제공할 수는 있지만 임상 전문지식을 대체할 수는 없으며, 이러한 전문지식은 외부 근거가 환자에게 모두 적용되는지 여부와 임상 결정에 어떻게 통합되어야 하는지를 결정한다.'

예컨대, 치료사가 필요하다고 생각하는 것과 상관없이, 일차 침해수용성 통증이 있는 사람은 자신의 정렬과 생체역학에서의 적절한 변화(흉곽, 골반, 발, 고관절 등)가 있다면 자신의 행동과 의미 있는 동작의 즉각적인 향상으로 '가장 잘 알고(knows best)' 있게 된다. 그렇다고 해서 이것이 중추신경계가 예민해진 환자에게 다 적용되는 것은 아니다. 개별 환자의 직접적인 관리를 위해서는 흉곽에 관련된 다양한 생체역학적인 충분한 이해와 환자와 연관된 임상적 추론이 필요하다.

흉부 평가 및 전신과의 관계 3

Assessment of the thorax and its relationship to the whole body

소개(Introduction)

사람의 전체(신체, 마음, 정신)를 평가하고 치료하는 데에는 다양한 신체 영역, 시스템, 생각, 신념 그리고 궁극적으로 인지적, 감정적, 감각적 부조화나 변화된 행동을 드러내게 하는 사회적 행동이나 맥락들 간의 관계 및 기여에 대한 이해를 필요로 한다. 즉, 생물심리사회적 접근을 해야 한다. 총체적으로, 이 부조화는 개인에 따라 위협적이거나 위험한 것으로 해석될 수 있으며 신체적 통증, 불안, 운동장애 및 다양한 계통의 장애로서 나타날 수 있다. 만성 통증환자는 다음과 같은 여러 특징(중복 이환) 및 복합적 병력을 갖는다.

- 고부하와 저부하의 누적 또는 둘 다로 인해 신체의 여러 영역에 반복외상이 발생하며, 이 중 많은 부분은 부분적으로만 해결된다. (차선의 생물학);
- 영양, 수분부족, 알코올 또는 약물 남용, 수면 부족과 같은 생활습관 저하(차선의 생물학);
- 회복에 장애가 되는 신념과 인식(차선의 심리학); 그리고
- 가정과 직장 또는 지역사회에서 지원 관계가 부족(차선의 사회학)

궁극적으로, 보수적인 치료는 어렵게 들리지만 임상인들이 매일 직면하는 도전 과제인 모든 관련 구성 요소(생물학, 심리학, 사회학)를 고려해서 다루어야 한다.

요통이 지속되는 대부분의 사람들은 그들의 문제는 물리적 무언가 때문인 결함(변성 디스크, 척추측만증, 척추전위증)이며, 한 번 '파손'되면 '수정할 수 없다'라고 믿으며 이러한 정보들을 건강 전문가로부터 듣는다(Setchell et al. 2017). 전통적인 물리치료 트레이닝은 생물심리사회적 모델의 생물학적 구성 요소를 강조하므로 대부분 요통이 지속되는 개인에게 치료를 위한 자세, 구조, 운동 훈련(운동제어 및 운동 전략)을 제공에서 더욱 자신감을 주게 된다. 요통이 지속되는 일부 개인의 경우, 생물 역학(생물학 + 역학)을 복원하는 것이 전체회복에 기여하는 것이다. 다른 사람들에게는 충분하지도 않고 관련성이 없을 수도 있다. 건강관리 전문가는 임상 실습에서 다음과 같은 증거를 기반으로 적용해야 한다.

'생물학적 원인을 넘어서 요통에 대한 이해를 요통을 구성하는 심리사회적, 문화적, 그리고 제도적 요소를 고려하도록 이해의 전환이 필요하다. 환자가 건강 전문가의 잠재적으로 해로운 이해를 알게 되었다고 판단한 결과, 추가개입을 통해 건강 관리 내에서 사고해야 한다.'(Setchell et al. 2017)

그러나, 심리사회적, 사회적 요인을 포함하는 '이해의 전환'이 임상 양상과 관련이 있다고 판단될 수 있는 생물학적 요인을 놓아둔다는 의미는 아니다. 3가지 구성 요소 모두 개별적으로 그리고 집합적으로 고려해야 한다.

전체 개인의 경험 또는 전체적으로 현실을 구성하는 생물심리적 구성요소에 대한 광범위한 이해는 개인과 임상의 모두를 압도할 수 있고 변화의 길을 강조할 수 있다. 환자의 정보가 구성되고 우선순위가 정해지고 각 구성요소의 임상적 관련성과 결과가 결정될 때 경로가 더 명확해진다. 이를 위해서는 개별 환자의 평가 및 치료를 위한 이론적 프레임 워크 또는 모델이 필요하다.

신경망 또는 대뇌피질체망 접근 (The neuromatrix or cortical body matrix approach)

1990년 Ronald Melzack은 신경 매트릭스 모델을 제안하고 뇌를 다양한 '입력'에 대한 응답으로 '출력'을 생성하는 신경망의 덩어리로 간주할 것을 제안했다. 뉴런의 각 네트워크는 신경기호(neurosignature)라고 불렸다.

Melzack의 업데이트된 신경 매트릭스 이론(그림 3.1)(2001) 신경 매트릭스에 대한 입력은 다음과 같다:

- **인지**(cognitions) - 과거 경험의 기억, 주의, 의미, 신념(심리학),
- **감각**(sensations) - 피부, 내장, 시각, 전정, 근골격계(생물학)
- **감정**(emotions) - 두려움, 경계, 분노, 슬픔(생물학과 사회학)

잠재적 생성이 출력(outputs)을 이끌어 낸다:

- 통증
- 비자발적 및 자발적 행동 패턴 (특정 근육, 장기, 혈관의 신경근육 활동 증가) 및
- 스트레스 조절 시스템(코티솔, 노르 에피네프린, 및 엔도르핀 수준, 면역계)

Moseley와 Butler(2017)는 Melzack의 신경망 이론을 확장하여 '피질체 매트릭스' 이론(Moseley 2003, Moseley & Butler 2017, Moseley et al. 2012)으로 개칭하였으며, 생리적, 지각적 수준에서 신체와 주변 공간의 보호 및 조절을 유지하는 시상피질의 매트릭스 신경 고리가 있다고 제안했다. Melzack의 원래 신경망 개념을 확장하는 시도와 변조 신경 태그의 두 가지 유형인 '신경 태그(neurotag)'라는 용어를 만들어 내었다. Moseley와 Butler는 뇌(및 척수)가 지속적인 공동 작업과 경쟁상태에 있는 일련의 신경 태그로 간주되며 다른 사람들에게 영향을 미치고 다른 사람들의 영향을 받는다.

대뇌피질의 신체 매트릭스 출력은 행동 신경 태그(neurotag)의 활성화로 발생하며 위협과 관련이 있다. 작용 신경 태그는 뇌(뇌, 생각, 감정 등)를 넘어서 영향을 미치는 반면, 조절 신경 태그는 뇌 내에서만 영향을 미친다(시각적 데이터, 악취, 고유수용성 암호화된 데이터 등). 신경 태그(높은 수의 뉴런)가 클수록 잠재적 영향이 클 수 있다. 신경 태그가 활성화되는 빈도가 높을수록 시냅스 연결이 더 효율적이다. 신경 태그의 크기와 효율성의 원칙은 Donald Hebb의 1949년 문구: '함께 발사하고 서로 연결하는 뉴런'(Hebb 1949)에서 볼 수 있다. 광범위하게 말하면, '이 연구는 마음–몸의 연결에 대한 통일성을 말해준다. 우리가 이 마음–몸 통합의 의미는 우리가 변화, 교정, 그리고 **삶**의 지속적인 상태에 있는 하나의 생물학적 환경이라는 것이다.'(Moseley & Butler 2017)

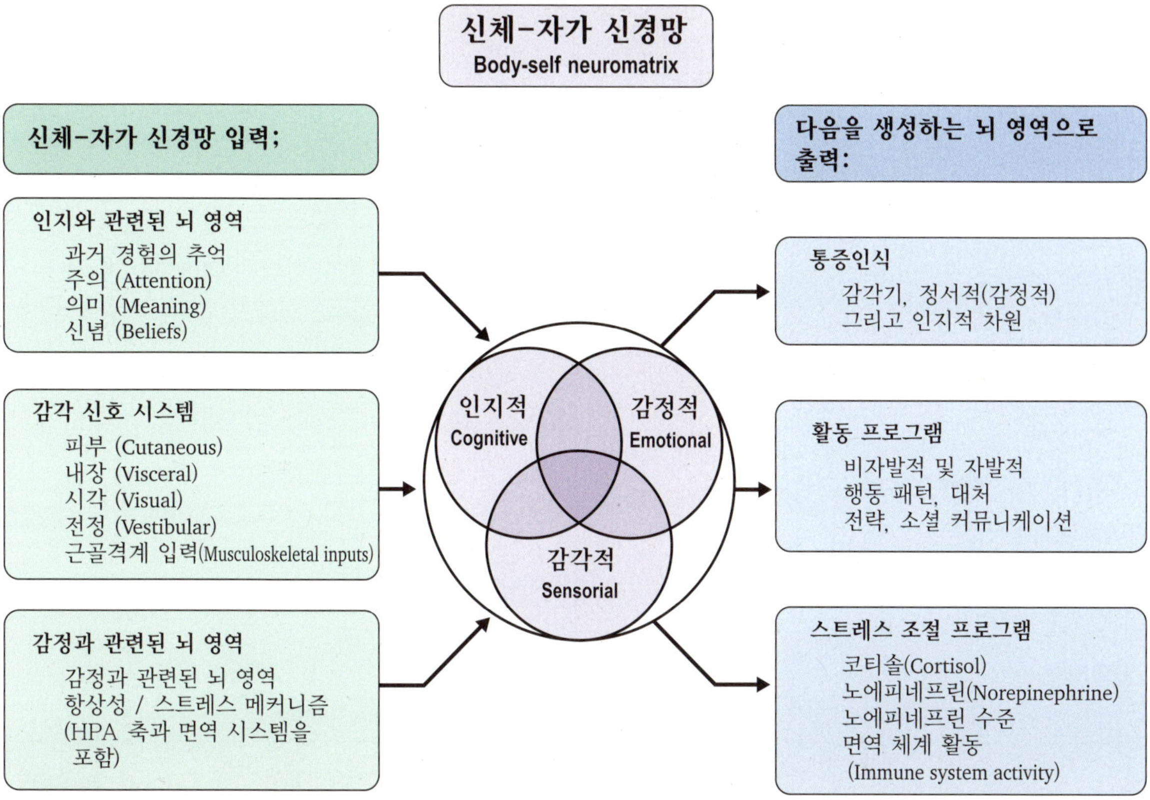

그림 3.1

Melzack의 신체-자가 신경망(2001)은 구현된 신경계에 대한 인지적, 정서적 및 감각적 입력을 이해하고 이러한 입력이 통증의 인식에 영향을 미치는 행동 프로그램(예: 싸움, 비행 또는 동결), 사회적 행동변경, 면역체계 억제 및 스트레스 반응촉진을 총괄적으로 활성화하는 방법을 이해하기 위한 입문 프레임 워크를 제공한다.

출처: Melzack R(2001) Pain and the neuromatrix in the brain. Journal of Dental Education 65(12) 1378–1382.

대뇌피질의 신체 매트릭스 이론의 임상적 중요성은 무엇인가? 통증 징후(무의식적 및 자발적 행동 패턴 또는 스트레스 조절 시스템의 활성화)는 그들이 무엇을 하고, 무엇을 생각하며 어떻게 느끼는지에 의해 영향을 받기 때문에 지속성 통증이 있는 모든 개인이 위협에 반응하여 다른 경험을 가지거나 유발할 수 있는 이유와 방법을 설명하는 데 도움이 된다. 현재의 증거 및 임상 경험(Garner 2016, Hodges 2015, Hodges et al. 2013, Jones & Rivett 2004, Kent and Hartvigsen 2015, Moseley & Butler 2017, O'Sullivan et al. 2015, Sahrmann & van Dillen 2015) 피질체 매트릭스에 대한 모든 입력 및 출력을 고려하여 복잡한 삶을 위한 임상 심리적, 생물심리사회적 접근 방식으로 ***삶의*** 적응성과 탄력성을 증진시킨다!

임상인이 생물심리사회적 접근에 대한 전문성으로 신속하게 지원하는 일은 물리치료사를 위한 여러 대학원 프로그램의 공통 목표이다(표 3.1).

표 3.1
증거정보 실무의 일환으로 임상 전문지식을 촉진한다는 공통의 목표를 가진 대학원 물리치료 프로그램. 이 목록은 완전하지 않으며 저자가 잘 알고 있는 프로그램만 포함되어 있음

프로그램	웹사이트
Movement System Impairment Syndromes	https://pt.wustl.edu/education/movement-system-impairmentsyndromes-courses/
Barral Institute	www.barralinstitute.com
Cognitive Functional Therapy	www.pain-ed.com
NOI Group	www.noigroup.com
Institute of Physical Art	www.instituteofphysicalart.com
Manual Concepts	www.manualconcepts.com
The North American Institute of Orthopaedic Manual Therapy(NAIOMT)	www.naiomt.com
Canadian Academy of Manipulative Physiotherapy	https://manippt.org/
The Integrated Systems Model	www.learnwithdianelee.com

통합 시스템 모델(ISM)(Lee D 2011, Lee L-J & Lee D 2011, Lee D G 2015)(그림 3.2)은 유쾌한 정보를 제공하는 생물심리사회적 접근 방식이다. 치료사들이 여러 과학 및 임상 실무 분야의 지식을 정리하도록 돕는 것을 목표로 하며 이 텍스트에 제시될 접근법이다. 통합 시스템 모델(ISM)은 회복에 대한 주요 장벽이 주로 조직 과부하, 염증, 일차 통각수용기의 비정상적 활성화 또는 신경 손상(Moseley & Butler 2017)으로 인해 개인에게 유용하며, 이로 인해 불연속적 또는 누적적 부하 요구(자세, 차선책 움직임 전략) 개인의 허용치를 초과했다(Hodges & Smeets 2015). 모든 개인은 자신의 이야기에 심리적, 사회적 구성 요소를 갖지만, ISM에 매우 적합한 개인의 회복에 대한 지배적인 장벽은 이차적인 심리적 또는 사회적 기여자가 있는 생물학적인 요소가 있다. 주요 생체역학 또는 신체조직 기능장애, 영향을 받은 생각과 느낌들은 뇌의 생물학적 사건이기도 하며 피질체 매트릭스에 위협을 일으켜 개인의 안녕을 조절하게 된다. '... 우리는 사실 서로 상호 연결되어 있다. [···] 추가적인 신체적 영향 없이는 실제로 무언가를 생각하거나 느끼거나 경험할 수 없을 것이다'(Moseley & Butler 2017).

통합 시스템 모델 접근법의 원리 (Principles of the Integrated Systems Model approach)

이야기를 듣고, 의미적 불만 식별

ISM 평가는 환자의 이야기에 대한 자서전 정보를 듣는 것으로 시작한다. 이것은 환자의 경험에 대한 정보와 시간이 지남에 따라 그리고 부하에 따라 환자가 어떻게 변하는지 보여준다.

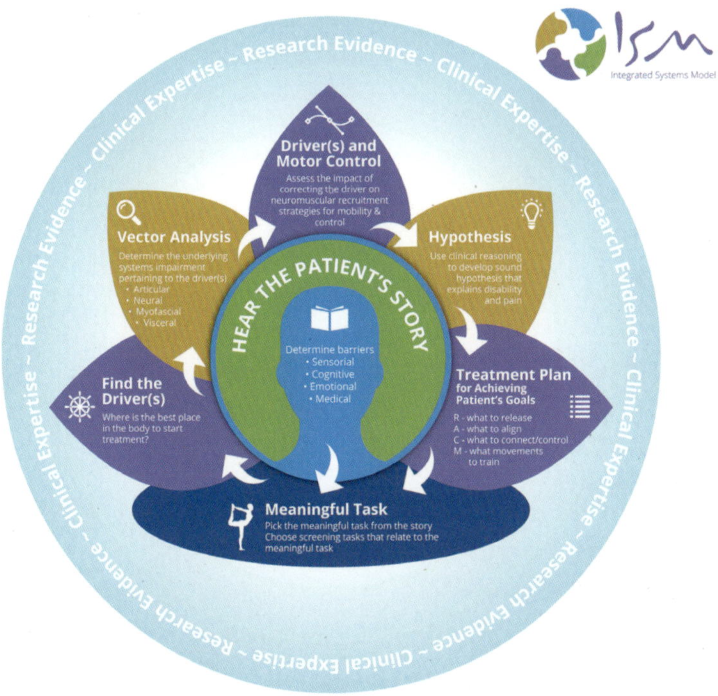
ISM
Integrated Systems Model
Research Evidence ~ Clinical Expertise ~ Research Evidence ~ Clinical Expertise
Driver(s) and Motor Control
Assess the impact of correcting the driver on neuromuscular recruitment strategies for mobility & control
Vector Analysis
Determine the underlying systems impairment pertaining to the driver(s)
• Articular
• Neural
• Myofascial
• Visceral
Hypothesis
Use clinical reasoning to develop sound hypothesis that explains disability and pain
HEAR THE PATIENT'S STORY
Determine barriers
• Sensorial
• Cognitive
• Emotional
• Medical
Find the Driver(s)
Where is the best place in the body to start treatment?
Treatment Plan for Achieving Patient's Goals
R - what to release
A - what to align
C - what to connect/control
M - what movements to train
Meaningful Task
Pick the meaningful task from the story
Choose screening tasks that relate to the meaningful task

그림 3.2

ISM(Integrated Systems Model)의 주요 개념을 나타내는 그래픽. ISM은 지식을 조직하고 임상 전문지식을 신속하게 제공하기 위한 임상 추론 프레임 워크임.

표 3.2는 환자의 감각적 경험, 인지적 신념, 생활습관 및 사회적 맥락을 명확하게 하는 데 도움이 되는 특정 질문을 요약한 것이다.

이야기가 어떻게 전달되는지(바디랭귀지 및 선택한 단어)는 이 경험에 대한 감정적 기여에 대한 정보를 제공한다. Setchell et al. **state:** '우리가 사용하는 언어는 단순히 그것을 반영하는 것이 아니라 현실을 창조하거나 구성하는 역할을 한다.'(Setchell et al. 2017)

치명적인 사고와 행동을 암시하는 단어는 치료사에게 회복에 대한 잠재적, 인지적, 정서적 장벽(예: 부정적인 신념, 두려움, 우울증, 분노, 불안)을 경고하고 있다. 구체적으로 환자가 믿고 있는 것이 '진행 중'이고, '회복하지 못한 이유'는 인지적 신념에 대한 추가 정보를 제공한다.

각 환자의 경험은 감각, 인지 및 정서적 영역에 따라 다양한 정도의 기여를 하며(그림 3.3) 각각은 최적의 기능 회복을 위해 고려해야 한다(Falla & Hodges 2017). 집중력과 치료 방법은 개인의 이야기에서 각 구성 요소의 비율에 따라 다르다.

의미적 불만은 환자가 도움을 구하는 동기가 되는 주된 이유이며 종종 개선을 판단하는 데 사용하는 척도(barometer)가 된다. 모든 사람이 고통을 느끼지 않기를 원하지만, 환자가 지속적인 통증의 현재 증거의 근본을 이해하고, 통증이 개선을 측정하는 데 사용되는 유일한 매개 변수가 아닌 이유를 이해하는 것이 중요하다(Butler & Moseley 2003, Hodges & Smeets 2015, Moseley 2003, 2007, Moseley & Butler 2017, Smeets et al. 2006). 그리고 왜 고통이 개선을 측정하는 데 사용되는 유일한 매개 변수가 되어서는 안 되는가(Butler

표 3.2

이야기 듣기: 환자의 경험과 일반적인 건강에 관한 정보를 제공하는 질문

환자의 감각 경험에 대한 정보를 제공하는 질문

- 증상이 갑자기 시작되거나 서서히 시작됩니까?
- 외상의 요소가 있었습니까? 그렇다면, 자동차 사고와 같은 짧은 기간 동안 주요 외상성 사건이 있었거나 장기간에 걸친 일련의 경미한 외상성 사건이 있었습니까?(포지션 또는 운동 습관 기여)
- 환자의 증세가 급성 또는 만성(지속적) 단계에 있습니까? 치료가 필요한 첫 번째 문제입니까, 아니면 반복되는 문제입니까?
- 통증이나 감각 이상이 어디에 있습니까? 한쪽 부분에 집중되어 있습니까? 아니면 분산되어 있습니까? 이것은 몸 전체, 몸의 부분을 포함합니까, 아니면 특정 위치에서 시작됩니까?
- 시간이 지남에 따라 또는 부하로 증상이 확산됩니까? 그렇다면, 이것들은 어디에 퍼지고 환자는 이 증상을 묘사하기 위해 어떤 단어를 사용합니까?(위협적인 언어와 안전한 언어)
- 어떤 활동이 증상을 악화시키는가?
- 이 활동이 증상을 일으키는 데 시간이 얼마나 걸립니까?(부하 내성)
- 어떤 활동(그리고 얼마나 많은 활동)이 구호를 제공하거나 과민성을 유발합니까?
- 증상이 수면을 방해합니까?
    - 어떤 종류의 침대를 잤으며 주로 어떤 자세로 잠이 듭니까?
    - 휴식을 하는 동안 편안한 기분이 듭니까?

환자의 인지적 신념에 관한 정보를 제공하는 질문

- 무슨 일이 일어나고 있다고 생각합니까?
- 왜 이런 일이 일어나고 있다고 생각합니까?
- 왜 당신의 상태가 해결되지 않는다고 생각합니까?
- 어떻게 도와 드릴까요?

환자들이 그들의 질병이 매우 '손상된' 것이며 '원래 상태로 고칠 수 없는' 것임을 암시하는 것인가? 아직 제대로 된 전문가를 찾고 있는가? 환자들의 언어에서 더 낙관적이고 삶의 기능과 질을 향상시키기 위한 방법을 찾고 있는 것을 알 수 있는가?

적절한 라이프 스타일과 사회적 질문

- 영양 – 글루텐, 유제품, 설탕(잠재적으로 염증성), 수화, 약물, 알코올에 대한 민감성이 있습니까?
- 사회적 관계(가정, 파트너, 직장, 대가족) – 기본 관계가 지지적입니까?

적절한 의학적 질문

- 환자의 전반적인 건강 상태는 어떻습니까?
- 이 상태나 다른 상태로 약을 복용하고 있습니까?
- 보조 진단 테스트(X- 레이, CT 스캔, MRI, 실험실 테스트)의 결과는 무엇입니까? 환자는 이 결과와 현재 문제 사이의 관계에 대해 어떻게 생각합니까?

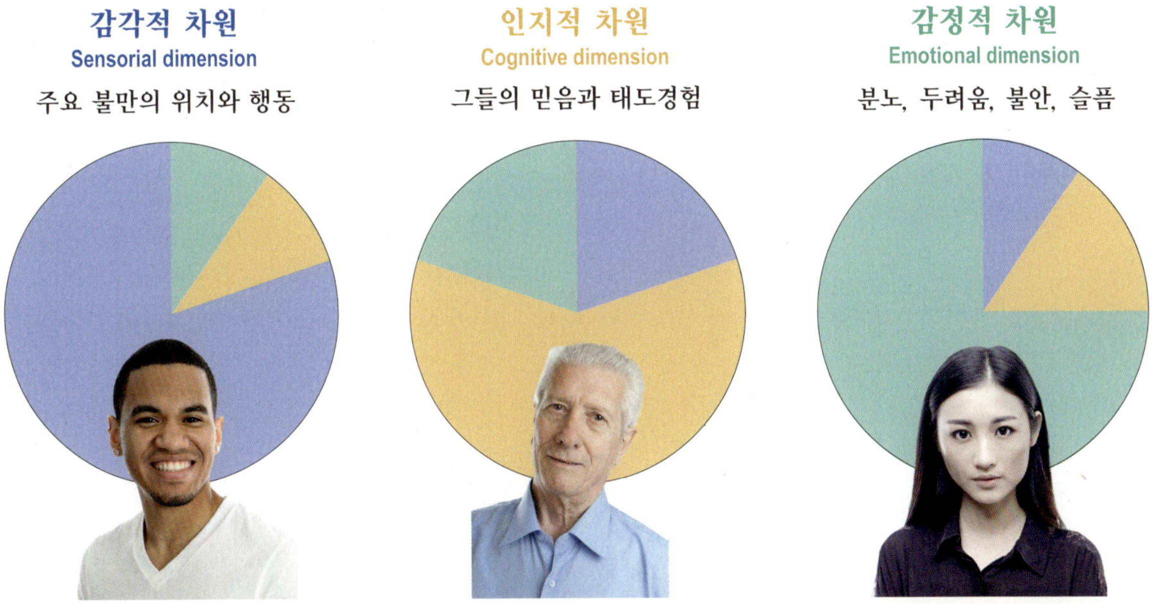

그림 3.3

모든 환자는 감각, 인지 및 감정의 3가지 구성 요소로 구성된 고유한 경험을 가지고 있다.

첫 번째 원형 차트는 주요 치수가 감각적인 환자를 나타낸다. 이것들은 인지적 신념과 정서적 요인을 가지고 있지만 근골격계에 초점을 둔 중재의 장벽이 될 가능성은 없다. 두 번째 원형 차트는 지배적 차원이 인지적인 환자를 나타낸다. 생체역학, 감각 및 정서적 요인이 있다. 그러나 이 세션의 우선순위는 환자의 상태에 대한 인지적 신념을 다루는 것이다. 세 번째 원형 차트는 지배적 차원이 정서적인 환자를 나타낸다. 이 사람의 신경계는 위협을 많이 받고 있으며, 이는 그들의 신념과 함께 해결되어야 한다. 생체역학적 중재(도수치료 및 운동)가 이 환자의 경험을 변화시키는 데 도움이 되면 정서적 차원이 상당히 줄어들 수 있다. 안전을 최우선으로 생각해야 한다.

& Moseley 2003, Hodges & Smeets 2015, Moseley 2003, 2007, Moseley & Butler 2017, Smeets et al. 2006). 기능 향상(움직임 노력 감소, 운동 범위 개선, 호흡 용이성, 개선된 수면의 질 등)은 종종 통증 감소보다 우선하며 변화를 결정하기 위한 초기 매개 변수가 더 좋다. 위협 감소와 기능 향상으로 통증이 종종 줄어든다. 지식으로 위협을 줄일 수 있다(Butler & Moseley 2003, Moseley & Butler 2017) 그리고 환자의 신체 경험을 변화시킴으로써 통증을 줄일 수 있는데, 이는 ISM 접근법의 목표이다.

인지적(생각과 생각) 또는 육체적(자세와 움직임) 행동의 변화를 유발하기 위해서는 치료사와 환자 사이의 긍정적이고 신뢰하는 관계가 필요하다. 치료사가 이야기를 듣는 방법(주의 산만한 청취, 눈 접촉)은 이 관계를 설정하기 위한 중요한 첫 단계이다. 정서적 구성 요소로 확인하고 환자가 자신의 소리를 들은 것을 알 수 있도록 한다. 환자가 향후 세션 동안 상태의 변화를 판단하는 데 사용될 내용을 이해하도록 의미적 불만을 확인하기 바란다.

ISM 평가의 다음 단계는 생체역학에 관한 것이다(생물학 및 역학). 환자의 기능적 목표와 관련된 자세 및 움직임을 관찰하고 촉진하며 생물심리사회적 시점을 통해 결과를 해석하는 것으로 구성되어 있다.

의미적 작업 결정 (Determining the meaningful task)

ISM 접근법에서, 평가를 위해 선택된 운동 과제는 환자의 이야기에서 비롯된 통증의 위치가 아니라 활동 또는 기능적 목표와 관련이 있다. 문제가 있는 여러 활동(예: 앉기, 걷기, 머리 돌리기, 팔 머리 위로 들기, 재채기 시 소변 누출 등)이 있는 경우, 환자는 다른 신체 부위가 원인이 될 수 있으므로 우선순위가 있는 것을 선택해야 한다. 다른 작업에서 기능장애. 이 의미적 작업은 현재 평가 및 치료 세션의 초점이 된다.

의미적 작업은 다음과 같다.

- 의미적 불만을 악화시키는 행위;
- 수행하기는 아직 어려운 상황 (환자가 두려울 수 있음 또는 회피);
- '옳지 않다'는 과제;
- 호흡기 또는 비뇨기 증상을 유발하는 과제;
- 증상이 없고 기초가 되는 작업 실적 개선 (예: 골프 개선) 스윙, 더 빠르거나 민첩해지거나 특정 요가 포즈를 수행하기 위해).

환자에게 이 의미적 과제와 관련된 개입은 변화에 대한 주의가 적절하게 집중되도록 다른 직무 중에 불만 사항을 해결하지 못할 수 있다는 점을 알려야 한다.

시진(Screening tasks)와 원인(driver) 및 원인들(drivers) 찾기

복잡하면서 의미적 과제는 구성 요소 과제 또는 선별 작업으로 분류되어 처음에는 쉽게 검사할 수 있다. 다음과 같은 임상 시나리오를 고려하라. 2명의 개인이 지속적인 요통(LBP)을 경험한다. 15분 이상 앉아있을 때 LBP가 증가되는 것을 경험하기 때문에 앉는 의미적 과제를 선택한다. 이 개인에게는 두 가지 선별 과제를 평가하는 것이 적절하다. 쭈그리고 앉은 자세와 앉은 자세. 다른 하나는 걷기 10분 후 LBP가 증가하기 때문에 의미적 걷기 과제를 선택했다. 이 개인에게는 쭈그리고 앉은 자세와 앉은 자세는 무의미하다. 이러한 임무는 의미적 걷는 과제와 관련이 없기 때문이다. 한쪽 다리 서기(single leg standing), 앞으로 스테핑(stepping forward) 및 흉부 회전에 사용되는 전략을 평가하는 것이 더 적합하다. 어느 쪽 요추의 굴곡이나 신장을 평가하는 것은 관련이 없다.

각 검사 과제에 대한 작업 수행 시 전신을 평가한다. 환자는 선별 검사 중에 유발된 모든 감각에 대해 보고해야 한다. 과제(증상의 생성 또는 감소, 수행 노력, 도전, 두려움 또는 그 밖의 주목할 만한 것). 그들의 경험을 설명하기 위해 사용하는 단어에 주의를 기울여야 한다. 이것은 이 운동과 관련된 그들의 생각, 신념, 때로는 두려움에 대한 정보를 제공할 것이다.

신체의 각 영역을 관찰하거나 작업으로 표현하라. 수행되고 최적하 상태를 나타내는 모든 영역을 기록하라. 부적절한 정렬, 생체역학 또는 제어. 이 모델에서는 이러한 영역을 실패한 사이트라고 한다. 즉, 부하 전달(FLT) 즉, 부하를 잘 전달하지 않고 최적의 성능을 발휘하는 신체 부위. 이를 위해서는 환자의 성과를 비교하는 작업에 대한 최적의 정렬, 생체역학 및 각 신체 부위의 제어가 무엇인지 이해해야 한다. 만약 여러분이 발견되는 대로 환자에게 결과를 말하는 경향이 있다면, 그 결과들이 '더 망가진' 느낌을 남기지 않도록 하라. 어떤 정보가 권한을 부여하고 안전한지, 그리고 어떤 정보가 단순히 추가되는지를 판단한다. 그들의 상태에 대한 부정적인 믿음과 위협 여기엔 규칙이 없어, 꼭 반복해 달라고 해야 한다. 당신이 한 말에 대한 그들의 이해가 무엇이었는지 다시 말해 주어야 한다. 그들이 사용하는 단어들은 당신이 무슨 말을 했어야 했는지 아닌지 말해줄 것이다.

2장에서는 전방, 후방 및 측면굽힘, 몸통의 축 회전, 팔의 높이 및 호흡에 대한 흉부의 최적 생체역학에 대해 설명했다. 이 장에서는 자세, 스쿼트 및 머리, 목 및 흉부 회전에 대한 흉부의 요구사항이 흉부 기능을 평가하는 방법의 예로 설명된다. 전신 작업에서 원인을 찾아라.

전신을 통한 하중 전달을 위한 최적의 전략은 근골격계, 호흡기 및 비뇨기과계를 포함한 여러 시스템을 지원하고 있다. 차선책 전략은 하중을 전달하지 못하는 부위를 생성하며 차선책, 생체역학 또는 제어를 보여주거나 다음과 관련이 있다:

- 과도한 압력 증가;
- 최적의 호흡 패턴(예: 호흡 유지);
- 작업에 부적합한 강도; 그리고
- 혈류의 임피던스(동맥 공급 및 정맥배수).

차선책은 좋게 보이지도 않고 느낌이 좋지 않다.

그 후, 손과 구두(manual and verbal)로 한 신체 부위의 사용 전략(정렬, 생체역학 또는 제어)을 변경할 수 있는 단서(cue)가 제공되며, 이 교정이 환자의 경험에 미치는 영향과 다른 신체 부위의 수행에 있어 어떠한 변화도 지적된다. 다양한 경우에 환자의 경험 차이에 대해 조사한다. 신체 부위는 가설을 확인할 뿐만 아니라 환자가 고통에서 멀리 떨어져 있는 부위가 수정되고 통제될 때 다른 경험을 인식하도록 돕기 위해 수정되고 통제된다. 이 단계는 매우 중요하다. 최적하 생체역학 결과(suboptimal biomechanical finding)의 관련성을 이해하려면 이를 테스트하면 된다. 환자는 발견이 관련성을 갖도록 수정하여 경험의 개선을 알려야 한다. 수행의 일부(운동 범위, 노력의 감소, 보다 광범위한 호흡 등)도 반드시 수행되어야 한다.

ISM 접근법에서는 이를 '드라이버(원인) 찾기(finding the driver)'라고 한다. 신체나 정신의 영역 또는 그 둘 다 교정되었을 때 이 경험에서 최상의 향상을 가져온다. 치료사의 수정(수동 또는 구두)은 선택된 선별 작업에 대해 실패한 다른 부분의 하중 전달(부적절한 정렬, 생체역학, 제어)을 가장 잘 교정한다. 흉부를 통한 하중 전달 전략, 골반, 고관절, 발, 특히 통증이 지속되면 자세와 움직임 패턴은 대체적으로 열악해진다. 대뇌피질의 신체 매트릭스. 드라이버(원인, driver)는 전신이 각 작업에 대해 평가될 때 치료 세션 내에서 또는 치료세션 사이에서 모두 변경될 수 있다. ISM 접근 방식에서, 원인은 순전히 드라이버로부터 치료사에게 집중 개입할 다음 장소를 알려준다. 때로는 신체의 두 영역에 동등한 개입(공동 드라이버)이 필요하고 한 영역에는 대부분의 치료(일차 드라이버)가 필요한 반면, 다른 영역에는 최상의 결과(이차 드라이버)가 필요하다.

표 3.3은 1차, 2차 및 공동 드라이버(driver)를 정의하고, 이러한 용어를 적절하게 사용하는 방법에 대한 임상적 예를 제공하고 있다.

표 3.3
통합 시스템 모델에서 원인 정의

드라이버의 유형	정의	체중이동 실패 및 의미적 수행 과제	교정
일차 드라이버 (PD)	한 신체 부위를 교정하면 MT에 대한 FLT의 다른 모든 부위를 완전히 교정한다.	**과제: 서있는 자세** • 4번째 흉부 고리가 왼쪽으로 전이되고 오른쪽으로 회전 • 7번째 흉부 고리가 오른쪽으로 전이되고 왼쪽으로 회전 • 골반: 왼쪽 TPR 및 왼쪽 IPT • 왼쪽 대퇴골두보다 오른쪽 대퇴골두가 앞쪽에 위치 • 오른발 회내, 왼발 회외 • C7은 왼쪽으로 전이되고 오른쪽으로 회전 • C2가 오른쪽으로 전이되고 왼쪽으로 회전	네 번째 흉부 고리 정렬을 수정하면 FLT의 다른 모든 부위가 완전히 향상된다. **흉부**(4번째 흉부고리)**가 주요 원인**
이차 드라이버와 함께 하는 일차 드라이버 (PD와 SD)	하나의 신체 영역(PD)을 교정하면 대부분의 FLT 영역이 완전히 교정되고 MT에 대한 FLT(SD)의 다른 영역에서는 전체 교정이 안됨.	**과제: 스쿼트(Squat)** 정렬 시작: • 왼쪽으로 전이되고 오른쪽으로 회전한 5 번째 흉부 고리 • 8번째 흉부 고리가 오른쪽으로 전이되고 왼쪽으로 회전 • 골반: 왼쪽 TPR 및 오른쪽 SIJ 잠금 해제 • 오른쪽 대퇴골두보다 왼쪽 대퇴골두가 앞쪽에 위치 • C7은 왼쪽으로 전이되고 오른쪽으로 회전 • C2가 오른쪽으로 전이되고 왼쪽으로 회전 • 오른발 회내, 왼발 회외 쭈그리고 앉는 동안의 변화: • 흉부 고리: 변화 없음 • 골반과 고관절 : 변화 없음 • 엉덩이와 발: 변화 없음	*부위 내(Intra-regional):* • 흉부: 5번째 흉부 고리를 교정하면 8번째 흉부 고리가 완전히 교정. • 골반과 고관절: 골반(TPR을 교정하고 오른쪽 SIJ에 제어를 제공)은 오른쪽 고관절을 완전히 교정. • 경추: C7을 교정하면 C2 영역 간 교정이 완료. *부위 간(Inter-regional):* • 골반 및 흉부: 골반을 교정해도 5번째 또는 8번째 흉부 고리의 정렬 또는 생체역학이 바뀌지 않음. • 흉부 및 골반: 5번째 흉부 고리를 교정하면 8번째 흉부 고리와 골반 정렬이 기립 상태로 교정(TPR은 기립 상태에서 중립으로 되돌아감). 그러나 오른쪽 SIJ는 쭈그려 앉는 동안 여전히 잠금을 해제하지만 나중에 과제.

표 3.3 –계속

드라이버의 유형	정의	체중이동 실패 및 의미적 수행 과제	교정
			• 흉부 및 경추: 5번째 흉추를 교정하면 C7 및 C2가 완전히 교정 *최선의 교정:* • 스쿼트 중 5 번째 흉추 및 골반을 교정하면 FLT의 다른 모든 부위가 완전히 교정 ***1차 원인은 흉부(5번째 흉부 고리)이고, 2차 원인은 골반*** • 보조 드라이버가 여러 개 있을 수 있다. C7이 5 번째 흉부 고리 교정으로 부분적으로만 교정된 경우 목도 보조 드라이브로 간주됨
공동 드라이버 Type 1 (CD Type 1)	한 신체 영역을 교정하면 MT의 다른 신체 영역에 대한 ABC가 악화됨. 그러나 두 영역을 모두 교정하면 신체 기능이 향상됨.	**과제: 오른쪽 머리와 목 회전** *정렬 시작:* • 두 번째 흉부 고리가 왼쪽으로 전이되고 오른쪽으로 회전 • C5가 오른쪽으로 전이되고 왼쪽으로 회전 *HN 회전과제 중 변경 사항:* • 두 번째 흉부 고리: 변화 없음 • C5: 변경 사항 없음	*부위 내(Inter-regional):* • 두 번째 흉부 고리를 교정하면 C5의 정렬이 나빠지고 오른쪽 HN 회전의 진폭이 향상되지 않음 • C5를 수정하면 두 번째 흉부 고리의 정렬이 악화되고 오른쪽 HN 회전의 진폭이 향상되지 않음 • 두 번째 흉부 고리와 C5를 모두 교정하면 올바른 HN 회전의 진폭과 환자 경험이 향상됨. **공동 드라이버(co-drivers)는 흉부(2번째 흉부고리)와 목(C5)에 위치함**

계속

표 3.3 –계속

드라이버의 유형	정의	체중이동 실패 및 의미적 수행 과제	교정
공동 드라이버 Type 2 (CD Type 2)	한 신체 영역을 교정하면 다른 신체 영역에 대한 ABC가 개선되고, 다른 신체 영역을 교정하면 MT에 대한 첫 번째 ABC가 개선됨	**과제: 오른쪽 한 다리 서기** *정렬 시작:* • 왼쪽으로 전이되고 오른쪽으로 회전한 8번째 흉부 고리 • 4번째 흉곽 고리가 오른쪽으로 전이되고 왼쪽으로 회전 • C7은 오른쪽으로 전이되고 왼쪽으로 회전 • C2가 왼쪽으로 전이되고 오른쪽으로 회전 • 골반**:** 왼쪽 TPR 및 왼쪽 IPT • 앞쪽 오른쪽 고관절 • 오른발 회내, 왼발 회외 *오른쪽 한쪽 다리 서기 동안의 변화:* • 주목할 만한 변화는 올바른 SIJ가 잠금을 해제한다는 것임. • 다른 모든 결과는 동일하게 유지됨.	*부위간(Intra-regional):* • 흉부**:** 8번째 흉부고리를 교정하면 4번째 흉부고리가 완전히 교정됨. • 골반 및 고관절**:** 오른쪽 고관절을 교정하면 골반 정렬 상태가 수정되고, 올바른 한쪽 다리 들기 과제 중에 올바른 SIJ의 제어가 복원됨. • 경추**:** C7을 교정하면 C2가 교정되고, C2를 교정하면 C7가 교정됨. *부위내(Inter-regional):* • 고관절, 골반 및 흉부**:** 오른쪽 고관절을 교정하면 흉부 및 골반뿐만 아니라 자궁 경부 및 발의 정렬 및 생체역학이 복원됨. • 발**:** 오른쪽 발을 교정하면 오른쪽 엉덩이와 골반, 흉부 및 목이 교정됨 ***공동 드라이버(co-drivers)는 오른쪽 엉덩이와 오른쪽 발에 위치함.***

ABCs = alignment, biomechanics and control, CD = co-driver, FLT = failed load transfer, HN = head and neck, IPT = intrapelvic torsion, MT = meaningful task, PD = primary driver, SD = secondary driver, SIJ = sacroiliac joint, TPR = transverse plane rotation.

과제 제어를 위한 이상적인 정렬, 생체역학 및 제어를 이해하는 것은 운동제어 장애 및 요추 관리에 권장되는 접근법이다(Hodges et al. 2016).

이 제안된 "이상적인" 자세 정렬이 모든 개인에게 이상적일 것 같지는 않지만... 통증과의 관련성을 평가할 수 있는 특징을 식별하는 출발점 역할을 한다. 어떻게 보면 평가의 출발점 역할을 하는 것이 자세 정렬의 기본 청사진이지만, 이것은 환자의 특정 발표에 의해 수정되어 그들의 고유한 개별 상황에 이상적인 자세 정렬을 확인할 필요가 있다. 이상에서 벗어나는 자세 정렬의 특징이 확인되면 통증/근육 활성화와의 관계를 평가하도록 수정할 수 있다. 교정이 증상을 변경하거나 근육의 과민성을 감소시키는 경우, 이 특징은 [치료 프로그램]의 계획에서 고려하는 것과 관련이 있을 수 있다.(Hodges et al. 2016)

시진(screening task)으로 드라이버가 확인되면 보다 복잡한 의미적 과제는 다음과 같이 반복된다.

- 가장 좋은 치료 시작의 장소 확인
- 때때로 신체부위와 관계 있는 부위에서 치료가 시작되어야 하는 이유에 대한 환자의 신뢰와 이해를 조성함. 그리고
- 운동신경 출력(motor output) 변경이 감각신경 변경으로 시작되므로 환자에게 자기신체의 다른 경험을 제공하여 피질체 매트릭스로 입력을 바꾸기 시작한다.

신체 부위의 정렬, 생체역학 또는 제어에 대한 교정이 없다면, 어떤 작업을 분석하는 동안 환자의 경험이 바뀌고 변경된 경막 또는 신경주위 움직임(perineural mobility)이 의심되지 않는 경우(아래에서 경막 및 신경주위 움직임 참조) '생물학' 구성 요소, 심리적 요소(움직임에 대한 극심한 두려움, 즉 믿음을 위협하는 것)와 사회학적 요소(관계 맥락)를 고려해야 한다(Moseley & Butler 2017).

드라이버(원인)와 드라이버들과 관련된 시스템 손상 확인

드라이버(원인, driver)가 발견되면, 신체 경험을 가장 잘 수행하기 위해 언급된 신체 부위에 대한 추가 수행 검사는 정렬, 생체역학 또는 영향을 미치는 기본 시스템 손상(관절, 신경, 근막 또는 내장)의 영향을 나타낸다. 원인 제어(표 3.4). 관절계는 뼈, 관절, 인대 및 관절낭. 근막계는 근육, 근육, 근막 및 동맥류 연결뿐만 아니라 규칙적이고 조밀하고 느슨한 결합조직을 포함한다. 신경계는 중추 및 말초 신경계의 모든 구성 요소를 포함한다. 내장계는 모든 내장이 포함된다.

참고: 조건을 결합할 수 있다. 예를 들어, 뻣뻣한 관절과 관절을 더욱 압박하는 과활동 근육을 가질 수 있다. 신경계 장애로부터의 압박이 풀릴 때까지 관절계 장애를 식별할 수 없다.

다양한 시스템 테스트에서 찾은 결과는 개별화된 치료 계획을 결정한다. 이 테스트는 구체적으로 원인의 영역에 관한 것이다. 다시 한 번, 환자의 상태에 대한 생물학을 설명하기 위해 선택한 단어에 주의하고 치료 계획이 귀하의 지도이며 주로 환자의 지시에 따라 진행되도록 해야 한다. '당신만이 고칠 수 있다', '당신은 특별하다', '나에게 이 모든 것들을 잘못 발견한 사람은 아무도 없고, 나만이 얼마나 나쁜 상태인지 이해하는 유일한 사람이다'라는 환자의 의존을 피하거나 환자의 믿음을 피해야 한다. 환자로부터 이와 같은 언어를 듣는다면, 결국 자신의 건강을 유지하기 위해 환자에게

표 3.4

임상 퍼즐의 다양한 시스템과 관련된 조건

임상 퍼즐의 다양한 시스템과 관련된 조건	
시스템(SYSTEM)	**관련 조건**
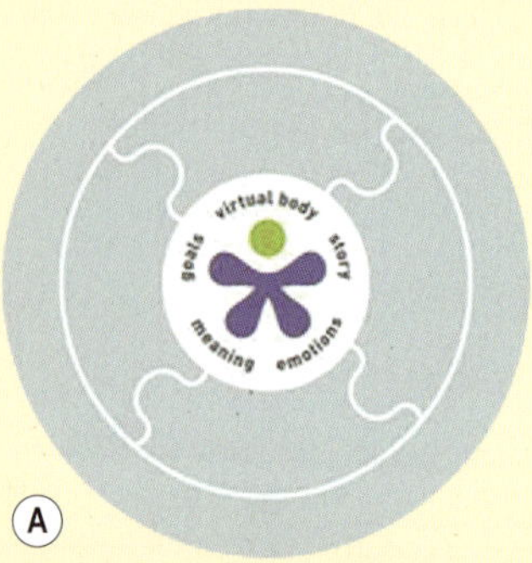	• 인지적 장애(과거의 경험에서 얻은 신념과 기억, '관심 있는' 생각) • 정서적 장벽(분노, 두려움, 우울증) • 생리학적 및 의학적 고려 사항: ○ 호르몬 건강(신경 내분비) ○ 영양 ○ 수화작용(hydration) ○ 질병(예: 당뇨병, 심혈관 질환) • 환자의 가치와 목표(의미적 불편과 과제)
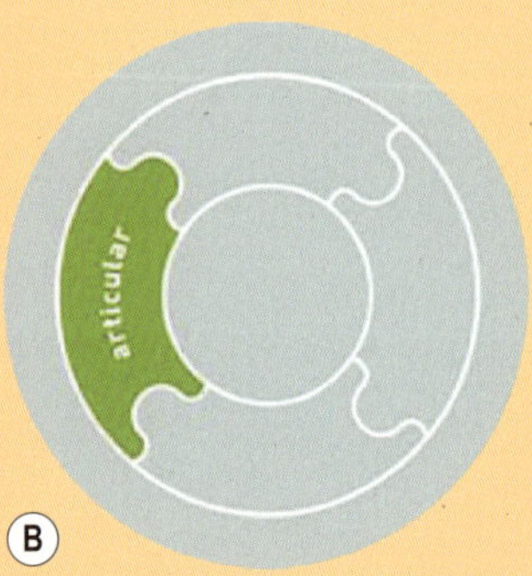	• 관절낭 염좌 또는 찢어짐 • 인대 염좌 또는 찢어짐(1 ~ 3 단계) • 관절순(Labral) 또는 관절 내 연골 파열 • 추간판 변형, 찢어짐, 탈장 또는 탈출 • 골절 • 관절 고정 또는 탈구 • 골막 타박상 • 스트레스 골절 • 골염, 골막염, 골단염(apophysitis) • 골연골화 및 연골 골절, 골연골 손상 • 연골병증(예: 연화, 섬유성 연축, 분열, 연골연화증) • 활막염 • 골단염 • 척추후관절 및 추간 관절, 천장관절, 고관절의 섬유증 또는 골다공증
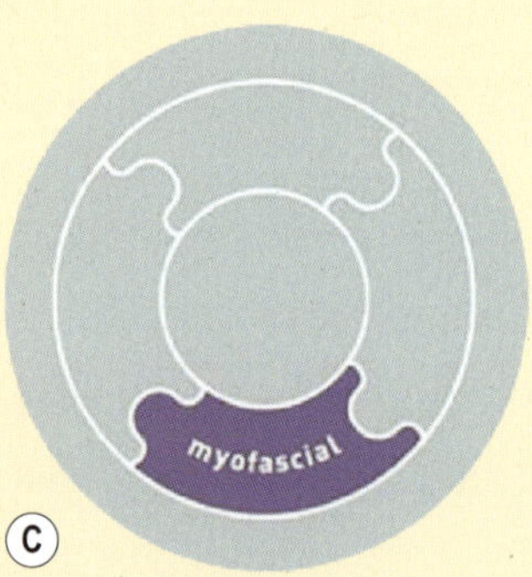	• 근육 내 긴장 또는 파열(1 ~ 3 단계) • 근육 타박상 • 근건 긴장 또는 찢어짐 • 전체 또는 부분 힘줄 파열 또는 파열 • 근막 변형 또는 파열 • 힘줄 병리 – 힘줄 파열, 부분 힘줄 찢어짐, 힘줄 병증(급성 또는 만성), 힘줄 주위 병증, 범힘줄 병증(pantendinopathy) • 피부 열상, 찰과상 또는 천자 상처(puncture wounds)

표 3.4 – 계속

시스템(SYSTEM)	관련 조건
	• 활액낭, 활액낭염 • 근육 또는 근막 흉터 또는 유착 • 앞쪽 복벽 근막 완전성 상실을 포함하는 것; ○ 복직근 이개(Diastasis rectus abdominis) ○ 스포츠 탈장(횡단막) ○ 하키운동 탈장(외복사근 찢어짐) ○ 사타구니 탈장 • 질벽의 완전성 상실로 인해 요도탈출증, 방광탈출증, 탈장 또는 직장탈출
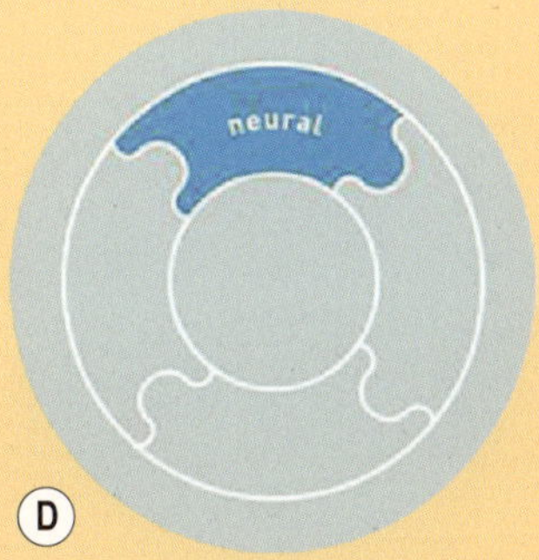 D	• 말초 신경 줄기 또는 신경 손상(신경 부전증, 신경 증식, 무색소 증) • 중추 신경계 손상 • 운동신경 제어(motor control): ○ 회복불능, 근육 회복의 부적절한 시기(초기 또는 늦음) ○ 근육 활동(과제 요구 관계)의 부적절한 양(증가 또는 감소) ○ 휴식 시 근육의 과도한 또는 과도한 • 변화된 신경가동(경막 또는 신경외막) • 말초 또는 중추 신경계의 감작(Sensitization) • 변경된 중추신경계 작동: ○ 변경된 신체 개요 또는 가상 신체
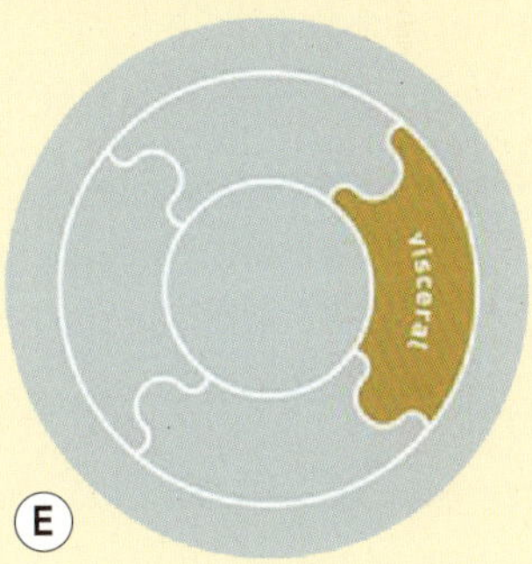 E	• 염증성 기관 질환 또는 병리 (예: 맹장염 방광염, 급성 궤양성 위염, 흉막염, 자궁 내막증) • 장기와 관련된 전염병 • 장기 질환 • 장기 운동(mobility) 또는 운동 부족

출처: Lee D(2011) *The Pelvic Girdle*, 4th edn, Edinburgh: Elsevier.

힘을 실어주는 데 도움이 되지 않는 믿음을 만들었거나 강화한 것이다.

임상 퍼즐(The Clinical Puzzle)

임상 퍼즐(Lee D G et al. 2008, Lee L-J &Lee D 2011)(그림 3.4 A & B)은 반영을 위한 도구이다. 이것은 차트를 위한 도구가 아니다. 환자의 이야기와 평가 결과를 반영하면, 지식을 구성하고 결과의 관련성을 결정하는 데 도움이 된다. 복잡한 이야기와 여러 가지 의미적 과제들이 모든 환자에게 필수적인 것은 아니지만, 임상 퍼즐은 지식을 체계적으로 유지하고 건전한 가설을 세우고 치료 계획을 세울 수 있다. 더욱이, 세션에 반영함으로써 종종 놓친 것들을 드러내고, 이것은 이후 조사에서 포함될 수 있다. 반응은 임상 전문 지식 개발에 중요하며(Butler 2000, Edwards & Jones 2007, Higgs & Jones 2000) 임상 퍼즐은 모든 신체 시스템에 대해 다소 불완전하지만 근골격 치료와 관련된 시스템에 유용하다.

임상 퍼즐에서 결과를 어디에 두어야 하는가?

환자의 이야기의 주요 기능은 다음을 포함하여 임상 퍼즐의 중심에 기록되어 있다(예제 5장 참조).

- 의미적 불만: 치료를 위해 얻은 주요 증상, 생각, 감정 또는 느낌(생물학). 그들은 무엇이 바뀌어지길 원하는가?
- 현재 의미적 과제(tasks) 또는 목표(생물학): 그들은 더 잘 할 수 있는 것을 찾고 있는가?
- 회복에 장애가 될 수 있는 인지, 정서 또는 사회적 요인(심리학, 사회학)
- 중요한 의학적 고려 사항

검사 과제(의미적 과제에서 도출)는 임상 퍼즐의 바깥쪽 원에 입력된다. 차선책 정렬(suboptimal alignment), 생체역학 또는 제어(FLT)를 보여주는 신체의 주요 부위는 각각 아래에 나열되어 있다. 검사과제를 위한 드라이버 또는 드라이버들은 일차 드라이버(PD, primary driver), 이차 드라이버(SD, secondary driver) 또는 공동 드라이버(CD, co-driver)로 식별된다.

추가 검사(관절, 신경, 근막, 내장 — 이러한 검사에 대한 자세한 내용 참조)의 결과는 관련 임상 퍼즐 조각(퍼즐의 중간 고리)에 표시된다. 완성된 퍼즐에 대한 반영은 의미적 과제를 위한 드라이버로 결정된 신체 영역 또는 영역의 기능에 영향을 미치는 근본적인 시스템 손상과 관련된 치료 계획에 대한 건전한 가설을 촉진한다.

치료계획(Treatment planning)

각 치료 세션에는 다음 구성 요소가 포함해야 한다.

1. **이완(Release)**: 교육을 통해 차선책과 생각을 '이완'한다. 보호, 부적응 자세 또는 움직임 패턴, 뻣뻣한 관절 또는 근막 또는 내장 장애를 풀기 위해 도수치료 또는 건침을 사용하라. 이완을 유지하기 위해 가정 운동, 명상 또는 호흡 연습에 대한 지침을 제공하라.

2. **정렬(Alignment)**: 환자의 지식, 생각 및 신념을 증거와 임상 사진에 맞춘다[예: 통증 설명(Butler & Moseley 2003, Moseley & Butler 2015, 2017)]. 환자의 자세와 몸을 정렬하여 목표(달리기, 수영, 앉는 등). 가동 작업에 정렬 인식(release cues)을 통합한다.

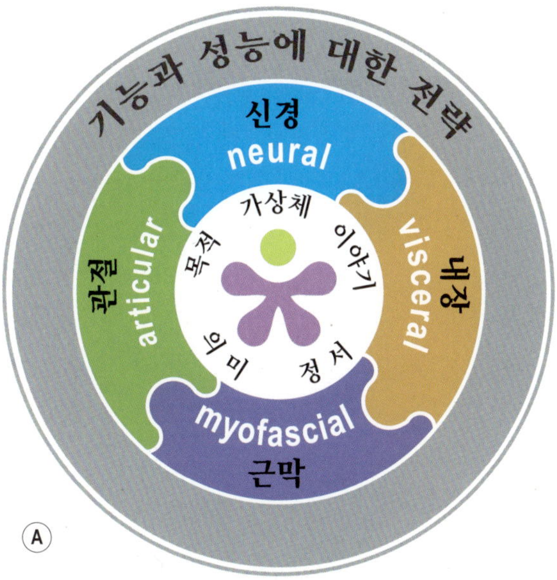

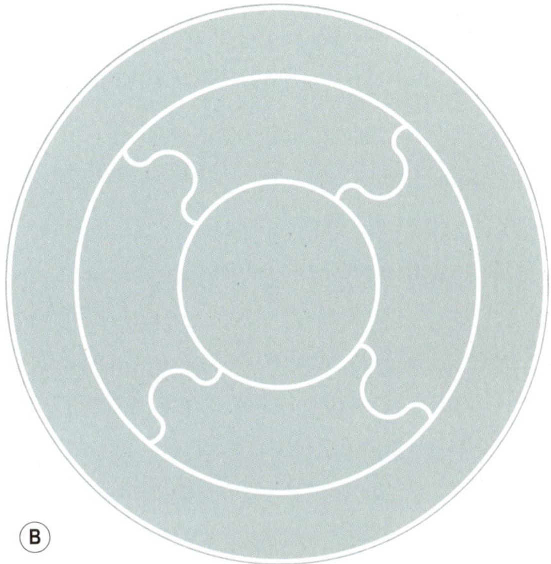

그림 3.4

(A) 임상 퍼즐(clinical puzzle)은 평가 결과를 구성하는 데 도움이 되는 반영 도구이다.

퍼즐의 바깥쪽 원은 환자가 현재 의미적 작업과 관련된 선별 작업에 사용하는 기능 및 실행 전략을 나타낸다. 퍼즐의 중심 원은 사람과 현재 경험의 감각적, 인지적, 정서적 구성 요소와 관련된 여러 시스템을 나타낸다. 이곳은 의미적 불만, 회복의 목표 및 장벽이 언급된 장소이다. 퍼즐의 다른 네 조각은 임상 검사 중에 손상을 평가하고 기록되는 다양한 시스템을 나타낸다.

(B) 결과 반영을 위한 임상 퍼즐 템플릿.

3. **연결 및 제어(Connect and control)**: 정적 하중과 운동을 통해 관절의 신경 근육지지를 위한 더 나은 동원 전략을 환자에게 가르치거나 상기시킨다. 운동 과제(운동 학습)에 신호를 연결하거나 제어하라.

4. **움직임(Move)**: 궁극적으로 환자의 의미적 과제와 목표와 관련된 기능적 운동 훈련 동안 긍정적인 경험을 위한 안전한 환경을 만든다. 이를 수행하는 방법에는 여러 가지가 있다. 핵심 원리는 안전하고 통증이 없으며 관련된 운동 프로그램을 만드는 것이다. 인식된 위협에 따라 프로그램을 진행하라.

요약 (Summary)

Gwen Jull 교수는 2012년 퀘벡에서 열린 IFOMPT 컨퍼런스에서 기조연설을 마칠 때 이렇게 말했다. 임상 추론 접근법의 장점은 새로운 지식과 증거에 반응하고 유연하며 변화와 성장을 허용한다는 것이다. 시스템 모델은 증거에 입각한 임상 추론 접근법이다. 분류가 아닌 프레임 워크이다. 환자 경험의 3가지 차원과 각각 회복 과정에 나타날 수 있는 장벽을 고려해야 한다. 급성 및 지속성 조건 모두에 대해 생물심리사회적 접근이다.

Julie Hides 박사는 싱가포르에서 요통 및 골반 통증에 관한 제 9차 세계 학제 간 세계 회의(2016년 11월)에서 발표를 마치면서 임상 추론 과정의 중요성을 강조하고 다음과 같이 말했다(그녀의 발표에 제시된). 증거 기반 접근법의 개별적인 측면을 통합할 수 있는 치료사에게 매우 유용한 프레임 워크를 제공할 수 있다. ISM 인증(www.learnwithdianelee.com 참조)의 일부로서 몇몇 단일 사례 연구가 존재하고 일부는 동료가 서로 검토한 간행물(Lee D 2016 Lee DG & Jones [in press])에 있지만, 임상 시험의 효능에 대한 1단계 무작위 임상 시험 아직 통합 시스템 모델이 수행되지 않았다. 이 접근법은 임상 실습뿐만 아니라 연구 증거로부터 도출된다. Moseley & Butler(2017)에 따르면, 증거 수준과 관련하여 4등급 자격이 있는 것으로 인정된다. **equates to:** '우리는 치료가 좋은지 아닌지는 알지 못하지만 그만한 가치가 있다.' 알아내기 위한 임상 시험이다.

흉부 기능 평가를 위한 일반적인 검사 작업 (Common screening tasks for assessment of function of the thorax)

다음은 전신과의 관계를 고려하는 흉부에 초점을 둔 3가지 일반적인 선별 작업의 생체역학을 분석하는 방법에 대한 설명이다. 그런 다음 아래 설명된 작업의 원칙을 다른 선별 작업에 적용할 수 있다. 수정 사항은 첫 번째 작업(서있는 자세)에 자세히 설명되어 있으며 다른 작업에서는 반복되지 않는다. 한 번의 선별 작업에서 전신을 위한 원인을 찾는 전체 프로세스는 작성에 투입할 때 길고 복잡해 보인다. 그러나 결과를 빨리 찾을 수 있는 기술을 습득하면 작업 당 5~7분만 소요된다. 드물게 세션당 3개 이상의 선별 작업이 평가된다.

이 장에서는 흉부의 선별 작업으로서 정방향, 역방향 또는 측면 굽힘에 대한 평가는 다루지 않는다. 의미적 과제에 이러한 작업 중 하나가 선별 작업으로 필요한 경우, 2장에 설명된 대로 정렬 및 생체역학을 평가한 다음에 아래 설명된 특정 수정 사항을 적용하여 원인 또는 원인들을 결정하라. 이 장에서는 기립 자세, 스쿼트 및 머리, 목 및 흉부 회전에 대한 분석이 선택되어 있다.

서있는 자세 (Standing posture)

많은 기능적 작업은 기립 위치에서 시작하며 이 선별 작업은 종종 객관적인 검사의 일부이다. 표 3.5는 최적의 자세 상태에 대한 요구 사항을 요약한 것이다.

최적의 자세로 정렬되지 않은 여러 신체 부위를 찾는 것은 드문 일이 아니다. 통합 시스템 모델은 결과가 임상 사진과 관련이 있는 시점과 우선순위가 높은 결과를 결정하는 데 도움이 된다. (수정은 환자의 경험뿐만 아니라 다른 모든 결과를 개선한다.)

서있는 것이 의미 있는 일이라면 자세를 잡는 드라이버(원인)를 찾는 것이 중요하다. 서있는 자세가 의미적 작업이 아니더라도 서있는 자세는 다른 시진(screening task)에서 평가되는 신체 부위의 시작 위치에 대한 귀중한 정보를 제공하기 때문에 중요하다. 이러한 경우 다음 시진(예: 스쿼트 또는 앞으로 나아가는 발걸음) 중에 변경 사항이 발생하도록 최적으로 정렬되지 않은 신체 부위의 시작 위치(주의 사항은 원인 또는 원인들을 결정할 필요 없이)를 기록하는 것은 중요하다.

표 3.5
최적의 자세에 대한 요구 사항

시상면

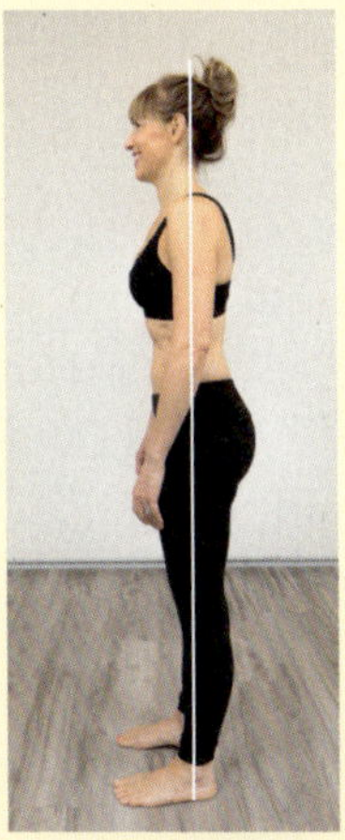

시상면에서, 수직선은 외이도, 경추의 몸통, 어깨관절, 흉요추의 접합부에서 흉추의 몸통 약간 앞쪽, 요추의 몸통, 천골곶, 고관절 약간 뒤, 무릎 중앙, 거퇴관절(목말종아리관절, talocrural jt)의 약간 앞쪽 통과해야 한다.

1차 척추 곡선을 유지해야 한다**:** 경추 전만증, 흉부 후만증 및 요추 전만증. 최적의 자세를 유지하기 위한 모든 요구 사항을 충족하는 사람은 거의 없다.

그림 3.5

이 개인의 머리와 목은 최적의 시상면 정렬을 위해 약간 앞으로 향하고, 무릎은 과도하게 확장되었다.

관상면

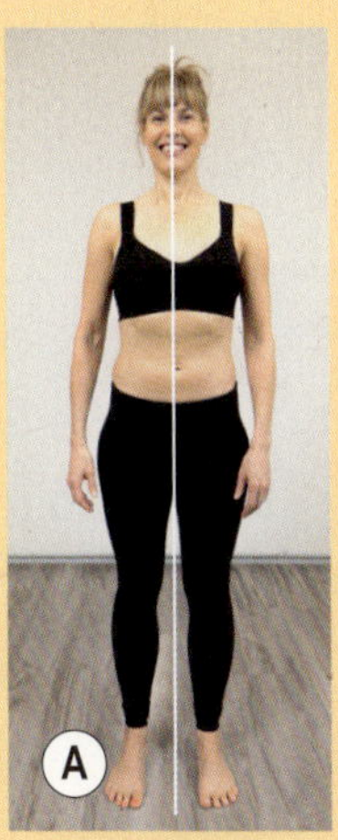

관상면에서 눈, 귀 그리고 입은 수평이어야 한다. (즉, 두개골은 목에 대해 측면으로 구부러져서는 안 된다), 경추는 정렬되어야 한다(즉, 분절이 위 또는 아래에 대해 측면으로 구부러져서는 안 됨), 쇄골은 약간 높아야 하고, 흉골병(복장뼈자루,manubrium)과 흉골은 수직(옆으로 구부러진 것이 아님)이어야 하며 치골결합과 동일 평면에 있어야 한다.

견갑골은 3 번째 흉부 고리 수준의 견갑극과 흉벽에 근접한 하각 및 내측연으로 약간 높아야 한다. 관상면에서 흉추돌기의 편차는 일반적이며 종종 중요하지 않다. 흉부는 골반 위에 그리고 골반은 발 사이에 정렬해야 한다. 대퇴골두는 고관절이 내전되거나 외전되지 않도록 중앙에 위치해야 하며 무릎은 정렬되어야 한다(varus 또는 valgus 성향 없이).

종골은 거골이 발목관절(mortis, 경골과 거골사이)을 지지하듯 아킬레스 건에서 수직으로 잘 지지되도록 중립이어야 한다. 발에 상대적인 중족골과 정렬된 약간의 내측, 측면 및 횡방향 아치가 있어야 한다.

그림 3.6

(A) 이 사람의 흉부는 중앙에서 약간 왼쪽에 있고 머리와 목은 약간 오른쪽으로 구부러져 있다.

계속

표 3.5 –계속	
	횡단면
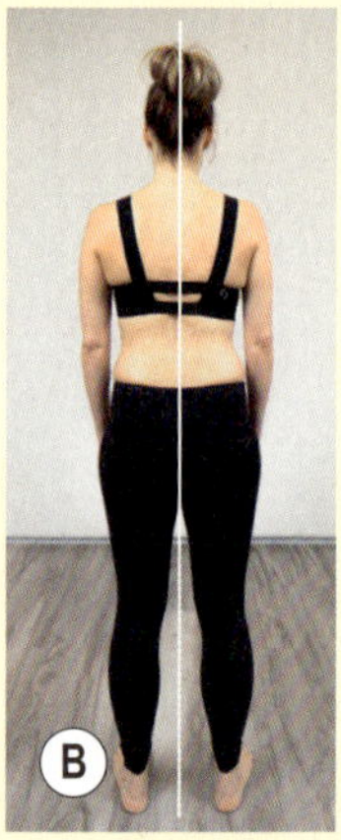	횡단면에서, 두개골은 회전 또는 두개내 비틀림(ICT)이 없는 중립이어야 한다(설상골의 합동적 또는 불일치한 회전이 있거나 없는 측두골 사이의 회전). 횡단면에서 경추(C1 - C7)를 회전해서는 안되며, 각 흉부 고리는 위와 아래 중 하나에 대해 중립위치에 있어야 한다. (횡방향 평면 회전 없음 = 측면 이동 없음). 요추는 천골처럼 중립적이어야 한다. 골반은 골반내 비틀림 없이 횡단면에서 회전해서는 안된다. 두 대퇴골두는 각각의 관골구 중심에 위치해야 한다. 무릎 관절은 완전히 뻗어 있어야 하므로 경골은 대퇴골에 대해 외회전한다. 거골은 발목관절의 중심에 있어야 한다(내부 또는 옆으로 기울어지지 않았거나 앞쪽으로 밀려나지 않아야 함). 중족부(navicular & cuboid)는 앞발이 내부 또는 외부에서 회전하지 않도록 중립이어야 한다. 모든 중족골과 발가락뼈는 중립으로 회전해야 한다. **그림 3.6** **(B)** 후방에서 볼 때 흉부는 중앙에서 약간 왼쪽에 있다.

평가를 촉진하기 위해 신체는 3가지 기능 단위로 나뉜다.

1. 고관절에 대한 3 번째 흉부 고리(T2 - T3, 고관절에 대한 왼쪽 및 오른쪽 3 번째 갈비뼈)
2. 두개골에 대한 두 번째 흉부 고리 (견갑대와 대퇴골 관절은 이야기에 따라 첫 번째 또는 두 번째 기능단위에 포함될 수 있음) 두개골 영역은 제 2 기능단위의 일부이며 두개골, C1 및 C2를 포함한다.
3. 하지(무릎-발) 및 상지(팔꿈치-손목)

드라이버(들)은 각각의 기능단위에서 먼저 발견되고, 그 관계 또는 우선순위는 단위의 드라이버들 사이에서 결정된다. 이 과정은 임상 결과에 대한 발견의 관련성을 결정한다. 결과가 임상적으로 관련이 있는 경우 과제의 수행 능력과 환자의 과제 경험이 개선되어야 한다.

골반에 대한 3번째 흉부 고리

(Third thoracic ring to the hips)

환자의 옆에 서서 시상면에 주목하라. 골반과 발 사이의 시상면 관계(전방 또는 후방), 무릎 신전(폄) 정도, 발목의 배측 굴곡 또는 발바닥 굴곡, 흉부와 골반의 관계(복장자루가 치골결합의 앞쪽 또는 뒤쪽에 있는지 여부). 또한 골반과 흉부의 전방 또는 후방 기울기 정도를 확인하라. [골반을 기준으로 한 후 척추흉골(vertebrostenal VS)과 척추늑연골(vertebrochondral VC) 영역 사이] (그림 3.7과 3.8). 시상면에서 흉부에 대한 두개골의 위치(정면 또는 수직)와 두개골의 전방 또는 후방 기울기 정도를 확인하라(그림 3.9).

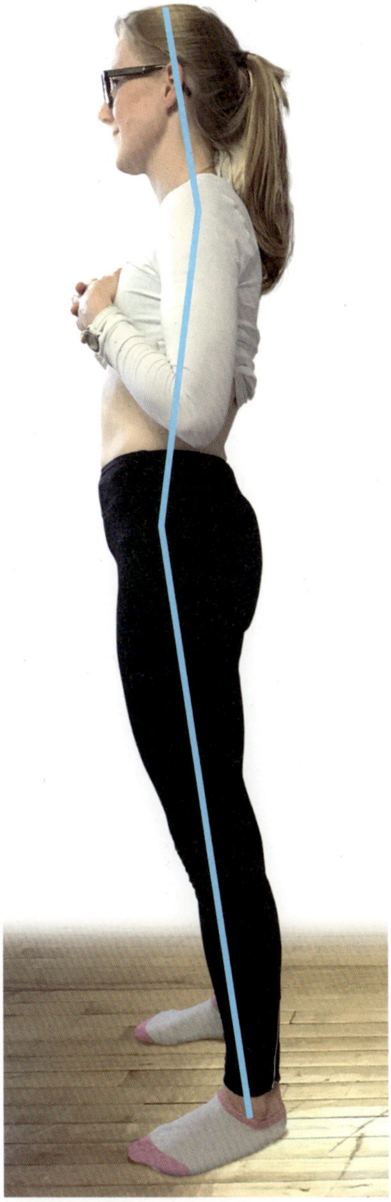

그림 3.7

골반, 하지, 흉부의 시상면 관계.

이 여성은 골반의 전방 및 후방 경사와 흉부의 후방 경사로 서서 그녀의 흉골병연골결합(복장뼈몸통자루연골결합, manubriostenal symphysis)은 치골의 뒤에 위치한다.

무릎의 과신전을 주목하라.

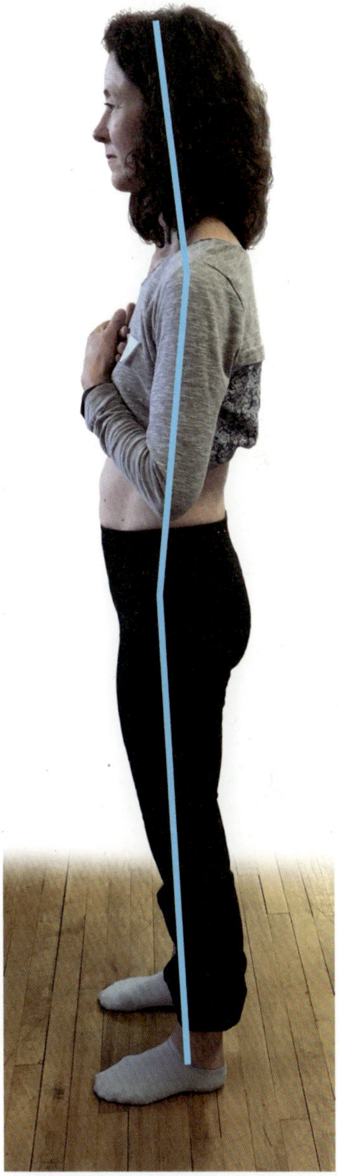

그림 3.8

골반, 하지, 흉부의 시상면 관계.

이 여성은 발에 최적으로 정렬된 골반을 지지한다(그림 3.7과 비교). 그러나 그녀의 흉부는 시상면에서 뒤쪽으로 기울어지고 두개골은 흉부의 중심보다 앞쪽에 있다. 그녀의 복부 프로필은 그녀가 복직근 이개(배곧은근 분리, diastasis rectus abdominis)가 있음을 시사한다.

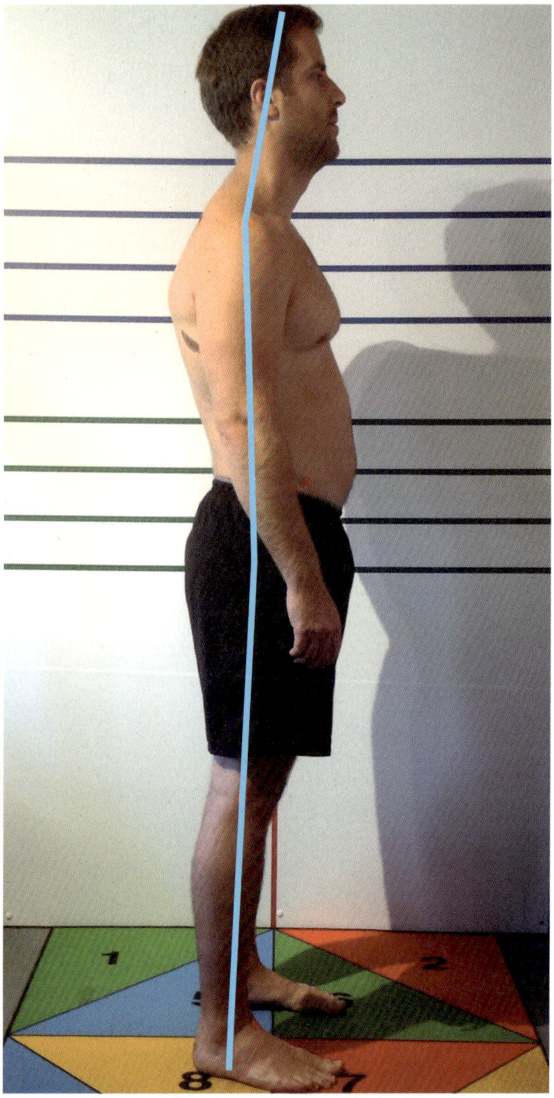

그림 3.9

골반, 하지, 흉부 및 두개골의 시상면 관계.

이 남성은 앞쪽 골반이 흔들리고 앞쪽으로 기울어지고, 가슴이 앞쪽으로 기울어지고 그의 두개골은 흉부 상부에 비해 전방으로 이동하여 후방으로 기울어졌다.

출처: clinical anatomist, biomechanist, and ISM certified practitioner, Jo Abbott(https://joabbottmsc.com).

앞면 또는 뒷면에서 머리부터 발끝까지의 관상면 관계를 기록하라(그림 3.10-3.12). 그런 다음 중수지절관절(손허리손가락관절, metacarpophalangeal joints)이 왼쪽 및 오른쪽 전상장골극(ASIS) 위에 놓이도록 손을 배치하여 골반의 횡단면 위치를 단위(골반 고리)로 결정하라(그림 3.13). 이 검사는 치료사가 중립위치에서 환자 바로 뒤에 서서 견갑골을 앞으로 구부릴 때 팔 길이가 같아지도록 설정해야 한다. 환자의 골반의 같은 지점에 접근하기 위해 눈을 감고 어느 팔이 앞으로 나아가고 있는지 감지하라. 오른쪽 팔이 더 앞으로 닿으면 골반이 횡단면에서 왼쪽으로 회전된 것이고, 왼쪽 팔이 더 앞으로 닿으면 골반이 오른쪽으로 회전된 것이다.

그런 다음 손을 흉부 VC 부위의 앞쪽으로 옮기고(그림 3.14) 횡단면 회전과 방향이 골반 회전과 일치하는지(같은 방향으로) 또는 일치하지 않는지(반대 방향으로) 기록하라. 하부 흉부가 골반에 맞지 않게 회전하면 요추가 더 큰 회전 하중을 받는다. 그런 다음 어떤 흉부 고리가 VC 영역의 회전과 일치하는 방향으로 전이되고 회전되는지 결정한다. 예를 들어, VC 영역이 오른쪽으로 회전하면 위 또는 아래의 흉부 고리와 관련하여 왼쪽으로 전이된 흉부 고리를 찾아라.(횡단면 회전의 생체역학에 대해서는 2장, 특정 흉부 고리의 위치를 표시하는 방법에 대해서는 1장을 참조한다.)

다음으로, 겨드랑이 선에서 3~6번째 흉부 고리를 촉진하여 VS 영역의 횡단면 회전을 결정하라(1장 참조). VS 영역이 VC 영역과 일치하게 회전하거나 일치하지 않는 경우, 검색할 영역 병진 방향이 결정되므로 주의하라. 예를 들어, VS 영역이 상대적으로 회전된 경우 VC 영역(위의 예에서 오른쪽으로 회전)으로 그런 다음 오른쪽으로 전이되어 왼쪽으로 회전하는 흉부 고리를 찾아라.

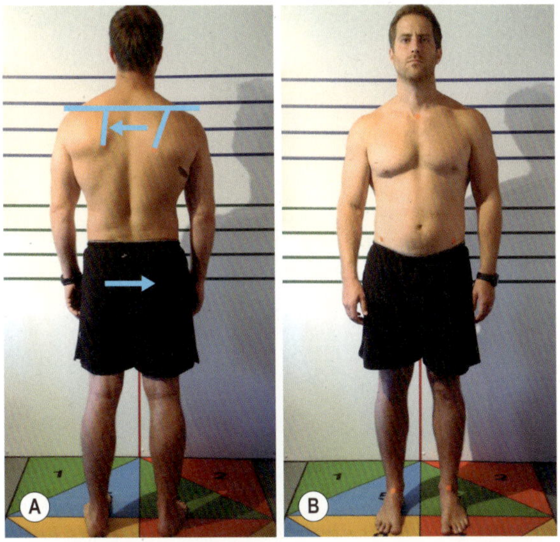

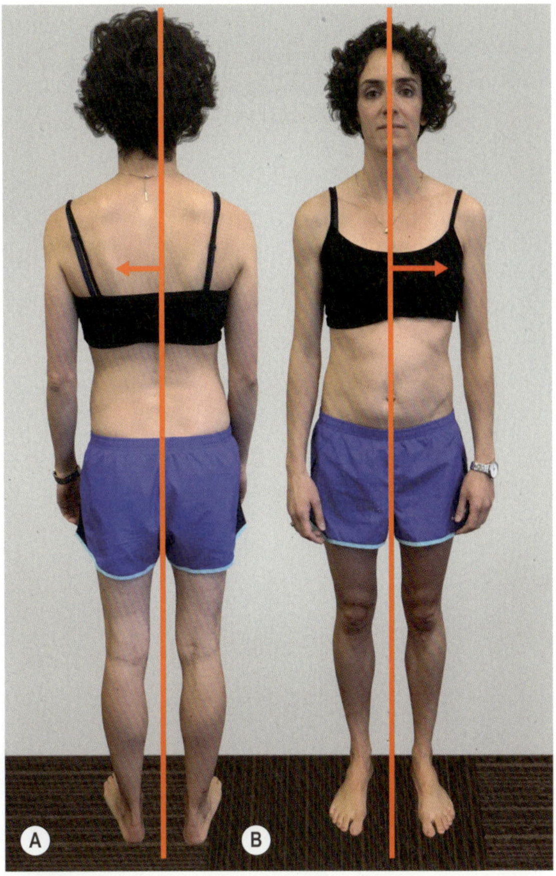

그림 3.10

골반, 하지, 흉부 및 두개골의 관상면 관계.

(A) 후면.

이 남성은 자신의 지지면 왼쪽에 흉부가 있다. 특히, 척추 뼈 외부 영역에서 더 많은 흉부 고리는 오른쪽으로 전이되고 왼쪽으로 회전하는 것보다 왼쪽으로 회전하고 오른쪽으로 전이된다. 이로 인해 흉부가 '순(net)' 오른쪽으로 구부러져 오른쪽 견갑골이 정렬된다. 오른쪽 견갑골의 하강 및 하방 회전에 유의하라.

(B) 전면도.

오른쪽 견갑대의 하강(내림)은 관상면 정렬의 정면에서 볼 수 있다. 그의 두개골의 질량 중심은 흉골절흔(복장패임, sternal notch)에 상대적으로 오른쪽으로 전이되며 그의 접형골(나비뼈, sphenoid) 왼쪽 회전으로 왼쪽으로 두개내 비틀림이 있다(왼쪽 깊은 안와를 주목하라). 왼쪽 쇄골의 안쪽 끝은 복장자루의 오른쪽 굽힘에 따라 2차로 상승하며 이것은 상부 및 중간 흉부 고리의 왼쪽 전이와 오른쪽 회전과 관련하여 발생한다.

그림 3.11

(A) 후면도.

이 여성은 골반을 횡단면에서 왼쪽으로 회전된 골반과 함께 서 있고, 골반제어를 위한 체중이동 테스트에서 서 있는 위치에서 왼쪽 천장관절(SIJ)이 잠금 해제된 것으로 나타났다. 그녀의 오른쪽 엉덩이는 왼쪽에 비해 앞쪽으로 골반의 왼쪽 횡단면 회전과 일치한다. 그녀의 3번째, 4번째, 5번째 흉부 고리는 왼쪽으로 전이되고 오른쪽으로 회전했으며, 이것은 그녀의 골반과 관련하여 흉부의 왼쪽 옆쪽으로 명백한 변환을 설명한다. 9번째 흉부 고리는 오른쪽으로 전이되고 왼쪽으로 회전되었다.

(B) 전면도.

중간 흉부 고리의 왼쪽 전이는 앞면에서도 볼 수 있다. 그녀는 목과 두개골에서 이러한 측면 전이를 보완하는 것으로 보인다.

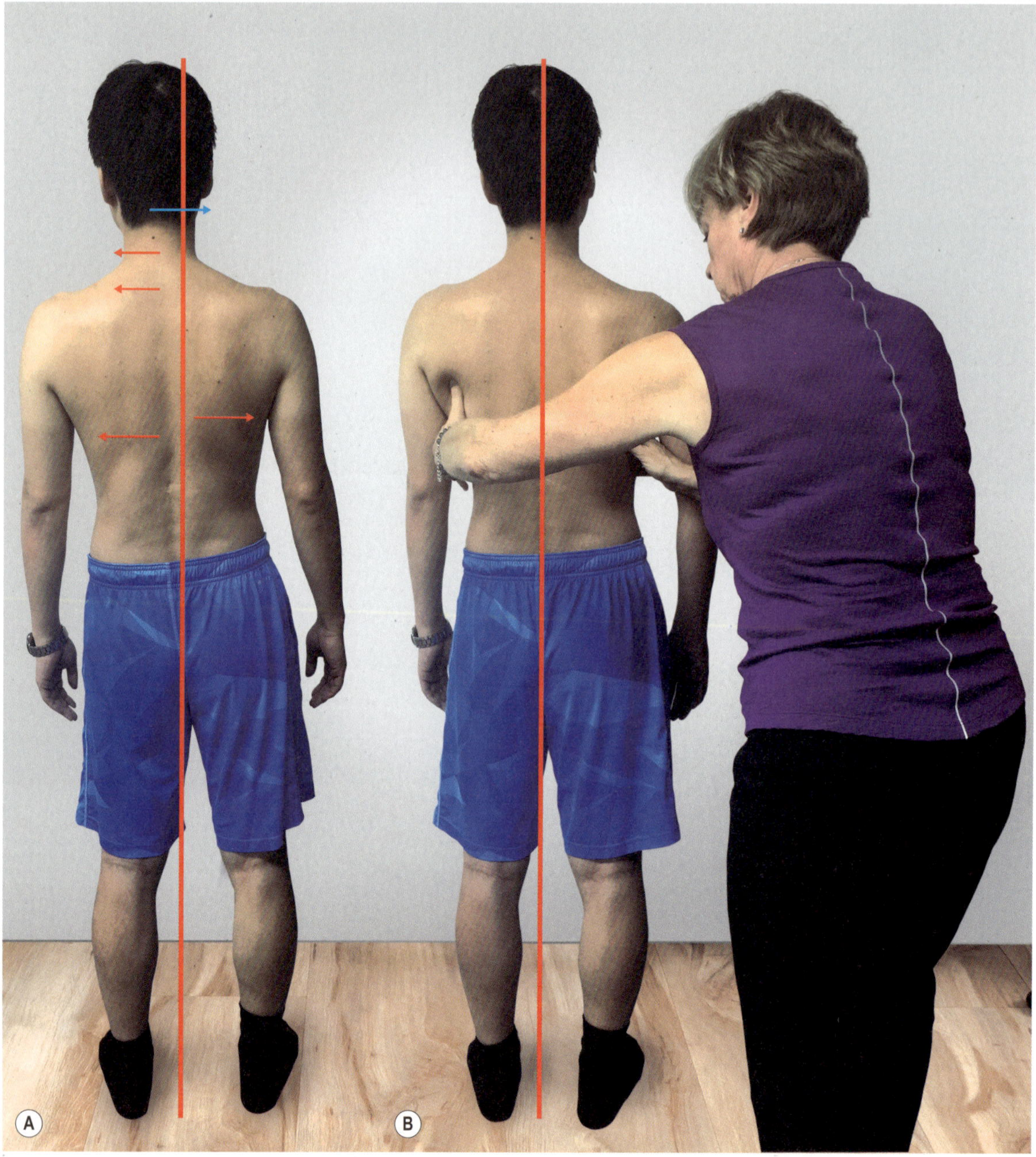

그림 3.12

(A) 후면. 이 남자는 횡으로 오른쪽으로 회전된 골반, 7번째 흉부 고리가 왼쪽으로 전이되고 오른쪽으로 회전된, 6번째 흉부 고리가 오른쪽으로 전이되고 왼쪽으로 회전된, 2번째 흉부 고리가 왼쪽으로 전이되고 오른쪽으로 회전하고, C7이 왼쪽으로 전이되고 오른쪽으로 회전, C2는 오른쪽으로 전이되고 왼쪽으로 회전된 채 서 있으며, 왼쪽 두개내 비틀림이 있다.

(B) 원인(6번째 및 7번째 흉부 고리)의 정렬이 수정될 때 관상면 정렬의 개선에 주목하라.

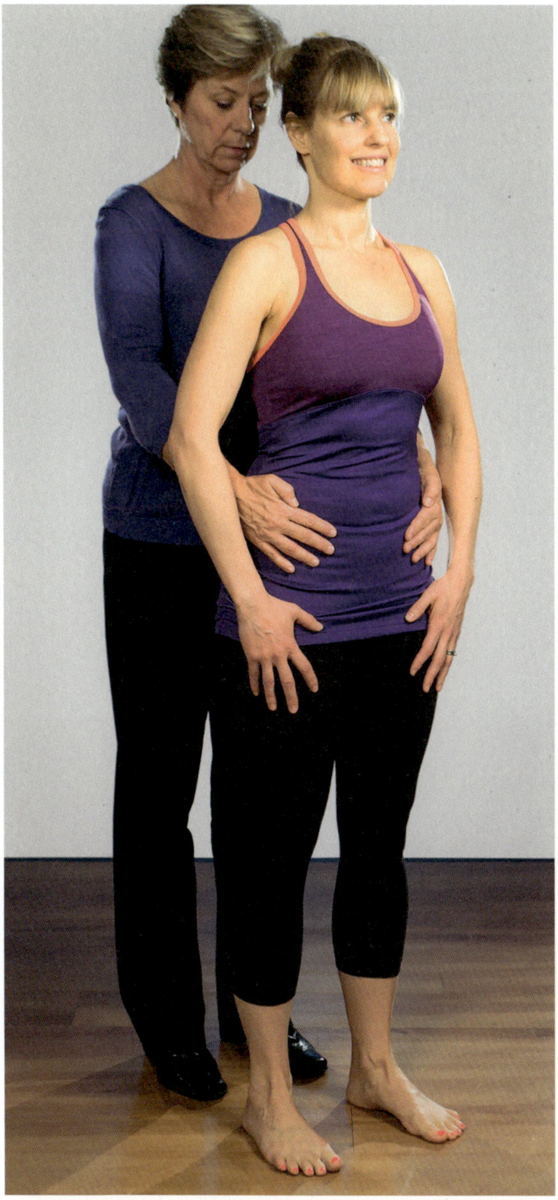

그림 3.13

골반의 횡단면 방향을 전체 고리로 결정하기 위한 손 배치.

운동 감각은 안정성을 위해 비전보다 선호된다.

전상장골극을 덮기 위해 어느 쪽 팔이 더 뻗어져야 하는가?

횡단면에서의 회전 방향을 알려준다.

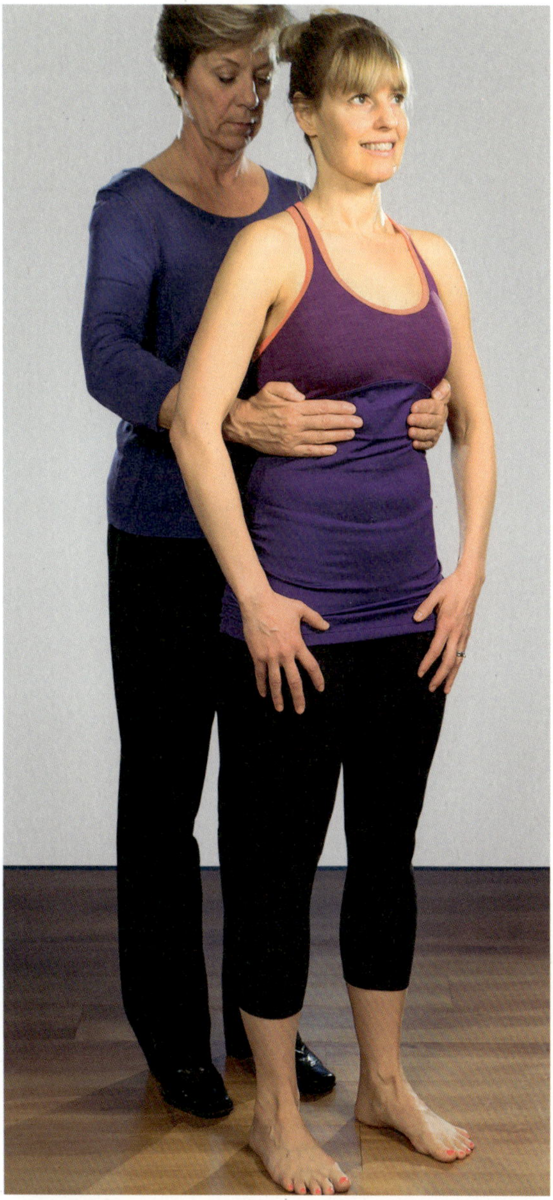

그림 3.14

흉부의 척추골 영역의 횡단면 방향을 결정하기 위한 손 배치.

운동 감각은 안정성을 위해 비전보다 선호된다.

하부 흉추 고리의 전방을 덮기 위해 어느 쪽 팔이 더 앞으로 뻗어져야 하는가?

횡단면의 회전 방향을 알려준다.

마지막으로, 이 기능 단위에 대해 대퇴골두의 상대 위치와 대퇴골두에 대한 대퇴골두의 상대 위치를 결정하라. 한 손으로, 볼기뼈를 다른 손으로 대퇴골두를 촉진하라(그림 3.15). 환자가 작은 스쿼트 자세에서 선자세로 돌아가게 하라. 그들이 서있는 자세에 도달할 때 대퇴골두의 중심이 없어지는 것 즉, 앞쪽으로 이동되거나 내부 또는 외부로 회전하는가? 운동을 사용하여 대퇴골두 위치를 결정하는 것은 서있는 것과 같은 정적 작업에서 고관절을 표시하는 것보다 더 안정적이다. 대퇴골두의 위치가 골반 고리의 횡단면 회전과 일치하는지 확인하라. 골반이 왼쪽으로 회전하면, 결과가 일치하면 오른쪽 대퇴골두가 왼쪽보다 앞쪽에 있어야 한다. 왼쪽 대퇴골두가 오른쪽보다 앞쪽이고 골반이 왼쪽으로 회전하면 이러한 결과가 서로 맞지 않는 것이다.

따라서 8 번째 흉부 고리는 왼쪽으로 회전되었고 오른쪽으로 전이된 채, 골반이 횡단면에서 왼쪽으로 회전하고 VC 영역이 오른쪽으로 회전되었고(골반에 맞지 않음), 8 번째 흉부 고리는 왼쪽으로 회전되었고 오른쪽으로 전이된 채, 4 번째 흉부 고리는 오른쪽으로 이동되고 왼쪽으로 회전된 채 VS 영역(VC 영역과 일치하지 않음)이 왼쪽으로 회전되었다고 가정하자. 또한, 오른쪽 대퇴골두가 앞쪽으로 왼쪽(골반과 일치). 다음 단계는 다음 기능 단위로 이동하기 전에 이러한 결과의 임상적 관련성을 결정(원인 결정)하는 것이다. 이를 위해서는 한 영역의 정렬을 수동 및 구두로 수정하고 다른 영역의 정렬에 대한 이 수정의 영향을 주지 않아야 한다.

골반 고리 교정 (*Pelvic ring correction*)

환자 뒤에 서서 손을 골반 고리 주위에 놓고 세 평면 모두에서 그 위치를 수정하라. 골반과의 접촉을 해제하지 않고 교정을 해제하고 골반이 원래 시작 위치로 돌아오는 것을 느껴라. 이 테스트는 이전의 시각적 및

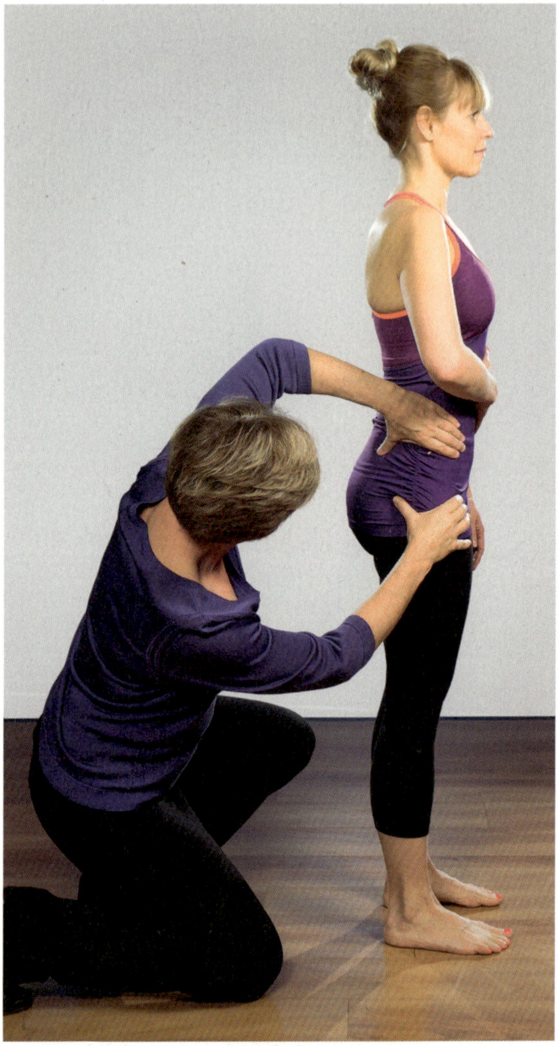

그림 3.15

관골구와 이에 적합한 대퇴골두의 위치를 결정하기 위한 손 배치. 작은 스쿼트(small squat)에서 선 자세로 돌아오는 것은 관골구에 대한 대퇴골두의 결과 위치를 결정하는 데 사용된다. 정적 위치 관계를 결정하는 것보다 운동 중 대퇴골두의 중심 상실을 느끼는 것이 더 쉽다.

수동 결과를 확인해야 한다. 왼쪽과 오른쪽 사이의 회전은 횡단면 회전과 함께 발생하는 것을 느낄 수 있다. 횡단면에서 골반이 왼쪽으로 회전할 때 왼쪽 골반내 비틀림(IPT)이 연결되어야 한다(그림 3.16). 골반은 전방회전, 천골은 왼쪽 회전된 채(Lee D 2011). 오른쪽 IPT는 골반 고리의 왼쪽 횡단면 회전과 일치하지 않는다.

골반이 세 평면 모두에서 교정되면 교정을 유지하고 환자가 들어 올린 후 각 발을 땅에 대고 교정에 대한 발의 정렬을 재설정하라. 골반 교정을 유지한 다음 아래쪽(VC) 및 중간(VS) 흉부와 대퇴골의 정렬에 어떤 변화가 있는지 확인하라. 골반이 주요 원인인 경우 골반을 수동으로 교정하면 세 영역(VC, VS 및 엉덩이)의 정렬이 완전히 교정된다. 다른 교정은 골반의 정렬을 악화시킨다(그림 3.17 A–C).

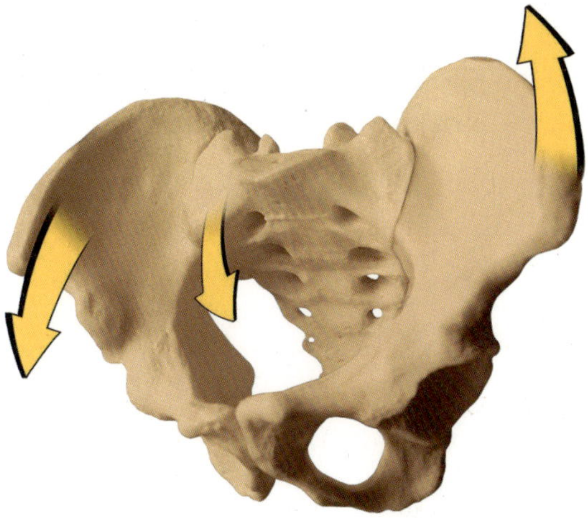

그림 3.16

왼쪽 골반내 비틀림이 있는 3개의 골반뼈의 상대적 위치. 우측 볼기뼈는 좌측 볼기뼈에 비해 전방으로 회전된다. 천골은 양쪽 볼기뼈의 영향으로 왼쪽 공간(후방으로 회전된 볼기뼈의 측면)에서 회전하도록 오른쪽에 더 전방으로 기울어져 있다.

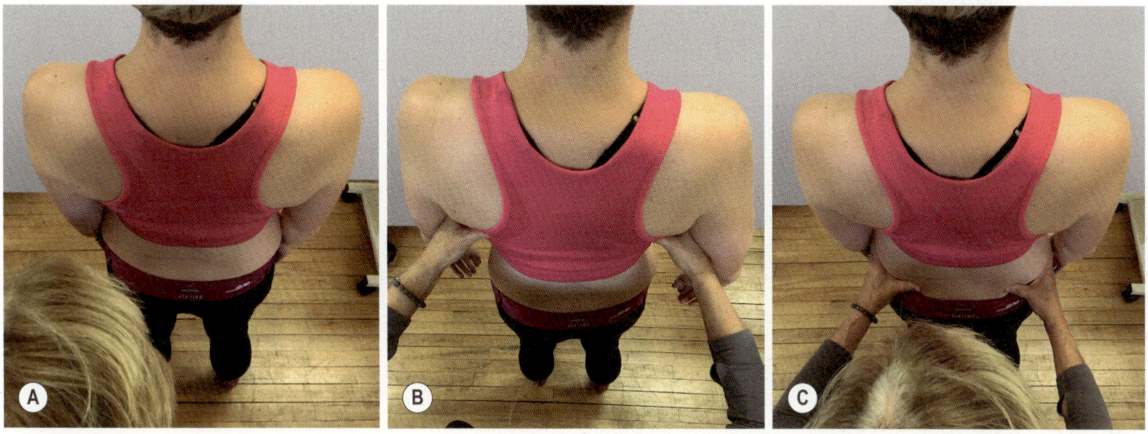

그림 3.17

골반 교정 및 자세.

(A) 이 여성은 골반이 횡단면에서 오른쪽 회전되어 서 있고(동일한 골반내 비틀림과 관련 있음), 아래쪽 흉부가 왼쪽으로 회전되어 있다(제 7 흉추의 오른쪽 평행 이동과 관련됨).

(B) 7번째 흉추 고리의 정렬을 교정하면 골반이 왼쪽으로 회전한다. 정렬이 개선되지 않았다.

(C) 골반의 정렬을 수정하면 하부 흉부와 7번째 흉부의 정렬이 교정된다. 이 작업의 경우, 골반이 원인이다.

고관절 교정 (*Hip correction*)

중심이 아닌 대퇴골두가 골반과 흉부 정렬에 미치는 영향을 이해하려면 고관절 교정이 필요하다. 검사하려는 엉덩이 옆에 서서 환자를 작은 스쿼트 자세를 취하게 하라. 한 손으로 좌골결절을 앞뒤로 약간 들어 올려 고관절의 압박을 줄여라. 다른 한편으로는 대퇴골두를 후방 및 측면으로 유도하라(그림 3.18). 이 수정 사항을 유지하고 환자가 다시 서도록 요청하라. 발의 위치를 재설정하도록 하라(리프트 및 교체). 이 교정이 골반, 하부 및 중간 흉부의 정렬에 미치는 영향에 유의하라. 고관절이 드라이버(원인)이면 둘 다 향상된다.

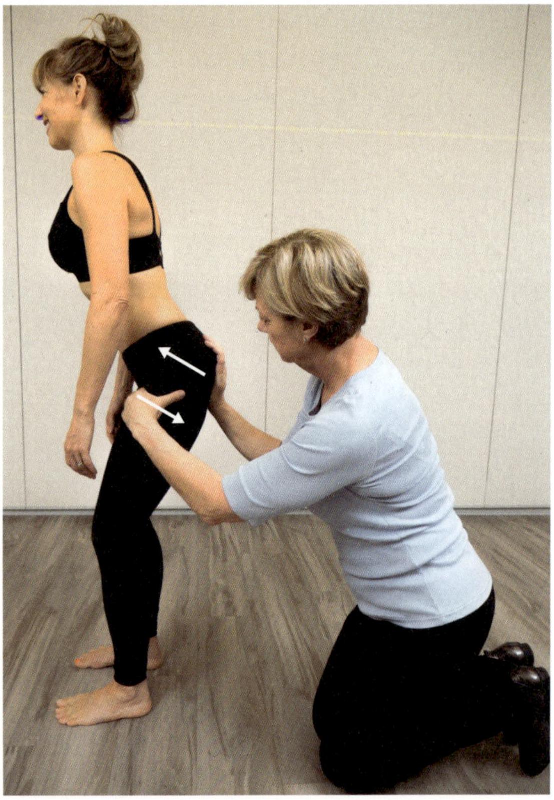

그림 3.18

왼쪽 고관절 교정. 목표는 고관절의 압박을 풀고 대퇴골두를 관골구와 관련하여 재배치하는 것이다. 작은 스쿼트에서 시작하면 선별 작업에 관계없이 교정이 용이해진다.

흉부 고리 교정 (*Thoracic ring correction*)

승인: 흉부 고리 교정의 개념은 Linda-Joy Lee (2003a, 2016)에 의해 개발되었다. 다음 기술은 그녀의 원래 기술을 수정한 것이다.

위에서 설명한 시나리오를 계속한다. VC 영역의 제 8 흉부 고리는 왼쪽으로 전이되고, 오른쪽으로의 회전(골반의 회전과 일치하지 않음)과 결합된다. 왼쪽 및 오른쪽 8번째 갈비뼈를 촉진한다(이 검사를 위해 흉부 고리의 각 리브를 정확하게 표시하는 방법은 1장을 참조). 8번째 흉부 고리가 왼쪽으로 전이되고 오른쪽으로 회전되었을 때 왼쪽 8번째 늑골이 오른쪽 8번째 늑골을 기준으로 앞쪽으로 회전한다. 환자 뒤에 서서 8개의 갈비뼈를 부드럽게 들어 올려 교정이 시작된다(8번과 9번 늑골 사이의 늑간 공간의 압박을 해제하여 공간을 만든다.) (그림 3.19A). 잠깐, 당신은 처음에 신경계에서 일하고 있다. 이 교정으로부터의 감각 입력이 피질체 매트릭스에 의해 해석될 때, 운동신경 출력의 변화가 발생할 수 있다. 이것은 왼쪽 8번 늑골의 추가 교정에 대한 저항의 미묘한 변화로 느껴질 것이다. 다음으로 늑골의 앞면을 약간 들어 올려 왼쪽 8번째 늑골을 점진적으로 뒤쪽으로 돌린다(그림 3.19B).

기다림. 기다림. 기다림. 이는 매우 중요하므로 충분히 강조해야 한다. 이 기술을 배우는 데 어려움을 겪고 있는 임상의는 종종 '환자에게 위협이 되는 단단한 손'을 가지고 있거나, 압박하거나, 너무 세게 또는 너무 빨리 당기거나, 변화가 일어날 때까지 기다리지 않는다. 즉, 그들은 신경계를 통해 '변화를 위한 초대를 제공하는 것'이 아니라 환자에게 무언가를 하려고 노력한다.

흉부 고리가 자동 수정될 수 있는 경우(신경 또는 내장 시스템 손상), 전체 흉부 고리가 자동으로 중립 위치로 자동 전이되고 늑골이 회전한다. 이 수정 기술

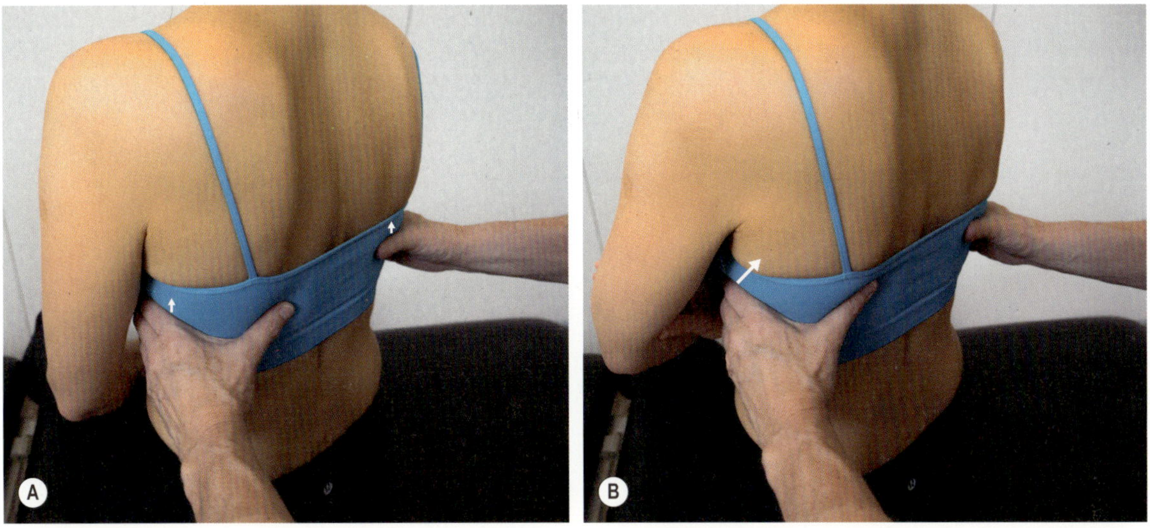

그림 3.19

8번째 흉부 고리 교정. 이 개인의 8번째 흉부 고리는 왼쪽으로 전이되고 오른쪽으로 회전되어 있다.

(A) 수정은 9번째 흉부 고리에서 8번째를 부드럽게 분리되기 시작한다. 신경계가 감각 입력의 이러한 변화에 응답할 때까지 기다린다. 좌측 8번째 늑골의 추가 교정에 대한 저항의 감소가 발생해야 한다.

(B) 다음으로, 늑골의 앞면을 약간 들어 올려서 왼쪽 8번째 늑골을 점진적으로 뒤쪽으로 돌린다. 흉부 고리가 자동 수정될 수 있는 경우(신경계 또는 내장계 손상), 전체 흉부 고리가 자동으로 중립위치로 자동 전이되고, 갈비뼈가 재회전, 환자는 자발적으로 심호흡을 한다. 숨을 기다린다.

흉부 고리 교정의 원래 개념은 Linda-Joy Lee(2003a, 2016)에 의해 개발되었다.

에는 수동 중간 변환이 필요하지 않다. 흉부 고리가 자동 수정되면 환자는 자발적으로 심부전을 겪고, 국소 호흡을 하며 흉부 고리는 팽창하는 것처럼 느낀다. 이런 일이 발생하면 환자에게 방금 느낀 것을 물어보라. 그들의 말을 주의 깊게 기록하고 긍정적이고 변화 가능성을 강화하라. 그러나 근본적인 관절 또는 근막시스템 손상이 있는 경우, 이러한 손상이 항상 감각 입력의 변화에 반응하는 것은 아니기 때문에 자기 수정이 발생하지 않을 수 있다. 근막 시스템 손상은 교정을 허용할 수 있다. 더 많은 힘이 사용되면 흉부 고리의 손상이 발생하지만, 관절 시스템 손상은 발생하지 않는다. 환자가 서로 들어 올려 발을 재설정하도록 한다.

왼손으로 흉부 고리 교정을 잡는다(앞에서 앞쪽으로 회전한 갈비뼈 쪽). 그리고 흉부의 반대쪽(이 경우 오른쪽)에서 7번 늑골 위와 9번 늑골아래 흉부 고리의 정렬(전이) 변경을 참고한다(그림 3.20). 이전에 언급된 오른쪽으로 전이되고 왼쪽으로 회전한 4번째 흉추, 골반 및 엉덩이의 정렬 변경에 유의하라. 8번째 흉부 고리가 주요 원인인 경우, 위와 아래의 흉부 고리가 정렬되면 4번째 흉부 고리가 골반과 엉덩이처럼 완전히 교정된다. 골반 또는 고관절의 정렬에 대한이 수정의 영향을 결정하기 어려운 경우, 흉부 고리의 수정이 해제될 때의 변경 사항에 유의하라. 흉부 고리 교정이 해제될 때 골반 또는 고관절의 정렬이 악화되면, 교정으로 개선된 정렬을 의미한다. 그러나 공동 드라이버(최상의

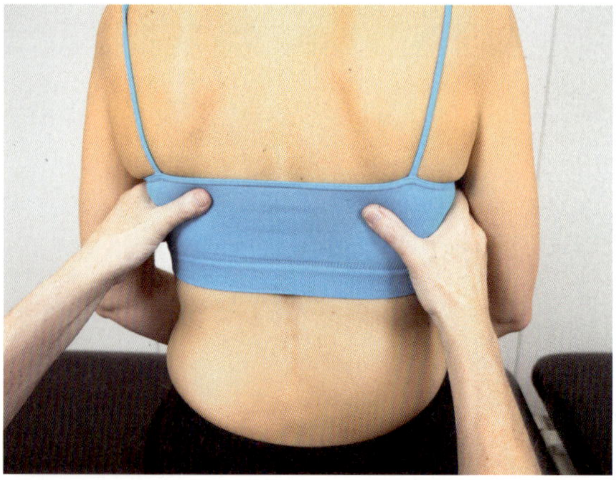

그림 3.20

왼손은 8번째 흉부 고리 교정을 유지하고 있고 오른손은 이 교정으로 오른쪽 9번째 흉부 고리의 정렬에 변화(개선 또는 악화)를 기록하고 있다.

결과를 수정해야 하는 2개의 신체 영역), 2차 드라이버(1차 원인이 수정되면 개선되었지만 완전히 수정되지 않는 신체 영역) 또는 접착되어 있는 2개의 흉부 고리를 찾는 것은 드문 일이 아니다.

'접착된' 흉부 고리는 Linda-Joy Lee(2003a, 2016)가 만든 용어이며 2개의 인접한 고리가 독립적 운동을 할 수 없을 때 사용된다. 위의 예에서, 8번째 흉부 고리가 9번째에 붙어 있으면, 8번째 흉부 고리의 교정은 9번의 정렬을 악화시킨다(종종 반대 방향). 9번 흉부의 수정은 8번 줄 맞춤을 악화시킨다. 접착된 흉부 고리는 흉요추 부위를 제외한 흉부의 모든 부위에서 발견될 수 있으며 일반적으로 짧은 흉부 고리 벡터(신경, 근막 또는 관절)의 결과이다.

늑간 신경과 교감신경절의 과도한 신장을 막기 위해 두 개의 인접한 흉부 고리가 접착할 때, 각 흉부 고리의 공동 수정이 필요하다(그림 1.50 참조). 인접한 두 개의 붙어있는 흉부 고리를 함께 교정할 때, 인접한 흉부 고리가 악화될 때까지만 하나의 흉부 고리가 (전방 회전 늑골을 통해) 부분적으로 교정된다. 그런 다음 인접한 흉부 고리는 첫 번째가 나빠질 때까지 부분적으로 수정된다(전방 회전 늑골을 통해). 운동신경 출력이 변화하는 감각 입력에 응답할 수 있도록 교정은 각각 사이에 많은 시간이 교대로 이루어진다. 호흡이 흉부 부위로 되돌아가고 나서 손 사이로 확장될 때 공동 수정이 완료된다. 두 개의 인접한 흉부 고리가 반대 방향으로 전이되어 있고, 다른 하나는 다른 쪽 교정으로 자동 수정되는 경우 이러한 흉부 고리는 접착되지 않는다. 하나는 다른 하나의 정렬을 보상한다.

흉부 고리의 전이와 회전의 여러 조합이 흉부의 다양한 영역에서 발견된다. 일반적인 결과는 다음과 같다.

- 하나의 VS 흉부 고리를 교정하면 반대쪽으로 이동되고 회전된 VC 흉부 고리가 자동 수정된다. 예를 들어, 위 시나리오에서 4번째 흉부 고리를 교정하면 8번째 교정이 완료된다. 이 경우, 4번째를 치료하면 8번째의 자기 수정이 발생하므로 8번째 흉부 고리는 무시할 수 있다.
- 하나의 VS 흉부 고리를 교정하면 반대쪽으로 전이되고 회전된 VC 흉부 고리가 악화된다. 이것은 드라이버가 아니다. VS 흉부 고리의 정렬에 대한 VC 흉부 고리의 교정의 영향이 주목된다. VS 흉부 고리가 자동으로 수정되면 무시하고 VC 고리에 초점을 맞출 수 있다.
- 하나의 VS 흉부 고리를 교정하면 반대쪽으로 변환되고 회전된 VC 고리의 부분적인 교정만 이루어진다. VS 흉부 고리는 일차적일 수 있지만, 8번째 흉추 또한 주의가 필요하다. 흉부 고리를 교정하고 교정이 골반과 고관절의 정렬 및

의미적 과제에 미치는 영향을 평가하라. VS 및 VC 흉부 고리를 둘 다 교정하여 다른 모든 신체 부위가 완전히 교정되는 경우, 흉부는 두 개의 흉부 고리에 주의를 기울이더라도 주요 드라이버이다. 드라이버들은 개별 흉부 고리가 아닌 신체 부위와 관련이 있다.

- 전신 정렬과 의미적 과제를 개선하려면 흉부의 서로 다른 두 영역에서 두 개의 흉부 고리를 교정해야 한다. 각 흉부 고리를 개별적으로 교정하면 작업의 성능뿐만 아니라 다른 고리의 정렬이 나빠진다. 두 흉부 고리를 동시에 교정하면 작업 성능이 향상된다. 흉부는 여전히 주요 원인으로 간주될 수 있다. 그러나 작업 수행 및 환자 경험에서 최상의 결과를 얻으려면 두 개의 흉부 고리 교정이 필요하다. 다른 신체 부위에 교정이 필요하지 않은 경우, 흉부는 여전히 주요 드라이버이다.

- 흉부의 두 개의 다른 영역에서 하나의 흉부 고리를 교정하면 전신 정렬이 개선되고 의미적 과제가 수행된다. 각 흉부 고리를 개별적으로 수정하면 작업의 성능뿐만 아니라 다른 정렬도 향상된다. 흉부 외부의 다른 신체 부위에 교정이 필요하지 않은 경우 흉부는 여전히 주요 원인으로 간주된다. 그러나 하나의 흉부 고리(둘 중 하나)만 치료가 필요하다.

흉부가 과도하게 압박되고 제대로 제어되지 않으면 인접한 3개의 흉부 고리가 반대 방향으로 전이되고 회전할 수 있다(예: 4번째 흉부 고리가 오른쪽으로 전이되고 왼쪽으로 회전, 5번째 흉부 고리가 왼쪽으로 전이되고 오른쪽으로 회전, 6번째 흉부 고리는 오른쪽전이 왼쪽으로 회전). 이 상황에서, 4번 및 6번 흉부 고리는 종종 압박(옆으로 구부러져 있음)되어 오른쪽 5번 늑골이 중수골라인에서 느끼기 어렵다. 오른쪽 견갑골은 종종 이쪽에서 눌리고 아래로 회전된다. 대안적으로, 2개의 흉부 고리는 동일한 면으로, 그리고 하나는 반대면으로 또는 아래로 전이되고 회전할 수 있다. 최종 효과는 흉부의 회전 및 측면 굽힘이며, 견갑골의 함몰 및 하향 회전을 초래한다(그림 3.21).

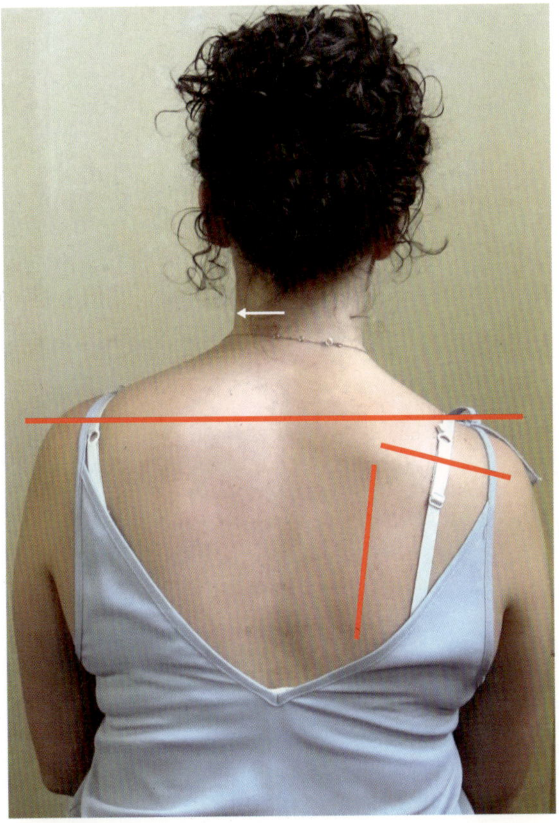

그림 3.21

이 여성의 C7은 왼쪽(화살표)으로 이동되고, 오른쪽으로 회전하고, 두 번째 및 세 번째 흉부 고리는 왼쪽으로 전이되고 오른쪽으로 회전하며, 네 번째 흉부 고리는 오른쪽으로 전이되고 왼쪽으로 회전한다. 오른쪽 견갑골의 결과적인 내림과 하향 회전에 주목하라.

견갑골 위치를 교정해도 C7 또는 흉부 고리의 정렬은 바뀌지 않았다. 두 번째, 세 번째 및 네 번째 흉부 고리를 교정하면 C7과 오른쪽 견갑골의 위치 교정이 이루어졌다. 그녀의 의미적 과제는 머리와 목의 회전으로 흉부 교정의 범위와 경험 모두에서 개선되었다.

흉부가 원인일 경우, 견갑대를 수정해도 어느 상황에서도 흉부 고리의 정렬이 변경되지 않는다. 견갑대가 주요 원인인 경우, 흉부 고리의 정렬이 완전히 복원된다. 흉부의 부분적인 교정만 발생하면 흉부는 2차 원인일 수 있다. 견갑대 또는 상대 흉부 고리를 교정할 때 다른 쪽 고리를 완전히 교정하거나, 서있는 자세를 가장 잘 개선하기 위해서 양쪽 교정이 필요한 경우는 공동 드라이버이다.

3개의 교차 이동 및 회전된 흉부 고리의 교정은 동일한 면(이 시나리오에서는 4번 및 6번)으로 이동 및 회전된 두 개의 흉부 고리 사이에 공간(견인)을 생성하는 것으로 시작된다. 기다림. 그런 다음 중간 흉부 고리(5번째)의 왼쪽 5번째 갈비뼈가 점진적으로 뒤쪽으로 회전하여 고정된다. 3개의 흉부 고리의 내측 전이 및 자동 정렬이 일어나고 영역 호흡이 회복될 때까지 기다린다. 이 교정이 다른 신체 부위(최종 머리부터 발끝까지)의 부적절한 정렬이 부위에 미치는 영향에 유의하라.

이 시점에서, 3번째 흉부 고리와 자세에 대한 고관절 사이의 최상의 교정이 결정해야 한다. 다음 단계는 두 번째 기능 단위(두 번째 흉부 고리에서 두개[cranium]까지)에서 최상의 교정(드라이버)을 찾은 다음, 두 기능 중에 어느 것이 우선인지 결정하여 세 번째 기능 영역으로 이동하는 것이다.

두개골에 대한 2번째 흉부 고리
(Second thoracic ring to cranium)

관상면과 횡단면에서 vertebromanubrium(VM) 영역에 있는 흉골병(복장뼈자루, manubrium)의 위치를 확인하라(그림 3.22). 그런 다음에 왼쪽과 오른쪽 두 번째 갈비뼈의 상대적 위치를 확인하여 두 번째 흉부 고리의 위치를 결정하라(두 번째 흉부 고리를 표시하는 방법은 1장 참조)(그림 3.23A). 오른쪽 두 번째 갈비뼈

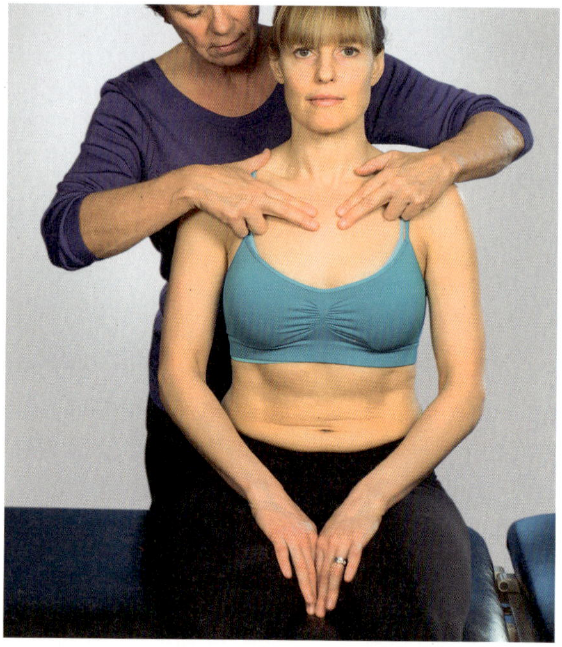

그림 3.22

흉골병의 위치 검사. 흉골병의 어느 쪽이 더 앞쪽인지 확인하라. 가로면에서 흉골병의 회전 방향을 결정한다.

가 왼쪽보다 더 앞쪽이면 두 번째 흉부 고리가 왼쪽으로 회전한다. 또한 오른쪽으로 약간 전이된다. 그러나 이것은 대부분의 개인에서 겨드랑이에서 느끼기 어렵다. 가슴의 앞쪽에서 두 번째 흉추를 표시할 수 있다(그림 3.23 B & C).

일치할 경우, 흉골병도 왼쪽으로 돌리고 약간 구부러진 왼쪽으로 돌려라(흉부 고리의 한쪽 측면 구부림은 회전과 함께 발생한다. 2장 참조). 두 번째와 관련된 세 번째 흉부 고리의 위치는 흉부의 전방 측면에서도 확인할 수 있다(앞에서 두 번째 및 세 번째 흉부 고리를 표시하는 방법은 1장 참조). 이 두 흉부 고리 사이에서 적절하거나 부적절한 회전을 찾는 것은 드문 일이 아니다. 목에 대한 경추의 일반적인 정렬과 두개골의 관상면 위치에 유의하라(그림 3.24 A–D).

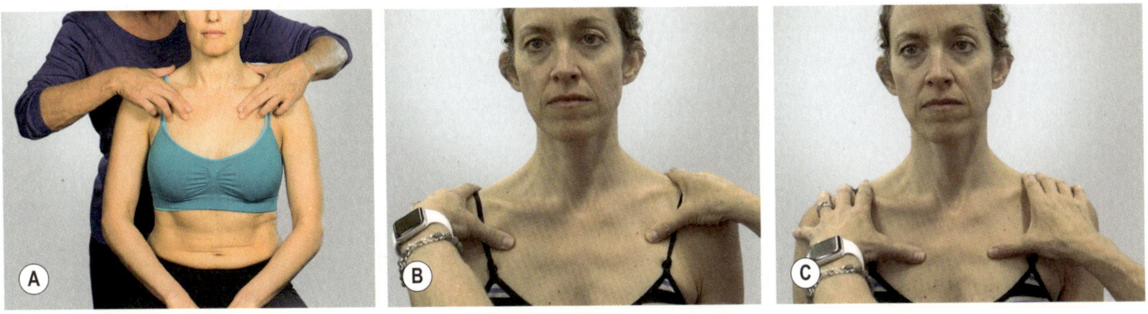

그림 3.23

두 번째 흉부고리 위치 검사.

(A) 두 번째 갈비뼈가 더 앞쪽에 있는지 확인한다. 이것은 횡단면(transeverse plane)에서 두 번째 흉부고리의 회전 방향을 결정한다.

(B) 두 번째 흉부고리의 위치를 표시할 때 갈비연골이 아닌 두 번째 갈비뼈에 있는 것이 중요하다. 이 여성은 두 번째 좌 · 우 갈비뼈로 평가할 때 오른쪽 회전된 두 번째 흉부고리를 가지고 있으며 왼쪽 갈비뼈는 횡단면에서 앞쪽에 있다.

(C) 오른쪽에서 갈비연골의 '좌굴(buckling)'을 일으키는 두 번째 흉부고리의 압박이 표시된다. 환자의 왼쪽과 오른쪽 갈비연골을 만져서 표시를 하면, 두 번째 고리가 왼쪽으로 회전되어 있다. 이전에 언급된 오른쪽 갈비연골 관절에 현저한 압통이 있다.

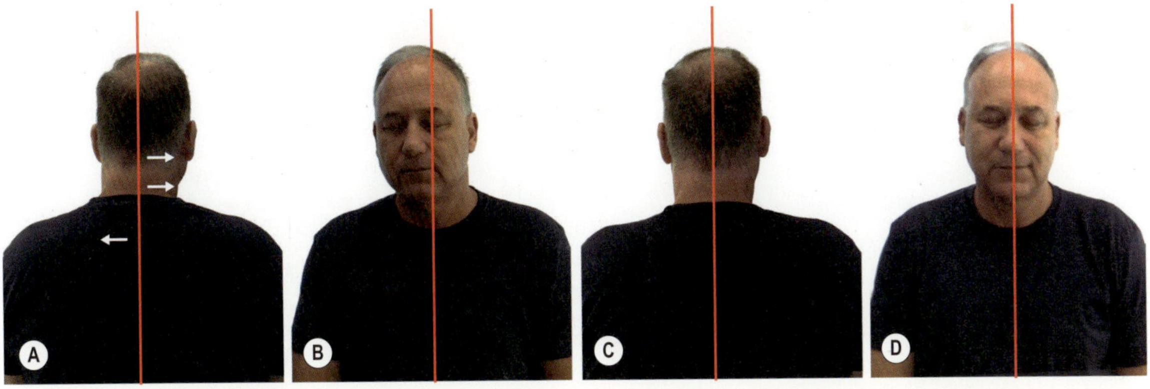

그림 3.24

이 남자는 머리에 주철 그릴에 부딪쳐 4초 동안 의식을 잃었다. 그의 주된 호소는 단기 기억상실, 안개, 두통(사고에 대한 압박) 및 목 경직 증가였다.

(A, B) 앉은 자세 분석은 머리 전체가 오른쪽 회전과 관련된 중심의 오른쪽으로의 변환을 보여 주었다. 두 번째 흉부 고리는 왼쪽으로 전이되고 오른쪽으로 회전하고 C7은 오른쪽으로 전이되고 왼쪽으로 회전했다. C2는 왼쪽으로 전이되고 오른쪽으로 회전했고, 그의 두개골은 그의 쐐기 모양의 합당한 오른쪽 회전과 함께 오른쪽으로 두개내 비틀림 상태에 있었다. 두개 부위는 그의 주요 원인이었고, 제 2 흉추는 2차 원인이였다. 벡터 분석 결과, 좌뇌 소엽의 후부에서 증가된 장력이 나타났으며, 우측 흉부 내장 벡터가 2차 흉추의 교정 및 방출에 주목되었다.

(C, D) 소뇌 대정맥과 경정맥의 정맥 배수를 회복한 후, 환자의 두경부 정렬 개선에 주목하라. 그의 압력 증상은 즉시 완화되었고 머리와 목의 운동 범위가 개선되었다.

왼쪽 및 오른쪽 쇄골의 관상면 위치(올림 또는 내림)와 서로의 회전(전방 또는 후방 회전)에 유의하라. 쇄골의 올림은 전방 회전, 내림은 후방 회전과 함께 결합해야 한다(Pettman 1981, 1984). 두 번째 흉추 고리가 왼쪽으로 회전하고 왼쪽 및 오른쪽 견갑대가 중립으로 유지되는 경우(즉, 흉곽과 견갑대 사이에 독립적인 움직임이 있는 경우), 우측 쇄골은 약간 내림되고(내측 끝과 수평 또는 그보다 낮은 측면 끝) 왼쪽 쇄골에 대해 후방으로 회전해야 하며, 이는 약간 올리고 전방으로 회전한다(그림 3.25 A–C). 이것은 주로 흉골병의 측면 굽힘

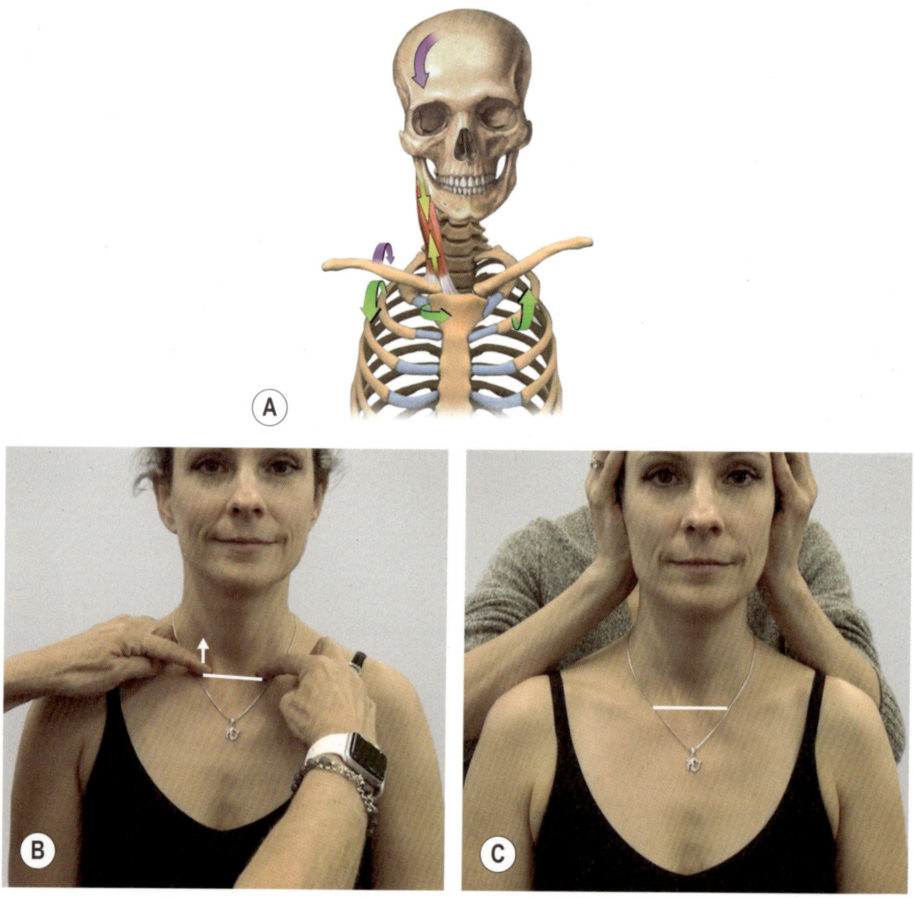

그림 3.25

(A) 이것은 위쪽 사분면에서 일반적인 자세 패턴이다. 흉골병이 회전하고 왼쪽으로 구부러졌다. 두 번째 흉부 고리는 흉골병 회전과 일치하고 가로 평면에서 왼쪽으로 회전한다. (오른쪽 두 번째 늑골은 전방으로 회전하고 왼쪽은 후방으로 회전한다) 흉골병의 측면 굽힘은 왼쪽과 오른쪽 쇄골의 상승에 영향을 주어 오른쪽이 더 내려오고 오른쪽 쇄골의 후방회전과 왼쪽 전방회전을 유발한다. 오른쪽 흉쇄유돌근의 노란색 화살표는 이 근육의 과도한 활성화가 이 자세 패턴을 만들고 있음을 나타낸다. 이 근육질 벡터는 두개골과 목이 오른쪽으로 구부러진다.

(B) 이 여성은 쐐기 모양의 적절한 오른쪽 회전으로 오른쪽 두개내 비틀림을 가졌다. 그녀의 두 번째 흉부 고리는 왼쪽으로 회전한다. 우측 쇄골이 눌려지고 우측 쇄골의 내측 끝이 좌측 쇄골의 내측 끝보다 높다.

(C) 그녀의 두개골 영역은 원인이며 측두골, 후두 및 접형골의 정렬을 교정하면 눈, 두 번째 흉부 고리, 흉골병 및 쇄골의 정렬을 복원한다.

때문이다(그림 3.26 A–E). 견갑대가 두 번째 흉부 고리의 회전을 따르는 경우(즉, 상부 흉부에서 독립적으로 움직일 수 없는 경우), 오른쪽 쇄골이 왼쪽 쇄골에 대해 내밈(protraction)으로 전방회전하며, 이 이면이 들이밈(retractio)과 후방 회전한다.

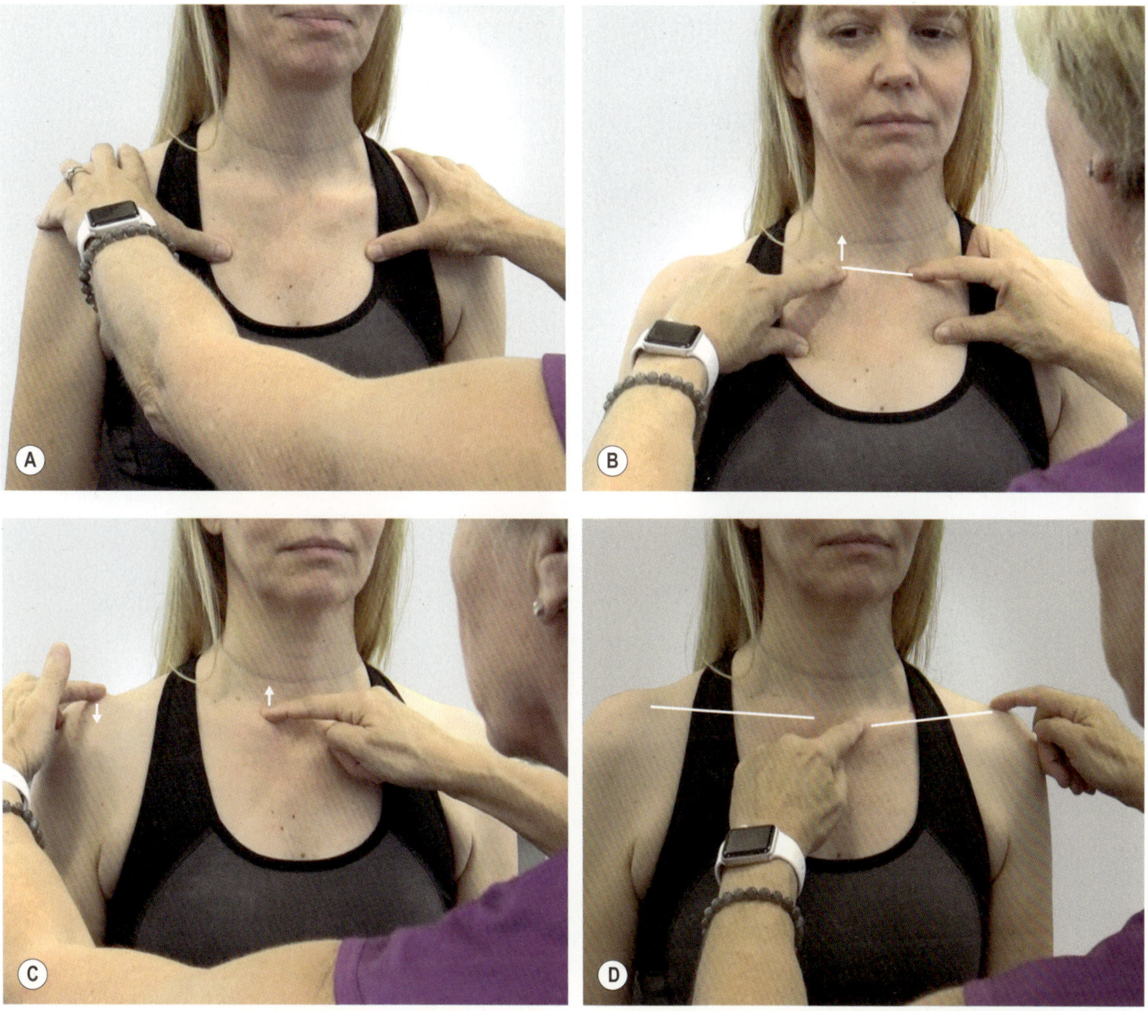

그림 3.26

제2 흉부 고리가 쇄골과 흉쇄관절(복장빗장관절, SCJ)의 정렬과 생체역학에 미치는 영향.

(A) 이 여성의 2번째 흉부 고리를 왼쪽으로 회전시킨다. 오른쪽 제2갈비뼈는 전방으로 회전되고 왼쪽은 후방으로 회전된다. 흉골병은 왼쪽으로도 회전하고 왼쪽 측면으로 굽혀진다.

(B) 흉골병의 왼쪽 측굴 시 우측 쇄골의 내측 끝이 상승되고 SCJ의 내측부와 흉골병의 디스크 사이에서 이 움직임이 일어난다.

(C) 우측 쇄골의 내측 끝이 상승하면 우측 쇄골의 외측 끝이 억제되고, 골운동학적(osteokinematic) 후방 회전이 발생한다.

(D) 좌우 쇄골의 높이를 비교하고, 왼쪽이 더 높아진다.

계속됨

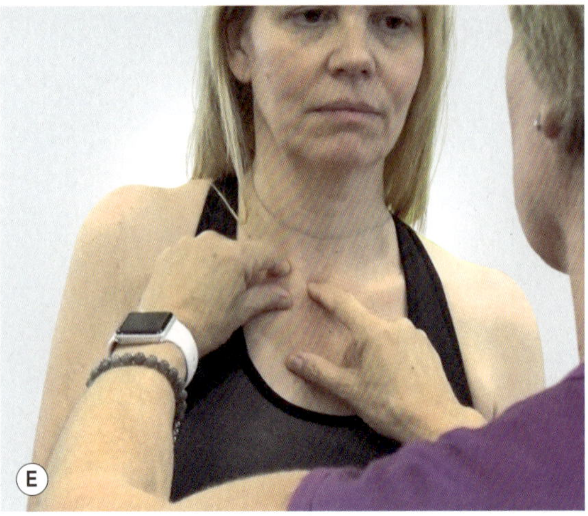

그림 3.26 - *계속*

(E) 흉골병과 2번째 흉부 고리의 정렬은 쇄골 상승 시 흉골병에 대한 오른쪽 쇄골 및 디스크의 내측 끝의 전방 회전을 방지하며 이는 심부와 표피의 근막 장력에 영향을 미친다. 두 번째 흉부 고리의 교정은 SCJ의 생체역학 및 왼쪽 및 오른쪽 쇄골의 정렬을 모두 복원했다.

C7~C2 경추의 왼쪽과 오른쪽에 횡돌기와 과(가지)를 촉진하고 부분 측면 전이와 회전을 기록하라(그림 3.27). C7에서 C2 경추의 왼쪽과 오른쪽에 횡돌기와 과(가지)를 촉진하고 부분 측면 전이와 회전을 기록하라(그림 3.27). C7이 오른쪽으로 전이되면 왼쪽회전과 측굴되며 이것은 오른쪽으로 전이되고 왼쪽 회전한 두 번째 흉부 고리와 일치한다(그림 3.28). C2가 왼쪽으로 전이되면 오른쪽으로 회전하기 때문에 C7 및 두 번째 흉부 고리와 일치하지 않다. 환추(고리뼈)(C1)는 환추축(고리중쇠) 관절(C1,2)에서 C2의 오른쪽 회전

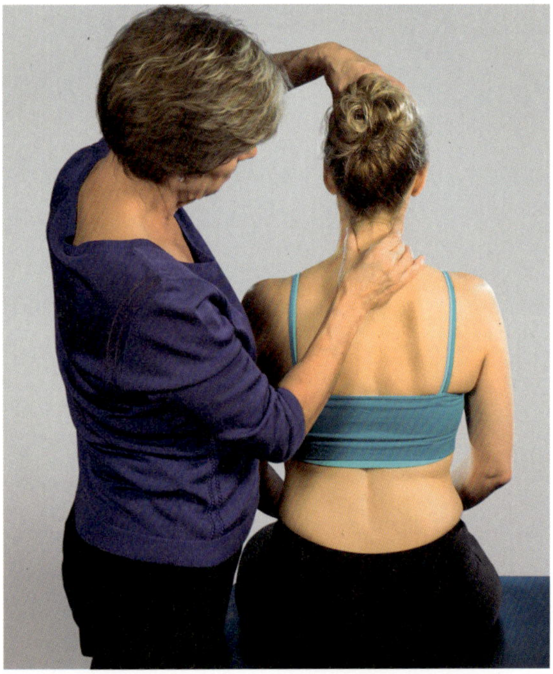

그림 3.27

경추 부분의 위치 검사.

두개골을 안정시키고 C7의 좌우 횡단 과정과 층류를 점진적으로 부드럽게 촉진한다. 각 경부 분절에 대해 C1까지 반복한다. 병진 방향은 회전 방향을 알려준다; 오른쪽으로 변환된 C7도 왼쪽으로 회전하고 측면이 구부러져 있다.

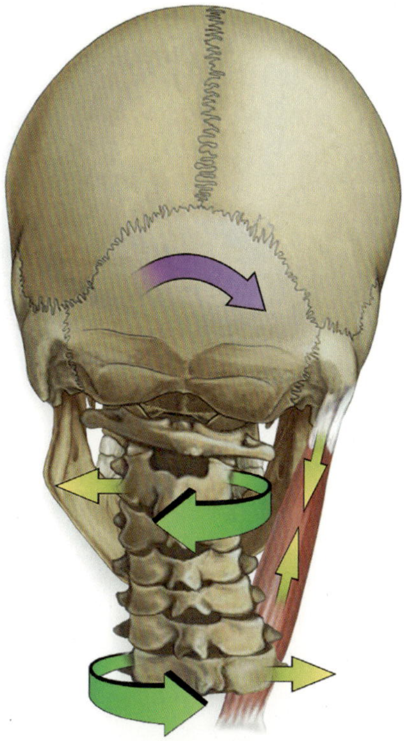

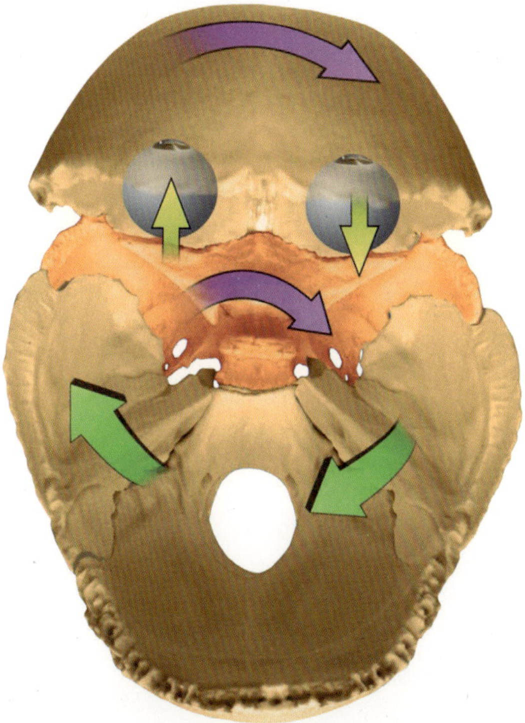

그림 3.28

오른쪽 흉쇄유돌근의 과활성화가 경부 분절에 미치는 잠재적 영향. C7은 오른쪽으로 전이되고 왼쪽으로 회전하고 C2는 왼쪽으로 전이되고 오른쪽으로 회전한다.

그림 3.29

측두골, 후두부, 접형골 및 전두골의 두개내 비틀림 시 적절한 움직임. 오른쪽 측두골은 측두골의 페트로스 부분을 통해 축을 중심으로 후방으로 회전하고(오스티오패스에서는 내부 회전이라고 한다.) 왼쪽 측두골은 전방으로 회전한다(오스티오패스에서는 외부 회전이라고 한다.) 접형골은 측두골의 편평한 부분의 전후 운동을 따라 오른쪽으로 회전한다. 이 동작은 오른쪽 안와를 깊게 한다. 전두골은 접형골(오른쪽 회전)을 따르고 후두부는 후두회전 측두골을 따라 오른쪽 회전한다.

을 방해한다.

마지막으로 주목해야 할 것은 두개내 비틀림(ICT)의 존재(측두골과 후두의 위치)와 접형골의 위치가 후두의 회전 방향과 일치하든지 않는지이다. 측두골은 axis의 몸통 부분을 중심으로 회전한다(그림 3.29). 갈비뼈, 쇄골 및 무명골과 같이 ISM 접근 방식에서의 이러한 움직임을 전방 및 후방 회전이라고 한다. 골다공증 치료에서 이 운동을 외부 및 내부 회전이라고 한다. 우측 측두골이 후방으로 회전할 때, 유양돌기는 전 외측으로 움직인다. 오른쪽 ICT에서 이 운동은 왼쪽 유상돌기가 후방 및 내측 움직임이 왼쪽 측두골의 전방회전과 관련이 있다. 측두골이 서로에 대해 회전할 때, 후두부의 회전은 측두골(골반의 천골처럼)의 후방회전

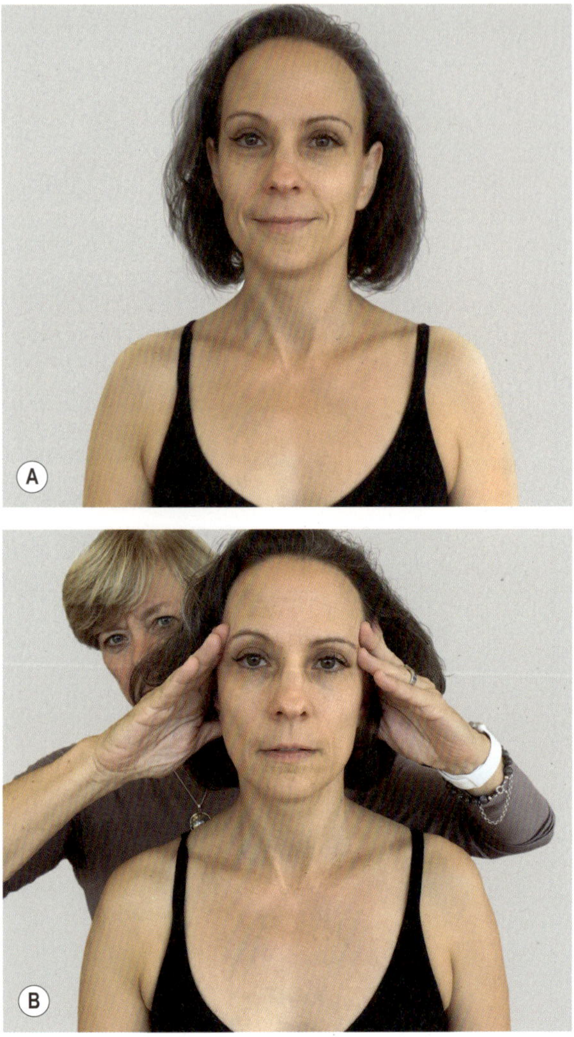

그림 3.30

(A) 이 여성은 왼쪽으로 두개내 비틀림이 있으며, 접형골의 왼쪽 회전이 일치한다. 왼쪽 안와의 심화에 주목하라.

(B) 두개내 비틀림이 수동으로 교정될 때 왼쪽 안와의 깊이와 머리와 목의 정렬에 대한 변화에 주목한다.

을 따른다. ICT의 방향은 후두부의 회전 방향에 따라 명명된다. 오른쪽 ICT는 후방으로 회전하는 오른쪽 측두골, 전방으로 회전하는 왼쪽 측두골, 오른쪽으로 회전하는 후두부로 정의된다. 접형골은 후방으로 회전하는 측두골의 방향을 따라야 하며, 오른쪽 ICT(일치)로 오른쪽으로 회전해야 한다. 이 움직임은 오른쪽 안와를 낮춘고 같은쪽 눈에서(그림 3.30 A & B) 더 깊게 나타난다. 접형골이 ICT와 반대로 회전하면 반대 궤도가 더 깊어진다(그림 3.31 A & B).

첫 번째 기본 기능에 제시된 계획을 계속해 보겠다. 첫 번째 기본 기능 보고:

- **골반:** 왼쪽 횡면 회전(TPR) 및 왼쪽 골반내 비틀림(IPT);
- **고관절:** 왼쪽에 비해 오른쪽 대퇴골두가 앞에 있다;
- **하부 흉부:** 오른쪽 횡단면 회전과 왼쪽 전이되고 그리고 오른쪽 8번 흉추 고리 회전

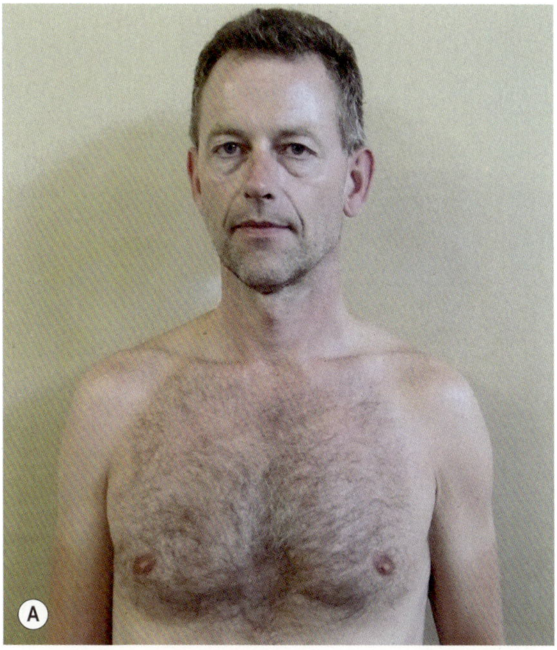

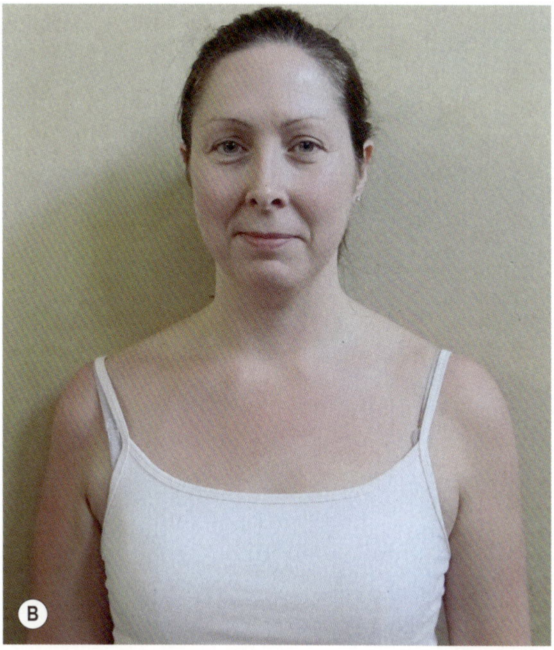

그림 3.31

두개내 비틀림과 접형골이 일치하지 않다.

(A) 이 사람은 자전거를 타다 자동차에 치여 머리에 외상을 입었다. 그는 오른쪽 두개내 비틀림(하악의 중선 우측으로 편차를 표기)을 가지고 있으며, 그의 접형골은 왼쪽으로 회전한다(더 깊은 왼쪽 안와를 표기한다).

(B) 이 여성은 자동차 사고로 운전 중 머리 외상을 입었다. 그녀는 또한 오른쪽 두개내 비틀림과 접형골(깊어진 왼쪽 안와)의 왼쪽 회전을 가지고 있다.

- **중부 흉부:** 왼쪽 횡단면 회전은 오른쪽으로 전이되고 왼쪽 4번째 흉부 고리를 회전한다.

이 행동계획에는 여러 가지 가능한 원인 조합이 제시되었다.

더 나아가 다음 같이 가정해 보자.

- **상부 흉부:** 왼쪽 회전된 2번째 흉부 고리와 관련된 왼쪽 횡단면 회전;
- **쇄골:** 오른쪽 쇄골이 하강하고, 왼쪽 쇄골이 상승하고 앞쪽으로 회전하면서 뒤쪽으로 회전한다.
- **경부:** C7은 오른쪽으로 전이되고 C2는 왼쪽으로 전이되고 오른쪽으로 회전한다.
- **두개골 영역:** 오른쪽 ICT가 접형골과 함께 일치한다.

다음 단계는 이러한 발견의 임상적 관련성(원인 결정)을 결정한 다음, 이 원인을 첫 기능 단위에서 발견된 원인에 대한 교정의 영향을 비교하는 것이다.

상부 흉부 고리 교정
(Upper thoracic ring correction)

환자 옆에서 제 2 흉부 고리를 교정하는 것이 가장 쉽다. 그러나 이 위치에서의 교정이 경부 분절과 두개골 정렬에 미치는 영향을 결정하기 더 어렵다. 환자 옆에서 한 손가락으로 위쪽 흉부 고리(2번과 3번, 때로는 4번)를 교정한다(그림 3.32A). 이 교정의 각 부분을 사용하여 피질체 매트릭스에 대한 감각 입력이 운동신경 출력 변화를 발생시킬 때까지 기다려라. 흉부 고리의 갈비뼈를 전방 회전하여 들어 올리고(이 경우 오른쪽 2번째 갈비뼈) 기다린다. 그런 다음, 제 2 흉부 고리를 점진적으로 반대로 회전시켜 3번째 흉부 고리의 독립적인 움직임을 할 수 있다. 그렇지 않으면, 2번째를 부분 수정하고, 그 다음에 3번째를 부분 수정을 한 다음, 2번째와 3번째를 흉부 두 고리가 완전한 교정이 이루어질 때까지 추가로 수정한다. 위 흉부의 이러한 교정이 경추 분절(이 경우 C7과 C2)의 정렬에 미치는 영향에 주목하라(그림 3.32B). 경추 부위가 자동 교정되면 흉부 상부의 교정을 해제하면 정렬 상태가 악화된다. 경추부위(한 개 이상)의 정렬이 흉부상부 교정 등으로 악화되면 다음 단계는 경추 분절 또는 상흉부의 분절을 교정하고 이 교정이 정렬에 미치는 영향을 평가하는 것이다.

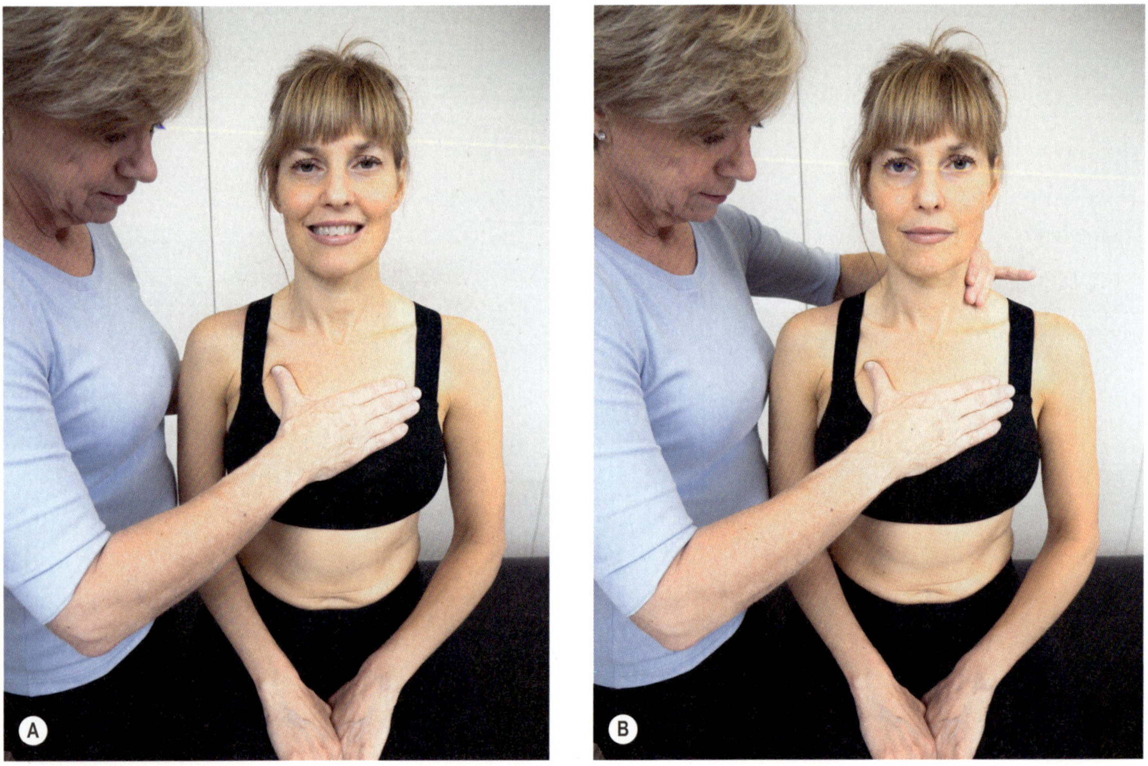

그림 3.32
경부 분절의 정렬에 대한 상부 흉부 고리 교정의 영향. 이 여성은 왼쪽으로 회전된 2번째 흉부 고리와 왼쪽으로 회전된 오른쪽 C7(비일치)로 전이되어 있다.

(A) 오른쪽 흉부(오른쪽 두 번째 갈비뼈의 앞쪽 회전)을 조심스럽게 들어 올리고 흉부 고리를 오른쪽으로 뒤로 약간 돌리면서 두 번째 흉부 고리를 교정한다. 신경계 감각 입력이 이러한 변화에 응답할 때까지 기다린다.

(B) 이러한 제 2 흉부 고리 교정이 C7 정렬에 미치는 영향은 교정 및 이완 동안 C7 위치 변화를 촉진함으로써 주목된다. 변화가 발생하지 않았다.

경추 분절 교정
(Cervical segmental correction)

앞손으로는 상흉부 고리를 뒷손의 엄지, 검지, 중지로는 경부의 횡돌기와 가지를 촉진하여 모니터링한다. C7을 점진적으로 들어 올리고 기다린다. 그 다음, 경추 분절을 교정하고 내측에서 변형이 자동으로 발생하는 것을 기다려라. 관절 및 강한 근막계 손상은 경부 근절이 자동 교정되는 반면, 신경 및 내장계는 그렇지 않다. 일단 경추 분절이 정렬되면, 이 교정이 상부 흉부의 정렬에 미치는 영향에 주목한다(그림 3.33). 그리고 아직 최적화되지 않은 다른 경추 분절이 있는 것을 알아라(우리 시나리오의 C2). 교정을 해제하고(C7) 상흉부와 다른 경추분절의 반응을 기록하라. 상흉부나 C2의 자동교정을 느끼는 것보다 C7 교정을 해제할 때 상흉부가 최적화되거나 C2가 돌아오는 것을 느끼는 것이 더 쉽다. C2를 수정하는 과정을 반복한다.

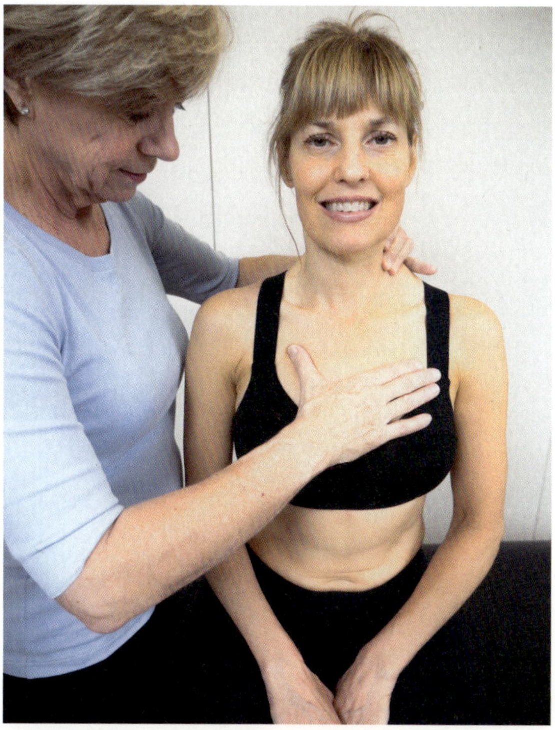

그림 3.33

상흉부 고리의 정렬에 대한 부분 경부 교정의 영향.

그림 3.32와 같은 개인은 왼쪽 회전된 2번째 흉부 고리와 왼쪽 전이되고 오른쪽으로 회전한 C7을 가지고 있다. 제2 흉부 고리의 정렬을 수정하는 것은 C7의 정렬에 영향을 미치지 않았다(그림 3.32B). 제2 흉부 고리의 정렬을 수정하는 것은 C7의 정렬에 영향을 미치지 않았다(그림 3.32B). C7의 정렬을 바로 잡으면 즉시 그녀의 두 번째 흉부 고리의 정렬이 회복되었다.

경추 분절과 상흉부 사이에는 다음과 같은 여러 가지 교정 효과가 가능하다.

- 상흉부의 교정은 모든 경부 분절을 자동 교정한다. 상흉부는 1차적인 드라이버이다.
- 상흉부의 교정은 경부 분절의 정렬을 악화시킨다. 상흉부는 1차적인 드라이버가 아니다.
- 상흉부의 교정은 경추 분절의 부분 교정을 가져온다. 상흉부는 다른 영역(두개 또는 경추)에 보조 원인을 가진 1차 드라이버일 수 있다.
- 하부 경추 분절을 수정하면 상부 경추 분절이 완전하거나 부분적으로 개선되어 자동 수정된다. 하부 경추 분절은 완전한 교정이 발생할 때 1차 드라이버이며 부분 교정만 발생할 때 흉부에 대한 공동 드라이버이거나 2차 드라이버이다. 상흉부와 하부 경추 분절의 공동 수정은 이 두 영역 사이의 관계를 결정하고 종종 두 영역 사이에 벡터가 발견된다.
- 상부 경추분절을 교정하면 하부 경추분절과 상흉부가 자동 교정된다. 그러나 두개골은 교정되지 않다(목에 비해 측굴을 유지). 두개골 영역이 원인이고 ICT가 있는 경우, 아틀라스는 후두의 회전을 따라 회전하고 C2는 고리중쇠 관절 아래에서 회전하여 보상한다.

두개골 교정 (*Cranial correction*)

두개 교정(두개, C1, C2)은 양손을 모두 필요로 한다. 따라서 환자는 상흉부의 정렬과 중 · 하흉부, 골반, 엉덩이, 하지의 어떤 변화도 목격하기 위해 '제 2의 치료사'로 자주 사용된다. 환자에게 제 2 흉부 고리와 C7 척추를 모니터하는 방법을 가르쳐라(그림 3.34).

접형골이 ICT와 일치하여 회전하면 두개골 교정은 측두골에 집중되며 접형골의 특별한 공동 교정이 필요하지 않다. 두 손가락을 뾰족하게 하여 위를 가리키고 엄지가 외전된 상태에서, 후두유양돌기의 봉합을 따라 두개골 왼쪽과 오른쪽 유양돌기(그림 3.35 A & B) 중간부분에 엄지를 놓는다. 유양돌기를 옆으로 점진적으로 당겨 봉합을 분리하라. 기다려라. 유양돌기로 당겨진 ICT의 후방, 내측 앞쪽과 측방향을 역회전하라. 기다리고, 기다리고, 기다려라. 손에서 늘어나는 감각이 나타나기를 기다려라. 후두개골이 공기로 가득찬 것 같은 느낌이다. 그 다음 C1와 C2도 하나씩 두개골 중심에 두어라.

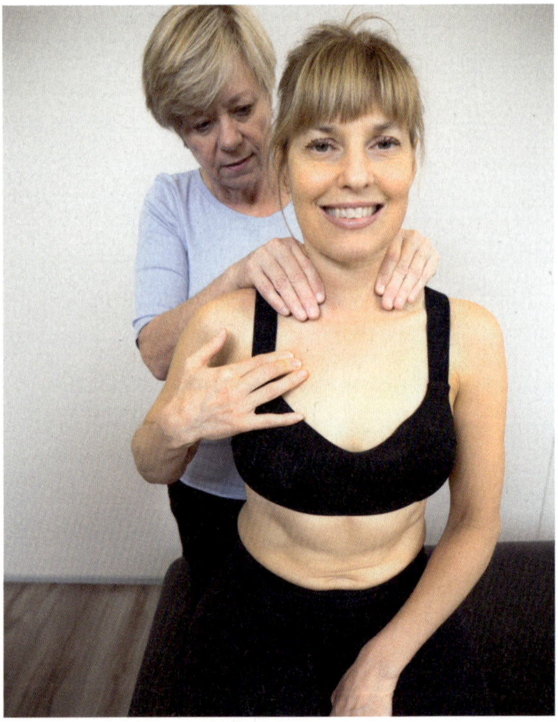

그림 3.34
환자는 치료사가 C7을 교정할 때 오른쪽 2번째 갈비뼈를 통해 2번째 흉부 고리의 정렬을 모니터링하고 있다.

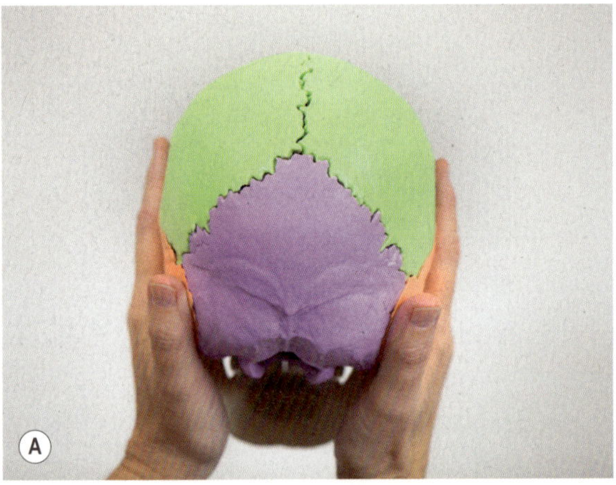

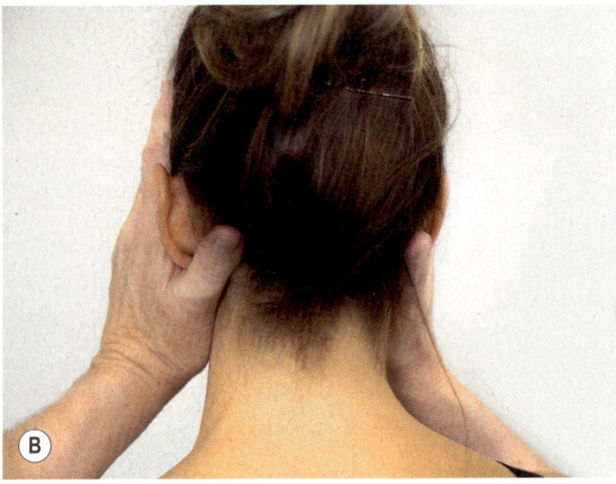

그림 3.35
같이 회전하는 두개내 비틀림과 접형골의 관계를 교정하기 위한 손배치.
(A) 엄지손가락은 유양돌기와 후두 유양돌기 봉합을 따라 내측으로 배치된다.
(B) 손가락은 나머지 두개골에 부드럽게 놓는다.

환자에게 제 2 흉부 고리와 C7의 정렬에서 어떤 움직임이나 변화를 발견했는지 물어보라. 두개골 교정을 해제하고 상부 흉부와 C7의 최적 정렬이 되돌아갔는지 평가한다.

접형골이 ICT와 일치하지 않게 회전하면 측두골 교정은 접형골이 회전하는 쪽 접형골 비늘봉합(sphenosquamous suture)의 분리가 선행된다. 양 손가락을 뾰족하게 하여 위를 가리키고 엄지가 외전된 상태에서, 엄지 전체를 후두 유양돌기 봉합을 따라 유양돌기 왼쪽과 오른쪽 옆에 놓아라. 이제 접형골의 큰 날개를 손가락이 닿을 수 있는 대로 만져보라(그림 3.36 A & B). 접형골의 큰 날개를 부드럽게 앞으로 밀어서(눈 쪽으로) 접형골 비늘봉합을 분리한 후, 엄지로 후두골 슈쳐를 분리한 다음, 기다려라, 측두골을 역회전시켜라. 두개골 교정을 완료하려면 두개골을 C1와 C2 중심 위에 두라.

쇄골과 견갑골의 교정
(Clavicle and scapula correction)

쇄골은 흉쇄 관절을 감압한(쇄골을 측면으로 분리) 다음 뼈를 약간의 높임과 중립 회전으로 재배치하여 교정한다. 이것은 때로 견갑골의 교정과 함께 이루어진다(Watson et al. 2009). 앞손의 손가락은 쇄골을 분리하고 회전시키는 동안(그림 3.37A) 엄지손가락은 견갑골 관절와의 아래쪽 측면을 지지한다. 그런 다음 뒷손은 견갑골 회전(중간, 측면, 위쪽), 기울기(대부분 후면)를 제한하고, 양손은 적절한 높이로(그림 3.37B) 견갑대에 위치시킨다. 견갑극은 약간 거상된 쇄골의 3번째 갈비뼈 높이에 있어야 한다. 이 교정이 상, 중, 하 흉부 범위(VM, VS, VC), 골반 또는 엉덩이, 경추 분절 및 두개골에 미치는 영향은 두개골, 경부 및 흉부 정렬과 견갑대 위치 관계를 결정하는 것으로 알려져 있다. 흉부가 원인일 때, 쇄골과 견갑골을 교정하는 것은 흉부 고리의 정렬을 개선하지 못한다. 견갑대가 원인일 때,

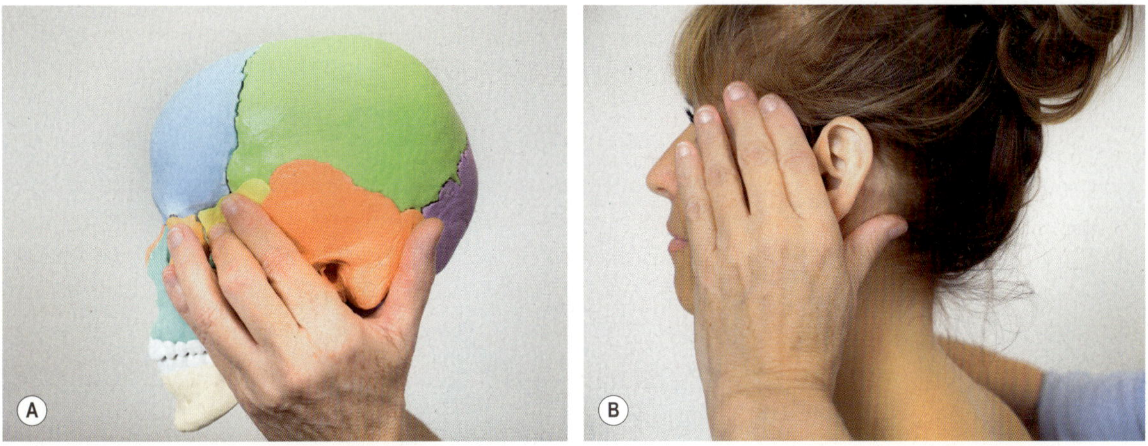

그림 3.36

부적합하게 회전된 접형골과 관련된 두개내 비틀림의 교정을 위한 손 배치.

(A) 검지 또는 중지부는 접형골의 큰날개(greater wing)를 향하여 회전되는 쪽에 촉진한다.

(B) 후두 유양돌기 봉합을 감압하기 전에 접형골의 큰날개를 눈쪽으로 점진적으로 밀어서 접형골 비늘봉합을 감압한다.

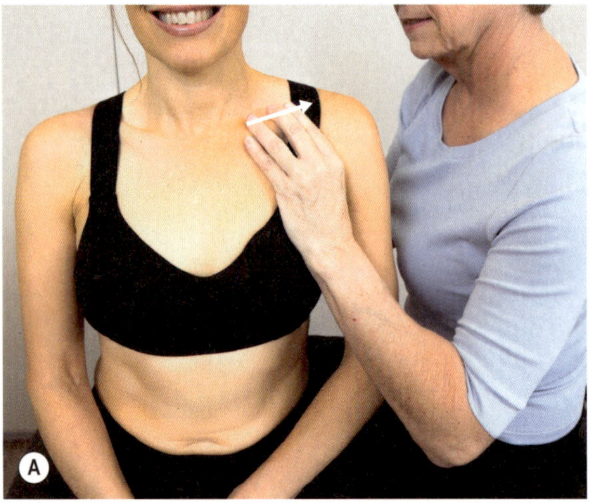
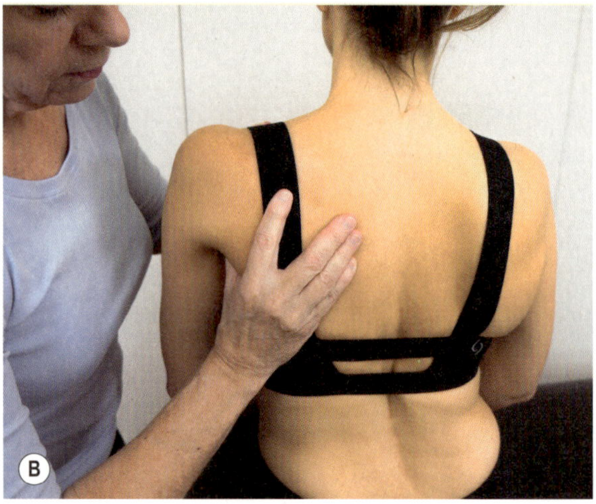

그림 3.37

견갑대 교정.

(A) 앞손 엄지손가락은 견갑 관절와 아래부위(inferior glenoid)를 받치고, 손가락은 흉쇄관절을 멀어지게 하여 쇄골(화살표) 회전을 교정한다.

(B) 견갑골의 거상, 경사, 회전을 뒷손이 교정한다.

쇄골과 견갑골의 정렬을 교정하면 흉부 고리가 교정된다. 견갑대와 VS와 VM 흉부 고리 사이의 벡터를 발견하여 한 영역을 교정하면 다른 영역(공동 드라이버)이 교정되는 것은 드문 일이 아니다.

흉곽과 견갑대의 위치를 교정하면 견갑골에 상대적인 상완골의 위치에 영향을 미칠 수 있다. 편한 자세에 있는 상완골두와 견관절의 관계에 대해 기록한다(그림 3.38). 상완골두의 1/3 이상이 견봉 앞쪽에 있어야 하며 전 · 후 삼각근이 동시에 쉬고 있어야 한다. 흉곽과 견갑대가 교정될 때 상완골두가 정렬되어 가는 것에 주목하라. 이것은 항상 이런 것은 아니지만 관절와상완관절(glenohumeral joint)에서 기록된 위치 변화를 가져온다.

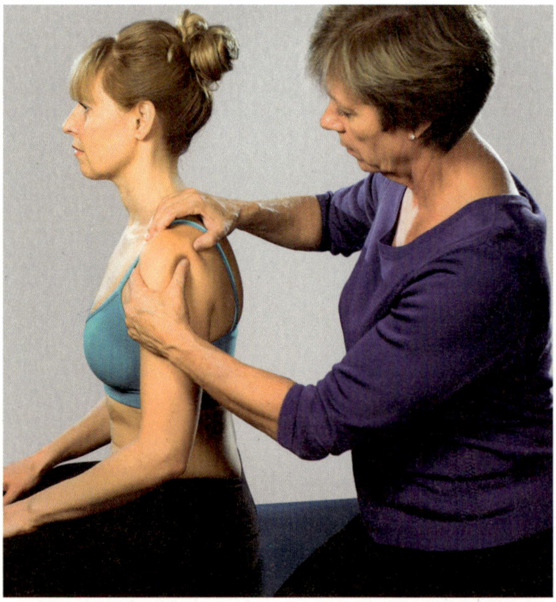

그림 3.38

상완골두 위치 검사. 상완골두의 1/3 이상이 견봉의 앞쪽에 있어야 한다.

두 번째 기능 유닛에서 드라이버나 드라이버들이 결정되면 이 교정이 첫 번째 기능 유닛에서 명시된 원인에 미치는 영향을 평가하라. 하나가 다른 것을 교정하는가? 그렇다면 치료를 우선해라. 그렇지 않다면 둘 다 치료해야 한다.

하지(*Lower extremity*)

대퇴골, 경골, 거골, 종골 관상면에서의 관계를 주목하라(그림 3.39 A-D). 서 있을 때 경골(무릎 신전 시 normal screw-home mechanism biomechanics)은 대퇴골에 비해 외회전해야 한다(그림 3.40 A & B).

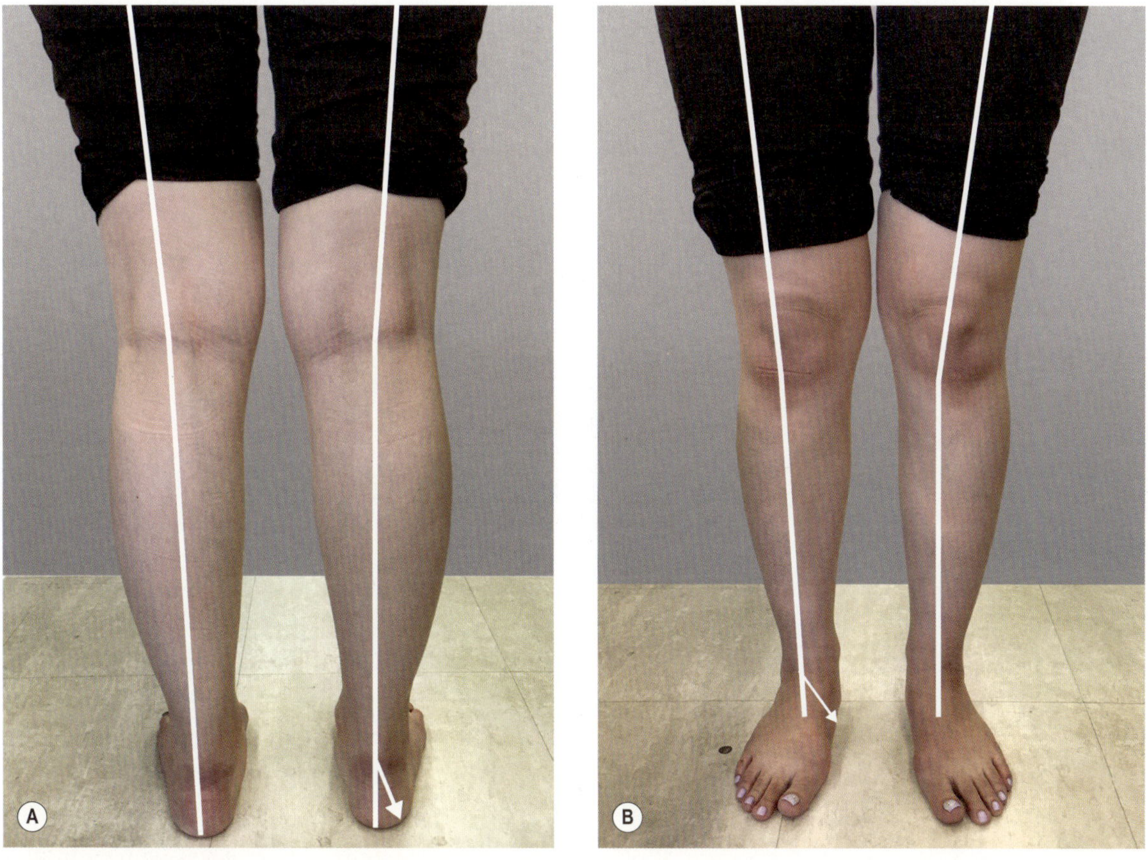

그림 3.39

발과 다리의 관상면에서의 관계.

(A) 뒷면. 왼쪽 경골과 대퇴골 사이의 외반슬과 벌림 증가에 주목하라. 왼쪽 대퇴골은 또한 횡단면에서 내측으로 회전한다. 왼발은 경골아래에 후족부(hindfooit)에 두어 관상면 방향으로 이러한 변화를 보상배치한다. 오른쪽 대퇴골과 경골은 왼쪽보다 수직 방향(즉, 외반슬이 적음)이지만 오른쪽 후족부는 경골 아래에 잘 위치하지 않는다. 종골은 지나치게 과다하게 눌려 있다.

(B) 정면. 오른쪽 중심 관절에서 질량 중심의 변위가 분명히 보인다.

거골은 족저굴곡 및 내전, 중족골은 외전된다(신체 중앙선에 상대적). 제 1 발가락(제 1 중족골 및 제 2 중족골에 비해)이 내전된다. 중족골도 왼쪽 발에서 약간 외전된다.

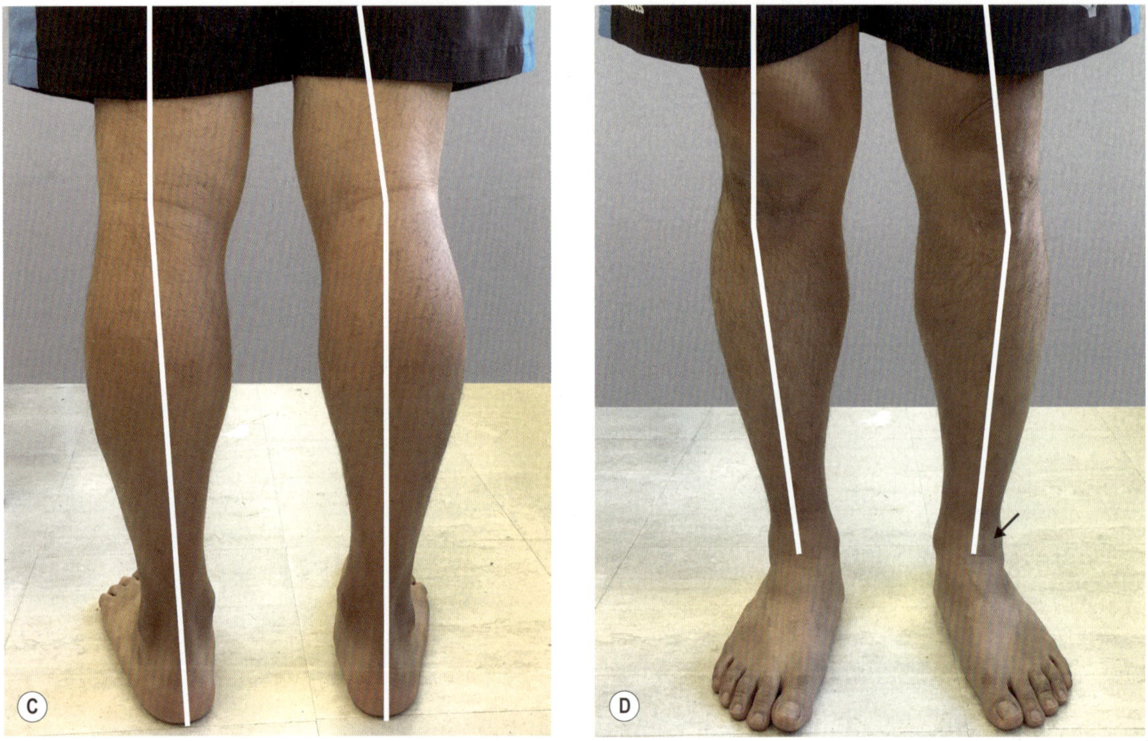

그림 3.39 *–계속해서*

(C) 뒷면에 대한 다른 문제. 왼쪽 대퇴골과 경골과 종골의 관상면 관계는 왼쪽에서 최적이다. 오른쪽 거골은 지나치게 족저굴곡, 내전되어 있고 따라서 종골은 외반되었다.

(D) 정면, 좌측 거퇴관절(talocrural joint)(화살표)의 전방 측면 주름에 주목한다. 이 발견은 왼쪽 거골이 족저굴곡 및 내전과 관련하여 기울어졌음을 암시한다.

슬개골 위치에 주목하라: 무릎밑 힘줄에서 발목을 향해 내려다 보면 거골을 이등분할 수 있다. 발목관절에서 거골의 기울어진 부분(중간 또는 측면)과 거골 아래 종골의 과도한 외반에 주목한다.

지나치게 외반되어 있는 종골은 종종 발바닥이 뒤틀려 발이 내전되어 아치가 소실되는 것과 관련이 있다. 발 내측과 외측 사이의 길이에 대칭이 있나 주목하라. 한쪽이 부리모양이나 C자 모양 발로 보이는가? 중족골의 가로 아치 손실과 중족골들의 관계가 발가락과의 편차와의 관계에 주목하라.

본문의 목적인 흉부와 발을 포함한 신체 전체의 관계를 파악하기 위해서 뒷발 교정이 무릎, 고관절, 골반, 흉부에 미치는 영향을 평가하는 것만으로도 적절하다. 일단 발이 원인으로 결정되면, 이 본문의 범위 밖에 있는 발을 완전히 평가하는 것이 바람직하다.

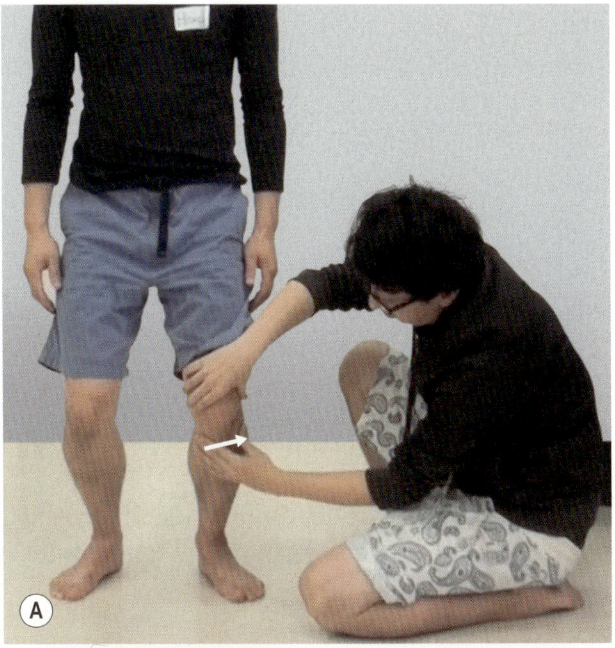

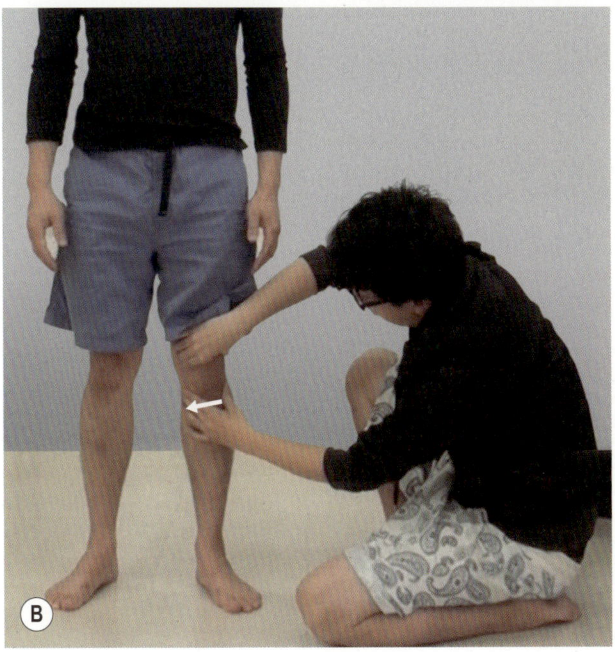

그림 3.40

서 있을 때 무릎관절.

서 있을 때 무릎의 경골은 대퇴골에 상대적으로 외회전되어 있어야 한다. 무릎관절 굴곡이 시작되면 경골은 즉시 내회전한다.

(A) 체중부담이 무릎굴곡과 신장에서 발생하는 선회 회전을 결정하기 위해 무릎의 서있는 자세에서 환자가 약간 쭈그리고 앉게 하고 무릎굴곡 초기 단계에서 경골의 회전방향을 주목한다. 이 피험자는 무릎 굴곡의 초기 단계에서 경골이 외회전한다는 점에서 부적합한 선회 회전을 한다.

(B) 기립 위치일 때 경골이 확장되면서 내회전한다. 일본에서는 이를 'reverse screw–home movement'이라고 부르며, 이 작업에 대한 최적 정렬과 생체역학이다.

Ishii와 Yamamoto(2008)는 무릎 신전 동안에 20~65세의 건강한 대상자 사이에서 20%가 열린 운동 사슬(open kinetic chain)되는 것을 발견했다. 많은 다른 원인들이 이 선회 회전(conjunct rotation)의 방향을 즉시 바꿀 수 있다.

후족부 교정(*Hindfoot correction*)

교정할 수 있도록 발 옆에 무릎을 꿇어라. 환자의 체중을 반대 발로 전이시킨 다음 발 옆의 발목을 발바닥에 구부려 중족골두에 체중을 지탱하도록 한다(그림 3.41A). 양손으로, 거퇴관절내 거골 중심을 잡아 내측과 측면으로 기울어지지 않도록 한다. 한 손으로는 이 자세를 유지하고 다른 손으로는 종골을 잡는다. 종골을 거골에서 분리하고, 거골하 관절을 중립위치로 뒤집었다 엎었다 해본다(그림 3.41B). 그런 다음, 환자에게 뒷발 교정을 유지하면서 천천히 발뒤꿈치를 바닥쪽으로 낮춰라. 이 교정이 무릎, 슬개골 및 다른 부분에 원인의 위치에 미치는 영향에 유의하라.

이 발 정렬을 유지하고 다른 발을 교정해 보라. 만약 뒷발을 교정(발이 어떻게 되든 상관없이)하는 것이 몸 전체의 서있는 자세에 가장 적합한 교정이라면, 치료는 발의 기능(정렬, 생체역학, 제어)을 향상시키는 데 초점을 맞추어야 한다. 발은 종종 보조 드라이버이며 치료가 진행됨에 따라 1차가 될 수도 있다.

다른 두 가지 기능 유닛의 원인을 수정하고 뒷발 위치에 미치는 영향을 기록하라. 이렇게 하면 드라이버가 치료를 시작하기 가장 좋은 위치를 확인할 수 있다. 드라이버들은 치료가 진행됨에 따라 바뀌어야 한다는 것을 기억하라.

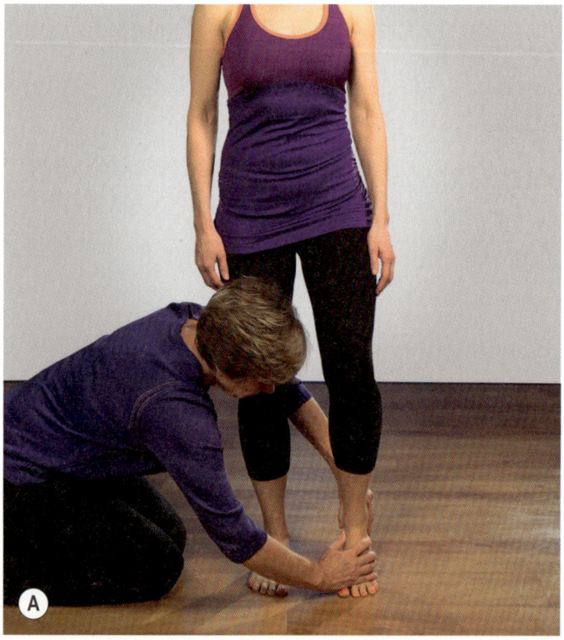

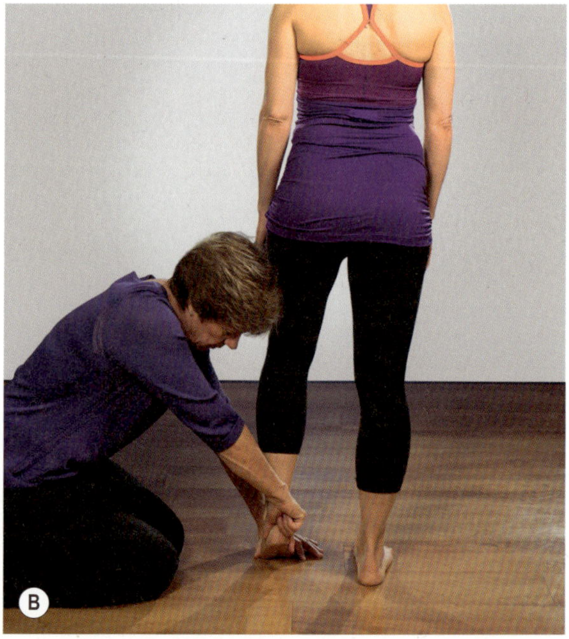

그림 3.41

후족부 교정(Hindfoot correction).

(A) 발이 부분적으로 체중을 지탱하면서, 발목관절 내 거골의 중립을 잡는다.

(B) 거골을 잡고, 종골의 내반 또는 외반으로 중립시킨다. 환자가 발을 바닥으로 되돌려 놓을 때 거골과 종골 위치를 유지한다.

스쿼트(Squat)

스쿼트는 일반적으로 많은 의미를 갖는 과제의 선별 과제로 평가된다. 팔 움직임이나 눈 추적이 없는 간단한 스쿼트에 대한 최적의 역학관계는 표 3.6에 있다.

스쿼트 분석은 스쿼트하는 동안 모든 서 있을 때 3가지 기능 유닛과 그 행동(즉, 어떻게 변화하는지) 부적절한 주된 정렬위치를 평가함으로써 시작된다. 개선(즉, 스쿼트 중 최적으로 수행)되는 기립자세는 최적 정렬 부위는 무시되며, 이 작업에 대해 최적으로 정렬된 상태를 유지하거나 과제 중에 악화되는 것이 평가된다.

골반조절이 불량한 것은 쭈그리고 앉아 있는 동안 흔히 볼 수 있으며 종종 흉부에서 이러한 손상을 일으킨다.

스쿼트에서 골반조절 검사 *(Pelvic control test in a squat)*

서있는 동안, 엄지로 천골의 아래쪽 측면 각도를 촉진한다. 다른 손으로는 손끝으로 장골능을 촉진하여 손이 엉덩이에 닿을 수 있게 한다(그림 3.42). 엄지손가락은 척추의 장골 위뒤쪽을 촉진할 수 있지만 집중은 계속 엄지에만 하지 않다. 환자에게 체중을 반대쪽

표 3.6
스쿼트에 대한 최적의 역학관계

골반(Pelvis)	횡단면 및 관상면에서 중립을 유지하고 시상면에서 전방으로 기울어야 한다. 골반이 회전하거나 기울어지기 시작하면 둘 다 스쿼트 초기 단계에서 정확해야 한다. 천골관절이 자제력을 잃지 않아야 한다. 볼기뼈는 천골에 비해 양쪽이 후방으로 회전되어야 한다.
고관절(hips)	굽힘되어야 한다. 대퇴골두가 관골구에 대해 전방으로 변환되기 시작하면 스쿼트의 초기 단계에서 중심을 잡고 전체적으로 중심을 유지해야 한다.
무릎(Knees)	굽힘되어야 한다. 무릎이 완전히 신전될 때 경골은 스쿼트의 초기 단계에서 대퇴골에 대해 내회전해야 한다.
후족부(hindfoot)	거퇴관절은 발의 회내의 일환으로 종골에 대해 회내, 발목관절에 대해 족저굴곡되어야 한다. 발은 중족부와 전족부로서 두 번째 중족골 주위에서 회전(fan)될 때 길어야 한다. 발가락은 중족골과 일치하여 신전되어야 한다.
흉곽(Thorax)	모든 영역은 횡단면, 관상면에서 중립을 유지해야 한다. 단위로서의 흉부는 골반의 전방 기울기를 따라야 하지만 전방이나 후방으로는 더 기울어지지 않아야 한다. 흉골병결합(manubriosternal symphysis)은 치골결합 위에 있어야 한다.
두개영역 (cranial region)	눈이 바닥이 아닌 표적에 고정되지 않는 한, 머리는 모든 평면에서 목과 흉곽 위에서 중심을 유지해야 한다. 그런 다음 두개척추 영역은 경부 분절로 표적을 확장하거나 따라간다.
견갑대 (Shoulder girdle)	쇄골이 약간 상승된 상, 중 흉부와 일치해야 하며, 견갑골은 제 3 흉부 고리의 수준에서 견갑극과 함께 약간 위쪽으로 회전한다.

으로 옮기게 하라. 촉진하지 않는 쪽을 다시 억제하기 위해 평가받는 쪽으로 전이하라. 볼기뼈는 천골에 대해 후방으로 회전해야 하며 손 사이에 아무것도 느껴지지 않아야 한다(Hungerford et al. 2004, 2007). 이것은 조절된 천장관절(SIJ)이다. 골반 제한이 있을 경우, 환자에게 쭈그려 앉으라고 한다(그림 3.43). 스쿼트가 깊어질 때 골반은 후방으로 기울어질 수 있지만, SIJ는 절대 제어력을 상실해서는 안 된다. 볼기뼈는 항상 천골에 대해 후방으로 회전해야 한다. 반대쪽에서 테스트를 반복하라.

스쿼트에서 골반 조절에 대한 흉곽의 영향 *(Impact of the thorax on pelvic control in a squat)*

정렬 결과는 서있는 상태에서 이미 기록되었지만, 서있는 것이 의미적 과제가 아니라면 드라이버(driver)는 결정되지 않았을 수 있다. 서 있을 때 발견되는 가장 크게 회전되고 전이된 흉부 고리를 촉진하고 스쿼트 자세에서의 행동(개선되거나 나빠진)을 주목하라(그림 3.44). 스쿼트에서 개선된 회전되고 전이된 흉부 고리는 무시될 수 있다. 정렬이 최적화되지 않고 악화되는

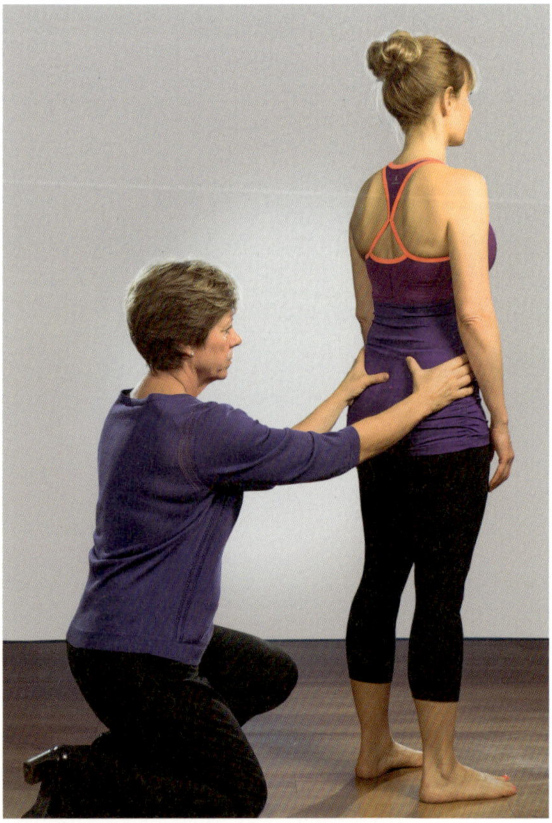

그림 3.42

천장관절의 조절을 평가하기 위한 손 배치.

엄지손가락은 천골의 아래쪽 측면 각도를 촉진하고 다른 손의 손가락과 엄지는 동측 장골을 촉진한다.

이 손의 손바닥은 엉덩이에 놓여 있다.

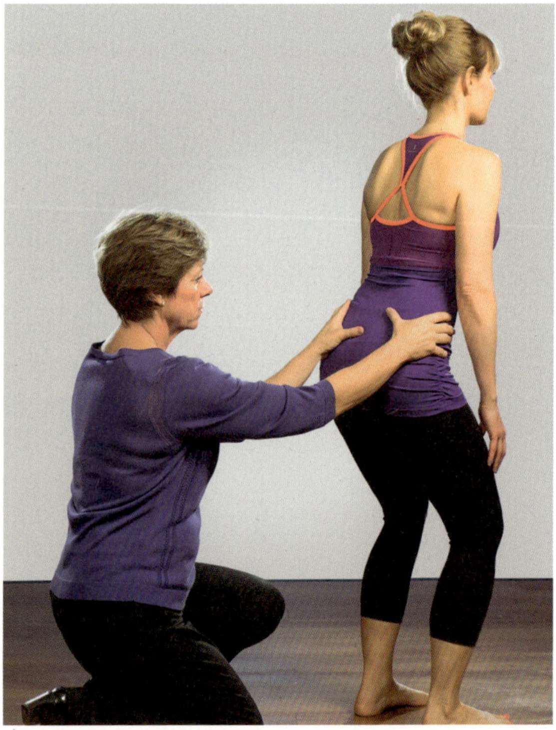

그림 3.43

천장관절은 스쿼트 중에 움직이지 말아야 한다. 골반은 처음에는 앞쪽으로 기울어져야 하고(고관절 굴곡), 천골은 왼쪽과 오른쪽 볼기뼈 사이에 간격을 유지해야 하며, 골반의 골반내 비틀림이나 횡단면 회전은 과제 동안 발생해서는 안 된다.

흉부 고리는 교정이 필요하며, 이 교정이 골반제어에 미치는 영향을 기록하자. 항상 인접한 두 개의 전이되거나 회전된 흉부 고리가 붙었는지 확인해야 한다. 흉부 고리 교정은 한 손으로 고정하는 동안 다른 손으로 천장관절을 촉진한다(하부 외측각을 엄지손으로 골반능을 다른 손으로 또는 볼기뼈 위에). 흉부가 1차 드라이버인 경우 흉부의 교정으로 골반제어가 완전히 복원된다(그림 3.45). 골반이 2차나 공동 드라이버인 경우는 골반제어 손실은 스쿼트 시 발생한다. 모든 교정을 하면서 환자에게 지금하는 동작이 나은지, 더 나쁜지, 변화가 없는지 물어본다. 더 나아진다면, 환자에게 어떤 방식인지 물어봐라. 환자가 새로운 신경 태그를 만들어 집에서 운동훈련 연습을 통해 감각을 기억하고 재창조하도록 도와준다. 이 과제에 대한 반복 실행은 더 나은 방법이다. 그리고 새로운 신경 태그가 시냅스 덩어리의 효율적으로 사용하는 것이다(Moseley & Butler 2017).

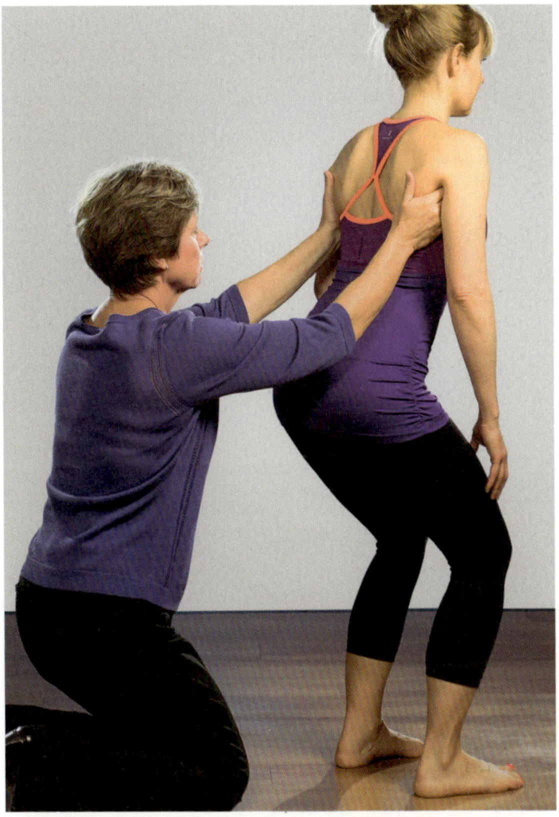

그림 3.44

모든 흉부 고리는 스쿼트 중에 골반 위에 정렬되어 있어야 한다. 흉부 고리는 간단한 부하 없는 스쿼트 작업 중에 전후로 기울어지거나 변화 및 회전해서는 안 된다.

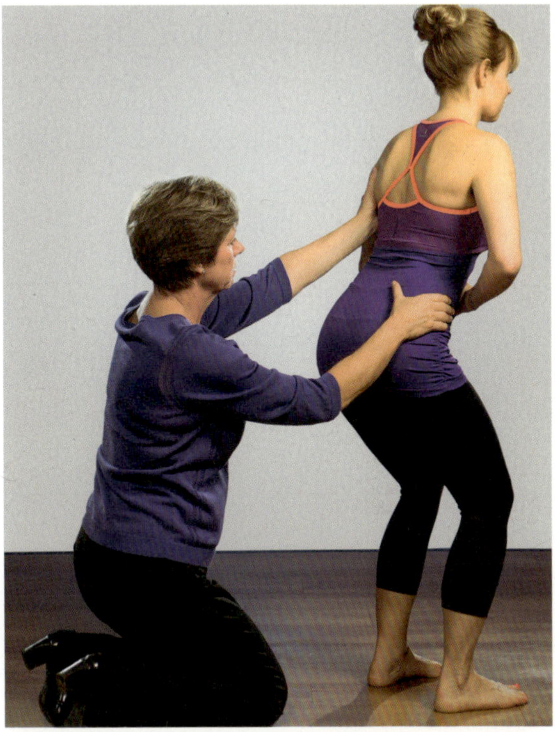

그림 3.45

단일 흉부 고리 교정(이 주제에서 왼쪽으로 변환되고 오른쪽으로 회전되는 척추 영역)이 스쿼트 작업 중 오른쪽 천장관절의 제어에 미치는 영향을 평가한다. 치료사는 이전에 이 작업에서 오른쪽이 천골보다 먼저 회전한다고 결정했다(즉, 통제력을 상실함). 따라서 흉부 고리가 교정될 때 볼기뼈가 천골에 대해 전방으로 계속 회전하면 천장관절은 여전히 통제력을 잃고 있다. 그러나 흉부 고리를 교정하여 쭈그리고 앉는 동안 천골에 대한 볼기뼈의 움직임이 없다면(고관절은 대퇴골에 비해 전방으로 기울어져야 한다), 이 교정은 운동조절 억제변화를 가져오고 천장관절 제어가 복원되었다.

골반 조절이 흉곽 정렬에 미치는 영향
(Impact of pelvic control on alignment of the thorax)

골반은 벨트, 테이프 또는 환자의 손으로 천장관절과 치골결합 요법을 압박하여 수동으로 제어할 수 있다. 흉부 고리의 정렬이 이 교정에 미치는 영향을 평가하기 전에 천장관절이 잘 제어되었는지 확인하라. 흉부 고리의 교정이 골반 조절을 회복시켜 흉부의 정렬이 향상되는 경우, 쭈그리고 앉아 있는 동안 흉부 고리가 악화되는 것으로 보이면 골반이 드라이버이다. 흉부 고리가 골반제어가 되는 동안 계속 전이와 회전이 일어나면, 골반은 주요 드라이버가 아니다.

원인이 처음 스쿼트에서 기능적 움직임이 발견되면, 두 번째 및 세 번째 기능적 움직임에 대해 교정을 반복하여 스쿼트에 대한 전체적인 신체 기능을 개선하기 위해 최적의 위치를 결정한다.

앉아서 머리, 목, 흉부 회전
(Seated head, neck, and thoracic rotation)

앉거나 서있을 때 머리, 목 및 흉부회전 검사는 많은 의미가 있는 일반적인 검사 작업이다. 표 3.7은 머리, 목, 그리고 흉부의 왼쪽 회전을 위한 최적의 생체역학을 설명한다. 머리와 흉부가 천골 위에 정렬되어 있을 때 발생 가능한 머리, 목, 흉부 회전에 대한 전이 폭에 유의하라.

환자가 더 회전할 수 있더라도 이것이 기능적 회전의 한계이다(그림 3.46 A & B). 목과 흉추에 형성된 C–곡선의 품질뿐만 아니라 횡단면(전후 기울기 또는 측면 굽힘 없이)에서 순수하게 회전하는 두개골의 능력을 관찰한다. 좌우로 전이되는 진폭을 비교한다. 척추 곡선의 편평하거나 삐걱거리는 부위에 유의하라(그림 3.47 A & B). 이곳에서 부정확한 회전이 종종 일어나고 있다. 곡선이 비정상적인 움직임을 일어나는 부분을 촉진하

표 3.7
머리, 목, 그리고 흉부의 왼쪽 회전을 위한 최적의 생체역학

두개 영역 (**Cranial region**)	수평 횡단면(측면 굽힘 없음)에서 눈, 귀, 입을 유지한 채 왼쪽으로 회전해야 한다. 이 회전은 접형골의 왼쪽 회전과 일치하는 왼쪽 두개내 비틀림을 만들어야 한다.
경추 (**Cervical segments**)	C1–C7은 오른쪽으로 변환하여 왼쪽으로 회전해야 한다. 후두환추(occipitoatlantal) 및 환축추관절(atlantoaxial joints)는 좌회전과 연동하여 우측 측굴을 한다. C2–C3에서 C7–T1까지의 후관절(zygapophyseal joints)는 왼쪽과 오른쪽에 불투명하게 그리고 뒤쪽으로 미끄러져야 한다. 구상돌기(uncovertebral joints)는 왼쪽에서 아래쪽으로 미끄러지고 오른쪽에서 위쪽으로 미끄러져야 한다.
흉부고리 (**Thoracic rings**)	제 1 흉부 고리를 제외하고 다른 모든 것은 오른쪽으로 전이되고 왼쪽으로 회전해야 한다. 제 1 흉부 고리는 왼쪽으로 회전하지만 전이되지 않는다. 2장에서는 각 영역에 대한 특정 골운동학 및 관절운동학에 대해 기술하였다.
쇄골 (**Clavicles**)	왼쪽 쇄골은 후방으로 회전해야 하고 오른쪽 쇄골은 전방으로 회전해야 한다. 쇄골은 내측으로 변환되어 회전할 때 내측 흉쇄골 관절을 압박해야 한다. 내측 흉쇄골관절이 압박되면 쇄골 회전이 제한된다.

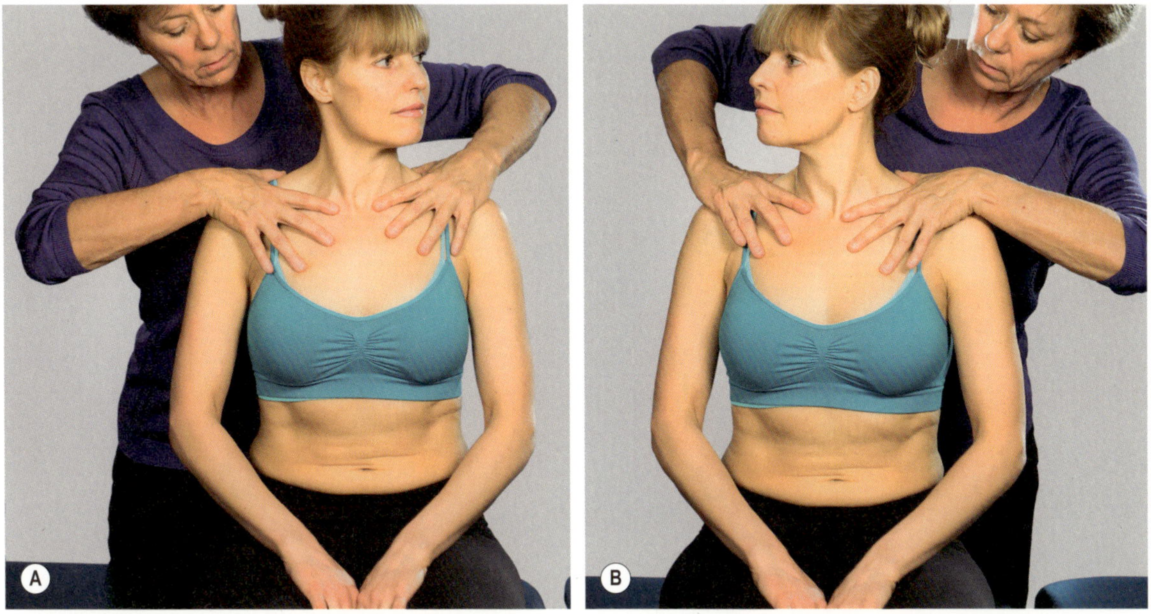

그림 3.46

쇄골과 상부 흉부 고리 머리, 목 및 상부 흉부의 좌회전 **(A)** 및 우회전 **(B)**의 생체역학을 모니터링한다.
좌회전의 한계에 관찰하라.

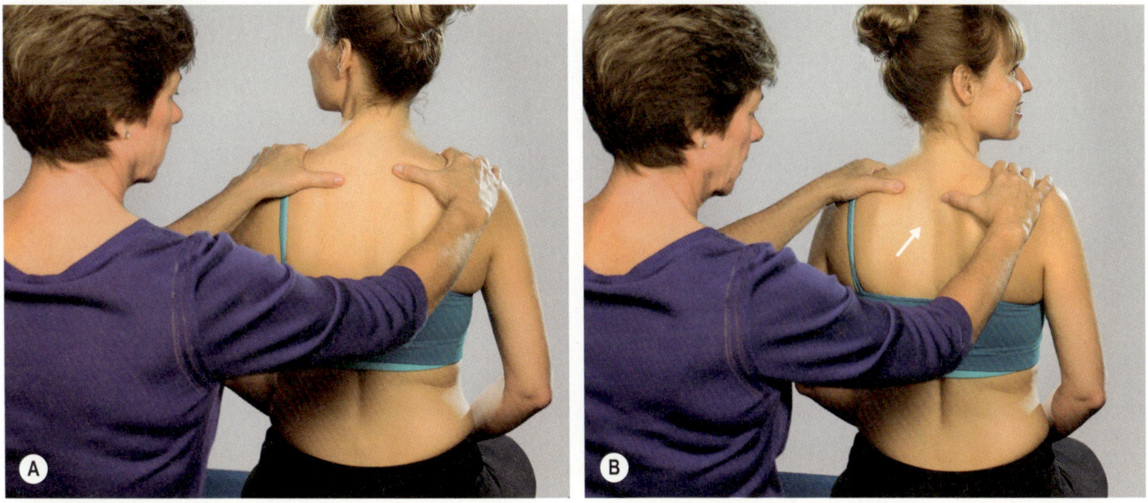

그림 3.47

머리, 목, 상흉부의 좌회전 **(A)** 및 우회전 **(B)**.

왼쪽 회전 중 척추뼈 영역(straight spine)에서 측면 굽힘이 부족하고 오른쪽 회전 중 커브(straight spine)에서 꼬임이 없음을 주목하라. 이 두 가지 발견은 머리, 목 및 상부 흉부의 좌 · 우 회전 중에 이 영역에서 최적의 생체역학이 발생하고 있음을 시사한다.

라. 부적합한 흉부 고리, 경추 분절, 쇄골, 두개골 내에 운동을 나열한다. 각각의 비정상적인 부위를 수정하고, 이 교정이 환자의 경험과 가동성 그리고 회전할 때 천골을 중심으로 머리와 흉부를 유지하는데 미치는 효과에 주목하라(그림 3.48 A & B). 원인(1차, 2차 또는 공동 드라이버)는 이런 경험이 모든 측면에서 가장 향상된 결과를 가져올 것이다.

때때로 흉부 고리가 과도하게 회전 방향과 일치하는 수평 전이 및 회전을 차선책으로 유도한다. 이것은 능동적인 동작제어 문제이다. 흉부 고리는 정확한 방향으로 전이되고 회전한다. 그러나 너무 멀리 가고 있다. 회전 중에 흉부 고리를 교정하려면 과도하게 움직이고 회전하는 것을 방지해야 한다.

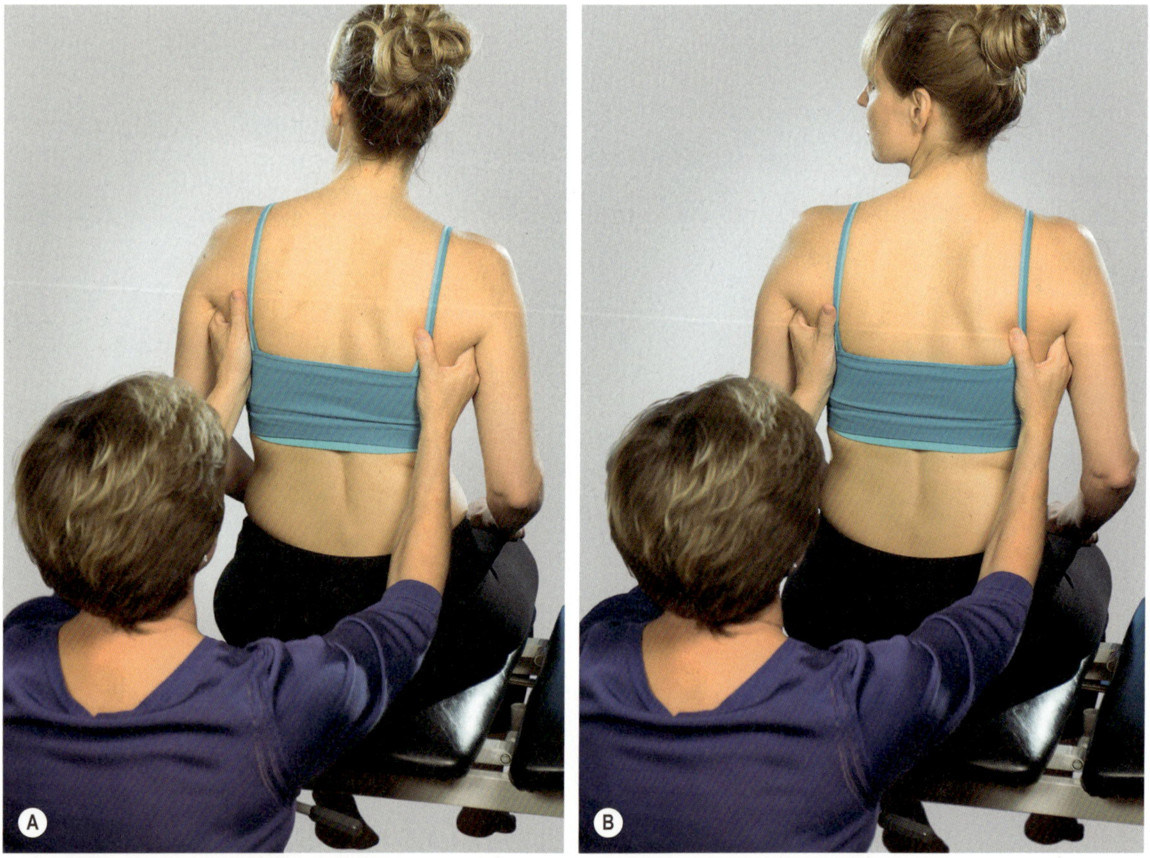

그림 3.48

(A) 제 4 흉부 고리는 왼쪽으로 변환되고 머리, 목 및 상부 흉부의 왼쪽 회전에 필요한 생체역학과 일치하지 않다. 척추흉골 영역(vertebrosternal region)에서 가능한 운동의 진폭과 지속적인 우측 굽힘 곡선에 주목하라.

(B) 제 4 흉부 고리의 정렬 및 생체역학이 교정될 때 척추 곡선의 변화와 증가된 운동 범위에 주목한다.

이 작업은 또한 발이 흉부 기능에 미치는 영향을 결정하기 위해 서 있을 때 수행할 수 있다(그림 3.49 A-C). 엎침과 뒤침이 될 수 없는 발은 몸의 뒤틀림을 제한한다. 이러한 기능 상실은 고관절과 흉부에 의해 보상이 일어난다. 움직임과 반응하지 않는 발이 흉부 기능에 미치는 영향을 평가하기 위해 뒷발 교정을 사용하여 서있는 상태에서 전신 회전을 시험한다.

요약(Summary)

생체역학을 이해하는 것은 환자의 사회심리학적 현상의 생물학적 구성요소(위치 및 움직임)를 평가하는데 기본이다. 또한 생체역학에 대한 지식은 통증이나 증상의 위치에 관계없이 치료를 시작하기 가장 좋은 위치를 결정하기 위해 그리고 신체 부위를 언제 어떻게 교정할 것인지 알기 위해 필수적이다.

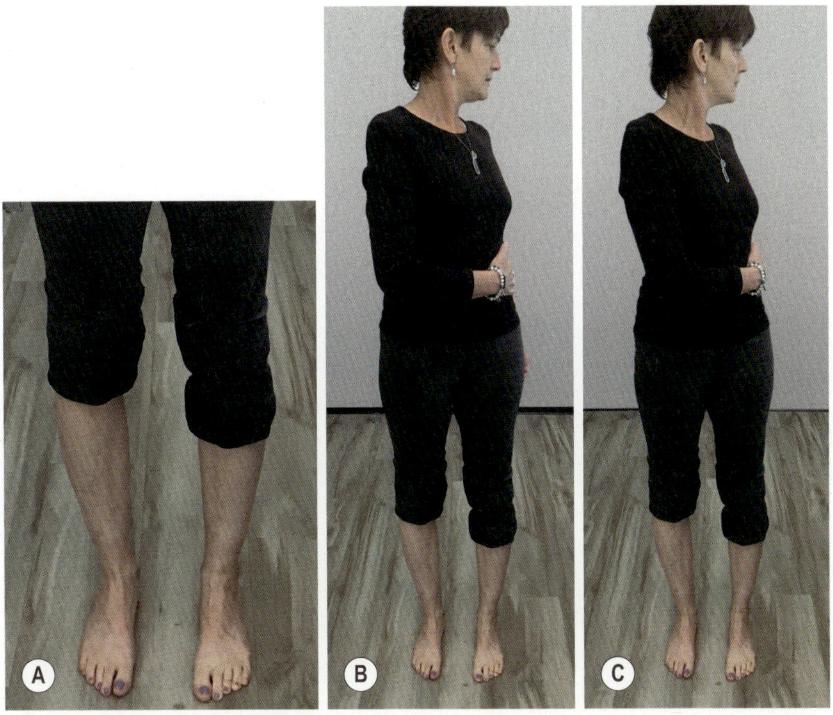

그림 3.49

이 여성의 불평은 좌회전 시 악화되는 흉부 통증이다. 선 자세: 골반: 오른쪽 TPR 및 IPT, 왼쪽 고관절 전방, 6번째 흉부 고리 좌측 전이, 우측 회전, 5번째 흉부 고리 우측으로 전이.

(A) 좌측으로 회전 왼쪽 내반된 후족, 외측으로 회전된 주상골 및 내측으로 회전된.

(B) 설상골 왼쪽으로 몸을 회전하는 동안 6번째 흉부 고리가 왼쪽으로 더 전이되어 오른쪽으로 더 회전했고, 그녀는 더 많은 왼쪽 회전을 하려고 했다. '흉부를 비틀어'. 왼발은 이 작업에서 해야 할 만큼 위로 올라가지 못한다. 5번째와 6번째 흉부 고리를 수정하는 것은 이 작업에서 골반, 엉덩이 또는 발의 생체역학을 향상시키지 못했으며 그녀의 경험도 향상시키지 못했다.

(C) 왼쪽 후족과 왼쪽 중족(midtarsal)의 생체역학을 교정하면 골반을 회전시키는 능력을 향상시켰고 왼쪽 몸 뒤틀림 동안 엉덩이와 두 흉부 고리의 생체역학을 교정했다. 그녀는 즉시 운동량이 개선되고 이 교정으로 흉부 중 통증이 감소하는 것을 알아차렸다. 그녀는 즉시 운동량이 개선되고 이 교정으로 흉부 중 통증이 감소하는 것을 알아차렸다. 이것은 발-원인 흉곽(foot-driven thorax)이다.

말초에서 기계적 자극에 반응하는 통증은 생물학적 원인이거나 원인이 발견되면 위치나 강도를 변경하는 경향이 있다. 그런 다음 추가 테스트를 통해 기본적인 시스템 장애를 결정하고 개별적 치료계획을 지시한다. 생물학적 및 생체역학 요인의 영향을 덜 받는 통증은 정렬, 생체역학 및 제어의 부분 교정을 통해 피질체 매트릭스에 대한 감각 입력의 변경으로만은 반응하지 않는 경향이 있다. 이것을 발견하는 것만으로도 근골격계에 대한 추가 테스트 없이 직접 치료하는 데 도움이 된다(제4장 참조).

드라이버와 드라이버들의 기본 시스템 손상을 확인하기 위한 테스트

신체 부위가 교정되면 검사 업무의 수행력과 경험이 모두 향상된다고 가정해보자. 다음 단계는 신체 부위 또는 원인에 대한 부적절한 정렬, 생체역학 또는 제어를 일으키는 원인을 결정하는 것이다. 이것을 할 수 있는 우리의 능력은 전적으로 능동적 가동성, 수동적 가동성 및 제어 시험 동안 운동학적 정보를 정확하게 인식하는 능력에 의존한다. 치료는 이 정보의 해석(임상적 추리 및 가설 개발)에 따라 달라질 것이다.

추가 테스트 – 벡터 분석(vector analysis)

능동 및 수동 가동성 테스트(생리적 또는 부수적 검사)는 관절 이상의 정보를 제공하지만, 역사적으로 이러한 테스트의 결과는 관절 시스템의 렌즈를 통해 해석되었다. 과민성 근육은 관절 표면을 가로질러 압박을 증가시켜 효과적인 가동성을 감소시킬 수 있다. 전활동 근육은 압박을 줄여서 가동성을 증가시킬 수 있다. 또한 내측 부착물에서 골격을 잡아당기는 벡터는 관절 압박을 일으키고 가동성을 변화시킬 수 있다. 또한 기준 무결성, 장력 또는 가동성의 변화는 관절 가동성과 제어력을 변화시킬 수 있다. 따라서 능동적 또는 수동적 관절 가동성을 시험할 때 어떤 시스템이 기능에 영향을 미치는지 정확히 판단할 수 있도록 움직임 또는 끝느낌(end feel)의 진폭 이상의 것을 고려해야 한다.

벡터 분석(Lee D & Lee L-J 2011b)은 평가 중에 하나의 시스템에 초점을 맞추지 않는다는 점에서 관절 가동성 테스트와 다르다. 드라이버를 교정함에 따라 교정을 제한하거나 저항하거나 해제할 때 원인을 정렬에서 끌어내리는 벡터의 위치, 방향 및 질에 주의를 기울인다. 드라이버의 정렬을 완전히 수정할 수 없는 경우, 섬유화되어 완전한 교정을 위해 필요한 가동성을 제한할 수 있기 때문에 관절 및 근위축 시스템을 고려해야 한다. 정렬을 교정할 수 있다면 관절 또는 근막 시스템 손상이 덜 발생하고 신경 또는 내장 시스템 또는 둘 다에 대한 고려가 주어진다. 따라서 시스템을 결정하는 첫 번째 테스트는 추가 분석을 위한 원인을 찾는 것과 함께 수행된다. 원인이 발견되면 벡터에 대해 더 많이 배우는 데 초점을 맞추어 수정이 반복된다.

드라이버의 기능에 영향을 미치는 벡터에 대해 더 많이 이해하기 위해 정렬, 생체역학 및 제어, 수정 및 해제 분석 중 '능동적이고 수동적인 청취' 기법을 사용한다. 물리치료사이자 Barral Institute of Advanced Manual Therapy의 책임자인 Gail Wetzler 박사에 따르면, '듣기'라는 용어는 osteopath Dr. Rollin Becker(2000)가 만들어 냈다. Jean-Pierre Barral(2007) 박사는 내장 시스템을 평가하고 치료하기 위한 그의 참신한 아이디어를 통해 Becker의 청취 프로토콜 개념을 수동 요법에 도입했다.

이 접근법에서, 전신의 일반적인 청취와 신체 내의 특정 구조의 로컬 청취는 수동적으로 이뤄진다;

환자는 적극적으로 행동하도록 요구받지 않는다. Gail Wetzler 박사는 Barral Institute의 '듣기 과정'을 개발하고 '능동적 및 수동적' 듣기 개념을 소개했다. 2015년에 내장 청취 프로토콜을 통합 시스템 모델의 내장 청취 프로토콜에 대해 논의하고 통합할 수 있는 기회를 얻었으며 '능동적 및 수동적 청취'(Wetzler & Lee 2015)라는 용어를 사용하기 위해 다음과 같은 합의에 도달했다.

- 환자의 움직임에 따라 생체역학 및 신체 부위의 제어를 수동으로 분석할 때 능동적 청취가 발생한다.
- 수동 청취에는 두 가지 형태가 있다.
  - 첫째, 선별 검사 중 신체 부위의 생체역학을 교정하거나 생체역학을 촉진할 때, 위치(왼쪽 또는 오른쪽, 앞 또는 뒤, 내부 또는 외부 등), 길이(길이 또는 짧음) 및 교정에 저항하는 첫 번째 벡터의 강도(강, 보통 또는 약)에 주의를 기울인다.
  - 두 번째, 교정이 해제될 때 손이 신체 영역과 계속 접촉하고 다음 사항을 결정하기 위해 주의를 기울인다:
    - 어느 뼈가 먼저 움직였습니까?
      두 원인(바디 영역)이 동시에 촉진되고 두 영역이 동시에 전이되면 두 원인 사이에 벡터가 있는 경우가 종종 있다.
    - 벡터가 뼈를 어떤 방향으로 당겼으며, 그 힘이 흉부, 복부, 골반 또는 두개골(비시계) 내부 또는 외부(신경계, 근위계 또는 관절계)에서 나왔는가?
    - 벡터는 얼마나 길고 강한가?
      이것은 긴가, 짧은가, 강한가, 약한가?

추가 촉진검사는 특정 구조를 확인하고 시스템 손상을 식별하기 위해 시도한다. 때로는 두 개의 구조가 그물 벡터를 생성하기 때문에 해부학적으로 '이름을 지정할 수' 없다. 이름을 지정할 수 없더라도 정렬, 생체역학 및 원인의 제어에 영향을 주는 결합 벡터를 방출하는 처리 기법이 있다(6장 참조).

관절 시스템 – 평가 원칙
(Articular system – assessment principles)

관절 시스템의 평가는 드라이버의 완전한 교정이 가능하지 않고 굳은 관절 또는 관절들이 의심되는 경우가 표시된다. 흉부 관절에 대한 특정 기술을 설명하기 전에 관절 가동성 테스트의 원칙에 대해 설명한다.

모든 관절에는 중립 영역과 탄성 영역(Panjabi 1992)의 두 운동 영역이 있다(그림 3.50). 중립지대는 관절의 범위 중 관절낭이나 관절의 인대에 영향을 받지 않는 부분이다. Maitland의 용어에서, 이 범위는 0 – R1(첫 번째 저항에 대한 중립)으로 정의되었다(Maitland

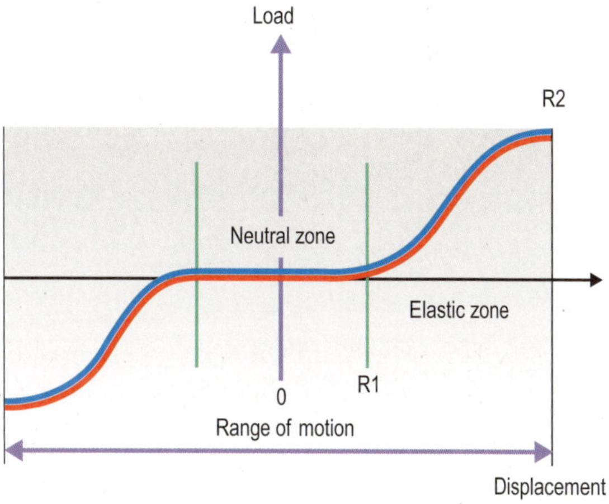

그림 3.50
Panjabi(1992)의 중립 및 탄성 영역 관절 운동 표현과 Maitland(1986)의 관절 운동 다이어그램을 각색한 그래픽 표현이다. Panjabi와 Maitland의 0–R1과 R1–R2는 중립 지대와 탄성 지대가 동일하다. Cyriax(1954)는 R1에서 R2까지의 몇 가지 다른 특성을 설명했는데, 이것을 '끝느낌'이라고 불렀다.

1986). 중립 구역 움직임의 진폭은 동일한 신체의 관절과 동일한 관절을 비교하는 개인 간에 변화하지만, 두 구역의 진폭은 동일한 개체의 왼쪽과 오른쪽 사이에도 유사해야 한다. 탄성지대는 관절의 캡슐과 관련 인대의 여러 부분에서 장력을 증가시켜 영향을 받는 범위다. Cyriax(1954년)는 관절 범위 끝에서 증가하는 장력을 '끝느낌(end feel)'이라고 불렀고, Maitland는 이 범위를 R1에서 R2(관절의 생리적 범위[R2]의 첫 번째 저항에서 끝까지)라고 불렀다. 치료사는 전체 운동범위(중립 및 탄성 영역을 통해) 전체에 걸쳐 저항의 질을 느끼려는 의도를 설정하는 것이 중요하다.

능동적 생리학적 가동성 검사 *(Active physiological mobility tests)*

능동적 생리학적 가동성 검사는 선별 작업의 분석에 통합된다. 평가된 각 작업에 대해 평가할 관절의 정렬, 생체역학 및 제어를 최적이라 생각되는 것과 비교한다. 예를 들어, 흉부의 오른쪽 회전 동안 아래 척추 왼쪽을 기준으로 오른쪽의 갈비뼈가 뒤쪽으로 회전해야 하고, 왼쪽의 갈비뼈가 앞쪽으로 회전해야 하고, 척추 뼈가 오른쪽으로 회전하고 옆으로 구부러져야 하고 왼쪽 및 오른쪽 갈비뼈와 위 척추가 약간 변형되어야 한다(Lee DG 1993, 2015)(그림 3.51). 해당 흉부 고리가 흉부를 우측 회전 동안(즉, 우측으로 더 멀리 전이됨) 다른 문제가 있는 경우, 이는 부적절한 수행으로 간주된다. 우측 흉부 회전 중에 이 흉부 고리의 정렬과 생체역학을 수동으로 교정하고 촉진할 수 없는 경우, 수동 가동성 테스트를 통해 관련 흉부 고리의 늑연골 및 후관절의 잠재적 가동성에 대해 자세히 알 수 있다.

수동적 부수적인 가동성 검사 *(Passive accessory mobility tests)*

수동적 부수적이거나 관절운동학적 시험의 결과를

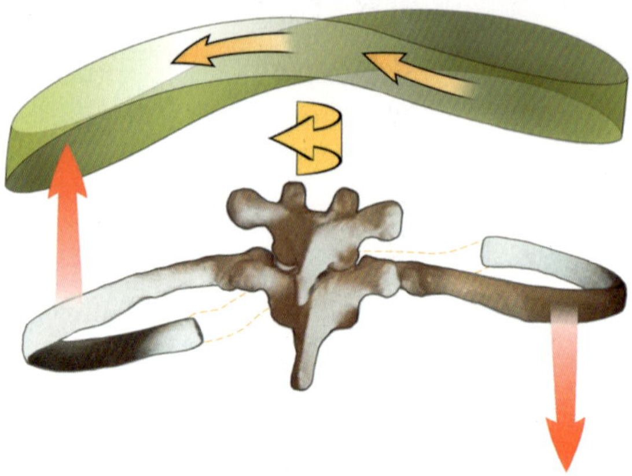

그림 3.51

흉추의 오른쪽 회전 중 다섯 번째 흉부 고리의 골운동학 및 관절운동학.

이 위치에서 후관절(zygapophyseal joints)과 늑횡돌관절(costotransverse joints)의 위치 그리고 관절 활주 제한이 잠재적으로 왼쪽 회전을 제한할 수 있는 임상적인 이유를 주목하라.

해석하기 위해서는 흉부 고리의 시작위치와 능동적인 생리학적 움직임의 한계를 아는 것이 중요하다. 왼쪽으로 전이 시 오른쪽으로 회전하는 5번째 흉부 고리를 주의 기울여 봐라(그림 3.51). 왼쪽 흉부 회전으로 인해 제 5 흉부 고리의 왼쪽 전이와 오른쪽 회전이 추가로 발생한다(이 작업에 대한 최적의 생체역학). 이러한 예에서, 최적화된 생체역학의 완전한 교정과 촉진은 불가능하다.

오른쪽 T4–T5 후관절은 더 확장되고(하방으로 활주, inferior glide) 왼쪽은 더 굴곡될 것이다(상방으로 활주, superior glide), 오른쪽 5번째 늑골은 늑횡관절에서 더 하방으로 미끄러진다(posterior roll). 왼쪽은 더 상방으로 미끄러진다(anterior roll). 이 손상이 관절 제한으로 인한 경우, 수동적 부수적 또는 관절 가동성 테스트는 다음 중 하나 이상을 나타낸다.

- 왼쪽 후관절의 하방 활주 제한
- 오른쪽 후관절의 상방 활주 제한
- 우측 늑횡관절의 상방 활주 및 전방 굴림의 제한
- 왼쪽 늑횡관절의 하방 활주와 후부 굴림의 제한

흉부 고리의 시작위치를 무시하고 이 정렬이 관절 손상 때문이 아니라면, 검사 시 시작위치가 다르기 때문에 양측을 비교할 때(후관절과 늑횡관절) 수동적 가동성 테스트에 대하여 비대칭이 발견될 것이다. 이 원칙은 신체 모든 관절에 적용된다.

수동 제어 검사(*Passive control tests*)

모든 관절에 대해 관절면의 최대한의 일치와 주요 인대의 최대 장력이 있는 닫힘 위치(close-packed position)라고 하는 위치가 있다. 이 위치에서 관절은 상당히 압박받고 있으며 수동 구조물의 장력과 관절 표면사이에 마찰 증가에 의해 전단 또는 전이(shear or translation)운동에 저항할 수 있는 능력이 향상된다(form closure mechanism; Snijders et al. 1993a, 1993b, Vleeming et al. 1990). 모든 척추 후관절면들에 대한 닫힌 위치는 신전의 마지막 범위이다(Bogduk 1997); 천장관절의 경우, 천골의 충분한 앞끄덕임(nutation)이나, 볼기뼈의 후방회전이다; 고관절에서는 외전과 내회전이 신전과 함께 한다(Hewitt et al. 2002); 무릎은 신전; 발은 뒤침(supination)이다.

수동 제어 검사는 형태 폐쇄 기전(form closure mechanism)을 평가한다(Snijders et al. 1993a, 1993b): 전단력에 저항하는 관절의 수동 구성 요소(관절낭, 인대)의 능력. 이 검사는 관절의 중립 및 닫힘 위치에서 시행된다. 중립일 때 전 후면과 양측 면 모두에서 흉부 고리 사이에 약간의 선형 전이가 가능하지만, 관절이 닫힘 되었을 때는 앞뒤 전이 현상이 발생하지 않아야 하며 흉추 고리의 갈비뼈와 횡돌기가 전이되는 것을 방지할 때, 양쪽에서 변화가 일어나면 안 된다. 형태 폐쇄 기전(form closure mechanism)에 결함이 있을 때, 검사 동안 움직임이 가능하고 여전히 뚜렷할 것이다. 동작이 잘 제어되면 관절 시스템은 하중을 받을 때 관절 제어를 감소시키는 원인으로 간주할 수 없다. 수동적 검사가 R1(into the elastic zone)을 넘어갈 때 통증이 유발된다면, 관절의 관절낭과 인대에서 1차적 통증이 나타날 수 있다.

표 3.8은 신경, 근막 또는 내부 손상과 다양한 관절 시스템 장애를 식별하고 구별하는 능동적 및 수동적 가동성 및 제어 검사의 결과를 설명한다.

관절계–구체적 검사 (Articular system – specific tests)

흉부 고리가 완전히 교정되지 않고 기본 관절계에서 움직임 손상이 의심될 때 다음 테스트가 이뤄진다.

능동적 생리학적 운동성 검사 – 늑골 관절 (*Active physiological mobility tests – costal joints*)

관심 있는 흉부 고리의 왼쪽과 오른쪽 갈비뼈를 촉진하고 출발 위치에 주목한다(중립, 왼쪽 전이와 오른쪽 회전, 오른쪽 전이와 왼쪽 회전)(1장의 표식점 관련 섹션을 참조). 환자가 충분히 숨을 들이 마시게 하고 늑골이 골역학적으로 후방으로 회전하는 능력에 주목하라. 움직임의 범위는 대칭인가?(그림 2.28B 참고), 비대칭인가? 늑골 하나가 다른 늑골보다 먼저 멈추면, 이 늑골은 늑횡돌기관절(costotransverse joint)에서 하방 활주 및 후방 굴림(VM or VS region) 또는 전측하방(anterolateroinferior) 활주(VC region)의 관절역학적 제한을 가져올 수 있다.

표 3.8

신경, 근막 및 내장 시스템 손상과 관절 시스템 손상의 특징 구별

시스템 손상	스토리적 특징	능동적 골역학 운동성	수동적 관절역학 운동성
관절계: 급성 통증 관절	최근의 외상이나 자가면역, 염증성 장애	종종 검사하기엔 심한 고통	종종 시험하기엔 심한 고통
관절계: 강직, 섬유성 관절	최근이 아닌 외상	감소	감소
관절계: 고정된 관절	관절의 도수치료로 간헐적인 완화를 가진 최근의 외상 또는 여러 급성 에피소드의 병력	감소	감소
관절계: 이완된 관절	일시적 관절 고정 유무에 따른 외상의 역사 (과거 또는 최근)	신경근 보상 전략에 따라 가변적이고 감소될 수 있다.	과도한 형태 폐쇄 기전(form closure mechanism) 검사는 관절낭 또는 이완된 인대에 대해 긍정적이다. 이것이 중요한 차별화 기능이다.
신경계: 근육의 과다 활성화로 인한 과도한 힘 닫힘 (압박)	이야기의 어떤 것도 이 시스템 손상을 명확하게 구별하지 못한다. 보통 비 외상성	일관되지 않은 결과 가동성은 감소, 정상 또는 과도할 수 있으며, 과제 및 과제의 반복에 따라 다를 수 있음 능동적 운동성의 불일치는 일관된 결과	종종 감소, 중립이 아닌 위치에서 드라이버로 관절역학적 운동성을 검사하는 경우
신경계: 근육의 활성화 부족으로 인한 불충분한 힘의 닫힘	드라이버의 부하를 증가시키는 과제는 종종 악화시킨다	불일치한 결과 가동성은 감소, 정상 또는 과도할 수 있으며 작업 및 작업의 반복에 따라 다를 수 있음 능동적 운동성의 불일치는 일관된 결과이다.	보통 또는 과도한 가동성

표 3.8 – 계속

시스템 손상	스토리적 특징	능동적 골역학 운동성	수동적 관절역학 운동성
근막계: 복직근 이개**:** 비 외과적	임신과 관련되거나 지방성 그물막에 대해 이차적으로 과도한 복압, 또는 어렸을 때 최적이 아닌 복벽 전략	하부 흉부, 요추 및 골반을 통해 하중을 전달하는 데 사용되는 보상 전략에 따라 달라짐	다양하다.
근막계 : 복직근 이개**:** 외과적	임신과 관련되거나 지방성 그물막에 대해 이차적으로 과도한 복압	하부 흉부, 요추, 골반을 통해 하중을 전달하는 데 사용되는 보상 전략에 따라 달라짐	다양하다.
내장계: 내장 벡터가 흉부, 복부 및 골반의 최적 정렬, 생체역학 및 제어를 유발한다.	차별화하는 것은 없다.	종종 감소	벡터 분석**:** 당기기의 벡터는 흉부, 복부 또는 골반 내부에서 나온다. 이것이 시스템 손상의 주요 차별화 기능이다.
내장계: 내장 통증에 이차적인 복벽 억제(흉막, 종격동, 심막, 결장, 방광, 자궁 등)	특정 음식 또는 알레르겐 (글루텐, 유당, 설탕, 감귤류 또는 산성 음식, 먼지, 꽃가루)은 종종 컨디션을 자극하는 것으로 보고된다.	하부 흉부, 요추 및 골반을 통해 하중을 전달하는 데 사용되는 보상 전략에 따라 달라짐	종종 정상
관절계: 급성 통증 관절	조기 조절 상실 고통스러운 관절을 압박하는 교정으로 통증이 심해진다. 이것이 주요 차별화 기능이다.	관절의 수동 구조가 손상되지 않았다면, 수동 제어 검사는 고통스럽지만 단단하고 견고한 관절 닫힘	관절 내 염증 감소, 운동 범위 내에서만 부드럽게, 의학적 중재를 위한 방식
관절계: 강직, 섬유성 관절	관절 부하 시 조절 손상 없음	정상	가동성 및 제어를 위한 재분석에 의해 제한된 관절에 4등급 특별한 – 벡터 가동성

계속

표 3.8 – 계속

시스템 손상	체중부하조절 검사	수동조절 검사	조정 원칙
관절계: 고정된 관절	관절 고정 시 조절 손실 없음 관절 도수치료 후 조절 손실	고정되었을 때 연관된 관절의 움직임이 없다. 관절이 이완된 후 종종 수동 제어의 근본적인 손실이 있다.	손상된 관절의 특별한 이완 도수치료 후 지지를 위한 테이핑, 운동제어 훈련 및 의미적 과제에 따른 강화 및 조절을 포함하는 운동 훈련
관절계: 이완된 관절	힘 폐쇄 기전(force closure mechanism)이 근본적인 관절 시스템 결손을 보상할 수 없다면 과제 초기에 조절 상실	하나 이상의 방향에서 수동 제어 손실	형태 폐쇄 기전(form closure mechanism)과 힘 폐쇄 기전을 개선하기 위한 프롤로 치료의 유무에 따른 운동제어 및 움직임 훈련
신경계: 근육의 과다 활성화로 인한 과도한 힘 닫힘 (압박)	과제 중 가변 시간, 때로는 초기, 때로는 늦게 조절 손실 – 일관성 없는 결과	정상	과활성화 근육을 이완하고, 저활성화 근육을 촉진하라 (필요한 경우, 최적의 동기 및 시너지를 위한 운동제어 훈련 포함). 그 다음에는 의미적 과제를 위한 강화와 조절 기능이 포함된 운동 훈련이 이어진다.
신경계: 근육의 활성화 부족으로 인한 불충분한 힘의 닫힘	일관되지 않은 조절 손실, 반복 및 과제에 따라 다름	수동 제어 검사가 잘못된 경우가 종종 있다. 4-6 주간의 운동제어 훈련 후 테스트를 반복하면 수동 제어 검사가 정상이다.	의미적 과제를 위한 강화와 컨디셔닝을 포함한 운동 훈련이 뒤따르는 최적의 동기 및 시너지를 복원하는 운동제어 훈련
근막계: 복직근 이개: 비 외과적	차선의 운동제어 전략에 부수적인 불충분한 힘 폐쇄의 신경계 결손으로 인한 조절 손실	정상	최적의 동기 및 시너지 (뇌 훈련)를 회복하기 위한 운동제어 훈련과 의미적 과제를 위한 강화 및 조절 기능을 포함한 운동 훈련. 목표는 복부와 흉부와 골반 사이의 하중 전달을 위해 백선과 배곧은근집의 장력을 복원하는 것이다.

표 3.8 – 계속

시스템 손상	체중부하조절 검사	수동조절 검사	조정 원칙
근막계: 복직근 이개 : 외과적	하부흉곽, 요추 또는 골반의 관절을 안정화시키고 충분한 힘 폐쇄를 위해 백선에서 장력을 생성할 수 없는 운동제어 전략과 최적의 신경계 조절 손실	정상	운동제어 훈련이 동반되는 정복 및 복부 성형술. 의미적 과제에 따른 강화 및 조절 기능이 포함된 운동 훈련. 만약 복직근 이개가 비만이나 그물막에 내장지방이 축적된 이차적 원인이라면 수술 전에 체중 감량이 필요하다.
내장계: 내장 벡터가 흉곽, 복부 및 골반 조절, 생체역학, 부적절한 정렬을 유발한다.	종종 조절 상실	정상	최적의 정렬을 촉진하는 기술 또는 구체적으로 내장백터를 이완하고 일반적으로 내장 백터를 이완하는 호흡과 움직임을 사용하라. 그런 다음 필요한 경우, 드라이버의 운동제어 훈련과 의미적 과제에 따른 강화 및 조절 기능이 포함된 운동 훈련이 이어진다.
내장계: 내장 통증에 이차적인 복벽 억제 (흉막, 종격동, 심막, 결장, 방광, 자궁 등)	종종 복벽의 억제로 인한 조절 상실		근본적인 내장 상태를 치료 Gut and bowel: 영양 방광 : 염증성 음식을 피하라

환자가 숨을 충분히 내쉬고 늑골이 골역학적으로 전방으로 회전하는 능력을 주목하라. 운동범위는 대칭적인가? 비대칭적(그림 2.28C)인가? 갈비뼈가 다른 갈비뼈보다 먼저 멈추면, 이 갈비뼈는 늑횡돌기관절에서 상부 활주와 전방 굴림(VM 또는 VS 영역) 또는 후내상방(posteromediosuperior) 활주(VC 영역)의 관절역학적 제한을 가질 수 있다. 조직이 손상된 관절이면 흉부 고리를 교정하는 동안 골역학적 움직임의 간격에는 차이가 없어야 한다.

능동적 생리학적 운동성 검사 – 흉부 후관절 *(Active physiological mobility tests – thoracic zygapophyseal joints)*

관심 있는 흉부 고리의 시작 위치(중립, 좌측 및 우측 회전, 우측 변환 및 좌측 회전)에 주목하라. 집게손가락과 엄지손가락으로 관련 흉부 고리와 관련된 두 흉추의 네 방향 횡돌기를 촉진하라(예: 네 번째 흉부 고리의 경우 T3 및 T4의 좌우 횡돌기를 촉진하라)(그림 2.4 A & B). 흉부 고리가 중립인 경우, 좌우 횡돌기는 일정한 간격으로 떨어져 있어야 한다. 흉부 고리가 왼쪽으로 전이되고 오른쪽으로 회전하면 T3–T4는 약간 오른쪽으로 회전하고 측면이 굽혀져야 하므로 횡돌기가 오른쪽에서 더 가깝게 이루어져야 한다. 흉부 고리가 오른쪽으로 전이되고 왼쪽으로 회전하는 경우 T3–T4는 약간 왼쪽으로 회전하고 측면으로 구부러져야 하므로 횡돌기는 왼쪽에서 서로 더 가깝게 있어야 한다. 환자에게 흉추의 굴곡을 구체적으로 유도하는 신호를 주어 앞으로 구부리게 하고 아래 흉추에 비해 상추 흉부의 굴곡 능력에 주목하라; 손가락과 엄지가 분리되고 일정한 간격으로 떨어져 있어야 한다(그림 2.5). 각 후관절의 운동범위는 대칭인가 비대칭인가? 한 횡돌기가 다른 곳보다 먼저 멈추면 후관절에서 상방 활주에 대한 관절역학적 제한이 있을 수 있다.

환자가 흉추의 신전을 정확히 유도하는 신호를 주어 뒤로 구부리게 하고 상부 흉추가 아래 척추뼈에 비해 확장되는 능력에 주목하라; 손가락과 엄지는 일정한 간격으로 떨어져 있어야 한다(그림 2.13). 각 후관절의 운동 범위는 대칭인가 비대칭인가? 한 횡돌기가 다른 곳보다 먼저 멈추면 후관절에서 하방 활주에 대한 관절역학적 제한이 있을 수 있다. 손상된 관절인 경우 흉부 고리를 교정하는 중에 관절 운동에 간격 차이가 없어야 한다.

수동적 부수적 운동성 검사 – 늑골 관절 *(Passive accessory mobility tests – costal joints)*

척추 흉골병 영역(*Vertebromanubrial region*)

첫 번째 갈비뼈 하방 활주 검사: 이 검사는 T1의 횡돌기에서 첫 번째 갈비뼈의 하방 활주 능력을 결정하는데 사용된다. 이 테스트는 첫 번째 흉부 고리가 왼쪽회전으로 유지되고 오른쪽 회전이 제한될 때 수행된다. 환자는 목과 머리를 베개에 편안하게 받치고 눕는다. 왼손 집게손가락 중수지절(MCP) 관절의 측면은 T1의 왼쪽 횡단면의 위쪽 면을 촉진하고 안정화시킨다. 오른쪽 집게손가락 중수지절관절의 오른쪽 측면으로, 제1갈비뼈의 오른쪽 측면이 늑횡돌기 관절에 측면으로 촉진한다. 왼손으로 T1을 고정하고, 오른쪽 1st 늑횡돌기관절을 약간 움직인 다음 하방 활주를 적용하면 후방 굴림이 발생한다(그림 3.52 A & B). 특정방향으로의 제한을 식별하기 위해 미끄러짐 방향을 바꾼다. 벡터 방향을 구체적으로 지정하라 – 느슨한(more compliant direction) 가운데 뻣뻣한 느낌을 느껴라. 양쪽에서 중립 및 탄성 영역의 행동(넓이, 첫 번째 2번째의 저항의 질, 끝느낌)을 비교하라.

첫 번째 갈비뼈 상방 활주 검사: 이 검사는 T1의 횡돌기에 비해 오른쪽 1번째 갈비뼈가 상방 활주를 할 수 있는 능력을 결정하는데 사용된다. 이 검사는 첫 번째 흉부 고리가 오른쪽 회전이 유지되고 왼쪽 회전이 제한될 때 수행된다. 환자는 베개에 목과 머리를 편하게 받쳐서 눕는다. 오른쪽 엄지로 T1의 오른쪽 횡단 변화의 위쪽측면을 촉진한다. 오른쪽 검지와 가운데손가락으로 오른쪽 첫 번째 갈비뼈의 아래 면을 촉진한다. 오른쪽 집게와 가운데 손가락으로 첫 번째 갈비뼈를 고정시키고 T1의 횡돌기를 후하방으로 회전이 일어나도록 미끄러짐시켜라. 이것은 늑횡돌기관절에서 첫 번째 갈비뼈의 상대적으로 상방 활주를 만든다(그림 3.53 A & B). 특정 방향으로의 제한을 식별하기 위해 미끄러짐 방향을 바꾼다. 벡터의 방향을 지정하라– 부드러운 가운데 뻣뻣한 곳을 찾아라. 양쪽에서 중립 및 탄성 영역의 행동(넓이, 첫 번째와 2번째의 저항의 질, 끝느낌)을 비교하라.

척추 흉골 영역(두 번째 흉부 고리 포함) (*Vertebrosternal region*)

4번째 갈비뼈 하방 활주 검사: 이 검사는 T4의 횡돌기에 하방 활주하는 오른쪽 4번째 갈비뼈의 능력

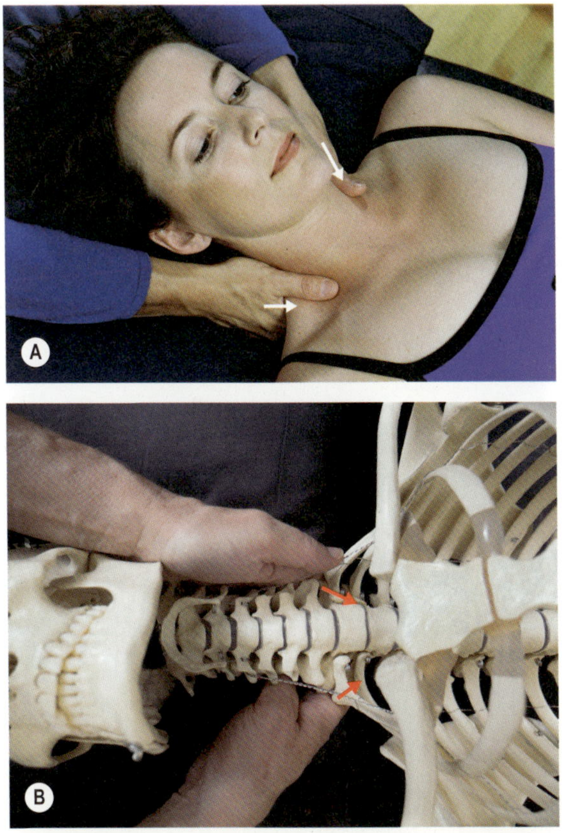

그림 3.52

(A) 이 검사는 T1의 횡돌기에 비해 하방 활주하는 오른쪽 1번째 갈비뼈의 능력을 결정하는 데 사용된다.

(B) 후측하부 활주를 갈비뼈에 적용하기 전에 오른쪽 집게 손가락(화살표)의 중수지절관절로 갈비뼈를 전방으로 들어 올려 오른쪽 첫 번째 늑횡돌기 관절을 신연시킨다.

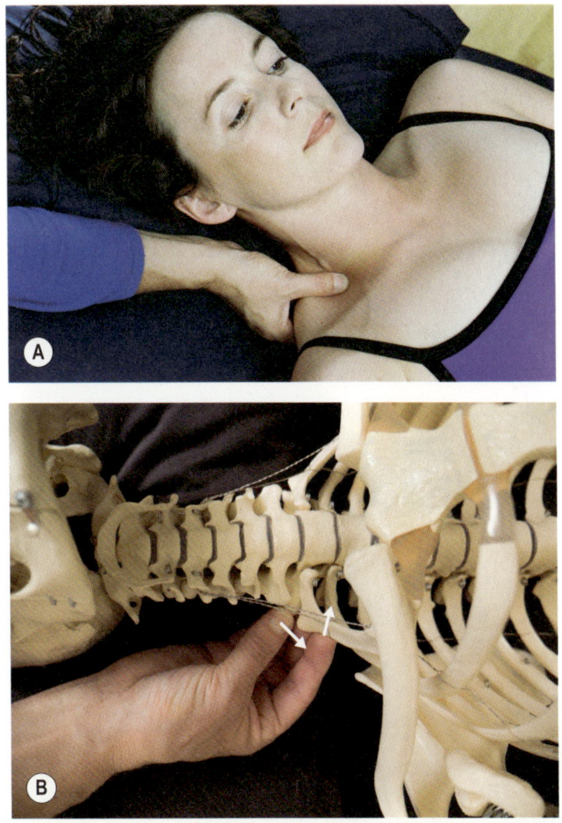

그림 3.53

(A) 이 검사는 T1의 횡돌기에 비해 첫 번째 갈비뼈가 상방 활주하는 능력을 결정하는 데 사용된다.

(B) T1의 횡돌기에 후두하부 미끄러짐을 적용하기 전에 오른쪽 검지와 중지로 갈비뼈를 전방으로 들어 올려 오른쪽 첫 번째 늑횡돌기 관절을 신연시킨다.

을 결정하는데 사용된다. 이 검사는 4번째 흉부 고리가 왼쪽회전에 대하여 오른쪽 회전이 제한될 때 수행된다; 흡입 시 흉부 고리의 좌회전이 일어난다. 환자는 머리와 목이 중립 회전된 상태에서 엎드린다. 엄지손가락 하나로 T4의 오른쪽 가로돌기의 아래쪽을 촉진한다. 오른쪽 4번째 갈비뼈의 윗부분을 다른 엄지손가락으로 결절 바로 옆쪽을 촉진한다. 한쪽 엄지로 T4를 고정하고, 다른 엄지로 늑골횡돌기 관절을 움직여 4번째 갈비뼈를 아래쪽으로 움직여 후부 굴림으로 연결되도록 한다(그림 3.54 A & B). 특정 방향으로의 제한을 식별하기 위해 미끄러짐 방향을 바꾼다. 벡터의 방향을 지정하라. – 부드러운 가운데 뻣뻣한 곳을 찾아라. 양쪽에서 중립 및 탄성 영역의 행동(넓이, 첫 번째와 두 번째의 저항의 질, 끝느낌)을 비교하라.

4번째 갈비뼈 상방 활주 검사: 이 검사는 T4의 횡돌기에 비해 4번째 갈비뼈가 위쪽방향으로 미끄러지는 능력을 결정하는 데 사용된다. 이 검사는 4번째 흉부

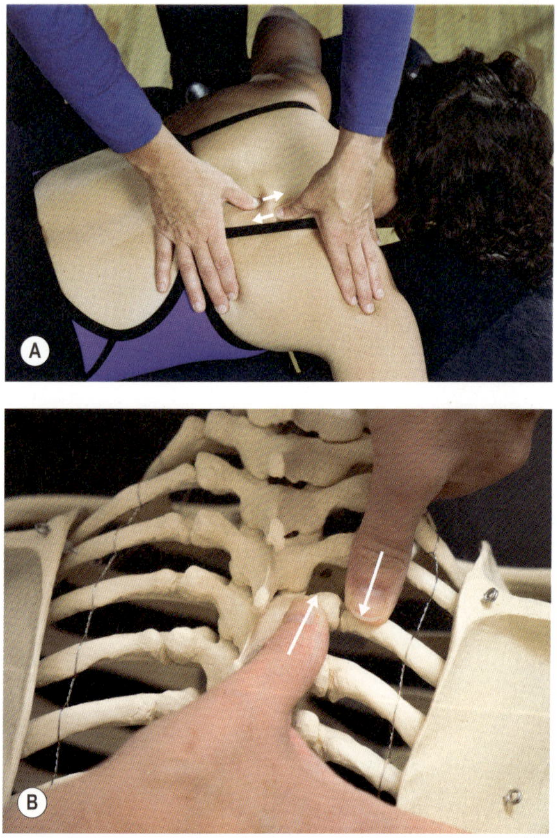

그림 3.54 A & B

이 검사는 T4의 횡돌기에 비해 하방 활주하는 오른쪽 4번째 갈비뼈의 능력을 결정하는 데 사용된다.

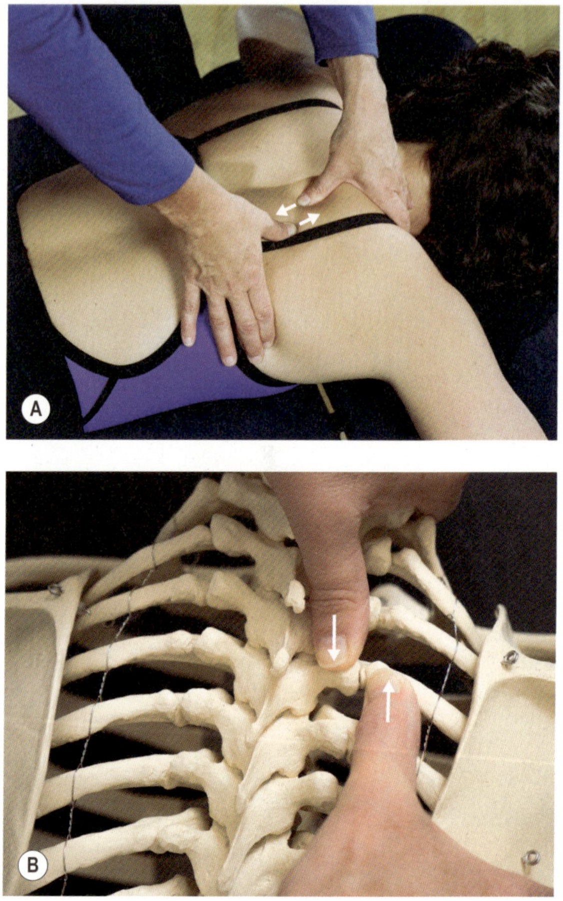

그림 3.55 A & B

이 검사는 T4의 횡돌기에 비해 4번째 갈비뼈가 상방 활주하는 능력을 결정하는 데 사용된다.

고리가 오른쪽 회전을 유지하고 왼쪽 회전이 제한될 때 수행된다; 호기 시 흉부 고리가 오른쪽 회전을 일으킨다. 환자는 머리와 목이 중립 회전된 상태에서 엎드린다. 엄지손가락 하나로 T4의 오른쪽 가로돌기의 위쪽을 촉진한다. 오른쪽 4번째 갈비뼈의 아랫부분을 다른 엄지손가락으로 결절 바로 옆쪽을 촉진한다. T4를 고정하고 4번째 갈비뼈를 위쪽으로 움직여 전방 굴림(roll)으로 연결되도록 한다(그림 3.55 A & B). 특정 방향으로의 제한을 식별하기 위해 미끄러짐 방향을 바꾼다. 벡터의 방향을 지정하라–부드러운 가운데 뻣뻣한 곳을 찾아라. 양쪽에서 중립 및 탄성 영역의 행동(넓이, 첫 번째와 두 번째의 저항의 질, 끝느낌)을 비교하라.

척추늑연골 영역 (*Vertebrochondral region*)

9번째 갈비뼈 전외측 하방 활주 검사:

이 검사는 T9의 횡돌기에 비해 전방 및 하방 방향으로 미끄러지는 오른쪽 9번째 갈비뼈의 능력을 결정하는 데 사용된다. 이 테스트는 9번째 흉부 고리가 왼쪽 회전된 상태에서 오른쪽 회전이 제한될 때 수행된다.

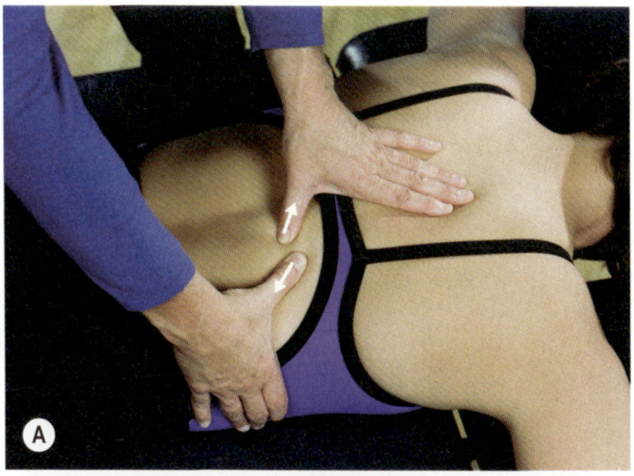

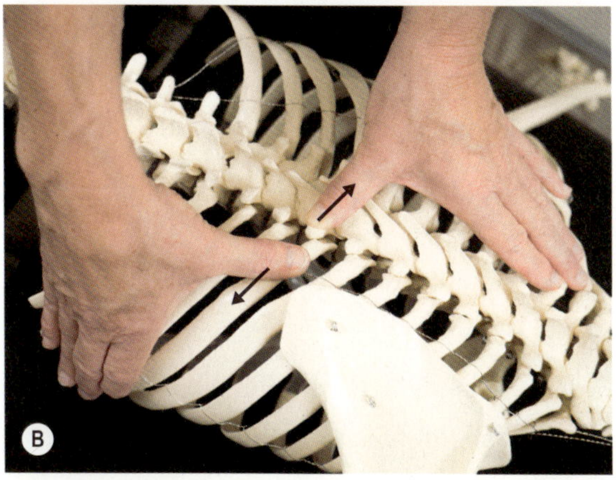

그림 3.56 A & B

이 검사는 오른쪽 9번째 갈비뼈가 T9 횡돌기의 후내측 위쪽 방향으로 활주하는 능력을 알아보기 위해 사용된다.

흡기 시 흉부 고리가 좌회전을 일으킨다. 환자는 머리와 목이 중립 회전된 상태에서 엎드린다. 엄지손가락으로 T9의 오른쪽 횡돌기를 촉진한다. 다른 손으로, 엄지로 T9의 횡돌기를, 검지와 중지로 9번째 갈비뼈를 촉진한다. T9를 고정하고 9번째 갈비뼈를 전방하방으로 활주시켜라(그림 3.56 A & B). 특정 방향으로의 제한을 식별하기 위해 미끄러짐 방향을 바꾼다. 벡터의 방향을 지정하라–부드러운 가운데 뻣뻣한 곳을 찾아라. 양쪽에서 중립 및 탄성 영역의 행동(넓이, 첫 번째와 2번째 저항의 질, 끝느낌)을 비교하라.

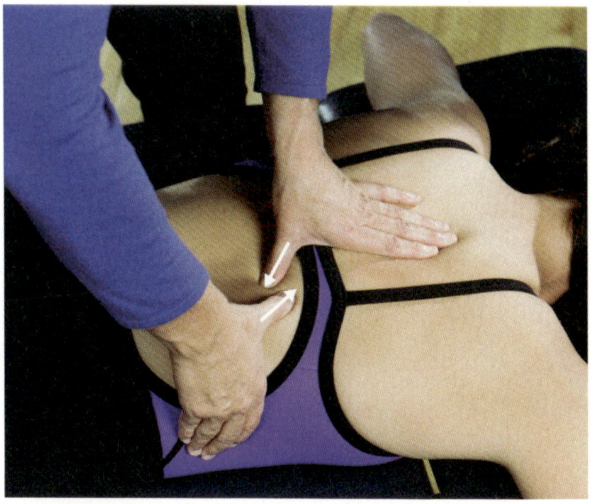

그림 3.57

이 검사는 오른쪽 9번째 갈비뼈가 T9 횡돌기의 후내측 위쪽 방향으로 활주하는 능력을 알아보기 위해 사용된다.

9번 늑골 후내측 상향 활주 검사: 이 검사는 오른쪽 9번째 갈비뼈가 T9 횡돌기의 후내측 위쪽 방향으로 활주하는 능력을 알아보기 위해 사용된다. 9번째 흉부 고리가 오른쪽 회전은 유지, 왼쪽 회전은 제한될 때 수행된다; 숨을 내쉬기는 흉부 고리의 오른쪽 회전을 일으킨다. 환자는 편한 방향으로 머리와 목을 돌리고 엎드린다. 한쪽 손의 엄지손가락으로 T9 횡돌기를 촉진한다. 다른 한손으로는 T9 횡돌기 바깥부분에 있는 9번째 갈비뼈를 엄지로 촉진하고 검지나 중지로 9번째 갈비뼈의 몸통을 만져본다. 9번째 갈비뼈를 고정하고 T9 횡돌기를 전외측 하부 방향으로 활주한다(그림 3.57). 이것은 늑골횡돌기관절에서 갈비뼈의 상대적인 후내측 상방향 활주이다. 제한된 특정 방향을 식별하기 위해 활주 방향을 변경한다. 특별한 방향으로 힘을 가한다 – 돌출된 뼈안쪽의 당김줄을 찾는다.

양쪽의 중립 및 탄성 영역(진폭, 1차 저항 및 2차 저항의 정도, 끝느낌)을 비교한다.

3장

수동적인 부수적 움직임 검사 – 흉곽 관절돌기사이관절

(Passive accessory mobility tests – thoracic zygapophyseal joints)

이 검사는 흉부의 vertebromanubrial, vertebrosternal과 vertebrochondral 부위에 사용된다.

T3 상향 활주검사: 다음 검사는 T3의 오른쪽 아래 관절돌기가 T4의 위쪽 관절돌기와 비교하여 위쪽 방향으로 미끄러지는 능력을 알아보기 위해 사용된다. 이 검사는 T3가 폄과 오른쪽 방향으로 굽힘이 유지되며 왼쪽 굽힘이 제한할 때 수행한다. 환자는 머리와 목을 편한 방향으로 돌리고 엎드린다. 엄지손가락으로 T4의 왼쪽 횡돌기의 아래쪽 측면을 촉진한다. 다른 엄지손가락으로 T3의 오른쪽 횡돌기의 아래쪽 측면을 촉진한다(그림 3.58 A & B). T4를 고정하고 T3를 위앞방향 활주 적용한다. 제한된 특정 방향을 식별하기 위해 활주의 방향을 바꾼다. 특별한 방향으로 힘을 가한다 – 돌출된 뼈 안쪽의 당김줄을 찾는다. 양쪽의 중립 및 탄성 영역(진폭, 1차 저항 및 2차 저항의 정도, 끝느낌)을 비교한다.

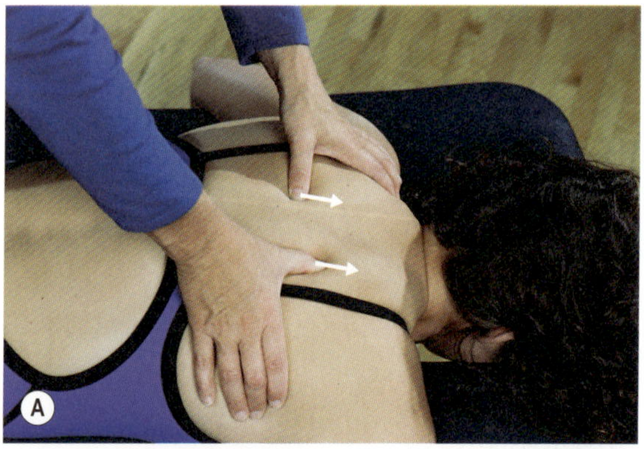

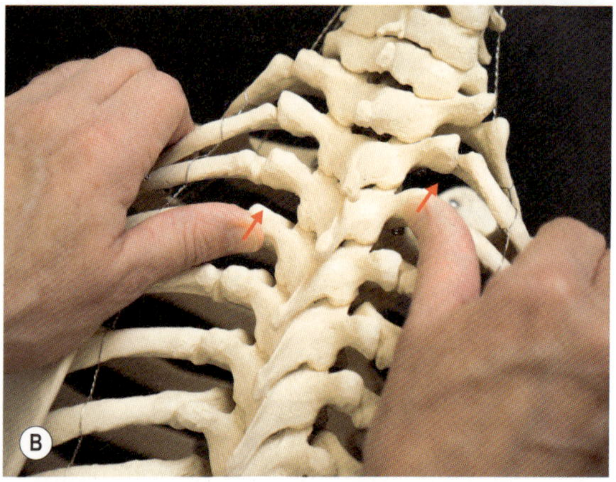

그림 3.58 A & B

이 검사는 T3의 오른쪽 아래 관절돌기가 T4의 위쪽 관절돌기와 비교하여 위쪽방향으로 미끄러지는 능력을 알아보기 위해사용된다.

T3 하향 활주 검사: 다음 검사는 T3의 아래쪽 관절돌기가 T4의 위쪽 관절돌기에 대해 아래쪽으로 미끄러지는 능력을 알아보는 데 사용된다. 이 검사는 T3가 굽히며 왼쪽 굽힘이 유지되며 오른쪽 굽힘과 폄이 제한될 때 수행된다. 환자는 머리와 목을 편한 방향으로 돌리고 엎드린다. 엄지손가락으로 T4의 오른쪽 횡돌기의 아래쪽 측면을 촉진한다. 다른 엄지손가락으로 T3의 오른쪽 횡돌기 위쪽 측면을 촉진한다. T4를 고정하고 T3에 아래쪽 활주를 적용한다(그림 3.59).

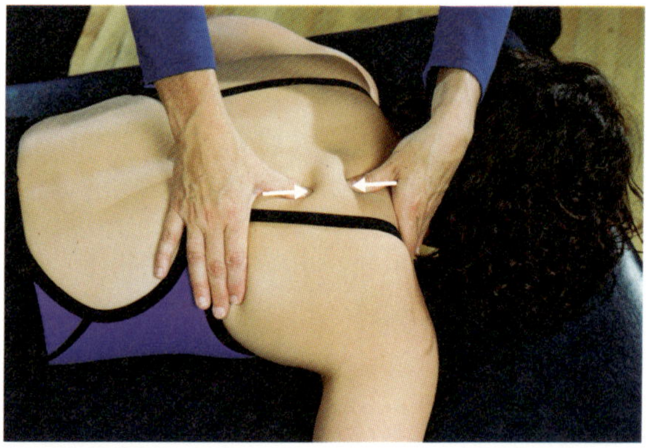

그림 3.59

이 검사는 T3의 오른쪽 아래 관절돌기가 T4의 위쪽 관절돌기와 비교하여 위쪽방향으로 미끄러지는 능력을 알아보기 위해 사용된다.

제한된 특정 방향을 식별하기 위해 활주의 방향을 바꾼다. 특별한 방향으로 힘을 가한다 – 돌출된 뼈 안쪽의 당김줄을 찾는다. 양쪽의 중립 및 탄성 영역(진폭, 1차 저항 및 2차 저항의 정도, 끝느낌)을 비교한다.

내외측 병진 – 흉부내 고리의 가동성
(Mediolateral translation – interthoracic ring mobility)

제 2에서 제 10번째 흉부 고리는 회전과 관련하여 발생하는 작은 내외의 움직임을 관찰할 수 있다(2장 참고). 이 검사는 횡방향면에서 흉부 고리 사이의 내외 움직임을 결정하는 데 사용된다. 이 동작은 전체 회전이 발생하는 데 필요하다. 6번째 흉부 고리가 완전히 오른쪽으로 회전하려면, 왼쪽 6번째 늑골이 T6의 왼쪽 횡돌기 대해 후외측으로 미끄러져 갈 수 있어야 하고, 오른쪽 6번째 립이 T6의 오른쪽 횡돌기에 대해 전내측으로 미끄러질 수 있어야 한다. 이 동작이 발생하면 T5는 T6을 기준으로 반대로 움직인다. 이것은 6번째 흉부 고리의 좌측 내외측 움직임이다.

환자는 손을 반대편 어깨 위에 놓고 팔짱을 끼고 앉아 있다. 치료사가 환자 왼쪽에 위치한다. 왼손의 손가락으로 오른쪽 겨드랑이 가운데에서 6번째 늑골을 촉진한다. 오른손의 집게손가락과 엄지손가락으로 겨드랑이 가운데에서 왼쪽 7번째 갈비뼈를 촉진한다(그림 3.60A). 왼쪽 7번째 갈비뼈를 안쪽으로 밀며 T6을 안정화시킨다. 왼쪽 손과 팔을 사용하여 가로 평면에서 6번째 갈비뼈와 T5를 왼쪽으로 움직인다(그림 3.60B). 왼쪽

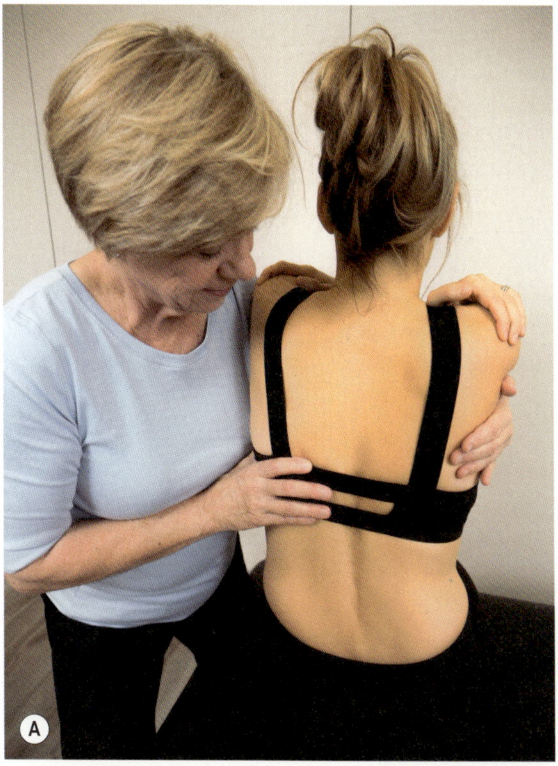
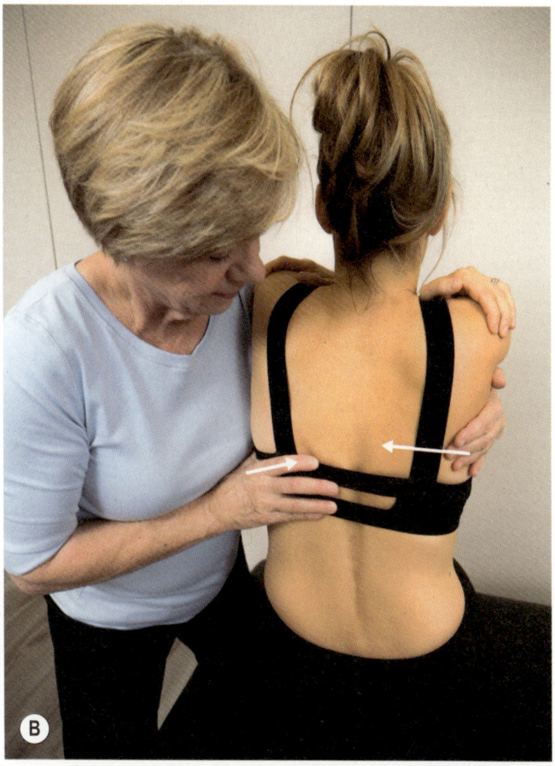

그림 3.60

제 2~제 10번째 흉부 고리는 회전과 관련하여 발생하는 작은 내외의 움직임을 관찰할 수 있다. 이 검사는 횡방향면에서 흉부 고리 사이의 내외 움직임을 결정하는 데 사용된다**(A, B)**. 이 그림들은 6번째 흉부고리의 좌내외측 가동성 검사를 보여준다.

7번 늑골의 위쪽 늑추관절은 6번 늑골과 T6의 측면 이동을 방지한다. 움직임이 매우 작지만 촉진이 가능하며 흉부 회전의 생체역학에 필수적이다. 움직임의 진폭을 위아래 흉부 고리의 진폭과 비교한다.

수동 제어 검사(*Passive control test*)

이 검사들은 흉곽의 vertebromanubrial, vertebro-sternal, 그리고 vertebrochondral 부위에 선별 작업의 분석에 관한 이야기와 객관적 결과가 흉부내 고리의 부분 또는 흉부내 고리의 폐쇄적 결함이 보이는 경우 사용된다. 다음 검사 중 일부는 Janet Lowcock(1990)에 의해 개발되었다.

전방병진 – 흉추분절(흉부내 고리) / *Anterior translation – thoracic spinal segment (intrathoracic ring)*

다음 검사는 두 흉추(흉부내 고리) 사이의 전방병진에 저항하는 해부학적 구조가 완전한 상태인지를 평가한다. 환자는 머리와 목을 편한 방향으로 돌리고 엎드린다. 같은 손의 집게손가락의 엄지와 구부러진 PIP 관절로, 관심 있는 흉부 고리의 아래쪽 척추의 횡돌기를 안정화시킨다. 반대쪽 엄지와 검지의 구부러진 PIP 관절로 위쪽 척추의 횡돌기를 촉진한다. 아래 척추를 안정시키고 위 척추를 통해 직선 뒤에서 앞으로 힘을 적용한다(그림 3.61). 흉추에서 zygapophyseal joints 추간관절의 방향은 위 척추의 전방병진을 제한시킨다. 이 검사는 최소한의 움직임으로 시행한다. 과도한 전방병진은 뼈의 손상을 야기시킨다(골절 예방).

후방병진 – 흉추 부분(흉부내 고리) / *Posterior translation – thoracic spinal segment (intrathoracic ring)*

다음 검사는 두 흉추 사이의 후방병진에 저항하는 해부학적 구조가 완전한 상태인지를 평가한다. 환자는 팔을 반대쪽 어깨(3–10 번째 흉부 고리)에 교차시키거나 목 뒤에 손을 대고 손가락을 깍지끼고 앉는다(제 1 흉부 및 제 2 흉부 고리). 치료사는 환자의 옆에 선다. 집게손가락 손등부분과 엄지손가락의 구부러진 PIP를 사용하여 관심 있는 흉부 고리의 아래 척추 횡돌기를 안정화시킨다. 손바닥과 손을 사용하여 관심 있는 흉부 고리가 구부러지거나 펴지지 않도록(즉, 중립이

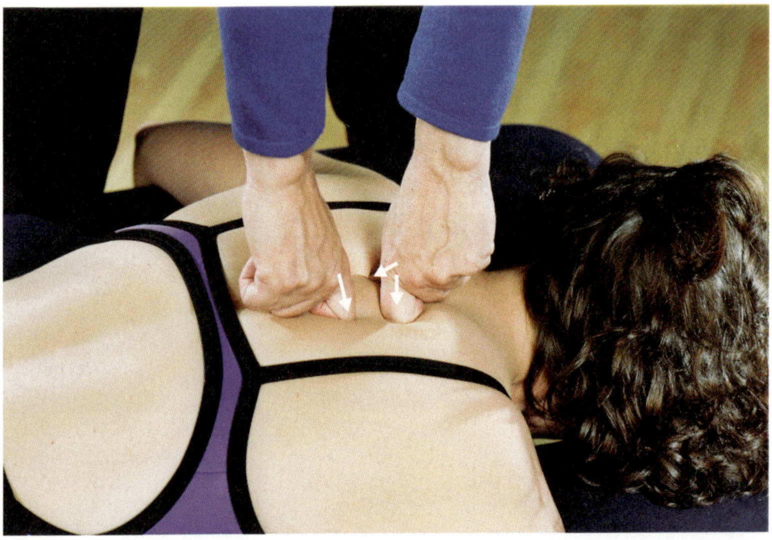

그림 3.61
이 검사는 두 흉추(흉부내 고리) 사이의 전방병진에 저항하는 해부학적 구조가 완전한 상태인지를 평가한다.

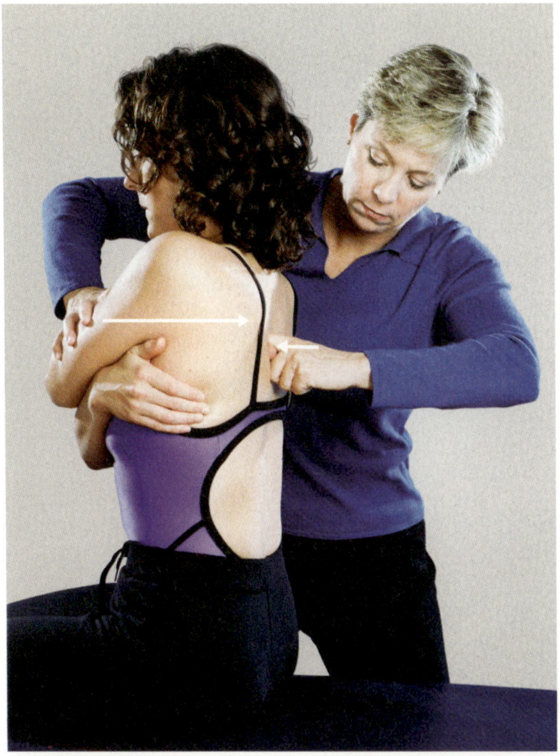

그림 3.62
이 검사는 두 개의 흉추 사이의 후방병진에 저항하는 해부학적 구조가 완전한 상태인지를 평가한다.

되도록) 분절을 배치한다. 아래 척추를 고정시키면서 흉부(환자의 팔을 교차하거나 팔꿈치를 통해)를 통해 상부 척추에 앞뒤로 힘을 가한다(그림 3.62). 분절의 자연스러운 굴곡과 신전에서 후방움직임이 적게 있을 수 있지만, 과도하지는 않다(위와 아래의 분절 비교). 그런 다음 흉부 척추 부분을 완전히 구부리고 앞뒤 움직임의 진폭과 끝느낌을 다시 검사한다. 그런 다음 흉부 척추 부분을 완전히 펴고 앞뒤 움직임의 진폭과 끝느낌을 다시 검사한다. 관절 조직이 정상인 경우, 움직임이 완전히 구부러지거나 완전히 확장되어서는 안 된다. 흉추 분절이 한쪽에서 후방으로 움직임을 멈추고 다른 한쪽에서 계속 후방으로 움직일 경우, 이는 횡평면에서 수동적인 회전 제어의 상실을 나타낸다.

전방신연- 갈비가로돌기관절(흉부내 고리)
/ Anterior distraction – costotransverse joint (intrathoracic ring)

다음 검사는 횡돌기로부터 늑골의 후방 측면(머리에서 결절까지)의 신연(distraction) 또는 분리(separation)에 저항하는 해부학적 구조가 완전한 상태인지를 평가한다. 외측 늑골횡돌기인대와 늑골경인대(늑골횡돌기 인대)는 모두 이 검사의 마지막 구조(closure mechanism)의 일부분이다.

환자는 머리와 목을 편한 방향으로 돌리고 엎드린다. 같은 손의 집게손가락, 엄지손가락의 PIP를 구부려서 갈비뼈가 붙어있는 척추의 반대쪽 횡돌기를 안정화시킨다(예: 오른쪽 네 번째 갈비뼈의 경우 T4와 T3의 왼쪽 횡돌기 안정화). 다른 쪽 손의 두상골이나 엄지손가락으로 갈비뼈 결절의 옆쪽을 촉진한다. 척추늑골연골과 척추흉골 부위에서 흉추를 안정시키고 반대쪽 늑골을 뒤에서 앞으로 힘을 가한다(그림 3.63 A & B). 늑골의 척추 늑골연골 부분에서는 갈비뼈가 횡돌기의 상단에 있다. 따라서 힘은 상측, 외측, 전방측으로 신연되도록 가해져야 한다(그림 3.63 C & D). 국소 증상, 운동 진폭 및 끝의 자극에 유의하여야 한다. 동일한 흉부 고리의 위, 아래 및 반대쪽 레벨과도 비교하여야 한다.

후방병진 – 늑연골과 복장갈비관절(흉부내 고리)
/ Posterior translation – costochondral and sternocostal joints (intrathoracic ring)

다음 검사는 흉골에 대한 늑연골 또는 늑연골을 기준으로 후방병진에 저항하는 해부학적 구조의 상태를 평가한다. 흉늑관절 또는 늑연골이 손상되면, 관련 관절에서 벌어짐 또는 단차(step)를 촉진할 수 있다. 환자는 머리와 목을 자연스럽게 하고 바른 자세로 눕는다. 엄지손가락으로 늑연골 또는 흉늑관절의 앞면을

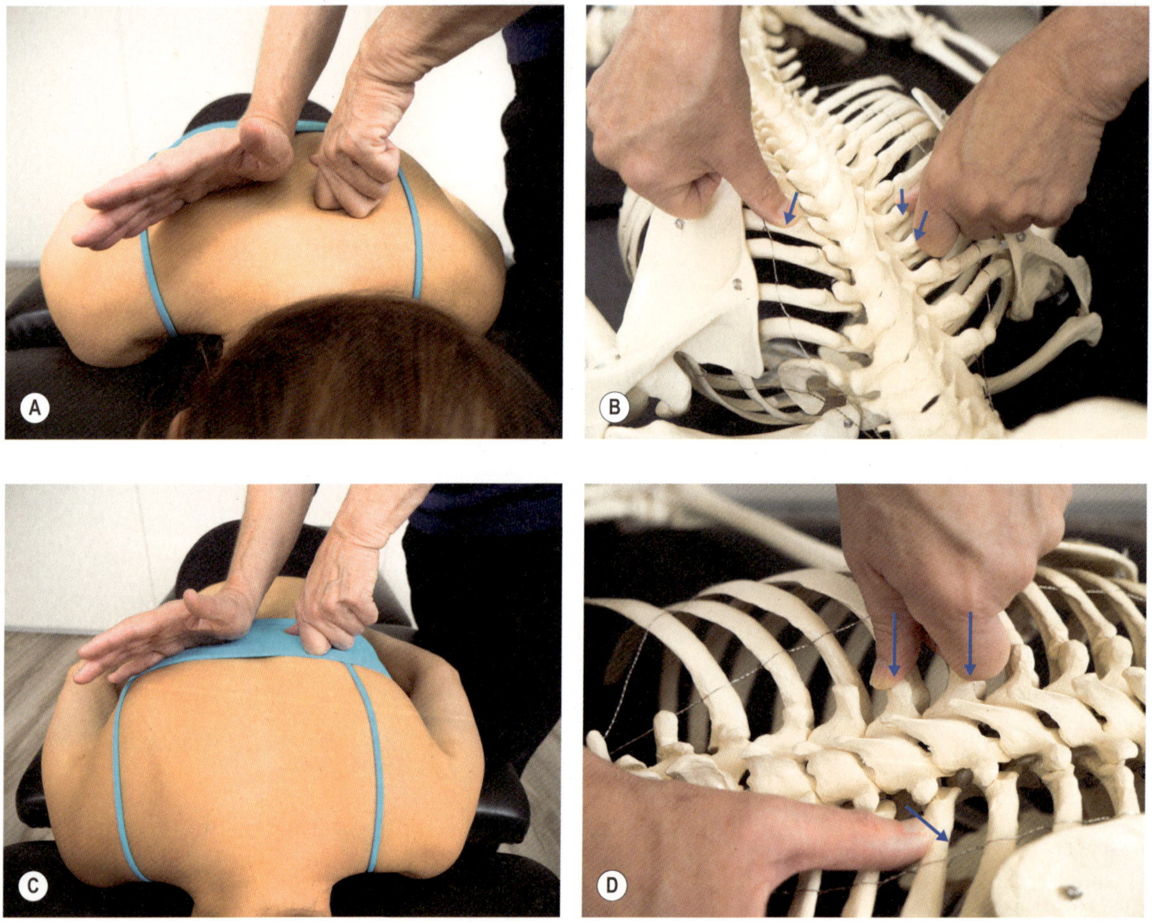

그림 3.63

(A, B) 척추늑골연골과 척추흉골 부위: 이 검사는 머리에서 횡돌기 결절까지의 흉골 후면의 저항에 대한 신연과 분리의 해부학적 구조가 완전한 상태인지에 대한 평가이다. 반대쪽 방향의 힘은 주로 늑골횡돌기 관절의 전방으로 신연되어 척추가 안정된다.

(C, D) 척추 연골 부위: 이 흉곽부위 안의 늑골횡돌기 관절에 대해서는 힘의 방향에 대한 차이가 요구되어진다.

안정화시킨다. 다른 엄지손가락으로 늑연골 또는 갈비뼈의 앞면을 촉진한다. 늑연골 또는 갈비뼈에 수직으로 앞에서 뒤로 힘을 적용한다(그림 3.64).

이 가해진 힘에 즉각적인 저항이 있어야 하고 자극적인 통증이 없어야 한다. 운동의 진폭과 끝느낌을 비교하고 동일한 흉부 고리의 위, 아래 및 반대쪽 레벨과 비교한다.

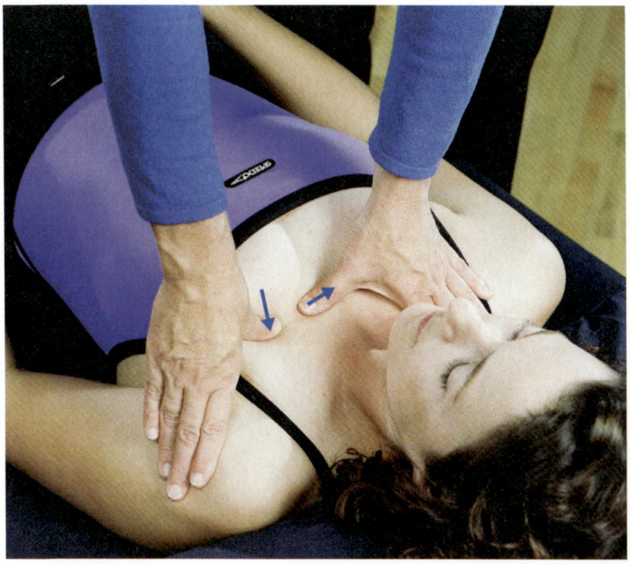

그림 3.64

이 검사는 흉골에 대한 늑연골 또는 늑연골을 기준으로 후방병진에 저항하는 해부학적 구조가 완전한 상태인지 평가한다.

외측병진 (흉부내 고리)
/ Lateral translation (intrathoracic ring)

다음 검사는 두 개의 인접한 척추 사이의 내외측 병진에 과도하게 저항하는 해부학적 구조가 완전한 상태인지에 대한 평가이다. 검사되어지는 기본적인 구조는 추간판디스크와 위쪽 흉늑관절로 추측된다(Lee D G 1996). T6–T7 분절의 왼쪽 측면 움직임을 검사하기 위해 환자는 팔이 반대쪽 어깨에 교차하고 치료사는 환자의 왼쪽에 서있는다. 오른쪽 7번째 늑골을 왼손으로 촉진한다. 치료사의 왼팔은 환자의 교차된 팔이나 흉부의 팔 아래에 놓여 있다. 오른쪽 손으로 왼쪽 7번째 늑골을 촉진하고, 이 늑골머리를 T7과 T6의 척추 몸통에 압착시켜 이 늑골이 횡으로 움직이지 않도록 한다. 왼쪽 손으로 오른쪽 7번째 늑골을 잡아당겨 T6을 왼쪽으로 움직여 본다(그림 3.65). 왼쪽 7번째 갈비뼈가 고정되어 있다면 눈에 띄는 움직임이 없어야 한다.

T6와 T7 사이에서 움직임이 지속된다면, 이것은 추간판과 좌,우 흉늑관절의 손실이 있음을 의미한다. 이것은 흉부내 고리의 폐쇄 결손(수동 제어의 손실) 형성이다.

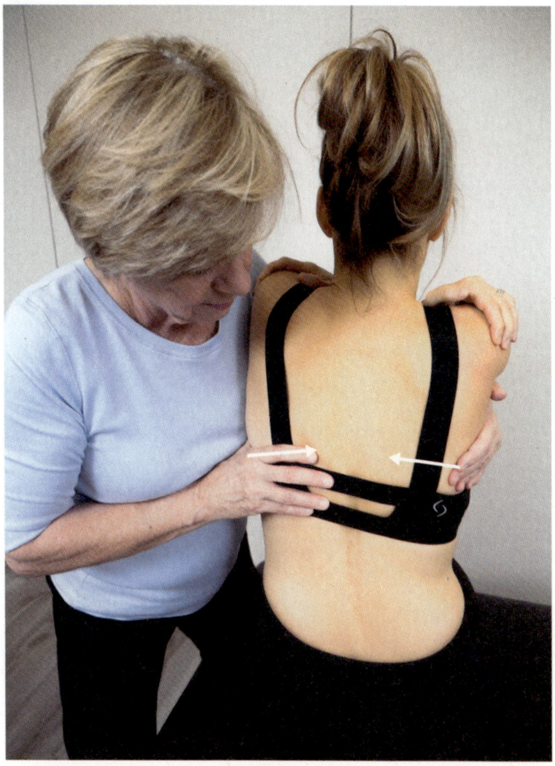

그림 3.65

이 검사는 2개의 인접 척추뼈(T6 - T7) 사이에 갈비뼈가 고정되어 있을 때 과도한 중측성 척추뼈 사이의 과도한 중측 이동에 저항하는 해부학적 구조가 완전한 상태인지를 평가한다.

신경계 – 평가원칙
(Neural system – assessment principles)

신경계는 중추 및 말초 신경계의 모든 구성 요소를 포함한다는 점에서 광범위하다. 운동제어 전략(신경계에 의해 생산됨)이 개인적이고 과제에 특정한 것임을 시사하는 광범위한 연구가 있다(Hodges et al.2013). 그리고 그 변화는 통증을 가진 환자에 따라 다양하다(van Dieën et al. 2017). 통증이 있는 사람들간 공통점은 과제에 대한 움직임이 최적이 아니라는 것이다. 그렇지 않으면 모든 것이 다를 수 있다. 운동제어 전략이 과제에 대해 최적이 아닐 때 신체의 여러 영역에서 변경된 정렬, 생체역학 또는 제어가 입증된다.

허리와 목의 통증에 대해 구체적으로, 다음과 같이 알려져 있다.(van Dieën et al. 2017, Falla & Hodges 2017):

- 심부근육은 종종 손상된다; 회복은 없거나 감소되거나 지연된다(복횡근, 골반기저근, 다열근의 심부섬유, 횡격막). 표면 근육은 종종 증강된다. 회복은 대부분 과도하거나, 일찍 일어난다(척추기립근[장늑근, 최장근], 다열근 천층, 흉쇄유돌근, 전사각근). 요통 환자는 근육 회복 패턴의 변화를 줄이고, 근육의 개별적인 활성화를 수반하는 전략과는 반대로 경직성을 발생시키는 전략을 사용하는 경향이 있다. 이러한 변화는 뇌 조직의 변화를 수반한다.
- 변형된 회복 전략의 구체적인 패턴은 일반적으로 환자에 따라 개인적이며, 개별적으로는 움직임, 자세 또는 직무 등이 고유하게 평가되어진다.
- 일반적으로 척추와 골반 조절에 대한 이상적인 근육 활성화 방법은 없으며 통증이 있는 모든 환자들이 보편적으로 채택하는 방법도 없다.
- 허리와 목 통증 환자는 전형적인 방식으로 근육을 억제하거나 흥분시키기 보다는 차라리 근육 사이의 활동 재분배와 함께 나타난다. 활동의 재분배는 제대로 제어되지 않은 추체 사이의 움직임과 과도한 압축으로 이어진다.
- 몸통의 모든 다분할 근육은 움직임과 조절에 기여한다.
- 현재의 가설은 척추 통증은 강화운동을 통해 적응형 운동제어 변화를 일으킨다는 것이다.
- 운동제어는 업무와 개인에 특정한 생각, 믿음, 감정, 감각적 경험에 의해 영향을 받는다. 적응형 운동제어의 변화는 감각과 운동 피질의 재구성에 기여할 수 있다.
- 재활의 목적(예로 운동학습전략을 이용)이 적응을 수정(제거 수정 또는 증가)하는 것이라면 이것은 환자의 고유한 해결책과 관련하여 개별적인 기준으로 고려될 필요가 있다.

몸통의 모든 다분할 근육은 움직임과 통제에 영향을 미치며, 그 활동이 재분배될 때 흉부 고리의 부적절한 움직임(비정상적인 움직임)과 회전, 골반의 회전과 비틀림에 기여하는 특정 힘 벡터를 생성할 수 있다. 임상적으로 지나치게 활동적인 근육 하나만 발견하는 경우는 드물다; 따라서, 흉부 고리 정렬, 생체역학, 조절과 관련하여 과활성 근육이 정확히 무엇을 할 것인가를 예측하는 것은 불가능하다.

벡터 분석은 어떤 근육, 조직 또는 장기가 먼저 이완(release)되는지에 대한 임상적 추론 과정을 용이하게 한다(아래에서 어떤 근육을 이완할지 결정하는 테스트 참조). 그런 다음 1차 벡터의 방출에 따른 재평가(벡터 분석)로 이완할 2차 벡터를 결정한다. 이 과정은 원인(driver)의 이동성을 제한하는 모든 벡터(모든 시스템으로부터)가 이완될 때까지 반복된다. 선별 작업 및 의미적 과제의 재평가는 근육 활동의 분포가 개선되었는지 또는 어떤 근육이 덜 활동적인지를 결정하기 위해 추가 테스트가 필요한지 결정한다(아래의 능동 제어 테스트 및 Thorax Drivers 및 운동제어 전략 참조). 1차 벡터와 2차 벡터를 이완한 후 기능 전략이 즉시 개선되는 개인 하위 그룹이 있다(5장의 제니퍼의 이야기와 아만다의 이야기 참조). 이 그룹은 운동 훈련이 여전히 그들의 가정(home) 운동에 필수적이지만, 개별적인 근육 운동제어 훈련을 필요로 하지 않는다. 벡터 이완 후 부하를 제어하기 위해 기능에 대한 전략이 충분히 개선되지 않는 또 다른 하위 그룹이 있다(5장의 Christine의 이야기 참조). 이 그룹은 운동 훈련과 함께 특정한 운동제어 훈련이 필요한 근육을 결정하기 위한 추가 시험을 요구한다(아래의 능동 제어 시험 및 Thorax Drivers 및 운동제어 전략 참조).

신경계 – 특수 검사 (Neural system – specific tests)

어떤 근육을 이완할지 결정하는 검사

능동 및 수동 학습하는 기술은 모션 분석, 특정 신체 영역 교정 및 이완 중에 사용되어 기능(정렬, 생체역학, 제어)에 영향을 주는 벡터에 대해 더 많이 이해한다. (추가 테스트 – 벡터 분석 참조). 신경계 손상이 근육 이형성을 일으킨다면 원인(driver)의 정렬과 생체역학은 수동 및 언어지시(verbal cuing)로 교정할 수 있다: 교정 중 수동적인 학습은 1차 벡터에 대한 정보를 제공한다. 또한 교정이 해제되면 수동적인 청력은 1차 벡터의 위치(좌 또는 우, 앞이나 뒤, 흉부, 복부 또는 골반 안쪽이나 바깥쪽), 길이(긴 길이 또는 짧음), 강도(강한, 중간 또는 약한)를 결정하는 데 도움이 된다.

선별 작업의 원인(driver)으로 이전에 정해진 흉부 고리나 고리들을 교정한다. 천천히 왼쪽 늑골과 오른쪽 늑골을 동시에 풀고 먼저 앞쪽 또는 뒤쪽으로 어떤 늑골이 당겨지는지 기록한다. 교정을 반복한다. 이제 움직이는 첫 번째 늑골에 초점을 맞추고 당김의 벡터가 앞, 뒤 또는 옆면에서 왔는지, 당김이 흉부의 안쪽 또는 바깥쪽에서 왔는지 주목한다. 벡터는 길거나 짧은가, 강한가, 약한가? 벡터가 흉부의 바깥쪽에 있다면 과도한 과활성화 또는 긴장과 조임에 대한 벡터와 관련된 근육과 근막을 촉진하여 부적절한 정렬 및 생체역학을 담당하는 특정 구조를 확인한다. 이 구조는 치료 계획에서 먼저 발표되어야 한다.

때로는 두 개의 근육 또는 구조가 그물 벡터를 생성하며 해부학적으로 구조를 식별하는 것은 불가능할 수 있다. 앞서 언급했듯이, 이름을 지정할 수 없더라도 원인의 정렬, 생체역학, 제어에 영향을 미치는 결합된 벡터를 이완하는 치료 기법이 있다(제6장 참조).

표면 근육의 과활성화와 관련된 재분배된 근육 활동(Hodges & Smeets 2015)은 신체의 정렬과 생체역학을 변화시킬 수 있는 힘의 벡터를 생성한다. 과활성화는 운동제어 전략의 변화된 결과이며 중추 및 말초 신경계의 영향을 받기 때문에 신경계 장애로 분류된다. 예를 들어, 오른쪽 흉부 장늑근과 요부 장늑근의 근막의 과활성화는 오른쪽 늑골의 후방 회전을 야기하여 흉골 고리의 왼쪽 전위와 오른쪽 회전을 초래할 수 있다. 전체 흉골 고리는 이 벡터에 반응한다. 이 고리에 부착된 오른쪽 외부 사선의 근막은 오른쪽 늑골의 후방 회전에 반응할 수 있으며 과민 반응할 수도 있다. 오른쪽 흉부 장늑근과 요부 장늑근 및 우측 외복사근을 촉진하면 트리거 포인트가 나타날 수 있다. 벡터 분석과 결합된 흉부의 생체역학을 알면 어떤 근육이 일차 벡터인지에 대한 결정이 용이하며, 어떤 근육이 먼저 이완되고, 어떤 근육이 반응하며, 혼자 남겨져야 하는지에 대한 결정이 용이하다(그림 6.24A). 제5장의 사례 보고서는 흉부 고리의 정렬, 생체역학 및 제어를 교란하는 광범위한 벡터들의 추가 예와 해제해야 할 사항, 개별 근육을 구체적으로 훈련해야 할 시기, 그리고 개인적이고 의미 있는 운동제어 훈련을 규정하는 방법을 의료적으로 사용하는 방법을 제공한다.

신경계 이완시기를 결정하는 검사 *(Tests to determine when to release the nervous system)*

경막의 이동성(mobility) 손상은 항상 신경계와 관련이 있기 때문에 신경계 손상으로 분류된다. 경막 또는 회음부의 이동성이 부족한 것이 기본 시스템 손상일 때, 신체 부위의 부적절한 정렬(비이상적인 정렬), 생체역학 및 제어를 유발하여 해당 부위를 교정하면 종종 환자의 증상이 악화되고 의미적 작업의 수행력이 감소된다. 경막 또는 신경 회선 이동성이 부족할 때 신체 부위 교정이 작업의 경험이나 성능을 향상시키는 것으로 보이지 않는다. 현재 가설은 경막 또는 신경 조직의 장력을 줄이기 위해 신체가 '변화하는 모양'이라는 것이다. 반면 신체 부위 교정(흉부, 골반, 엉덩이, 목, 두개골 부위 또는 발)이 신경 증상(연소, 따끔거림, 무감각 등)을 감소시킨다면 그리고 의미적 과제뿐만 아니라 선별 작업의 성능을 향상 시키며, 가설은 부적절한 정렬(비정상적인 정렬)이 경막 또는 회음부 장력의 원인이라는 것이다. 첫 번째 예에서는 경막 또는 특정 신경의 특정 이완이 표시된다(제6장 경막 및 신경계 손상에 대한 섹션 참조). 두 번째 예에서, 신체 영역 드라이버의 정렬에 영향을 미치는 1차 벡터를 결정하고 후속 처리를 결정하기 위한 벡터 분석이 표시된다.

능동 제어 검사(Active control tests)

능동 제어 검사는 선택한 동적(motor) 조절 전략이 제공하는 힘 폐쇄 메커니즘을 평가하며, 이 메커니즘은 개별적이고 직무에 특정한 것으로 알려져 있다.

이러한 시험은 선별 작업의 분석에 통합된다. 각 작업에서 평가되는 관절의 정렬, 생체역학 및 제어는 최적의 것으로 생각되는 것과 비교된다. 예를 들어, 흉부를 오른쪽 회전하는 동안 흉부 고리는 왼쪽으로 약간 움직여야 한다. 문제의 흉부 고리가 왼쪽으로 너무 멀리 움직일 경우, 이는 부적절한 수행(비이상적인 현상)으로 간주되며, 제어 시험이 표시된다. 양측 굴곡 팔을 통해 몸통 회전에 저항이 가해질 때 요추 부분은 그대로 유지되어야 한다. 한 다리로 서있는 동안 천골에 비례하여 전방을 회전하지 않아야 한다(Hungerford et al. 2004); 이것은 천장관절의 'unlocking or giving way' 것이라고 한다. 한 팔을 올리는 동안, 경추 부위는 120 - 130°에 도달할 때까지 움직이지 않아야 한다.

수동 제어 검사는 폐쇄 결함을 용인하거나 제외한다(위 참조). 능동 제어 검사는 기본 시스템 손상이 관절 또는 신경인지 여부와 관계없이 과도한 움직임이나 바람직하지 않은 움직임 또는 정렬을 제어할 수 있는 깊은 분절 근육의 능력을 평가한다. 말이나 손으로 지시할 때, 이는 깊은 부분 근육의 사용을 용이하게 하는 것을 목표로 하고 다른 운동제어 전략(strategy)이 시험 대상 신체 부위의 성능에 미치는 영향을 결정하기 위해 선별 작업을 반복한다.

신경근육 회복 계획이 최적일 때는 관절이 중립위치에 있을 때에도 모든 동작을 조절해야 한다. 이것은 움직임이 작업에 필요한 경우, 관절이 움직이지 않아야 함을 의미하는 것이 아니라 관절의 움직임이 최적의 생체역학과 일치해야 함을 의미한다. 관절의 변환이나 움직임을 제어하는 데 필요한 신경근육 활성화의 양은 적용된 하중의 진폭에 따라 달라진다.

흉곽 – 흉부내 고리 조절
(Thorax – interthoracic ring control)

이 검사는 선별 작업의 분석에 대한 이야기와 객관적인 결과가 근본적인 수동 조절 장애가 있거나 없는 부분적인 흉부내 고리 능동 조절 장애가 있을 수 있음을 시사할 때 흉추의 척추, 척추 및 척추 연골 부위에서 사용된다.

흉부내 고리 조절을 담당하는 심부 분절 근육에는 다열근의 심부 섬유, 장회전근, 단회전근, 늑골거근, 내부 및 외부 늑간 근육이 포함된다. 후부 흉부의 심부근육과 천부근육은 팔 움직임에 의해 유도될 때 체간 회전 방향에 대해 다른 활성을 갖는 것으로 나타났다(Lee L-J 등 2009). T5, T8, T11에서 양측 다열근과 회전근 및 최장근은 시상면에 움직일 때 척추 신전 역할을 한다. 반대로, 횡단면의 작은 움직임 다열근들, 회전근들, 흉부 최장근들은 횡단면에서의 작은 움직임이 활성화되어 반대 회전 방향을 제어한다. 흉부 최장근은 반대편 팔의 움직임에 가장 활동적이며 흉부의 동측 회전 근육인 반면, 다열근과 회전근들은 동측 팔 움직임에 가장 활동적이며 흉부의 반대측 회전근육이다(Lee L-J 등 2009)(그림 3.66). 흉부의 운동제어에 대한 통증의 영향을 조사하기 위한 연구는 수행되지 않았다. 임상적으로, 깊은 부분근육의 위축이나 억제는 능동적인 제어 장애가 있을 때 흔히 존재한다는 점에 주목하였다(Lee L-J 2003b); 그러나 위축이 항상 흉통과 함께 나타나는 것은 아니다. 흉부내 고리 조절 검사들은 정렬을 방해하는 모든 벡터와 생체역학이 해결된 후에 수행된다.

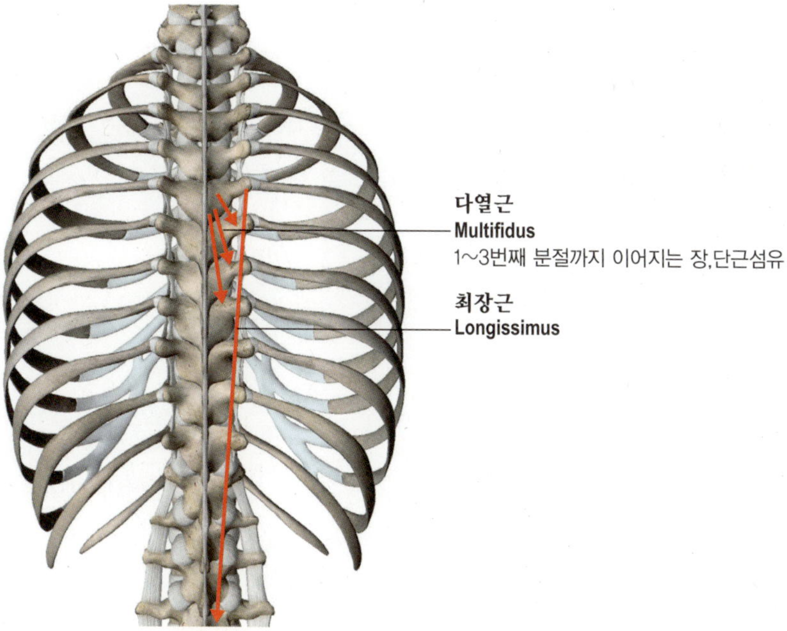

그림 3.66

최장근은 흉부의 동측 회전근육인 반면, 다열근은 반대측 회전근육이다; 따라서, 회전 움직임에서 다르게 사용된다 (Lee L-J et al. 2009).

Essential Anatomy 5 3D4Medical에서 허가를 받았음.

흉부 고리는 정렬교정이 풀어지면 이동 및 회전한 후 회전된 위치로 다시 움직인다. 또한 흉부 고리의 정렬은 복원될 수 있지만, 몇 번의 반복 하중에 대해서만 가능하다.

앉거나 서 있을 때, 흉부 고리 조절이 떨어지는 후방 흉부의 심부근육과 천부근육을 촉진한다. 극돌기와 횡돌기 사이에 다열근과 회전근들을 양쪽으로 촉진한다. 단호하지만 점진적으로 조직을 누르고 조직의 견고성(휴식 활성화)과 근육의 크기에 주목한다. 견고성과 크기를 측면과 위아래 레벨과 비교한다(그림 3.67A). 환자에게 한쪽 팔을 들어달라고 요청한다; 다열근과 회전근들의 활동이 증가해야 한다. 횡돌기와 인접한 늑골 바로 아래 근복에서 흉부 최장근을 촉진한다. 근육을 단단히 누르고 조직을 관상면에서 움직인다(그림 3.67B). 흉부 최장근의 특정 근막에 활성화가 증가하면 이것은 살라미 중간에 있는 페퍼로니 스틱처럼 느껴진다. 흉부 장늑근과 요부 장늑근의 촉진을 반복한다. 흉부 장늑근과 요부 장늑근, 그리고 흉부 최장근 모두 과도하게 사용될 때 흉부 고리가 반대로 움직인다. 관련 흉부 고리를 촉진하고 환자에게 오른쪽과 왼쪽 팔을 들어달라고 한다. 흉부 고리의 움직임과 후흉부의 심부 및 천부 근육의 회복반응을 기록한다. 능동 제어 손상이 있을 때 흉부 고리는 양 팔 들어 올릴 때 더 많이 변환되고 회전한다(Lee L-J 2003b, 2016). 환자가 '연결 지시'(제7장 참조)로 흉부내 고리 정렬 및 제어를 담당하는 심부 분절 근육을 사용할 수 있을 때, 운동제어 전략이 바뀌면 흉부 고리는 자동으로 수정된다. 천부근육은

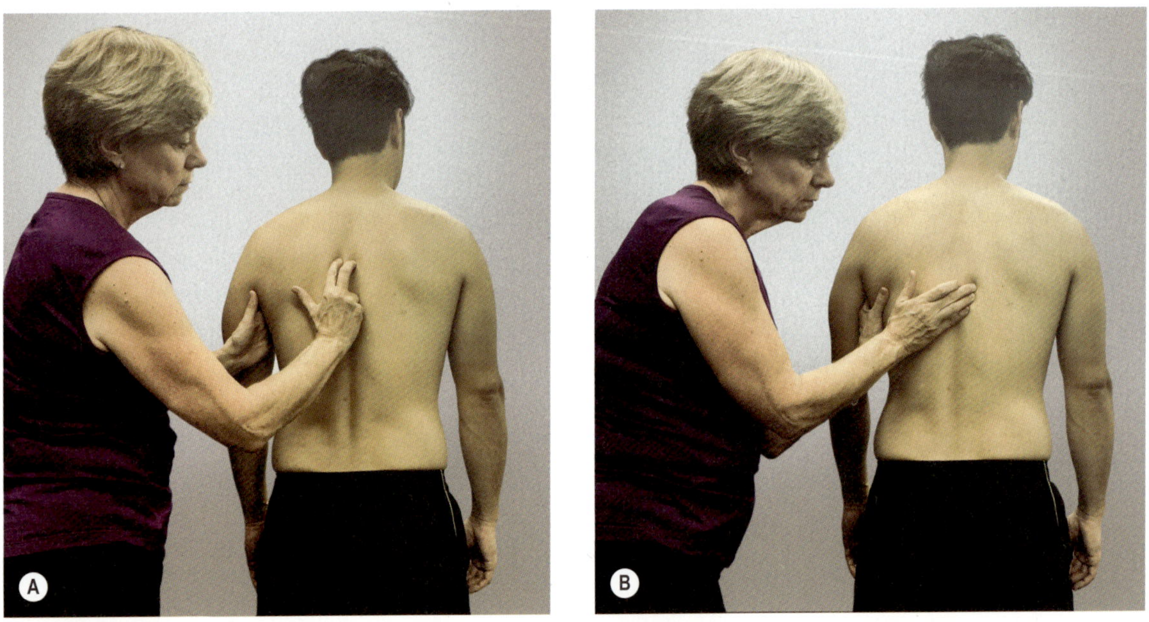

그림 3.67

이 남자는 6번째 흉부 고리를 왼쪽으로 전환하고 오른쪽으로 회전시킨 채 서 있다.

(A) T5 – T6에서 다열근과 회전근의 주목할 만한 억제(inhibition)가 있고,

(B) T6의 오른쪽 횡단 과정과 오른쪽 6번째 갈비뼈에 삽입되는 긴 흉부 근막의 과도한 활성화가 있다.

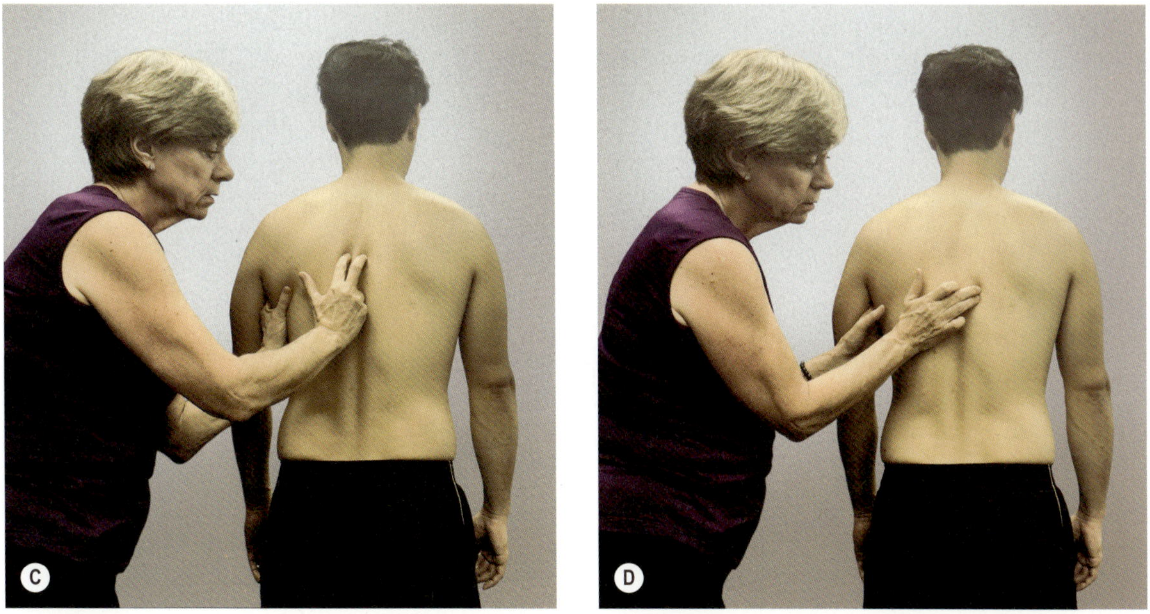

그림 3.67 – *계속*

(C) 적절한 연결 지시가 주어지면 6번째 흉곽 고리가 자동으로 교정되도록 느껴진다(치료사의 왼손). 다열근 및 회전근들의 사용이 증가한다.

(D) 동시에, 우측 흉부 최장근의 과사용이 감소한다.

이완되고 심부 분절 근육은 활성화될 것이다(그림 3.67 C & D).

흉부 고리, 골반 및 고관절 제어의 능동적 제어 사이의 관계는 흉부 고리 제어에 대한 최선의 '연결 지시'를 찾은 다음(제7장 참조) 이 지시가 흉부 고리를 자동으로 정렬하고 이후 골반과 고관절 정렬 및 제어 기능을 더 잘 제공하는 전략을 복원하는지 평가하여 시험한다.

요추 – 분절간 조절 및 흉부 고리 드라이버들 (*Lumbar spine – intersegmental control and thoracic ring drivers*)

이 검사 요추 분절의 능동 조절 및 요추 분절 조절에 대한 흉부 고리 드라이버 수정의 영향을 결정하는데 사용된다. 환자는 골반을 중립으로(횡방향 평면 회전 또는 골반내 비틀림 및 중립 전후 기울기) 앉는다. 요추의 극돌기를 촉진한다. 능동 조절의 손실은 이전에 검사와 밝혀진 관심 부문에서 언급되었을 것이다. 환자에게 팔을 구부리고 팔꿈치를 뻗은 채 손바닥을 맞대도록 한다. 몸통과 팔의 굴곡, 신전, 그리고 좌우 회전에 저항하고 요추분절의 다른 움직임뿐만 아니라 힘에 저항하는 환자의 능력에 주목한다(그림 3.68A). 허리 부분의 중립위치 상실은 이 분절의 능동 제어 손상을 나타낸다.

검사로 이전에 찾은 흉부 고리 드라이버를 수정하고 한 손으로 교정을 유지하며 검사를 반복한다. 힘에 저항하는 환자의 능력에 변화가 있는지 확인하고 허리 부분(그림 3.68 B, C)의 중립 손실을 관찰한다. 이 검사

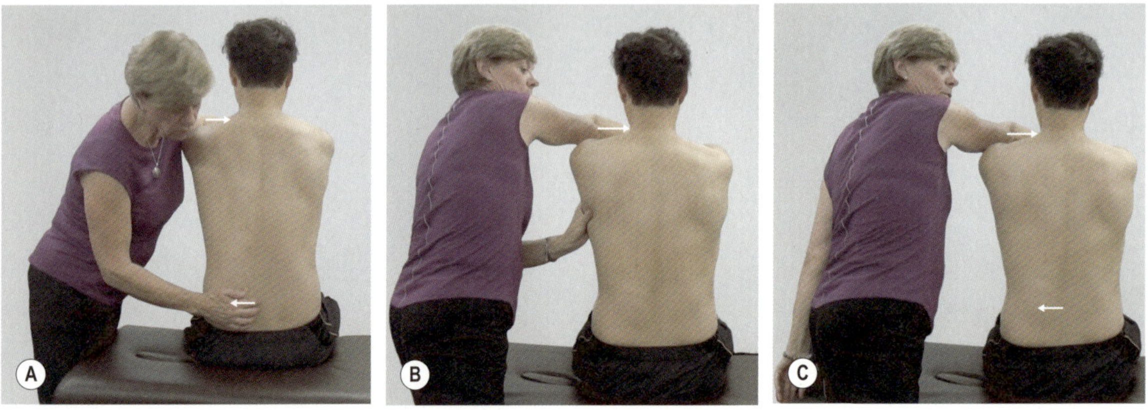

그림 3.68

요추: 분절간 조절 및 흉부 고리 드라이버.

(A) 이 남성은 만성 요통이 있다. 굽힘 또는 오른쪽 회전 하중(오른쪽 화살표)이 올라간 팔을 통해 몸통에 가해지면 L4-L5는 중립 정렬을 잃고 오른쪽(왼쪽 화살표)으로 회전된다. 그는 몸통에 가해지는 우측회전력에 저항하는 것이 힘들다는 것을 느낀다. 6번째 흉부 고리는 왼쪽으로 이동하고 오른쪽으로 회전하며, 서 있는 상태 생긴 우측 최장근의 과도한 활성화(그림 3.67B 참조)는 앉아있는 동안 지속된다.

(B) 6번째 흉부 고리의 정렬이 교정되면 최장근이 이완되고 L4-L5에 있는 다열근의 심부섬유가 자동으로 수축하여 우측회전 저항을 주는 동안 L4-L5를 제어한다. 그는 우측회전력에 저항하는 힘을 더 만들어 낸다.

(C) 6번째 흉부 고리의 교정이 해제되면 피험자는 L4-L5(왼쪽 화살표)에서 제어력을 잃고 즉시 우측회전력에 저항할 수 없다고 느낀다. 우측 최장근의 활성화 증가에 주의한다.

도중 성능에 변화가 없을 경우, 요추의 제어를 담당하는 심부 분절근육 대한 구체적인 평가가 필요하다(Lee D & Lee L-J 2011b). 흉부 고리 드라이버를 교정할 때 요추분절의 조절이 자동으로 복원되는 경우, 이 근육에 대한 다른 검사는 필요하지 않다. 치료는 흉부 고리 드라이버를 해야 한다.

골반 – 천장관절 조절과 흉부 고리 드라이버들
(Pelvis – sacroiliac joint control and thoracic ring drivers)

한발서기 검사는 천장관절(헝거포드 외 2004년, 2007년) 능동 조절의 타당하고 신뢰할 수 있는 검사이다(그림 3.69 A-F). 엄지로 천골의 하외각과 반대 손의 손가락으로 동측 골반의 장골능을 촉진한다. 이 검사에서 PSIS 및 S2 극돌기를 촉진하지 않는다. 이 랜드마크에 대해 신뢰성이 나타나지 않는다(Dreyfuss 등. 1994년 포터와 로스슈타인 1985년 카마이클 1987년 헤르조그 외 1989년 Meijne 외 1999, Wurff 외 2000). 환자에게 반대쪽 다리로 체중을 옮기라고 한다.(즉, 테스트 할 측면의 천장관절을 내린다.) 다음 검사할 다리로 체중을 완전히 지지하게 한다. 손 사이에 움직임이 느껴지면 안 된다. 엉덩뼈는 천골에 비례하여 후방으로 회전된 상태로 유지되어야 한다. 엉덩뼈가 천골에 비례하여 전방으로 회전하는 경우, 천장관절은 능동 제어를 상실한다. 천장관절이 계속 제어되는 경우, 환자가 한쪽 다리로 쭈그리고 앉거나 앞으로 나아가도록 하여 추가 하중을 가할 수 있다. 절대 체중을 지탱하는 쪽 천골에 비례하여 전방으로 회전해서는 안 된다.

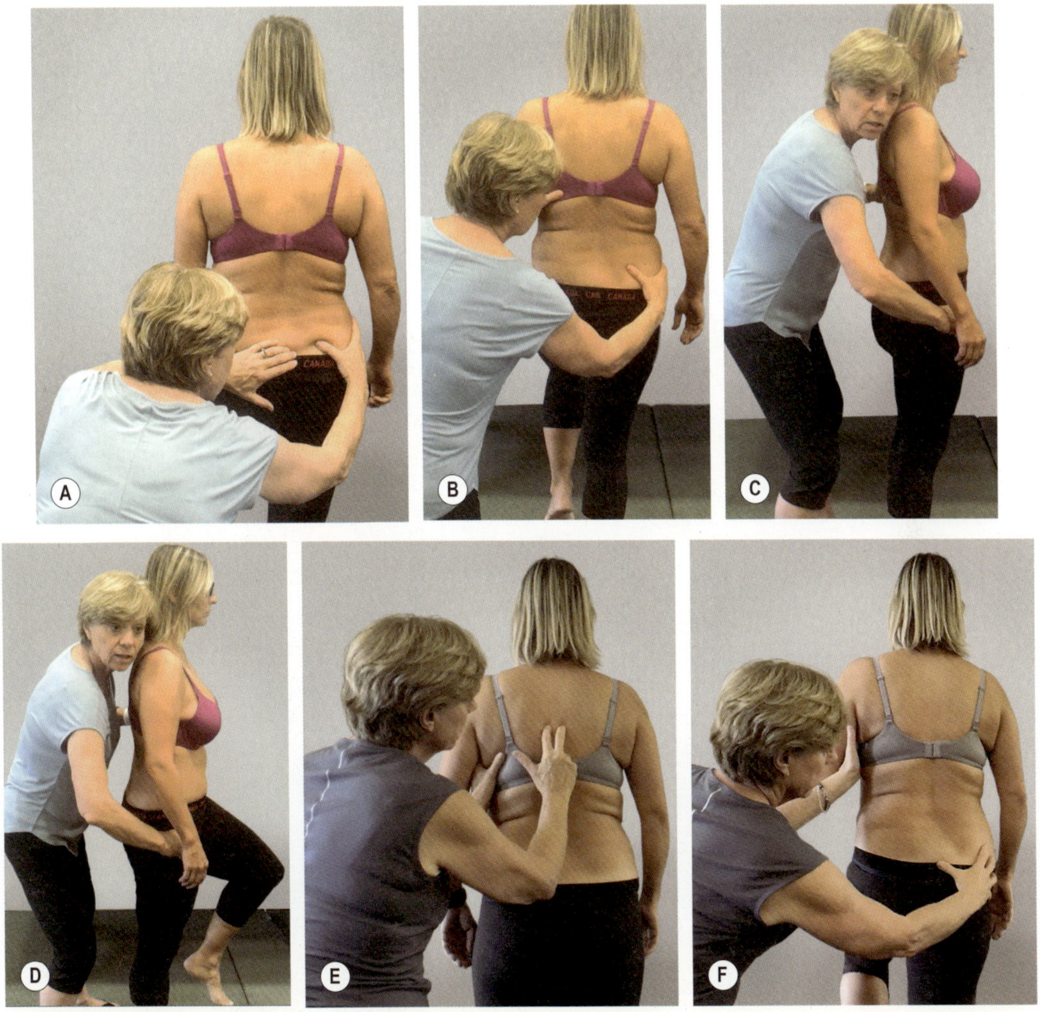

그림 3.69

(A) 수직 하중에서 SIJ의 제어를 평가하기 위한 촉진 지점. 한 손으로 동측 천골의 외측하각을 촉진하고 다른 손으로 장골능(여러 지점)을 촉진한다. 하지에 체중부하가 시작하는 검사를 하기 전에 하지에 부하가 주어지므로 천장관절의 조절기능이 소실되는 것을 확인한다. 이 여성이 한발서기 검사를 하는 이유는 한발서기 검사 시 골반제어 능력이 휴지되는지 알기 위해서이다. 오른쪽으로 체중을 이동하면 그녀의 오른쪽 천장관절은 조절기능을 상실한다(오른쪽 엉덩이뼈는 천골의 오른쪽을 기준으로 앞쪽으로 회전한다).

(B) 이 작업을 하는 동안 7번째 흉부 고리도 왼쪽으로 더 이동하고 오른쪽으로 더 회전하며, 7번째 흉부 고리 정렬이 수정되고 제어되면, 체중이 오른쪽으로 이동하고 오른쪽 천장관절의 조절기능을 잃지 않고 왼쪽 고관절을 굴곡할 수 있다.

(C) 그녀의 오른쪽 엉덩이는 서 있을 때 왼쪽에 비해 앞쪽으로 이동하고 오른쪽 체중 이동 중에 더 앞쪽으로 이동한다.

(D) 이 동작을 하는 도중 7번째 흉부 고리가 정렬되고 조절되어지게 되면, 우측 고관절의 부족한 정렬과 조절도 수정되고 조절되어진다. 7 번째 흉부 고리는 골반과 오른쪽 고관절 정렬 및 오른쪽 한발서기 동작에 대한 통제력 상실의 주요 원인이다.

(E) 관련 벡터를 해제 한 후, 7번째 흉부 고리의 정렬 및 제어를 복원하기 위한 적절한 단서를 찾는다.

(F) 단서가 효과적이면 우측 한발서기 동작에서 우측 골반과 고관절 정렬 및 제어가 회복된다. 후속 운동제어 및 운동 훈련이 이어진다(7장 참조).

선별 작업을 위해 이전에 찾은 흉부 고리 드라이버를 수정하고 한 손으로 교정을 잡고 다른 손으로 천장관절을 만진다. 한발서기 검사를 반복하고 흉부 고리 드라이버가 수정되면 천장관절의 움직임 변화를 확인한다. 흉부 고리가 1차 드라이버일 경우, 천장관절의 모든 조절기능이 복원된다. 흉부가 1차 드라이버이고 골반이 2차 드라이버일 경우, 움직임의 후반에 천장관절의 조절능력이 소실된다. 이 검사 중 천장관절의 움직임에 변화가 없을 경우 골반은 공동 드라이버일 수 있다.

고관절 – 조절과 흉부 고리 드라이버들
(Hip – control and thoracic ring drivers)

이 검사는 고관절의 능동적인 조절과 고관절 조절에 대한 흉부 고리 드라이버의 교정 효과를 결정하기 위해 사용된다. 환자가 서있는 상태에서 대퇴골두와 대결절을 한 손으로 촉진하고 다른 손은 반대쪽 관골에 놓는다. 대퇴골두의 시작 위치를 확인한다(서있는 자세, 엉덩이에 대한 3번째 흉부 고리 부분 참조). 환자에게 체중을 대퇴골 반대편 이동 후 같은 쪽으로 이동시키고 대퇴골두의 위치가 관골구에 비례하여 변하는 것을 확인하도록 한다. 이것은 중앙에 위치해야 한다.
대퇴골두가 중심 위치에서 벗어나거나 회전할 경우 능동 조절 기능이 상실된다.

검사에서 이전에 찾은 흉부 고리 드라이버를 교정하고, 한손으로는 교정을 유지시키고 다른 손으로는 대퇴골두를 촉진한다. 체중이동과 한발서기 검사를 반복하고 흉부 고리 드라이버가 교정될 때 고관절 성능에 어떤 변화가 있는지 확인한다. 흉부 고리가 1차 드라이버일 경우, 한발서기 검사에서 고관절 정렬과 제어가 완벽해야 한다. 고관절이 2차 드라이버일 경우 개선(완전한 교정 및 제어는 아님)이 발생하고 고관절에 대한 구체적인 평가를 시행한다.

경추 – 분절간 조절과 흉부 고리 드라이버들
(Cervical spine – intersegmental control and thoracic ring drivers)

이 검사는 흉부 고리가 경추분절의 능동조절과 경추분절 조절을 수정하는 영향을 결정하는데 사용되어진다. 환자를 앉히거나 서있는 상태에서, 검사동작 중 능동 조절이 상실된 것으로 보이는 경추 분절을 촉진한다.

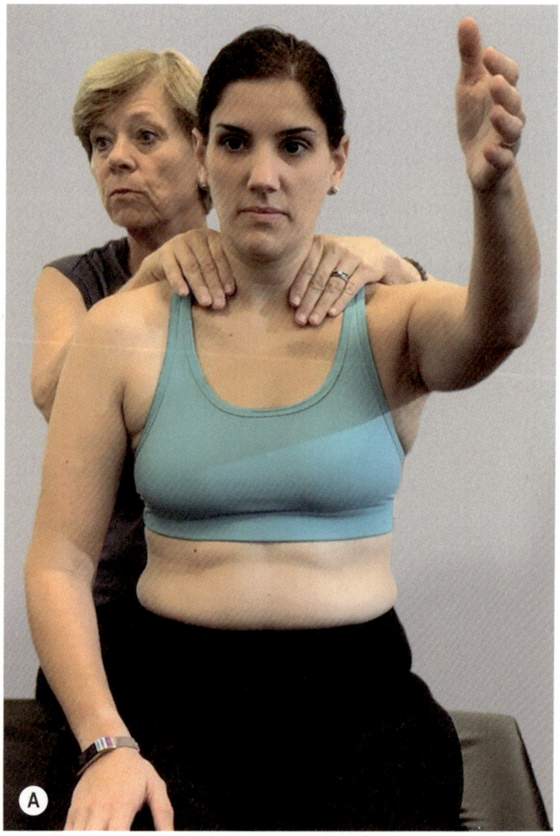

그림 3.70
이 검사는 경추분절의 활성 제어 및 흉부 고리 드라이버의 수정이 경추분절 제어에 미치는 영향을 판단하는 데 사용된다.
(A) 이 여성의 C7은 왼쪽으로 변환되고 오른쪽으로 회전하며 왼쪽 팔을 올리는 동안이 위치에는 변화가 없다.
이 여성이 왼팔을 올리려면 오른팔을 올리는 것보다 더 많은 노력이 필요한 것을 확인한다.

환자에게 한 팔을 90°로 올리게 한 후 경추 분절 조절의 소실을 확인한다(그림 3.70A). 팔에 여러 방향으로 저항을 가하면 목 부위에 추가 하중을 가할 수 있다 (그림 3.70B). 운동 제어력이 강할수록, 더 큰 부하를 견딜 수 있다.

이전 검사 동작에서 알아낸 흉부 고리 드라이버를 수정하고, 한손으로 교정을 유지한 상태에서 검사를 반복한다. 들려진 팔에 가해지는 힘에 저항할 수 있는 환자의 능력에 변화가 있는지 확인하고, 경추 부분의 중립이 손실되는지 관찰한다(그림 3.70C). 흉부가 드라이버일 경우 이 동작에서 경추 분절의 정렬과 조절을 완전히 회복해야 한다(그림 3.70D).

정렬과 조절의 부분적 개선은 경추 분절이 이차적인 드라이버가 될 수 있음을 보여주며, 경추의 제어를 담당하는 심부분절근육에 대한 구체적인 평가가 표시된다.

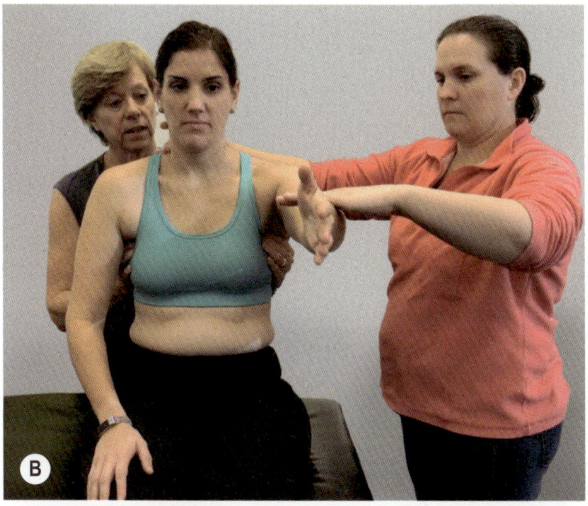

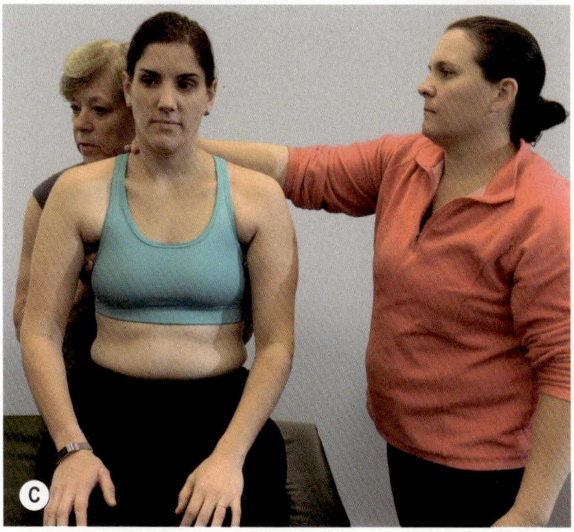

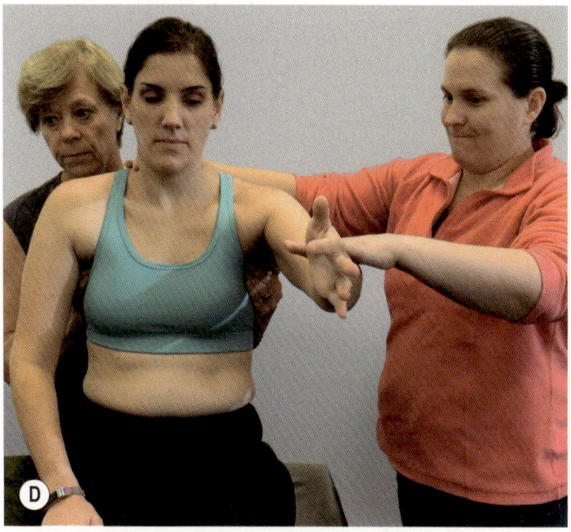

그림 3.70 – *계속*

(B) 5 번째 흉부 고리는 왼쪽으로 이동하고 오른쪽으로 회전하고 4 번째 흉부 고리는 오른쪽으로 이동하여 왼쪽으로 회전한다. 왼팔에 확장력이 가해지면 제 4 흉부 고리가 더 오른쪽으로 이동, 왼쪽으로 회전하고 C7은 더 왼쪽으로 이동, 오른쪽으로 회전한다.

(C) 4 번째와 5 번째 흉곽 고리를 모두 수정하면 C7의 정렬이 완전히 수정된다.

(D) 왼쪽 팔을 올리는 데 더 적은 노력이 필요했고 더 많은 하중을 가할 수 있다. C7은 4 차 및 5 차 흉부 고리 교정이 유지되었을 때 제어 상태가 유지된다. 이것은 왼팔의 거상 대한 흉곽-원인 목의 제어 문제이다.

내장 기관 (Visceral system)

흉강내 많은 내장 구조가 흉곽에 부착되어 있으며 개별 또는 다중 흉부 고리의 정렬, 생체역학 및 제어에 영향을 줄 수 있다. 내장계는 흉부 고리 교정 해제 시 수동적 청취 반응이 흉부 안으로 들어가는 것처럼 느껴질 때 연루된다.

Barral 연구소(http://www.barralinstitute.com)는 내장 기관 손상이 기능에 미치는 영향을 배우는 데 관심이 있는 치료사를 위한 광범위한 일련의 과정을 제공하며 독자는 이 커리큘럼을 탐구하도록 권장한다.

Barral 연구소는 본문에서 제시된 국소적이거나 전체적으로 신체를 학습하는 다른 방법을 가르치고 있으며, 두 가지 방법이 잘 통합되어 있다(Wetzler & Lee 2015). 흉부의 정렬과 생체역학에 중요한 영향을 미치는 한 가지 특정한 손상은 여기에 설명될 것이다.

심장주변의 벡터들 및 자세 *(Pericardial vectors and posture)*

심장의 심낭은 T4, T2, C6의 앞쪽과 후두골 뒤편 뿐만 아니라 횡격막(그림 1.32)에 단단히 붙어 있다(그림 3.71A). 횡격막의 중앙 힘줄이 임신, 횡격 신경이나 미주 신경의 촉진, 호흡 습관 행동 등에 이어 가슴에서 지속적으로 낮은 경우 심낭 부착에서 척추에 벡터 고전적인 자세를 만든다(그림 3.71B). 척추 연골 영역은 굴곡된 상태로 유지되지만 척추 흉골 영역은 확장된다. 척추 문합부는 과도하게 굴곡하고, C6 부분에 있는 주름이 펴지는 것을 보는 것은 드문 일이 아니다. 체간의 반전(아래쪽 개 포즈와 돌고래의 포즈처럼)은 중력의 영향으로 횡격막의 중앙 힘줄이 상승하여 벡터가 어느 정도 해방되기 때문에 이러한 곡선을 종종 극적으로 반전시킬 수가 있다(그림 3.71C). 이런 경우 횡격막 직접 치료해야 한다(7장 저압 운동 및 저압 피트니스™ 섹션 참조).

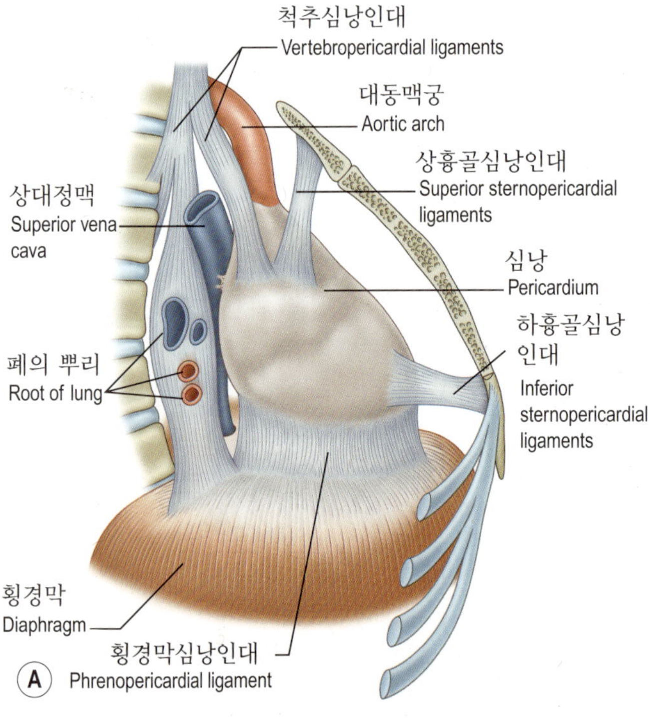

그림 3.71

(A) 심장의 심낭은 흉골과 T6, T4 및 C6 척추의 전방 측면에 부착되어있다.

(A) Eastland Press Inc.의 허가를 받아
Serge Paoletti가 The Fasciae: Anatomy, Dysfunction and Treatment(2006)를 참고함.

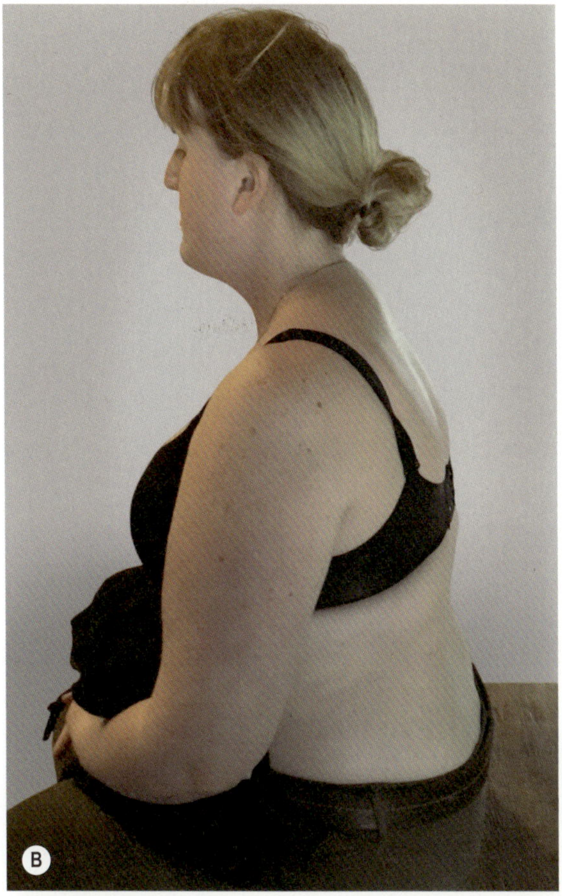

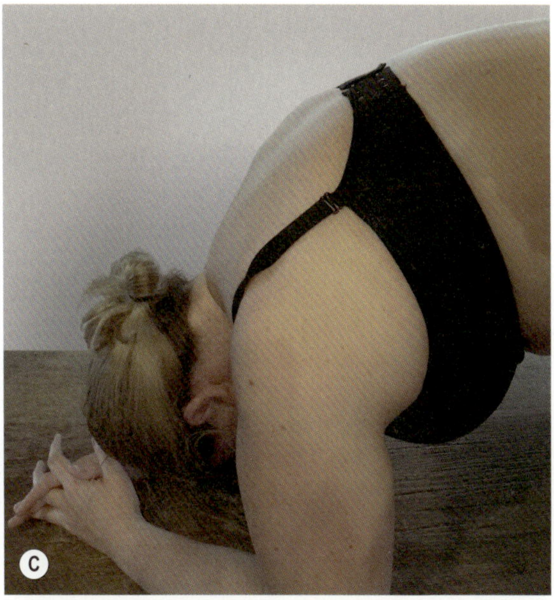

그림 3.71 – *계속*

(B) 횡경막은 중부흉추의 신전, 경흉부의 굴곡, 그리고 C6의 과도한 신전이 보여지는 고전적인 자세에서는 습관적으로 낮게 있게 된다.

(C) 얼굴이 아래쪽을 향한 개 자세에서와 같이 반전되면 척추 곡선이 역전된다. 이 여성은 또한 갑상선 수술을 받았으며 C6 주변에 근막 제한이 있어 이 거꾸로 된 자세에서 목이 늘어나지 않는다. 이 자세에서 그녀의 중부 흉추의 변화를 주목한다.

근막 시스템(Myofascial system)

흉부의 근막 시스템 손상에는 흉부 고리에 영향을 줄 수 있는 모든 조직의 수술 흉터와 흉부의 표면 근육과 심부 근육 사이의 슬라이딩 이동성(sliding mobility) 상실(결합조직 유착이 느슨하거나 수분 부족)이 포함된다. 체간(복부 포함)에 흉터가 보일 때마다 이동성을 평가해야 한다. 가끔 흉부 고리를 교정하고 이완할 때 흉터를 직접하게 되는데, 그 다음 이완시켜야 한다. 흉터에 의한 유착 때문에 근육 층 사이에 이동성이 상실될 때, 여러 흉부 고리의 정렬, 생체역학, 제어에 영향을 미칠 수 있다. 중대한 근막 시스템 손상은 흉부 고리의 완전한 교정을 방해할 수 있으며 정렬 및 생체역학을 교정하는 영향을 이해하기 전에 해제를 요구한다.

흉부 드라이버 및 운동제어 전략 (Thorax drivers and motor control strategies)

척추와 골반을 조절하는 근육 내부와 근육 사이의 재배분 활동은 일부에서 드라이버의 정렬과 생체역학을 교정함으로써 영향을 받을 수 있다. Linda-Joy Lee의 복부와 등근의 동원 패턴에 대한 흉부의 하부 정렬이 미치는 영향은 저자의 주의를 끌었다. 다음의 검사들은 정렬, 생체역학, 제어의 회복을 위해 특정한 근육 훈련이 필요한 환자와 그렇지 않은 환자들을 구별하는데 도움이 된다.

흉부의 심부 및 표면근육의 동원 전략 (Thoracic deep and superficial back muscle recruitment strategies)

흉부 고리 드라이버 레벨에서 활성화를 중단하기 위하여 분절 다열근과 회선근(그림 3.67A) 흉부 최장근(그림 3.67B), 흉장늑근과 요장늑근을 촉진한다. 이러한 천부의 긴 등근육들이 흉부 고리를 움직이게 하고 회전시키는 원인이 되려면, 이것들은 흉부 고리가 변환되는 반대편에서 과하게 움직여야 한다. 오른쪽 흉추부위 최장근, 장늑근과 요추부위 장늑근은 흉부 고리의 왼쪽 움직임과 오른쪽 회전을 유발한다(그림 3.72). 흉부 고리가 얘기했던 과활성된 천층 근육들과 같은 방향으로 이동, 회전되면 이 근육들은 다른 벡터로 반응하고 있는 것이다.

환자에게 한쪽 팔을 거상하고 다른 팔을 거상하게 할 때 흉부 고리의 움직임과 흉곽 뒷면의 심부와 천층 근육들의 활성반응에 주목한다(그림 3.73A). 어느 팔이 더 무겁거나 들기 어려운지 확인한다.

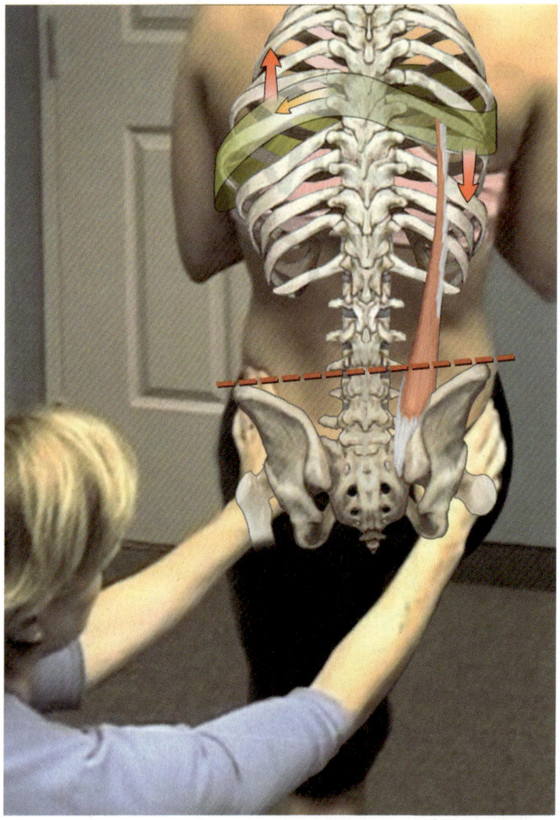

그림 3.72

이 예시에서, 우측 7번째 갈비뼈에 있는 우측 장골근의 근막은 과활성된다. 좌측 한발 들기 검사 동안, 이 과도한 활성화는 천골에 대한 오른쪽 엉덩뼈의 후방 회전을 방지하고 오른쪽 7번째 늑골이 위, 아래의 늑골보다 후방으로 회전하도록 한다. 이로 인해 이 작업 중에 7번째 흉부 고리의 왼쪽 전이 및 오른쪽 회전이 발생한다.

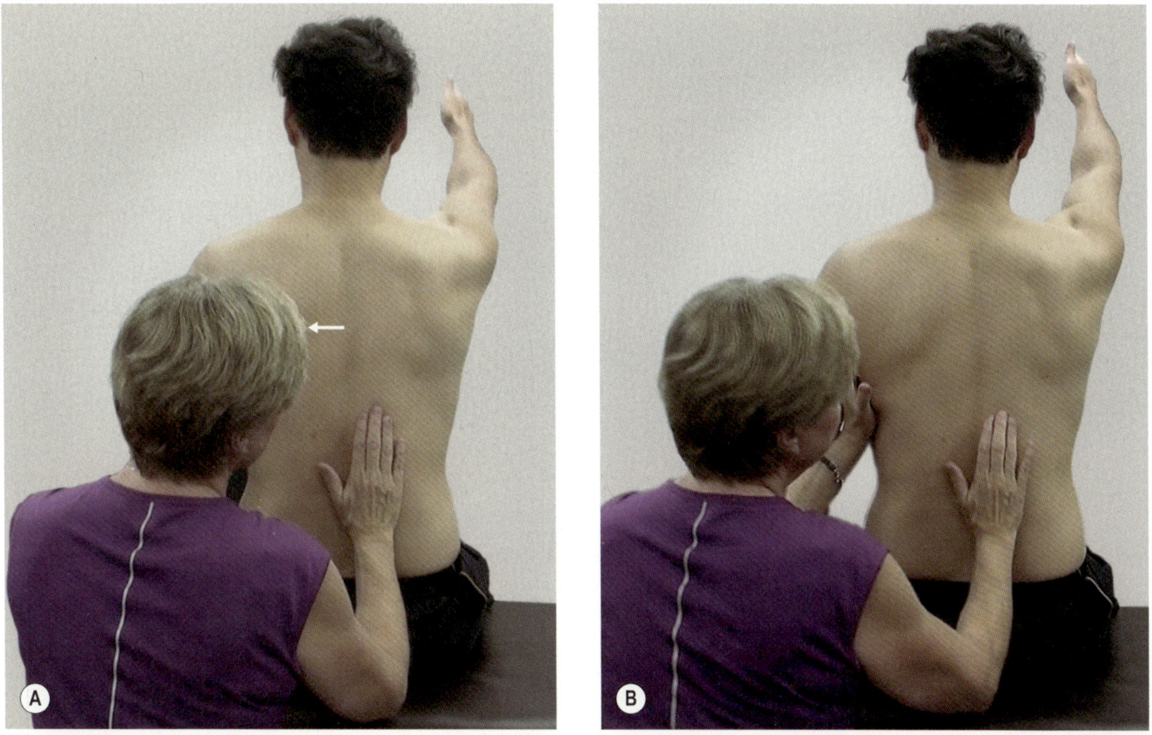

그림 3.73

그림 3.67과 그림 3.68은 같은 사람이다. 지속적인 허리 통증 외에도 오른쪽 팔을 들어올리기 시작하는 것도 어렵다고 본다.
(A) 오른쪽 흉추 최장근은 이 동작에서 활성화되는 것으로 보이며, 6번째 흉부 고리는 더 왼쪽으로 이동하고 오른쪽으로 더 회전한다.
(B) 6번째 흉부 고리의 수정 및 제어는 팔을 드는 동작에 대한 운동제어 전략을 변경한다. 흉부 최장근 이완과 6번째 흉부 고리를 제어하는 심부 근육이 활성화된다. 그는 오른팔의 높이를 시작하는 것이 훨씬 쉬워졌다.

환자는 팔을 들어올리는 것을 반복하고 흉부 고리를 손과 구두 지시로 교정한다. 흉부 고리 교정을 통해 움직임이 더 쉬워졌는지 확인한다. 흉부 고리 교정을 한 손으로 잡고, 다른 손으로 다열근과 회전근들을 촉진하고 팔을 들어 올리는 작업을 반복한다. 다열근과 회전근들의 사용전략의 차이를 기록한다. 흉부 고리를 교정을 유지하면서 작업을 반복하고 흉부 최장근, 장늑근과 요부 장늑근을 촉진한다(그림 3.73B). 흉부 고리가 교정되었을 때 천부, 심부 허리 근육 모두 정상화된다는 것은 드문 일이 아니다. 이것은 흉부 고리를 교정할 때 팔을 들어 올리려는 노력이 감소하는 이유에 대한 가능한 기전이다. 팔을 들기 위한 노력이 변하지 않고, 이 작업에 대한 사용계획이 심부 및 천층 등 근육들에 대해 차선으로 남아있는 경우, 한 근육 또는 여러 근육들에 대해 국소 치료가 필요하다.

복근 동원 전략 (Abdominal muscle recruitment strategies)

복근으로의 신경 공급은 흉부에서 나오며, 변형 및 회전된 흉부 고리와 복부 근육의 변경된 동원 전략 사이의 관계를 보는 것은 드문 일이 아니다.

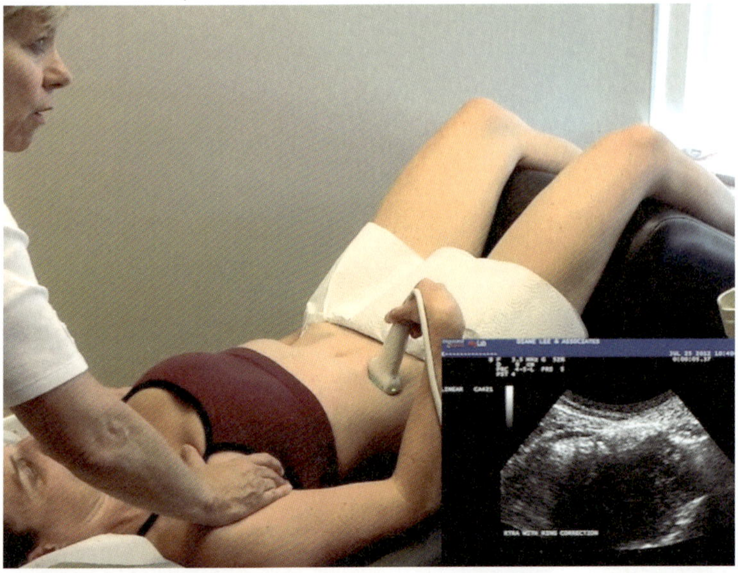

그림 3.74

골반저를 수축시키는 반응에서 복횡근의 동작(세 영역 모두에서)은 전환되고 회전된 흉부 고리들이 수동적으로 교정되어질 때 영향을 끼친다. 이 반응이 모든 환자에서 발생하는 것은 아니다. 평가는 흉부의 정렬 및 생체역학 및 골반과의 관계를 개선하는 치료 외에 특정 운동제어 훈련이 필요한 사람을 결정하는 데 필요하다.

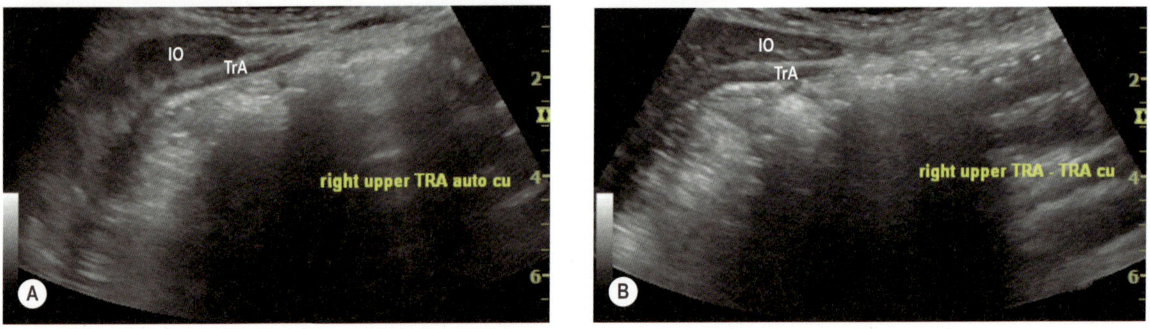

그림 3.75

턱을 당기며 목을 들어 올리는 동작 동안 우측 상부 복벽의 초음파 영상.

(A) 자동 전략. 흉부 고리가 낮게 움직이거나 회전되었을 때, 턱을 당기며 목을 들어올리는 동작에서 복횡근은 수축하지 않거나 늦게 활성화되는게 일반적이다. 이것은 상체를 들어올리는 동작을 할 때 이미지이다. 우측 복횡근의 상부섬유들은 반응하지 않는다.

(B) 동작 중 8번째 흉부 고리의 정렬을 수정, 유지하면 그 즉시 복부 외측 근육 동원 전략이 바뀌고 오른쪽 복횡근과 내복사근의 공동 활성화가 발생했다.

auto = automatic, cu = curl–up, IO = internal oblique, TrA = transversus abdominis.

Lee 보고서: 흉곽–원인으로 복벽 기능장애에서, 복횡근 수축은 복벽 신호에 대한 반응이 아니라, 흉부 고리 조절에 대한 신호에 반응하여 발생한다(Lee L–J 2016).

이 저자의 경험에 따르면, 흉부–원인으로 복벽 기능장애에서, 대칭 양측 복횡근의 근육 수축이 종종 흉부 고리 드라이버가 교정될 때 복벽과 골반저근육의 큐에 반응하여 회복된다(그림 3.74). short head and neck curl–up 동작(그림 3.75 A & B)에서도 흉부 고리 교정

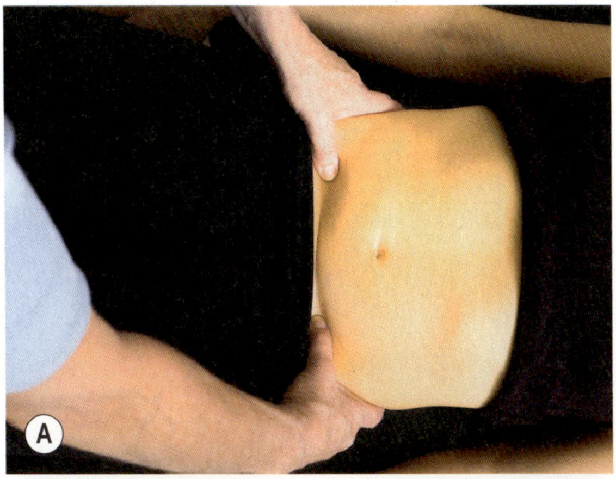

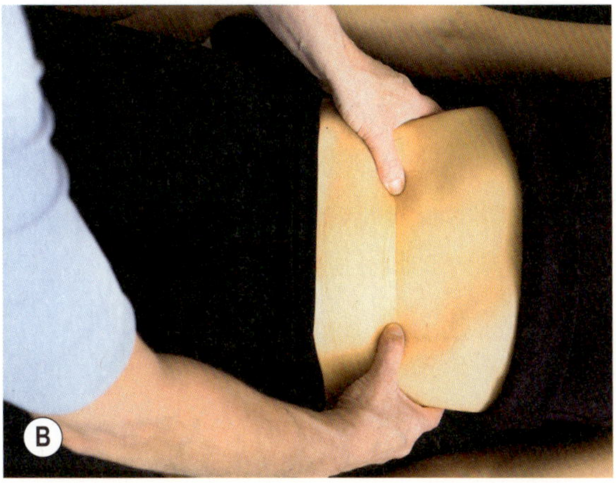

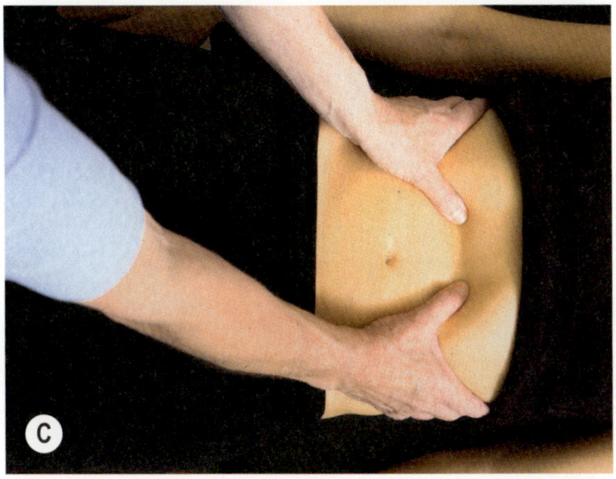

그림 3.76

복부 횡단면의 하부, 중간 및 상부 섬유(각각 **A**, **B** 및 **C**)와 중간 내/외복사근을 평가하기 위한 촉진 지점.

을 사용한 복벽 동원 반응의 유사한 변화가 발견되었다(Lee D 2017a).

구두 지시에 대한 반응 – 복횡근과 골반저 근육 (*Response to verbal cue – transversus abdominis and the pelvic floor*)

10~15%의 견갑거근의 수축은 복사근으로부터 독립되어진 복횡근의 중부 섬유의 수축을 유도해야 한다는 것이 알려져 있다(Hodges 등 2003). 좌측 및 우측 복횡근(하나 또는 둘 다 지연, 부재 또는 비대칭) 또는 복횡근과 내/외복사근 사이의 재분배 활동은 일반적으로 요추 골반 통증, 요실금, 골반 장기 탈출증 및 복직근 전이 환자에서 볼 수 있다. 조사되지 않았지만 일반적으로 임상적으로 관찰되는 것은 구두지시에 대한 반응으로 복부 근육의 동원에 대한 흉부 고리 드라이버의 정렬을 수정하는 영향이다.

환자는 반듯이 누운 상태에서, 능동조절 상실 수준에서 복횡근을 촉진한다(그림 3.76 A–C). 복횡근 층을 촉진하기 전에 내/외 복사근의 정지 활성화에 유의한다(Lee D 2017a). 환자에게 '항문 주위의 근육을 조이고 나서 항문을 치골 쪽으로 끌어올리도록 하라'고 한다. 이는 항문올림근 그룹에 대한 특별한 지시이고 (Peng et al. 2007), 완만한 수축(10–15%)은 복횡근의 양쪽에서 분리된 수축을 생성해야 한다. 복횡근의 동원 전략에서 지연, 부재 또는 비대칭에 유의한다.

검사에 대해 흉부 고리 드라이버를 수정하고, 환자에게 교정을 유지하도록 하고, 좌우 복횡근, 내/외복사근 동원 전략에 차이를 기록한다(그림 3.77A & B). 초음파 영상촬영은 흉부 고리나 다른 원인을 교정할 때 복횡근의 보충 방법 동원 전략의 변화를 평가하는 데 유용한 도구이다(5장의 아만다 이야기 참조).

흉부 고리를 교정하면 심부와 천부 복근이 모두 정상화되는 보충 방법을 발견하는 것은 드문 일이 아니다(Lee D 2017a, L-J 2016). 한 가지 메커니즘은 흉부 고리 위치가 변할 때 복부 근육에 대한 신경 드라이브가 변한다는 것이다. 심부 또는 표층 복부 근육에 대한 동원 전략이 비이상적으로 유지될 때 근육의 1단계 운동제어 훈련(제7장 참조)이 필요하다.

머리와 목을 당기는 동작
(Short head and neck curl-up task)

'머리와 목을 당기는 동작'은 모든 복근의 활성화를 필요로 한다(Andersson et al. 1997). 휴식 시, 백선의 왜곡은 없어야 하며, 당기는 동작(그림 3.78) 내내 긴장을 유지해야 한다(Lee D & Hodges 2016). 복횡근을 미리 활성화하기 위한 신호가 주어졌는지 여부에 관계없이 휴식과 컬업(curl-up) 위치 사이에서 직장 간 거리는 일정하게 유지되어야 한다(Lee D & Hodges 2016).

복부 근육의 병변은 흉부, 요추골반, 고관절 통증을 유발하는 병들을 포함하여 여러 가지 질환에서 흔하다. 복직근 이개가 있는 경우, 백선은 정상보다 '머리와 목을 당기는 동작' 동안 좁아진다고 하였으며(Lee D & Hodges 2016, Mota et al. 2015, Pascoal et al. 2014, Sancho et al. 2015), 이 범위를 축소할 수 있는 방법은 사전 활성화(Lee D & Hodges 2016)이다(그림 3.79). 당기는 동작 중 교정간 거리가 좁아지면 백선의 왜곡이 자주 증가한다(그림 3.80). 복횡근이 수축할 때, 교정간 거리는 덜 좁아지고 덜 왜곡된다. 백선에 충분한 장력이 있을 때 복부의 양쪽으로 힘이 전달될 수 있다. 어떤 사람은 거리가 너무 넓고, 왜곡이 너무 커서 한쪽의 복근이 효과적으로 긴장할 수 없다. 이러한 사람은 DRA와 관련된 수준(흉부, 요추 또는 골반)에서 능동 제어의 상실을 나타낸다. 이러한 사람이 복벽의 최적의 기능을 회복하기 위해서는 직장 절제술이 필요할 수 있다. 높은 DRA는 하부 흉부 고리의 능동 제어에 영향을 미치며, 배꼽 주변의 DRA는 중간 요추 부위의 능동 제어에 영향을 미치며, 낮은 DRA는 SIJ의 능동 제어에 영향을 미친다.

다음 검사는 머리와 목을 굽히는 작은 동작 중 복부 근육의 동원 전략에 대한 변환 및 회전된 흉부 고리의 영향과 이 교정을 평가하고 측면 복부가 긴장을 생성하고 백선의 왜곡을 줄이는 능력을 평가한다. 검상돌기에서 치골결합까지 백선을 촉진하고 과도한 왜곡이나 느슨한 영역에 주목한다. 백선이 왜곡될수록, 검사자 손가락으로 복근 깊숙이 촉진할 수 있다. 가장 큰 백선의 느슨함 수준에서 왼쪽과 오른쪽 복직근을 수동으로 분리할 수 있는지 주목한다. 특정 복횡근의 지시 없이, 환자에게 천천히 상부 흉부를 향해 머리를 들어 올린 다음 상부 흉부를 견갑골의 척추까지 구부려달라고 한다. 상복부, 중복부 또는 하복부에 있는 복부 돌출부(복횡근 동원 부재를 제안함) 또는 백선 융기(doming)(장력 부족을 시사함)에 유의한다. 복횡근의 양쪽 수축하라고 지시하라. 환자는 좌우 복횡근을 활성화할 수 있어야 하며, 이 활성 전략이 복부의 프로파일과 백선의 장력에 미치는 영향을 판단하기 위해 머리와 목을 구부리는 작은 동작 내내 이 수축 상태를 유지할 수 있어야 한다. 돌출되고 백선 융기와 같은 복부 프로파일의 변경 사항에 주목한다.

초음파 영상촬영은 자동 굽힘동작과 복횡근 굽힘동작의 사전 활성화 모두에서 백선의 동작을 평가하는 데

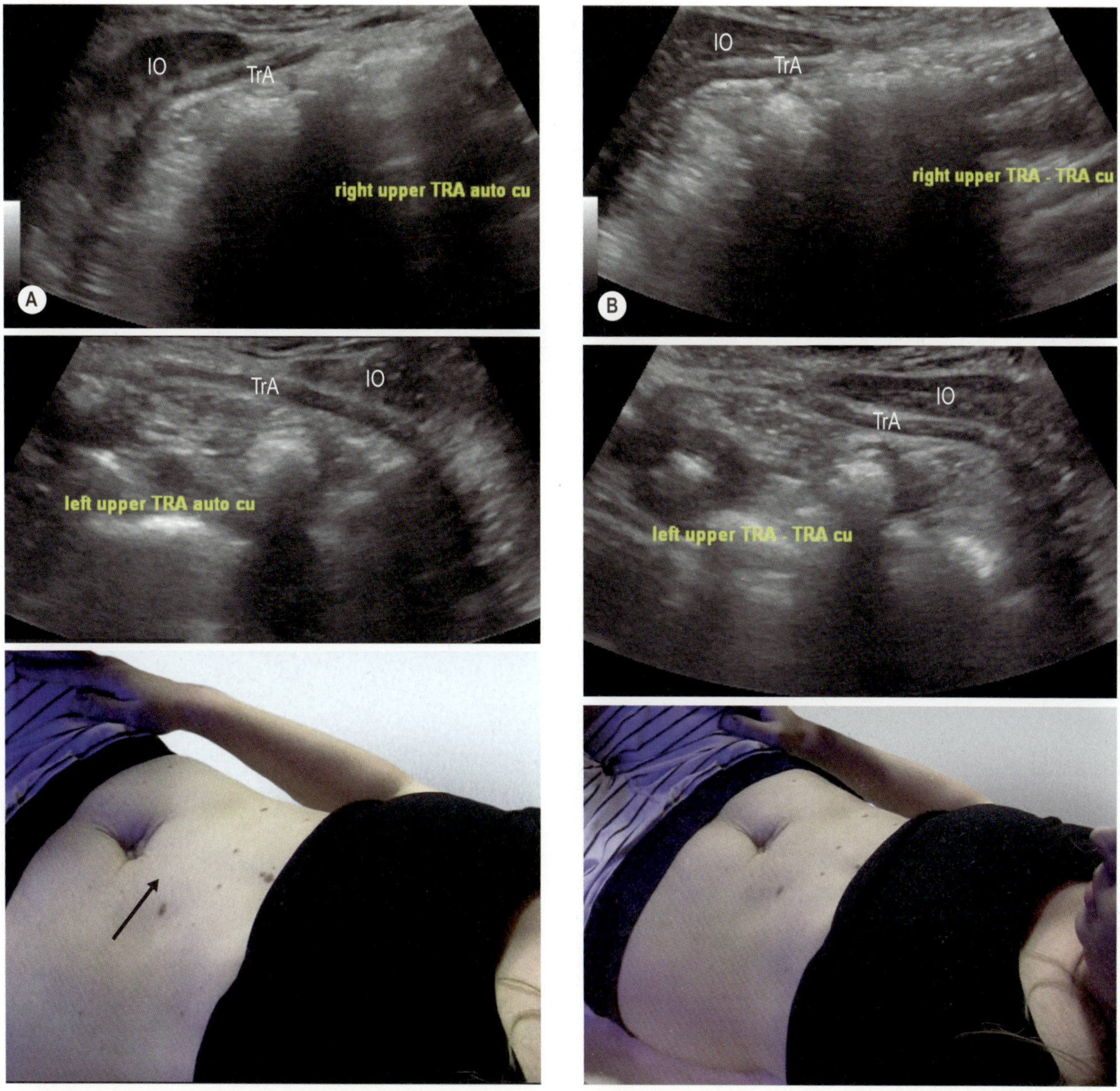

그림 3.77

이 환자의 전체 이야기는 5장에 제시되어 있다(아만다의 이야기 참조). 그녀는 복직근 이개가 있다.

(A) 윗몸을 일으키는 동안 상복부근육. 윗몸 일으키기(curl–up) 동작에 대한 자동 전략 중 TrA의 왼쪽 및 오른쪽 상부 섬유에 대한 동원 부족(즉, 확대 및 측면 슬라이드 부족)에 유의한다. 백선(화살표)의 융기(doming)(비틀림과 긴장 부족)이 발생한다.

(B) 제8 흉부 고리를 교정하는 상복부근육들. 제8 흉부 고리의 정렬을 교정하면 TRA의 좌우 상부 섬유로부터 더 나은 반응을 얻을 수 있었고 환자의 백선의 도밍을 줄일 수 있었다. 이는 복횡근이 백선에 더 많은 긴장을 일으킬 수 있음을 시사한다.

auto = automatic, cu = curl–up, IO = internal oblique, TrA = transversus abdominis.

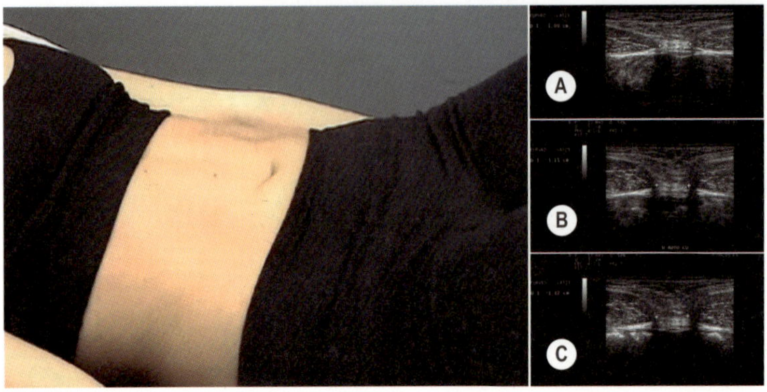

그림 3.78

머리와 목을 굽히는 동작은 모든 복근의 움직임이 필요하다. 백선의 왜곡이 없어야 하며, 굽힘 동작 내내 장력이 유지되어야 한다. 교정간 거리는 복횡근 활성화하기 위한 큐가 주어지든 그렇지 않든 간에 휴식과 컬업 위치 간에 일관성을 유지해야 한다 (Lee D & Hodges 2016).

(A) 휴식 시 복직근과 백선. **(B)** 윗몸 일으키기(curl-up)를 위한 자동 전략 중 복직근과 백선 **(C)** 복횡근의 사전활성화와 함께 구부리는 동안 복직근과 백선.

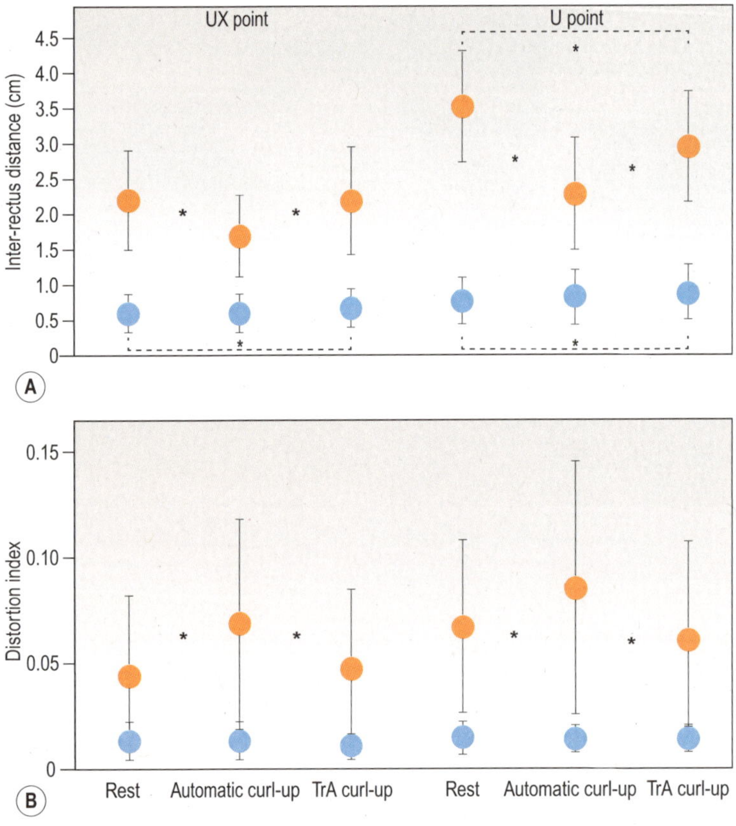

그림 3.79

복직근 간 거리**(A)** 및 지표의 왜곡**(B)**는 휴지 및 자동 굽힘과 복횡근의 사전활성화에 의한 굽힘이다. 집단 데이터의 평균 표준 편차 값은 대조군(청색 원)과 복직근 이개(오렌지 원)를 가진 참가자들에게 표시된다.

*P <.05 for comparison between tasks.

TrA = transversus abdominis(복횡근),
U point = just above the umbilicus (배꼽 바로 위 지점),
UX point = halfway between the U point and the xiphoid (U point 와 검상돌기 중간지점).

Lee D and Hodges (2016) 및 Journal of Orthopedics and Sports Therapy에서 허가됨.

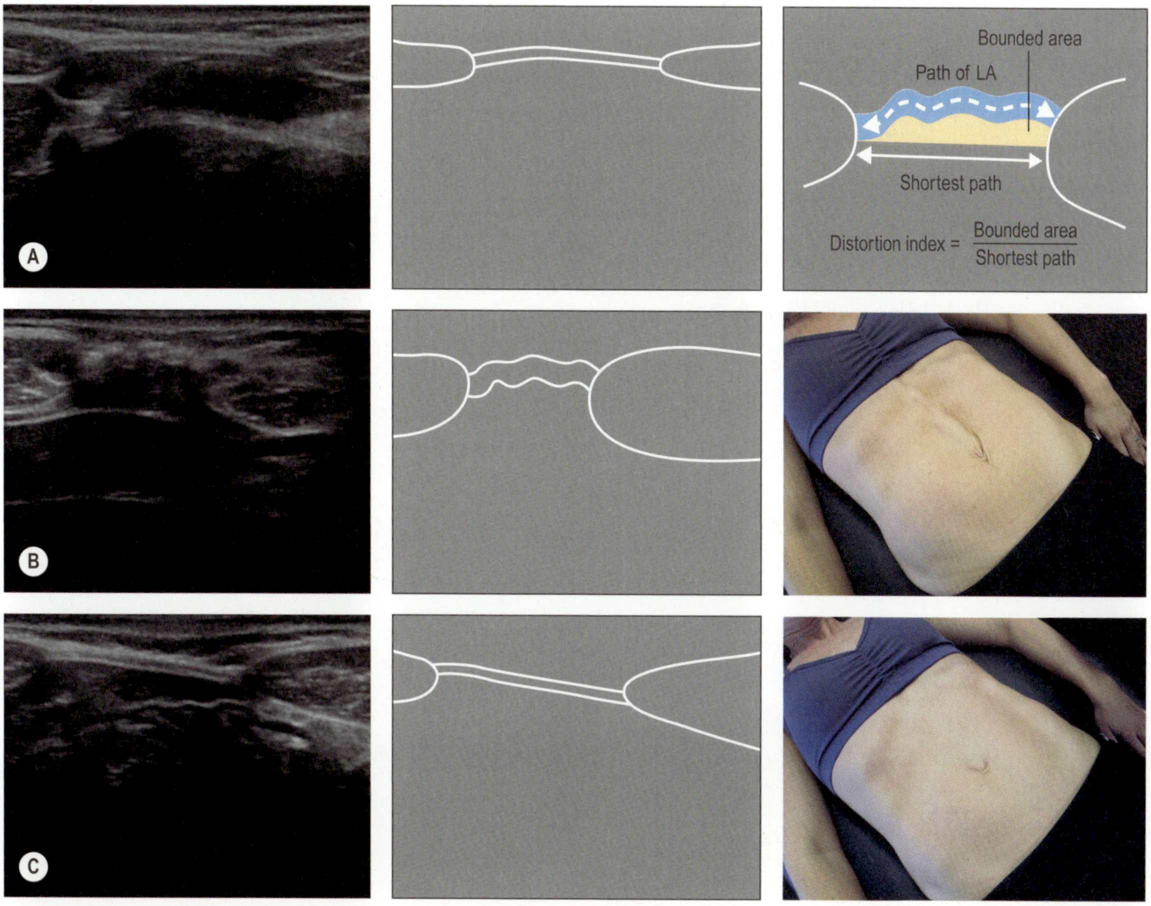

그림 3.80

왜곡(비틀림) 지수와 해석.

(A) 복직근 및 백선이 휴식 시 왜곡 지수가 어떻게 결정되었는지 보여준다.

(B) 복직근의 공동 활성화가 없는 굽힘 동작(curl-up)에 대한 자동 전략. 복직근간 거리가 줄어들고 휴식에 비해 왜곡이 증가한다. 굽힘 동작 동안 수의적인 복횡근의 사전 수축. 복직근 사이 거리에는 변화가 없으며 휴식에 비해 왜곡이 증가하지 않는다.

왼쪽 패널: 초음파 이미지. 중간 패널: 초음파 이미지의 선 그리기; 오른쪽 하단 이미지: 컬링 작업 중 복벽 사진. 오른쪽 상단의 삽입은 자동 굽힘 작업에서 백선의 통로와 백선 부착물 사이의 최단 거리에 의해 경계가 지정된 영역으로부터의 왜곡 지수의 계산을 정의한다. 자동 컬업 동안 더 좁은 복직근 사이의 거리와 더 넓은 복직근 사이 거리를 가진 백선의 왜곡에 주의한다(왜곡이 적음).

LA = linea alba.

유용한 도구다. 환자가 복횡근을 활성하거나 유지할 수 없는 경우 흉부 고리 드라이버(또는 다른 알려진 드라이버)를 교정할 때 그 능력에 미치는 영향을 기록한다. 복횡근의 동원하거나 유지하는 능력에 영향을 미치는 변환되고 회전된 흉부 고리를 찾는 것은 드문 일이 아니므로 백선에서 장력을 생성하고 힘을 전달하는 능력에 영향을 미친다.

골반저 근육 동원 전략 (Pelvic floor muscle recruitment strategies)

골반저 근육은 복강의 바닥을 형성하며 장, 방광, 성 기능 및 근골격계 기능에 필수적인 역할을 한다. 골반기저근은 과활성화되는(14개 근육의 3개 층) 것이 일반적이다; 그러나 이 근육들은 종종 다른 벡터나 복강내 압력에 반응한다. 과활성된 골반기저근을 직접 치료해야 할 시기와 반응을 줄이기 위해 다른 신체 부위를 치료해야 할 시기를 아는 것이 통합 시스템 모델 접근법의 핵심 요소이다. 골반기저근을 구성하는 세 겹의 근육에 대한 완전한 외부 및 내부 검사를 기술하는 것은 이 본문의 범위를 벗어난다. 아래에서 설명하는 것은 골반기저근의 검사 기법이 달성된 후 흉부가 골반기저근의 거동에 어떤 역할을 수행하는지 결정하는 방법이다. 드라이버의 교정에 대응한 골반기저근의 활동 관련된 초음파 영상은 5장의 Calvin Wong과 Tamarah Nerreter가 작성한 사례 보고서에서 확인할 수 있다.

반듯이 누운 상태에서 엉덩이와 무릎을 구부린 상태에서 과활성된 골반기저근을 외부 또는 내부로 촉진한다. 모든 근육이 하나의 접근법을 사용하여 접근할 수 있는 것은 아니기 때문에 두 가지 기술이 골반저 근육의 완전한 평가를 위해 필요하다. 촉진, 휴식 활성화, 동원 능력 및 관심 근육을 이완하는 능력에 대한 모든 누름통증에 주목한다. 환자에게 어떻게 드라이버를 교정하는지 지도하고, 이 교정된 상태를 유지하게 하고, 뚜렷한 누름통증, 휴식 활성화, 활성 능력, 골반바닥의 근육을 이완시키는 능력에 변화가 있으면 기록한다. 골반저 근육이 다른 벡터나 복부내 압력에 반응할 때 드라이버를 교정하면 동작이 달라진다. 드라이버는 흉부가 아닐 수도 있다. 두개골 교정이 검사작업의 동작을 향상시킨 경우, 두개골 부위를 교정하고 골반바닥의 거동에 미치는 영향을 기록한다. 발 교정이 검사작업의 동작을 향상시킨 경우, 발을 교정하고 골반바닥의 거동에 미치는 영향을 기록한다. 원위부 교정이 골반저 근육의 동작을 개선하지 않으면 국소적 치료가 표시된다. 다리를 구부리고 바로누운 상태에서 골반저를 평가하는 기술을 습득하면, 이 검사의 원리를 다른 동작(서기, 스쿼트, 런지 등)과 더 관련 있는 다른 위치에 적용할 수 있다.

경막과 신경주위의 가동성 (Dural and perineural mobility)

중추신경계와 말초신경계들뿐만 아니라 그것들의 겉조직들로 움직임을 허용하기 위한 늘어나는 능력을 가지고 있다; 그러나 이런 증상이 자주 반복되면 기능이 소실된다. 신장에 대한 능력은 신경이 증가된 압력에 적응해야 하는 경우 감소될 수 있으며, 이는 정맥 배액 및 이에 따라 신경에 대한 동맥 공급을 변경하거나, 신체의 부적절한 정렬로 인해 신경 및 경막이 견인력을 받을 때 발생할 수 있다. 또한 두개내 경막긴장(대뇌겸상막과 소뇌천막)은 두개내 정맥 부비동맥의 배액에 영향을 미치는 장애에 의해 영향을 받을 수 있다. 정맥동은 내부 경정맥을 통해 배출되며, 쇄골하정맥과 합쳐져 상대정맥으로 합쳐지는 완두정맥이 된다. 좌우 완두동맥과 상대정맥의 교차점은 2번째 갈비뼈 늑연골의 후방에 있다. 두개골, 목, 쇄골, 흉골 또는 상부 흉부 고리의 비정상적인 정렬은 정맥 흐름에 영향을 줄 수 있다. 통합 시스템 모델은 차선책 정렬이 신경 또는 경막 조직이 늘어나지 못하거나 부적응하여 조직이 늘어나지 못하게 하는 데 적응하는지 여부를 구별하는 데 도움이 된다.

다음 검사들은 상지와 하지에 있는 소뇌천막, 척수경막, 그리고 말초신경계의 이동성을 평가한다. 테스트 결과의 임상적 추론은 부적절한 정렬이 경막 또는 신경의 이동성 상실을 담당하는지 또는 경막 또는 신경

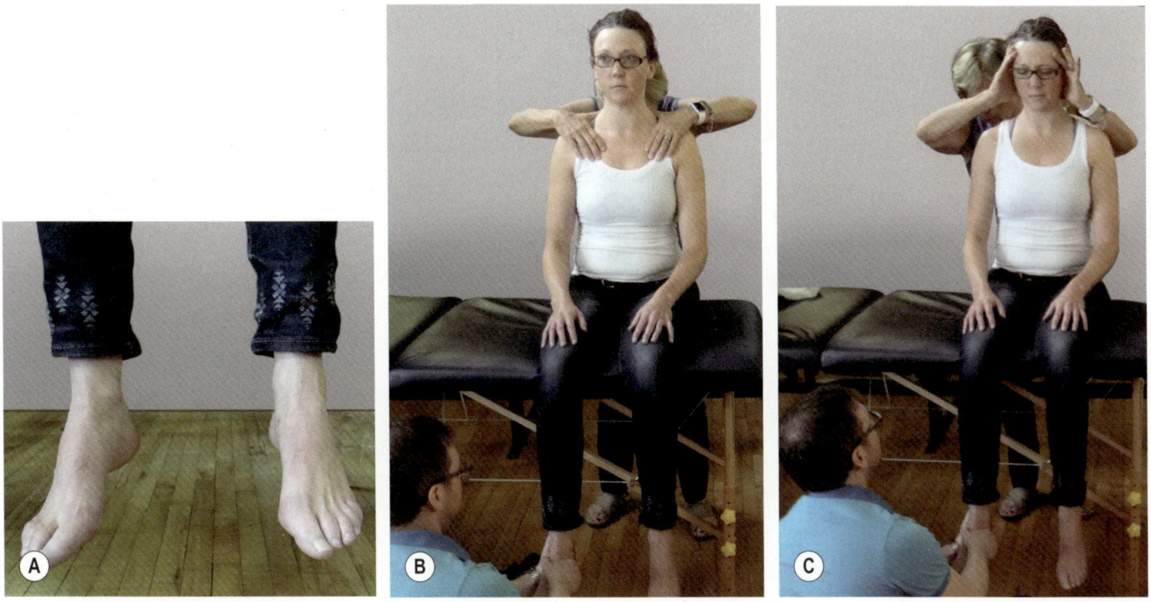

그림 3.81

이 여성은 두개골에서 오른발까지 경막 및 신경계의 이동성이 손상되었다.

(A) 앉을 때 오른발의 내번(inversion)에 주목한다. 이 자세는 내측 복사에서 후경골신경의 긴장을 감소시킨다.

(B) 그녀는 또한 여러 개의 전환되고 회전된 흉부고리를 가지고 있다.(2nd 좌측전환 우측회전, 3rd 우측전환 좌측회전, 4th 좌측전환 우측회전, 5th 좌측전환 우측회전, 6th 우측전환 좌측회전) 이것은 종종 흉부가 신경계의 긴장을 줄이기 위해 짧아지려고 할 때 발생한다.

(C) 대상은 또한 설상골의 왼쪽 회전과 일치하는 왼쪽 두개내 비틀림을 가지고 있다. 흉부, 두개골 영역 및 발의 모든 교정은 다른 신체 영역의 정렬을 악화시킨다. 비정상적인 정렬을 다루기 전에 경막 및 회음부 시스템(6장 참조)을 치료해야 한다.

의 이동성 상실이 부적절한 정렬을 담당하는지 여부를 구별한다.

평가의 현 단계에서,(ICT를 교정하는) 두개 영역을 교정하는 것이 의미적 과제를 개선했는지 또는 악화시켰는지 알 수 있을 것이다. 만약 두개골을 교정하면 작업이 개선되고, 교정을 해제할 때 수동적인 청취로 인해 두개내 벡터가 나타난다면, 소뇌천막의 이동성에 대한 평가가 표시된다. 수동적 청각이 두개골 바깥쪽에 벡터를 드러내면, 그 벡터에 대한 추가 평가가 표시된다. 골격 몸체의 정렬에 대한 교정이 환자의 경험이나 의미적 작업을 개선하지 않은 경우, 두개골과 척수의 이동성과 관련 말초신경계가 표시된다.

환자를 중립 골반으로 앉힌 상태에서 두개골, 경추 부분, 흉부 고리 및 뒷발의 위치를 확인한다. 엉덩이 굴곡, 무릎 폄, 발목 배측굴곡, 뒷발외전이 있는 완전 슬럼프 자세는 두개골과 척수의 완전한 연장과 하지의 후신경을 필요로 한다. 완전한 슬럼프 자세에서 정렬의 변화를 확인한다. 증상이 시작되기 전에 가능한 동작 범위를 확인한다.

부적절한 정렬 부위를 수정하고 이 교정이 다른 비정상적인 정렬의 표시된 부위에 미치는 영향을 확인한다. 경막과 신경주위 조직이 연장할 수 있는 용량이 소진된 경우, 한 신체 부위의 정렬에 대한 교정은 다른 신체 부위의 정렬을 악화시킬 것이다(그림 3.81A–C).

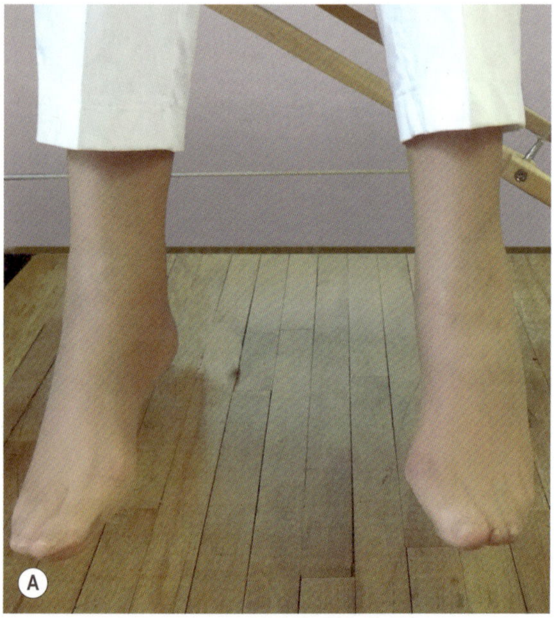

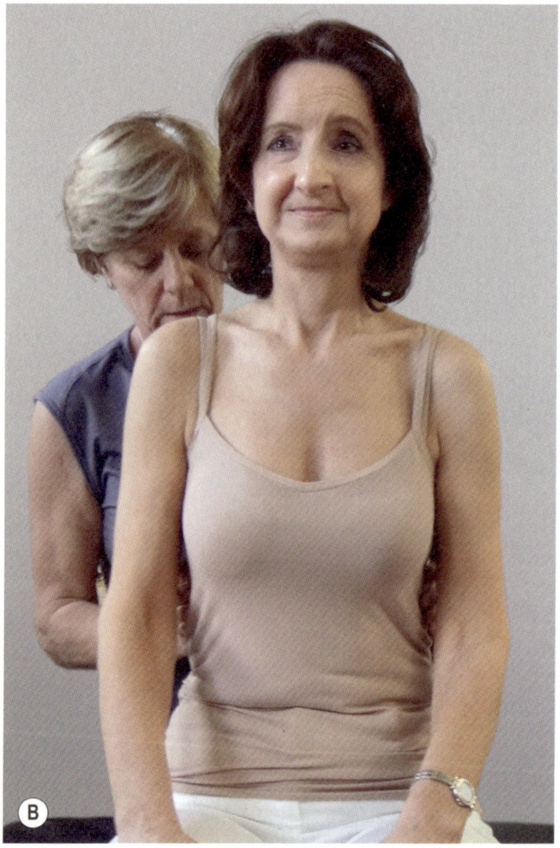

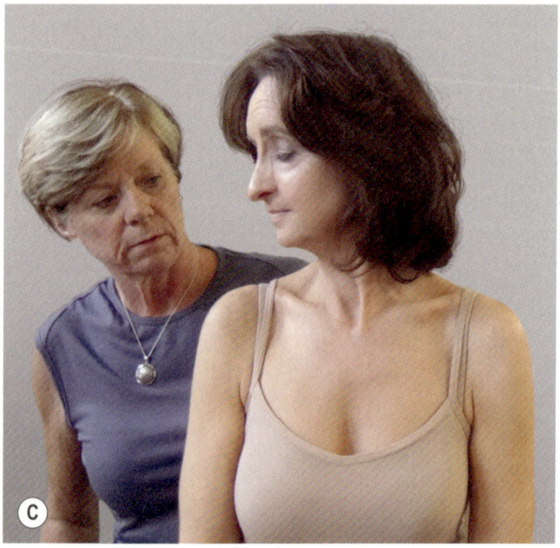

몸의 정렬이 경막과 신경주위 조직이 연장되지 못하는 원인인 경우 정렬을 수정하면, 경막과 신경주위 조직이 연장되는 능력이 향상되고 더 많은 운동 범위가 확보된다(그림 3.82A–F).

그림 3.82

이 여성은 구조적인 척추 측만증을 앓고 있으며 머리와 목을 오른쪽으로 회전시키는 능력은 항상 왼쪽 회전 능력보다 제한적이라고 한다. 그러나 왼쪽 5중족골이 골절된 후, 그녀는 머리와 목을 오른쪽으로 회전시키는 능력이 약해졌고 이마 왼쪽에 주름이 생겼다는 것을 인지했다. 그녀는 척추 측만증과 일치하는 여러 개의 전환 및 회전된 흉부 고리를 가지고 있다. 그녀의 C7은 우측전환 좌측회전되었으며, C2는 좌측전환 우측회전되었고, 그녀의 왼쪽 ICT와 왼쪽으로 회전된 접형골(sphenoid)의 방향이 일치한다.

(A) 앉은 자세에서 좌측 발의 낫 모양(발의 측면의 신장)에 주목한다.

(B) 그녀의 이마 왼쪽 지속적인 주름은 안면신경의 측두부 가지를 자극하게 되는 전두근육의 과도한 활성화와 관련이 있는 것으로 보인다.

(C) 아무런 교정 없이 머리와 목을 우측으로 회전시키는 그녀의 능력에 주목한다. 흉부, 경추, 두개골 부위의 어떤 교정도 목의 오른쪽 회전 능력을 향상시키지 않았지만, 전두엽 근육의 활성화는 두개골의 교정과 함께 어느 정도 가라앉았다.

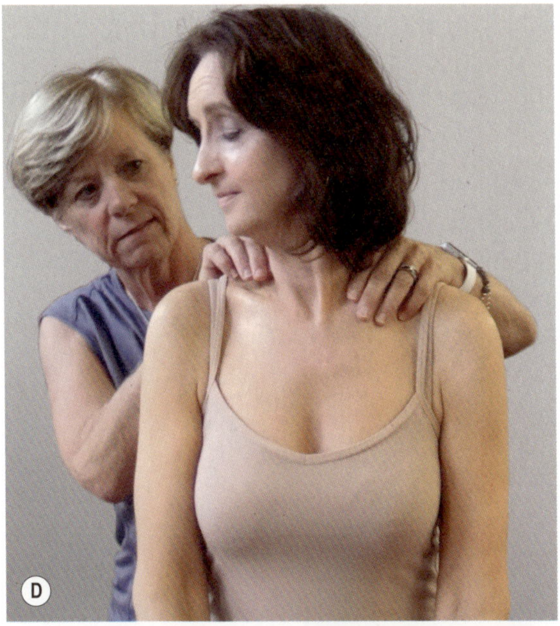

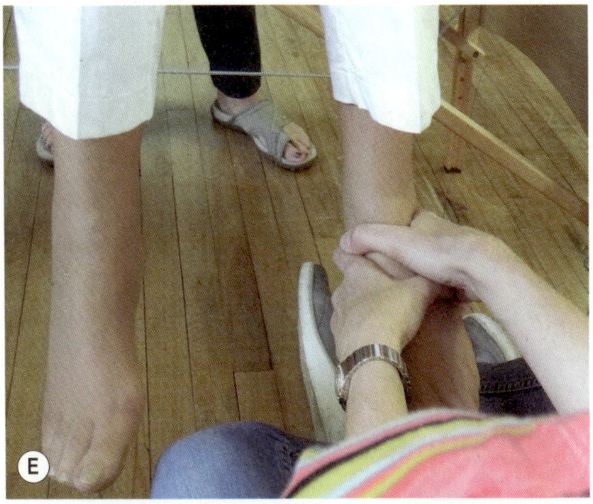

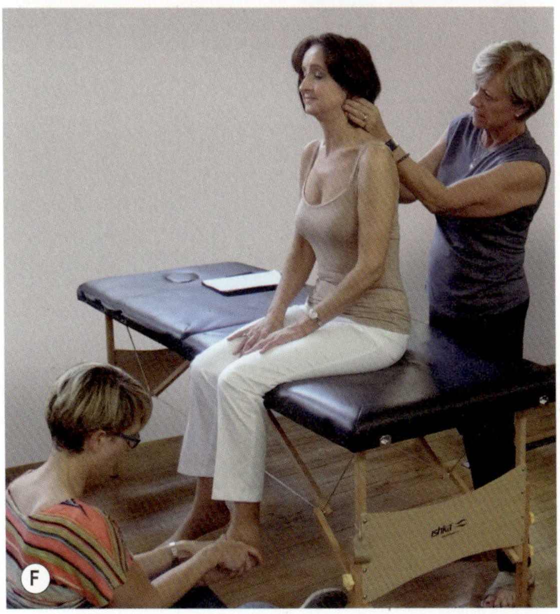

그림 3.82 – *계속*

(D) 왼쪽 발을 교정했을 때 오른쪽 회전력이 향상되었고, 흉부 상단이 이 작업에 기여한 점을 확인한다.

(E) 발 교정은 단순히 비복신경의 긴장을 줄이기 위해 발 앞부분을 발 뒷부분을 향하게 하는 것이다.

(F) 발을 교정할 때 C2(및 C7)의 정렬에 대한 주목할만한 교정이 발생했다. 대상의 머리와 목의 오른쪽 회전의 제한을 해결하려면 오른쪽 발에 대한 추가 평가가 필요하다.

환자를 중립 골반으로 앉힌 상태에서 두개골, 경추 부분, 쇄골 및 상단 흉부 고리의 정렬 상태를 확인한다. 환자가 팔을 외전, 팔뚝을 회내하고, 팔꿈치를 구부리고, 손목을 펴하면서 증상이 시작되기 전에 가능한 동작의 범위를 확인한다.

이 자세는 상지의 신경의 완전한 연장이 필요하며, 이동성이 제한될 때 두개골, 목, 상단 흉부 또는 쇄골의 정렬이 종종 영향을 받는다.

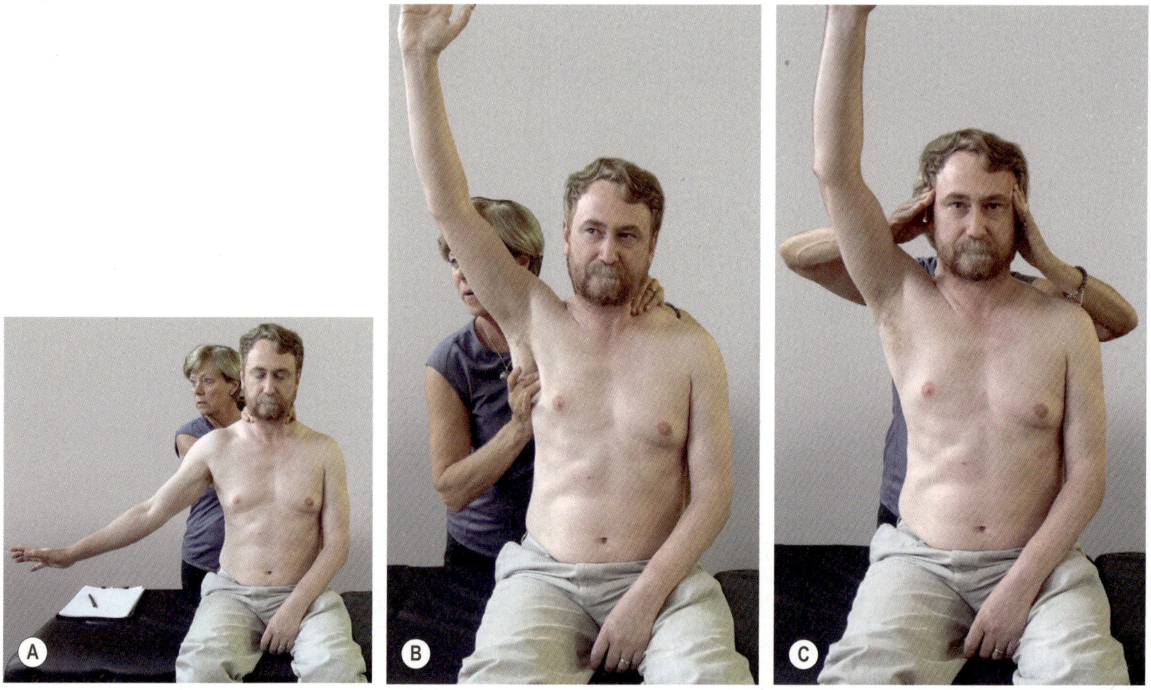

그림 3.83

이 남성의 문제는 우측 척골신경을 긴장시키는 특별한 움직임들로 오른팔을 들어올리거나 외전할 때 나타나는 신경통 유형의 증상이다. 그는 왼쪽 ICT와 동일하게 왼쪽으로 회전된 접형골, 우측전환 좌측회전된 C7, 우측전환 좌측회전된 4번 흉부 고리와 오른쪽 왼쪽으로 교대하며 회전하는 2번 흉부 고리를 제시했다.

(A) 그의 증상은 상완 신경총의 아래 코드를 포함하여 보여지고, C7은 팔을 외전할 때 촉진되었다. 45° 외전 당시 C7은 오른쪽으로 더 이동했고 왼쪽으로 더 회전했다. 각 부위의 하중 전달 실패에 대한 개별적인 교정은 오른쪽 팔을 외전하는 그의 능력을 향상시키지 못했다.

(B) 운동 범위를 개선하기 위한 첫 번째 교정은 C7과 제 4 흉부 고리의 공동 교정이었다. 그러나 이 교정은 목과 상대적 그의 두개골 정렬을 악화시켰고, ICT나 sphenoid의 회전을 바꾸지 않았다. (좌측 궤도가 아직 깊다는 점에 유의한다.)

(C) 그의 팔 높이 운동 범위와 4번째 흉부 고리, C7 및 두개골의 위치를 모두 개선한 최선의 교정은 두개골의 교정이었다. 이것은 골격계의 부적절한 정렬에 의해 야기되는 불리한 신경 장력의 예이다. 두개골의 벡터 분석은 기초적인 시스템 손상을 결정하고 치료 계획을 지시한다.

임의의 부적절한 정렬 부위를 수정하고 이 교정이 신경의 길이를 늘려야 하는 다양한 위치에서 상지의 이동성에 미치는 영향을 확인한다. 경막과 신경주위 조직이 연장할 수 있는 용량이 소진된 경우, 한 신체 부위의 정렬에 대한 교정은 작업 수행뿐만 아니라 다른 부위의 정렬을 악화시킬 것이다. 몸의 정렬이 이러한 연장 불능의 원인인 경우, 정렬을 교정하면 경막과 신경주위 조직의 기능이 향상되고 더 많은 운동 범위가 얻어진다(그림 3.83A–C).

동작의 주동근이 골격 어딘가에 있을 때, 주동근에 대한 벡터 분석은 이후 기본적인 시스템 손상과 필요한 치료를 결정한다. 시스템 손상이 경막과 신경주위 조직인 경우, 이 시스템은 부적절한 정렬, 생체역학 및 골격 제어를 다루기 전에 이완(제6장의 경막과 신경주위 조직 discurrents에 관한 섹션 참조)이 필요하다.

결론(Conclusion)

통합 시스템 모델은 개인별 치료를 위한 증거 정보 기반의 생물심리사회적 접근 방식이다. 이것은 환자의 경험(센서, 인지, 감정)의 3차원 모두를 고려한 것이 아니라, 급성 및 지속적인 조건 모두에 대해 각각 회복 과정에 제시할 수 있는 장벽을 고려한 프레임워크다. 생물학적 요소(정렬, 생체역학, 제어)를 평가할 때, 신체나 사람은 더 이상 평가 또는 치료에서 개별적인 부분이나 문제로 간주될 수 없다. 대부분 전신동작이다; 따라서 평가에는 신체 부위 간의 관계와 이러한 부위의 영향과 상호작용에 대한 분석이 포함되어야 한다.

원인을 찾기 위해서는 결과를 해석할 뿐만 아니라 안정적으로 찾는 기술이 필요하다. 치료사들에게 시각적, 운동학적 인식은 기능상의 인간의 형태를 평가하기 위한 기초적인 도구이다. 개인의 강점, 약점, 정확성 및 오해를 이해하면 결과를 찾는 데 필요한 신뢰성과 기술이 향상된다. Jo Abbott는 생체역학자이며, 임상 해부학자, 임상의사, ISM 시리즈 졸업생으로 현재 박사과정을 밟고 있으며, 이 중 일부는 수동 자세 평가의 해석을 위해 ISM 원리를 시험하고 있다.

그녀의 예비 연구 결과는 수동적 발췌 결과가 대부분의 임상의에게 '임의보다 낫다'고 하며 일부 임상의에게는 '임의보다 낫다'고 하지 않는다는 것을 암시한다. 그녀는 결과가 '임의보다 좋지 않은' 임상의들에 대해 무엇이 다른지 조사하고 있다. 지금까지 어떤 검사자간 신뢰도 연구도 수동 소견의 해석이 왜 일부 임상의에게 다른지, 또는 사물을 다른 임상의와 다르게 보거나 느끼는 사람 간에 공통적인 것을 식별하는 이유를 고려하지 않았다. 일단 우리의 연구에서 '임의보다 더 나은 결과가 없는' 시험자를 확실하게 식별하고 제거할 수 있다면, 아마도 그 증거는 수동적 의사진행 평가를 지원하기 위해 증가할 것이다.

임상적 추론은 각 소견의 임상적 타당성을 결정하며, 이후 개별 환자의 관리를 지시한다. 임상적 추론은 텍스트와 온라인 매체를 통해 배울 수 있지만, 실제적인 과정은 언제나 필요할 것이다; 이것은 과학으로 측정하기 매우 어려운 물리치료의 기술이다.

이 장에서는 흉부 및 전신과의 관계를 평가하는데 필요한 기술을 개략적으로 설명하였다. 제4장에서는 치료를 위한 ISM 원칙을 개략적으로 설명하며, 이어서 제5장에서는 이 접근방식과 생체역학적으로 손상된 흉부에 대한 적용가능성을 입증하는 몇 가지 사례 보고서를 제시한다.

환자 개인치료를 위한 통합 시스템 모델 원리 4

Principles of the Integrated Systems Model for treatment of the individual patient

소개(Introduction)

종합적인 평가 후, 개별화 치료계획은 이 장에서 다루고 있는 특별한 원칙에 따른다. 흉부 손상에 대한 다양한 개별적인 치료 계획은 제 5장의 사례 보고서에서 강조될 것이다. 흉부간(interthoracic) 및 흉부내 고리 움직임(intrathoracic ring mobility) 및 제어를 위한 특별치료 기술 및 운동제어 및 운동훈련은 제 6장 및 제 7장에 설명되어 있다.

치료 목표는 환자의 신체적, 인지적, 정서적 행동의 변화에 동기를 부여하여 기능과 복지에 사용되는 전략을 개선하는 것이다. 통합 시스템 모델과 같은 생물심리사회적 증거정보 접근방식에서는 변화를 막고 있는 주요 장벽을 식별해야 한다. 환자가 더 기능적이고 고통스럽지 않게 하는 전략을 사용 못하게 하는 것은 무엇인가? 장벽은 최초 치료에서 우선순위가 다음과 같은지를 결정한다;

- **교육**(hand-off, 실습); 지식과 증거를 가지고 생각과 언어에 맞추기 위한 통증훈련을 설명한다(Moseley & Butler 2017). 운동학습(motor learning) 및 움직임 교육(movement instruction) ; 또는

- **교육**(hand-on, 실습); 필요한 경우, 도수치료, 이완기법(release techniques), 침요법(건침, dry needling), 그리고 운동학습 및 운동교육을 통해 통증훈련을 설명한다.

'통증 설명 훈련'이란 무엇인가? '통증설명(Explain Pain)은 단발적이고 편협된 치료법이 아니라 통증 과학에 대한 현대의 지식을 바탕으로 한 다양한 개념적 변화 전략이다.'(Moseley & Butler 2017)

Moseley와 Butler의 저서 *Explain Pain Supercharged* 에는 많은 유용한 도구, 그래픽, 모델, 핵심 및 제안이 있으며, 환자에게 행동(신체적 인지적 둘 다)을 변화시키도록 교육하고 동기를 부여하는 데 도움이 된다.

그들이 주장하는 것은: '두 가지의 효과적인 치료법을 결합하는 것이 생물심리사회적 모델에 유용하다' 이다. '통증설명교육과 통합 시스템 모델의 결합 효과를 조사한 공식적인 연구는 없다.' 두 방법 모두 수백 명의 숙련된 물리치료사가 실습에서 성공적으로 결합하고 있다라고 단지 말하고 있다. 어떤 접근 방식에도 레시피가 없으며 잘 통합하고 있다고 본다.

계통적(systemic) 염증치료와 영양 조언에 대한 치료가 물리치료 실무 범위 내에 있지는 않지만, 특정 신경독(neurotoxins)이 일반적인 건강 및 치유에 미치는 영향을 인식하는 것은 중요하다. 고혈당(설탕), 알코올, 아스파탐(aspartame), 글루텐(gluten) 및 유제품은 일부 환자에게 염증성이 있다는 것으로 알려져 있으며, 만성 광범위 통증 증후군이 있는 사람들은 잠재적 자극을 음식물에서 제거하고 장 건강을 해결하는 것이 더 좋으며 행동으로 옮겨야 한다.

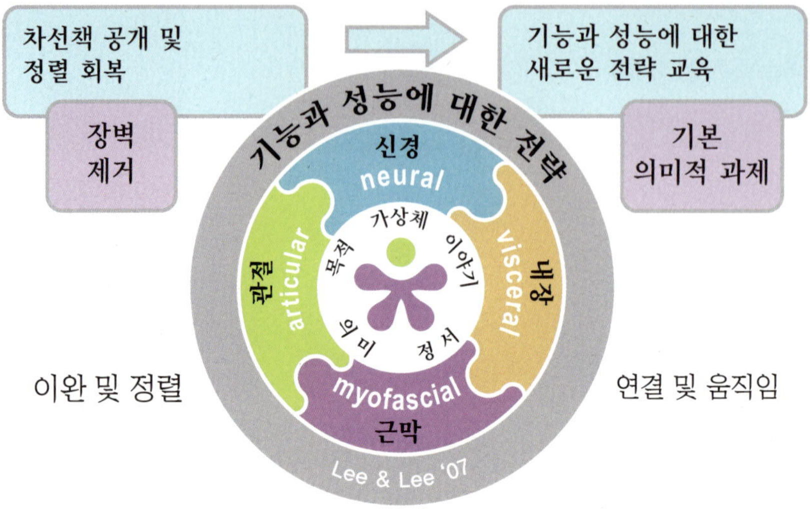

그림 4.1

통합 시스템 모델의 처리 원칙. 모든 ISM 치료 세션에는 두 가지 구성 요소가 포함된다. 제 1 구성 요소는 기능에 대한 차선책을 생성하는 장벽을 제거하기 위한 기술 및 훈련을 포함하고, 제 2 구성 요소는 기능을 위한 최적의 전략을 개발하기 위한 운동제어(motor control) 및 움직임 훈련(movement training)을 포함한다.

치료에 대한 통합 시스템 모델 접근법에는 두 가지 구성 요소가 있다(그림 4.1):

- **장벽**(인지, 감정, 감각적 [물리적]) 이완(개념화)은 기능을 위한 차선책을 만드는 것으로 연결되어 있는 것은
- 환자의 목표 및 의미적 과제와 관련된 기능을 위한 최적의 전략을 **교육하는** 것이다.

이완 – 인지 및 정서적 장벽 (Release – cognitive and emotional barriers)

인지 장벽은 교육을 통해, 가능하면 잠재적 부정이나 적어도 인지적 생각에 도전을 시도하는 것이 신체에서 하나의 다른 경험을 제공함으로써 해결된다(Butler & Moseley 2003).

*The Explain Pain Handbook*과 같은 지속적인 통증생각(pain beliefs)의 변화와 통증파국화(pain catastrophizing) 언어의 교육 프로그램(Moseley & Butler 2015), 그리고 뇌와 같이 변화하는 **뇌의 잠재성은 스스로 변화**(Doidge 2007)와 관련된 책 및 **마인드사이트**(Mindsight, 마음으로 보는 것, Siegel 2010)는 환자가 지금의 이론과 과학을 이해하도록 도와줄 수 있으며, 지속적인 통증과 생가소성(bioplasticity)은 시간이 지남에 따라 몸 전체가 변하는 능력에 대한 치료에 중요한 역할이 되고 있다.

통증 경험에 대한 논리적 설명을 제공하고 다양한 장애(생각과 생각을 포함하여)가 신체 피질 매트릭스(cortical body matrix)에 입력되어 바람직하지 않은 결과를 초래하여 개인의 통증 경험의 강도를 약화시킬 수 있다.

전반적인 경험에 대한, 생물학적으로 그럴듯하고 응집력 있는 이야기를 만들면 편도체(amygdala), 경험의 감정적 기억)와 해마(hippocampus, 경험의 자서전적 세부 이야기)를 통합하고 위협을 줄이는 데 도움이 된다(Siegel 2010). 더 잘 이해하고 설명하고 있는 통증은 두려움 또는 위협과 관련된 통증보다 덜 강하고 덜 관련이 있다(Moseley & Butler 2017). *Explain Pain Supercharged*(Moseley & Butler 2017)는 고통에 관한 생각을 재 개념화하기 위해 심도 있는 접근법을 제시한다. 고통스러워 하는 개인을 치료하는 모든 임상가는 자신의 이론, 증거, 개념 및 자원에 익숙해지도록 권장하는 것 이외의 다른 어떤 의도된 일도 아니다(www.noigroup.com).

초래한 인지 장벽을 탐색하고 믿고 있는 생각과 두려움에 대한 회복에 결정적인 영향을 미친다. 복잡한 환자 치료에서 중요한 부분은 희망을 회복하고 공명하고 합리적일 것 같은 치료 계획을 세우는 것이다. 이것이 변화를 촉진하기 위한 출발점이 된다(Bialosky et al. 2010).

치료의 주요 목표는 환자가 그 길을 통제하고 건강을 책임지도록 힘을 실어 주면서 '변화시키는 길을 밝히는 것'이다. 중추감작(Moseley & Butler 2017에 의한 과민성 대뇌피질 신경 태그) 환자에게는 위협(교감 신경계의 활동)을 줄이고 안전을 촉진(부교감 신경계 활성화)하는 데 도움이 되는 도구와 기술이라고 할 수 있다. 여기에는 다양한 형태의 명상, 마음 챙김, 요가 니드라(nidra), 호흡(Nadi Shodhan 또는 Anuloma Viloma pranayama), 침술 등 다양한 형태가 있을 수 있으며, 통증에 대한 이해를 다시 개념화하는 교육이 포함될 수 있다. 이들은 환자가 신체피질모형(cortical body matrix)에 대한 입력을 제어하고 변화시켜 출력을 제어할 수 있는 유용한 도구이다.

신체적 장벽 이완
(Release physical barriers)

기능에 대한 차선책 전략을 영속시키기 위한 신체 장벽은 다양한 이완기법과 운동제어 및 운동훈련으로 해결할 수 있다. 특정 시스템의 손상을 해제하는 기술은 이러한 근원에서 대뇌피질 신체 매트릭스에 대한 1차 통각수용기 입력을 변경하는 데 도움이 된다. 치료는 초기에 드라이버의 벡터 분석에서 언급된 중요한 시스템 손상에 관한 것이다.

관절 시스템은 뼈, 관절, 인대 및 관절낭을 포함한다. 이러한 시스템의 이완기법에는 벡터-특별 가동술(vector-specific mobilization techniques)과 신연 도수치료(distraction manipulation) 기술이 포함된다. 이러한 기술은 다음과 같은 경우에 나타난다:

- 특정 신체 부위의 정렬 및 생체역학을 교정할 수 있다.
- 벡터 분석은 관절 움직임을 제한하는 짧거나 긴 탄성 벡터(elastic vectors)를 보여준다. 그리고
- 과활동성 근육은 촉진으로 확인된다.

경막 및 신경주변 이완기법(Dural and perineural release techniques)은 다음과 같은 경우에 보인다.

- 특정 신체 부위의 정렬 및 생체역학을 교정할 수 있다. 그러나 모든 교정 시도는 신체의 다른 곳에서 정렬, 생체역학 또는 제어력을 악화시킬 수 있다.
- 골격의 정렬이 개선되면 신경역동성 운동검사(즉, slump, upper limb tension tests,

straight-leg-raise test, prone knee bend test, 등)가 악화되기도 한다.

내장기 시스템에는 모든 내장이 포함된다. 이 시스템의 특정 이완기법(Specific release techniques)은 이 텍스트에서 다루지 않는다. 독자들의 추가 과정은 Barral 연구소에 문의 바란다. 이 본문에 제시된 흉부의 내장 기술(visceral techniques)은 조직별로 다르다. 예컨대, 골격(흉부, 두개골 및 목, 골반)의 정렬이 유지되고, 흉부내 내장기 벡터(visceral vectors)를 가동하기 위해 다양한 형태의 호흡법이 사용된다.

이 기술은 다음과 같은 경우에나타난다.

- 특정 신체 부위의 정렬 및 생체역학을 교정할 수 있다.
- 벡터 분석은 흉부, 복부 또는 골반 용기 또는 두개골 내부에서 발생하는 관절 움직임을 제한하는 짧거나 긴 탄성 벡터(short or long elastic vectors)를 보여준다.

이러한 시스템 기술 중 일부의 임상적용은 5장의 사례 보고서에서 통합되어 있다. 기술 수행법은 6장에 자세히 설명되어 있다.

교육 기능을 위한 최적의 전략 (Teach optimal strategies for function)

1차, 2차 시스템 벡터가 출시된 후 운동제어 및 움직임 훈련(단계 1-3, 레벨 1-3)이 이어진다(7장 참조). 이는 여러 조직(관절, 근막, 신경, 내장)으로부터 피질체 기질의 입력 변화를 용이하게 하고, 운동신경 출력 및 기능에 대한 전략을 변화시키는 것을 목표로 한다. 모든 드라이버는 운동제어 및 운동훈련과 관련하여 해결되고, 이완되며 중요한 근막 또는 관절계에 손상이 없는 한, 치료 과정 내에서 또는 사이에서 변경될 수 있다. 회복에 대한 인지적, 정서적, 신체적 장벽을 해결하기 위한 교육 및 이완기법과 함께 환자는 보다 효율적으로 하중을 분산시키는 정적 자세(서 있거나 앉는 자세)를 유지하거나 움직이는 데 더 나은 방법을 배워야 한다. 치료 기간 중 이 부분의 목표는 보다 효율적인 전략으로 생가소성(bioplasticity) 및 신경가소성(neuroplasticity)의 원리를 사용하여 새로운 신경망(뇌지도)을 만드는 것이다.

신경가소성은 '신경계가 구조, 기능 및 연결을 재구성함으로써 내재적 및 외적 자극에 반응할 수 있는 능력'이다(Snodgrass et al. 2014). 신경계는 구체화되어 있으므로(Siegel 2010), 생각, 감정 그리고 행동의 영향을 받는다. 변화는 일생 동안 끊임없이 일어나고 있다.

'새로운 경험이나 새로운 경험에 대한 반응으로 뇌는 지속적으로 리모델링 되었다는 엄청나게 많은 증거들이 있다. 따라서 모든 형태의 운동과 통증에 대한 중추신경계의 영향에 대한 인식은 모든 재활의 형태를 뒷받침해야 한다' (Kleim & Jones 2008).

평가는 개별 근육에 대한 특정 운동제어(motor control) 훈련이 필요한지 결정하는 것이다. 뇌는 근육을 사용하지 않는 근육 훈련 또는 강화 조절이 불가능하다. 뇌와 신경계에 있어서는 근력(힘)과 컨디셔닝 운동에서 가장 먼저 훈련이다. 특정 운동제어 훈련이 필요한 사람은 누구인가? 교정된 드라이버는 더 좋은 신경근 동원(neuromuscular recruitment) 전략이 즉시 회복되는데, 의미적 과제 중에 최적 상태의 부하, 전달 또는 공유들이 모든 면에서 정렬, 생체역학 및 제어가 향상되는데, 교정이 없는 드라이버의 좋지 않은 근육의 특정 운동제어 훈련은 필요하지 않다. 이런 사람들은 요가와 필라테스 수업에서 집중력이 높아 운동이 길어지는 경향이 있다. 드라이버를 교정하는 것이 더 나은 신경근육 동원 전략을 복원하지 못한다면, 하나 이상의 신체 영역이 계속 전달 또는 공유, 최적의 하중을 유지하지 못하기 때문에 억제되거나 위축된 근육 또는 근육에 대한 특정 운동제어 훈련이 필요하게 된다. 이러한 사람들은 차선책으로 통제력이 떨어지고 취약하다고 느끼기 때문에 초기에는 요가나 필라테스를 잘하지 않는 경향이 있다.

7장에서는 흉부사이, 흉강내 고리 제어(ring control) 그리고 흉부, 요골반 고관절, 어깨 복합체, 머리 및 목의 영역 간 이동성 및 제어뿐만 아니라 흉부 및 흉부 고리 제어에 대한 특징적 운동제어 훈련법을 자세히 설명하고 있다. 흉강사이 및 흉강내 고리 제어를 용이하게 하는 특별 테이핑 기술이 7장에서 설명된다.

신경 소성변화를 촉진하는 데 필요한 주요 요소는 다음과 같다.

- 집중된 관심
- 의미적 훈련 과제
- 고품질의 반복적인 많은 연습
- 위협적이지 않는 감각적 입력 제공
- 긍정적인 피드백을 제공

습관적인 자세와 움직임을 바꾸는 것은 쉽지 않으며, 훈련할 때 신체 경험에서 좀 벗어나는 그리고 방해없는 집중된 주의 또는 인식이 필요하다. 학습과 변화는 인식이 있을 때 발생할 수 있고 의미가 있는 과제가 훈련될 때 촉진될 수 있다. 대뇌피질의 신체 매트릭스에 대한 입력을 정규화하는 고품질 전략의 많은 연습은 시냅스 연결 속도를 증가시켜 전략적 사용 편의성을 높인다. 얼마나 해야 하나?

Tsao의 연구(Tsao & Hodges 2007, 2008; Tsao et al. 2010)는 새로운 훈련 전략에 대한 다음 처방을 제안하였다. 목표는 세트 사이에 2분 휴식을 취하며, 10초씩 3세트, 10세트의 최적의 전략은 10초를 유지하는 것이며, 훈련을 하루에 적어도 두 번, 바람직한 것은 하루 3–4회 수행하는 것이다. 2주 이내에는 과제수행에 대한 의식이 덜 필요하며 이를 준수하게 되면 뇌지도(brain map)가 통합된다. 환자는 각 가정 자가체크(home self-check)에 대해 최적의 전략을 사용할 때, 인지하며 고품질의 운동 패턴을 수행하게 된다. 과제를 수행하는 노력에 따라, 전략이 최적인지 아닌지에 대해 환자에게 알릴 수 있으며, 좋은 전략은 기분이 좋으며(쉽고, 부담이 적으면서 증상이 덜한 등) 느낌이 든다. 근골격계 건강에 더 좋은 전략으로 훈련하면 환자의 경험이 향상된다. '모양이 좋은' 전략에 대한 이미지 또는 시각화도 도움이 될 수 있다.

기능을 위한 더 나은 전략 – 보강, 강화 및 컨디션 (Reinforce, strengthen, and condition better strategies for function)

신체를 위한 더 나은 정렬, 생체역학 및 여러 가지 의미적 과제, 강도 및 컨디셔닝을 위한 제어를 갖추면 따라갈 수 있다. 요가, 필라테스, 체육관 운동, 가정 운동과 같은 여러 가지 방법이 있다. 처음에는 운동이 몇 가지 구체적인 의미적 과제에 따라 처방되며, 광범위하게 변화된다. 프로그램에는 다양한 움직임과 과제들이 포함되어 있어야 한다. 운동 또는 운동 훈련 프로그램이 진행되는 방법은 7장에서 다룰 것이다. 근골격계 건강 회복을 위한 운동 훈련을 설계할 때는 모든 것이 관계성이 있기 때문에 몸 전체를 고려해야 한다.

훈련 중에 최소한 다음 사항을 모니터링하고 제공해야 한다:

- **국소적 제어**:
  - 4개의 골반 관절
  - 2개의 고관절
  - 15개의 요추 관절
  - 130개의 흉부 관절(완전한 흉부고리 10개)
- **국소부위 간 제어** (Inter-regional control):
  - 흉곽 및 요추 골반
  - 흉곽 및 어깨 견갑대
  - 흉부와 머리와 목
  - 흉곽 및 어깨 견갑대 및 상지
  - 흉부, 요추 골반-고관절 및 하지
- **신체와 환경 사이의 자세 및 동작 제어: 환자의 목표에 따라 더 높은 수준에 도전을 추가한다.**

결론 – 대성공 (Conclusion getting to WOW!)

대부분의 환자에서 회복은 선형적이지 않다는 것을 기억하는 것이 중요하다. '뱀과 사다리' 게임은 환자들이 회복으로 가는 길에 '뱀'을 적중시키면 되돌아 가버린다는 것을 이해하는 데 도움이 되는 은유이다. 이것은 일반적이며 치명적이지 않다. 사다리가 바로 앞에 있다. 훈련 중에 '신체를 읽는 방법'을 더 잘 이해할 수 있으며, 부딪치게 될 '뱀들'이 줄어들게 된다. Butler and Moseley(2003)는 이를 '보조맞춤(pacing)'이라고 했다. 훈련 중에 통증이 아닌 운동 효율을 바로메타(barometer)로 사용하면 운동훈련 진행이 촉진되는 것으로 보인다.

자신에게 의미적 과제작업에서 환자의 신체 경험을 변경하면 종종 'WOW! 방금 일어난 일이 뭐지?' 이것은 새롭고 보다 효율적인 방법으로 움직이고, 활동하고 하는 것이며, 다만 몸에 존재하고 있는 첫 단계이다. Dan Siegel은 이것은 '뇌를 자극한다(SNAG the brain)'라고 부르며, 신경 활성화와 성장을 자극시키기 위한 자신의 두문자어(acronym)가 된다. 통합 시스템 모델에서는 이를 'WOW에 도달하기'라고 한다. 제5장에서는 흉부 기능장애가 국소적 또는 먼 곳에서 발생할 수 있는 영향(impact)에 관한 특별한 상태 및 사례 보고서를 강조하여 흉부와 전신의 근골격계, 호흡기 및 비뇨기와 건강 상태를 명확하게 한다.

전신에서 흉곽의 상관관계를 강조한 사례 보고 5

Case reports highlighting the relationship of the thorax to the whole body

Diane Lee, Calvin Wong, Tamarah Nerreter

이 장의 사례 보고는 통합 시스템 모델(Integrated Systems Model: ISM)의 임상 적용과 전신에서 흉부 기능 손상에 대한 관계를 강조한다. 이완 기법(release techniques)의 자세한 설명과 운동 학습 및 움직임 훈련에 대한 단계는 6장과 7장에 나와 있다. 대부분의 사례 보고에는 웹 사이트 www.learnwithdianelee.com의 비디오에 연결되는 QR 코드가 함께 제공된다.
비디오의 질이 항상 최고는 아니지만 각 비디오의 내용이 이 책에서 ISM 개념을 통합하는 데 도움이 된다. 이 임상 비디오에 접근하는 방법에 대한 지침은 이 책의 앞부분에 있다.

흉곽-원인으로 골반대와 고관절 통증(Thorax-driven pelvic girdle and hip pain)

Diane Lee

Jennifer의 이야기

이 평가 시점에서, Jennifer는 42세 물리치료 보조원으로서 통합 시스템 모델에 대한 2일 과정에 참여하였으며, 수업 시간에 학생들의 교육을 위해 이야기를 제공하였다.

그녀는 이전에 경쟁심이 강한 체조 선수로 여러 차례 외상성 부상을 입었고, 3번의 자동차 사고를 당하였다. 이러한 외상성 사건으로 인해 양측 골반대와 사타구니 부위에 고관절 통증이 일어났다는 것이 그녀의 인지적 확신이었다.

왼쪽 사타구니 통증은 16세 때 체조선수로 활동하면서 지속적인 착지로 발 부상을 입은 후에 시작되었다. 또한 Jennifer는 22세 때 체조선수로 활동하면서 오른쪽 어깨 부상을 입었다고 보고하였다. 그녀는 30대 중반에 2번의 후방 추돌이 있었고, 첫 번째는 승객이었고 두 번째는 운전자였으며, 이 2번의 사고 후 양측 골반대 통증이 시작되었다고 보고하였다. 17개월 전, 그녀는 다시 후방 추돌을 당하였으며 모든 증상이 악화되었다. 그녀는 이 사고에서 회복되지 않았다고 생각하였다.

Jennifer는 자녀가 3명이다. 첫 아이의 출산은 자연분만으로 진행되지 않았고 겸자(forceps)도 실패하여, 딸은 응급 제왕 절개로 분만되었다. 그녀는 이 분만 후 오른쪽 좌골신경통을 경험하였다. 뒤이어 그녀는 계획적으로 C-섹션으로 2명의 자녀를 출산하였다. 그녀는 이후에 요실금의 증상이나 골반 기관 지지에 대한 소실을 암시하는 증상을 보고하지 않았다.

Jennifer의 현재 의미적 불편 사항들

Jennifer의 주요 문제는 두 가지 과제로 인해 지속적이고 간헐적인 양쪽 골반대 통증이었다:

- 선 자세(요리하기, 대화하기 위해 오래 서 있는 것)과
- 고관절 굴곡이 필요한 과제들 (자전거 타기, 앞으로 숙이기, 앉기)

그녀는 왼쪽 사타구니 통증이 깊게 쭈그려 앉기(deep squat)에 악화되는 것도 경험하였다.

자극도(Irritability): 15분 동안 서 있는 것이 통증을 유발하였지만 깊게 쭈그려 앉기는 왼쪽 사타구니에 즉시 통증을 유발하였다. 10분 동안 걸으면 서 있거나 쭈그리고 앉은 후의 통증이 완화되었다.

Jennifer의 인지 신념

Jennifer의 고관절에 대한 영상 연구에서 왼쪽 비구순(acetabular labrum)의 파열과 관련된 양측 핀서타입(pincertype) 대퇴 비구 충돌이 밝혀졌다. 초기 평가 시점에, 그녀는 약 6주 만에 왼쪽 비구순 파열의 외과적 진단과 치료를 예정하고 있었다. 그녀는 왼쪽 고관절의 구조적 결함이 왼쪽 사타구니 통증의 주요 원인이라고 믿었다.

Jennifer의 감정 상태

Jennifer가 자신의 이야기를 할 때, 회복에 장애가 될 수 있는 불안, 우울증 또는 분노의 표면상 징후는 없었다. 그러나 그녀는 더 다칠 수 있는 걱정(공포-회피 행동)으로 인해 특정 활동을 피하고 있었다.

전략 분석을 위해 선택된 의미적 과제와 선별 과제

Jennifer의 의미적 과제는 심한 통증 없이 서고, 자전거를 타고, 앉고, 쭈그리고 앉을 수 있는 것이었다. 전략 분석을 위해 두 가지 초기 선별 과제가 선택되었다 - 서기와 깊게 쭈그려 앉기. 왼쪽 고관절에 대한 평가는 그녀의 임상 사진에서 비구순 파열의 역할을 결정하기 위해 계획하였고, 따라서 그녀의 인지 신념을 지지하거나 부정하였다.

Jennifer의 이야기에서 얻은 주요 결과는 그녀의 임상 퍼즐(Clinical Puzzle)의 중심에 있으며(그림 5.1) 다음을 포함한다.

- **의미적 불편 사항:** 양측 골반대와 왼쪽 사타구니 통증
- **인지 신념:** 왼쪽 고관절의 비구순 파열이 지속적인 고관절, 사타구니, 골반대 통증의 원인이었다.
- **의미적 과제:** 서기, 자전거 타기, 앉기, 깊게 쭈그려 앉기(deep squat)

선별 과제 분석 – 선 자세 심사(Screen)

비디오 5.1(무료 코드)
Jennifer의 선 자세 심사

선 자세에서 주요 임상 결과(비디오 5.1)는:

- **골반:** 골반 내 오른쪽 비틀림(right intrapelvic torsion, RIPT)과 관련된 횡단면 오른쪽 회전(Right transverse plane rotation, RTPR).
- **고관절:** 양쪽 대퇴골두는 비구에 비해 앞쪽에 있다. 왼쪽 고관절은 오른쪽보다 더 앞쪽에 있다. 이 결과는 골반의 RIPT와 관련된 RTPR과 일치한다.
- **하부 흉곽:** 7번째 흉부 고리는 오른쪽으로 전이되고 왼쪽으로 회전되어 횡단면 왼쪽 회전(Left transverse plane rotation, LTPR) (척추늑골 연골, vertebrochondral] 횡단면 회전과 일치하고 골반 TPR과 골반내 비틀림[intrapelvic torsion, IPT]과 일치하지 않음).

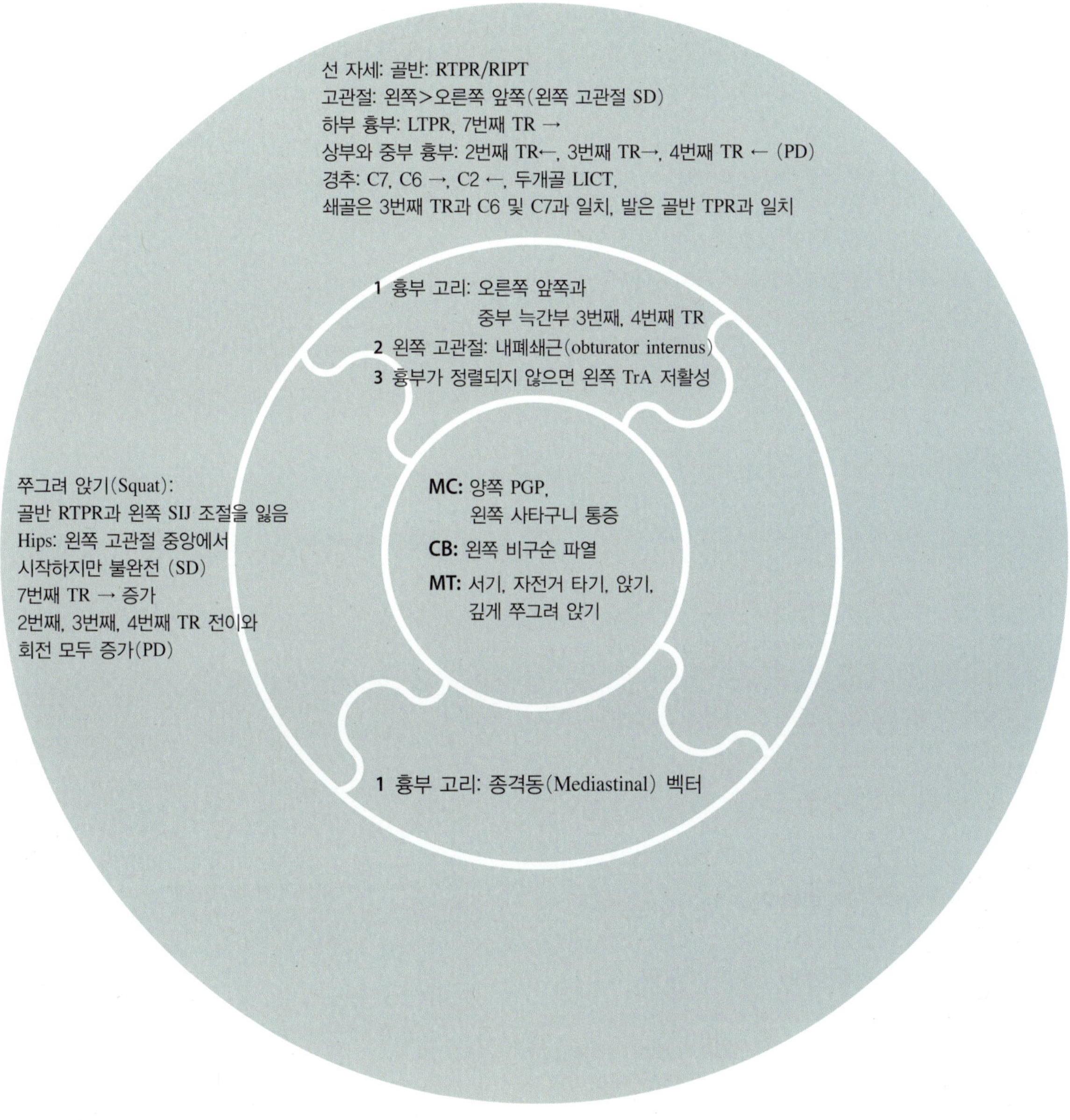

그림 5.1

Jennifer의 첫 번째 평가에서 작성된 임상 퍼즐.

CB = 인지 신념(cognitive belief), LICT = 두개골내 왼쪽 비틀림(left intracranial torsion), MC = 의미적 불편 사항(meaningful complaint), MT = 의미적 과제(meaningful task), PD = 1차 원인(primary driver), PGP = 골반대 통증(pelvic girdle pain), RTPR = 횡단면 오른쪽 회전(right transverse plane rotation), RIPT = 골반 내 오른쪽 비틀림(right intrapelvic torsion), SD = 2차 원인(secondary driver), SIJ = 천장관절(sacroiliac joint), TR = 흉부 고리(thoracic ring), TrA = 복횡근(transversus abdominis), ← = 왼쪽 전이(left translation), → = 오른쪽 전이(right translation).

- **중부와 상부 흉곽:** 2번째 흉부 고리가 왼쪽으로 전이되고 오른쪽으로 회전되었으며, 3번째 흉부 고리가 오른쪽으로 전이되고 왼쪽으로 회전되었으며, 4번째 흉부 고리가 왼쪽으로 전이되고 오른쪽으로 회전되었다.
- **쇄골:** 오른쪽 쇄골이 전방으로 회전되고 왼쪽 쇄골이 후방으로 회전되었다(하부 목뿐만 아니라 3번째 흉부 고리 회전과 일치).
- **경추 분절:** C7과 C6은 오른쪽으로 전이되고 왼쪽으로 회전(3번째 흉부 고리 및 쇄골과 일치) 되었으며, C2는 왼쪽으로 전이되고 오른쪽으로 회전되었다(C6 및 C7과 일치하지 않으며, 2번째 및 4번째 흉부 고리와 일치).
- **두개골 영역**(Cranial region): 두개내 왼쪽 비틀림(Left intracranial torsion, LICT) (C6 및 C7, 쇄골 및 3번째 흉부 고리와 일치). 비디오의 오른쪽은 왼쪽이라고 말해야 한다! 그녀의 접형골(sphenoid)은 왼쪽과 일치하게 회전되었다.
- 발: 오른발이 비틀리고 왼발이 편평하였다(골반의 RTRP와 일치).

선 자세에서 교정의 영향-원인 찾기

비디오 5.2(**무료 코드**)
Jennifer의 선 자세에 대한 원인 찾기

Jennifer의 골반 정렬을 교정하면 고관절, 발, 흉곽 정렬이 악화되었다(비디오 5.2). 그녀의 왼쪽 고관절을 교정하면 골반 정렬이 더 좋아졌다. 그러나 이 교정은 흉곽의 정렬을 악화시켰다. 발을 교정하면 고관절과 7번째 흉부 고리의 정렬이 나빠졌다. 2, 3, 4번째 흉부 고리의 정렬을 교정하면 골반, 오른쪽 고관절, 두 발의 정렬이 부분적으로 교정되었다. 이 교정은 C6, C7과 두개골의 정렬을 완전히 교정하였다. 왼쪽 고관절은 흉곽 교정으로 일부분만 교정되었다. 흉곽 교정에 왼쪽 고관절 교정을 추가하면 골반, 고관절, 발, 목, 두개골이 완전히 교정되었다.

그녀의 선 자세에 대한 1차 원인은 흉곽이었으며, 특히 2, 3, 4번째 흉부 고리의 정렬이었고, 2차 원인은 그녀의 왼쪽 고관절이었다.

선별 과제 분석-쭈그려 앉기(Squat)

비디오 5.3(**무료 코드**)
Jennifer의 쭈그려 앉기 과제에서의 결과

Jennifer의 쭈그려 앉기 과제에서 주요 임상 결과(비디오 5.3)는:

- **골반:** RTPR이 증가하고 왼쪽 천장관절(SIJ)이 조절을 잃었다(왼쪽 무명골은 천골의 왼쪽을 기준으로 앞쪽으로 회전되었다).
- **고관절:** 왼쪽 고관절은 비구에서 약간 중앙에 있지만, 쭈그려 앉은 자세가 깊어짐에 따라 오른쪽 고관절은 앞쪽으로 유지되었다. 이 결과는 쭈그려 앉기에서 골반의 RTPR 증가와 일치한다.
- **하부 흉곽:** 7번째 흉부 고리가 오른쪽으로 더 전이되고 왼쪽으로 더 회전되었다.
- **중부와 하부 흉곽:** 2번째 흉부 고리가 왼쪽으로

더 전이되고 오른쪽으로 더 회전되었으며, 3번째 흉부 고리가 오른쪽으로 더 전이되고 왼쪽으로 더 회전되었으며, 4번째 흉부 고리가 왼쪽으로 더 전이되고 오른쪽으로 더 회전되었다.

쭈그려 앉기(squat) 과제에서 교정의 영향 – 원인 찾기

이 과제에 가장 적합한 교정은 왼쪽 고관절을 교정하기 위해 구두 신호와 결합된 2, 3, 4번째 흉부 고리였다. 흉부 고리와 함께 더 나은 정렬로 쭈그리고 앉을 때, 왼쪽 SIJ가 조절된 상태로 유지되고, 7번째 흉부 고리 정렬이 쭈그려 앉기 동안 올바르게 정렬된 상태로 유지되었으며, Jennifer는 왼쪽 사타구니 통증이 시작되기 전에 쭈그려 앉기를 더 할 수 있었다. 그러나 왼쪽 고관절은 여전히 고통스럽지 않게, 깊게 쭈그려 앉기를 위한 추가 교정과 중앙화(centering)(구두 신호를 통한)가 필요하였다.

Jennifer의 쭈그려 앉기 과제에 대한 1차 원인은 흉곽, 특히 2, 3, 4번째 흉부 고리의 정렬이고, 2차 원인은 그녀의 왼쪽 고관절이었다.

원인에 대한 벡터(Vector) 분석

1차 원인과 2차 원인에 대한 추가 평가(벡터 분석)는 근원적인 시스템 손상과 초기 치료 계획을 결정한다.

1차 원인–흉곽(2, 3, 4번째 흉부 고리)

비디오 5.4(무료 코드)
Jennifer의 흉곽에 대한 벡터 분석

능동과 수동 청취 기법(listening techniques)을 사용하여 선 자세와 깊게 쭈그려 앉기 과제를 하는 동안 부적절한 정렬과 2, 3, 4번째 흉부 고리의 생체역학을 유발하는 근원적인 시스템 손상을 확인하였다(비디오 5.4). 우세한 벡터는 3번과 4번 늑골(ribs) 사이의 오른쪽 전방과 중부 늑간근(intercostal muscles)에서 발견되었다. 3번째 고리 교정의 이완에 대한 수동 청취는 오른쪽 3번 늑골이 먼저 전방 회전으로 이동한 것으로 밝혀졌다. 벡터는 액와 가운데 선에 있고 짧았으며 오른쪽의 3번과 4번 늑골 사이(늑간)에 있었다. 액와 가운데 선에서 오른쪽 늑간근을 촉진하면 현저한 압통이 드러났다. 전방 회전이 일어난 후, 오른쪽 2, 3, 4번 늑골은 3개의 흉부 고리에 동시에 영향을 미치는 것으로 보이는 흉부내 내장기 벡터(intrathoracic visceral vector)에 의해 흉곽으로 당겨졌다.

2차 원인–왼쪽 고관절

비디오 5.5(무료 코드)
Jennifer 왼쪽 고관절의 벡터 분석과 흉곽과의 관계

바로 누운 자세에서, 왼쪽 대퇴골두는 고관절 굴곡 90°까지 중심을 유지하였다. 이 지점을 넘어서면 대퇴골두가 앞쪽으로 전이되었다. 고관절 굴곡 90°에서는 20°의 내회전만 가능했다(비디오 5.5). 90°의 굴곡에서 대퇴골두 교정의 수동 청취는 고관절의 내측으로 외회전 벡터를 나타냈다. 내폐쇄근(obturator internus)은 과활동하는 것으로 확인되었고, 고관절 굴곡 90°에서 대퇴골두를 전방으로 전위시키고 내회전을 제한하기 위한 것으로 가설을 세웠다. 찢어진 비구순에 대한 왼쪽 대퇴골두의 전방 위치는 Jennifer의 지속적인 사타구니 통증을 설명할 수 있으며 그녀의 인지 신념의

일부를 확인시켜 준다. 왼쪽 고관절의 비구순과 구조는 그녀의 임상 이야기에서 말초 통각의 원인일 가능성이 있다; 그러나 고관절은 2, 3, 4번째 흉부 고리의 정렬을 교정하여 왼쪽 대퇴골두가 부분적으로 중심에 위치하여 바로 누운 자세에서 고관절 굴곡 20°와 내회전 25°(총 45°) 더 회복되었으므로 상부 및 중부 흉곽의 부적절한 정렬과 생체역학에 부분적으로 반응하였다.

복벽(abdominal wall) 동원 전략에서 흉곽 원인의 영향

비디오 5.6(무료 코드)
Jennifer의 복벽 평가와 흉곽과의 관계

무릎을 구부리고 누운 자세(hook lying)에서, 오른쪽 내복사근(internal oblique)의 증가된 휴식 활성화가 확인되었다. Jennifer는 그녀의 항문거근(levator ani)을 수축시켰을 때, 왼쪽 복횡근(TrA)에는 반응이 없었으며, 오른쪽 TrA에 약간의 수축이 발생했다(비디오 5.6). 바로 누운 이 위치에서 2, 3, 4번째 흉부 고리의 정렬이 교정되었을 때, 좌우 TrA에 대칭적이고 보다 강력한 동원 반응이 일어났다. 이것은 흉곽의 정렬이 회복되면 Jennifer가 더 나은 전략으로 골반을 조절하기 위해 심부 신경근육계(neuromuscular system)를 동원할 수 있음을 시사한다. 그 후, 왼쪽 내폐쇄근(obturator internus)(왼쪽 고관절을 손상시키는 것으로 알려진 우세한 벡터)의 이완은 왼쪽 고관절의 정렬과 생체역학을 교정하여 그녀가 찢어진 비구순에 과부하를 주지 않고 깊게 쭈그려 앉기를 허용할 수 있도록 해야 한다.

Jennifer의 흉곽-원인으로 조정된 골반과 고관절을 위한 ISM 치료

이완과 정렬(Release and align)

비디오 5.7(무료 코드)
Jennifer의 벡터를 이완하기 위한 자가 수행된 흉부 고리 스택(stack)과 호흡

흉부 고리 스택과 호흡(Lee L-J 2016)(6장 참조)은 구조에 따라 다르며 여러 시스템을 대상으로 할 수 있는 일반적인 이완과 정렬 기법이다. 이 이완 기법은 2, 3, 4번째 흉부 고리를 이완하고 정렬하는 데 사용되었으며, 정렬을 유지하기 위해 집에서 스스로 수행하는 방법에 대한 지침으로 이어졌다(비디오 5.7). 다리를 능동으로 구부려 들기는 Jennifer가 상부와 중부 흉곽이 정렬되었을 때 심부 근육계가 더 잘 수행되었기 때문에 흉곽이 언제 정렬되었는지 알기 위해 자가 진단으로 사용되었으며 왼쪽 다리를 들어 올리는 것이 더 쉬웠다. Jennifer가 비디오 5.7에서 자신의 상부 흉곽을 스스로 교정하였을 때 달성할 수 있는 왼쪽 고관절 굴곡의 범위를 확인한다.

Jennifer가 늑간을 이완하는 가장 좋은 호흡 패턴과 흉곽의 정렬에 영향을 미치는 내장기 종격(visceral mediastinal) 벡터는 측면 늑골 호흡이었다. 이 호흡 패턴은 흉곽을 정렬에서 벗어나게 하므로 흉부 고리가 옆으로 숨을 쉬면서 회전하고, 회전하는 것을 막을 때 벡터가 길어졌다. 그녀는 흉부 고리가 하루에 적어도 3~4회 교정된 상태에서 이 호흡 패턴을 반복하도록 권고를 받았다.

연결, 조절, 움직임(Connect, control, move)

흉부 고리의 정렬을 수정하면 더 나은 동원 전략이 자동으로 복원되므로 흉곽 또는 복벽의 개별 근육에 대한 특정 운동제어 훈련이 필요하지 않았다. 치료 프로그램의 연결, 조절, 움직임 부분은 보다 나은 전략을 위한 역량을 구축하기 위해 2단계 운동 학습 및 움직임 훈련으로 시작되었다(표 7.1 참조).

2, 3, 4번째 흉부 고리에 영향을 미치는 늑간 및 내장기 종격 벡터를 이완한 후, 수직 부하 동안 최적 정렬을 유지하지 못한 흉부 고리는 3번째 흉부 고리였다. 흉곽 움직임(3단계 움직임 훈련)이 그녀의 프로그램이 시작하기 전에, 3번째 흉부 고리(2단계 움직임 훈련)에 대해 정적인 흉부사이 고리 조절 훈련이 필요하였다. 처음에 Jennifer는 3번째 흉부 고리를 손으로 교정한 다음 도수 교정(manual correction)을 하여 숨을 쉬면서 3번째 흉부 고리의 정렬을 유지하도록 배웠다. 이것은 '이완과 연결 신호(cue)'를 찾기 위해 진행되었다; 손의 보조가 없이 3번째 흉부 고리(7장 참조)를 자동으로 교정하는 이미지이다. 이것은 2단계 운동 학습과 움직임 훈련의 핵심 요소인 전략 역량 훈련의 일부이다.

비디오 5.8(무료 코드)
쭈그려 앉기 과제에서 Jennifer의 흉곽을 위한 2단계 훈련

집중적인 관심과 연습을 통해 Jennifer는 보다 의미적 과제인 깊게 쭈그려 앉기(비디오 5.8)로 진행할 수 있었다. 3번째 흉부 고리 정렬을 교정하기 위해 손과 연결 신호를 모두 사용하여 Jennifer는 왼쪽 고관절에 충돌을 느끼기 시작한 지점까지만 쭈그리고 앉도록 지시받았다. 이 시점에서 그녀는 좌골 결절(ischial tuberosities)이 넓어지고 왼쪽 고관절이 부드러워졌는지 잠시 멈추고 생각해야 했다. 이것은 왼쪽 고관절의 이완 신호이며 이 과제의 2차 원인인 왼쪽 고관절을 해결하였다. 이 과제에서는 흉곽이 움직이지 않고 골반이 조절되며 고관절이 움직인다. 이것은 흉곽에 대한 2단계 운동 학습 및 움직임 훈련이다.

비디오 5.9(무료 코드)
Jennifer의 척추흉골(vertebrosternal) 흉부 고리 테이핑

상부 흉부 고리의 적절한 정렬을 유지하기 위한 Jennifer의 능력을 촉진하기 위하여, 3번째 흉부 고리에 테이핑을 하였다(비디오 5.9).

결론(Conclusion)

Jennifer는 2차 고관절 원인을 가진 1차 흉곽-원인으로 고관절과 골반 손상을 가졌다. 첫 세션 후에 협의하는 동안 환자 모델로, 그녀는 흉부사이 고리 조절, 골반 조절을 회복하고 선 자세, 흉부사이 고리 조절, 골반 조절을 위한 고관절 정렬을 회복하며, 깊게 쭈그려 앉기(deep squat)를 위한 고관절 가동성을 회복하는 목적으로 2단계 운동 학습 자가 프로그램을 남겼다.

비디오 5.10(무료 코드)
Jennifer를 위한 추적 조사 평가와 치료

Jennifer는 몇 개월 후 추적 조사를 위해 클리닉에서 만나서 회복에 만족한다고 보고하였다(비디오 5.10). 그녀는 왼쪽 고관절의 비구순 파열과 핀서(pincer) 충돌을 해결하기 위해 수술을 진행하였다. 그녀는 흉부사이 고리 정렬과 조절이 개선되고 왼쪽 고관절 가동성의 전체 범위가 개선되었다고 느꼈지만 여전히 깊게 쭈그려 앉기 과제로 왼쪽 사타구니에 '끼임(pinching)'이 나타났다. 3번째 흉부 고리 정렬과 조절이 훨씬 개선되었으며 흉곽의 시상면과 횡단면 동작에 대한 그녀의 생체역학(3단계 움직임 훈련)이 최적이었다. 3번째 흉부 고리에 약간의 오른쪽 전이와 왼쪽 회전을 교정해도 깊게 쭈그려 앉기(deep squat)에서 왼쪽 고관절의 정렬이나 생체역학에 영향을 미치지 않았다. 왼쪽 고관절의 완전한 교정은 그녀의 쭈그려 앉기 과제를 가능하지 않게 하였으며 수술 후 관절계의 손상이 존재할 수 있다고 제안하였다.

왼쪽 고관절은 쭈그려 앉기 과제의 1차 원인으로 가정되었고 왼쪽 고관절 평가는 근본적인 시스템 손상이 관절이라고 결정하였다. 우세하게 제한하는 벡터는 고관절 관절낭의 전면(anterior aspect)에 국한되어 있었다. Jennifer는 끈(strap)을 사용하여 왼쪽 고관절 관절낭의 전면을 가동(mobilize)하는 방법을 배웠으며 계속 개선되었다. 그녀는 서고, 하이킹을 하고, 자전거를 타고, 앉고, 쭈그리고 앉을 수 있을 뿐만 아니라 활동적인 라이프 스타일에 참여할 수 있다.

골반-원인과 흉곽-원인으로 재발하는 뒤넙다리근 손상

Diane Lee

Steve의 이야기

그의 초기 평가 시점에서, Steve는 26세 프리미어 리그 엘리트 축구 선수였으며, 2년 반과 3년 전 사이에 오른쪽 근위부 대퇴이두근이 찢어졌다. 그의 의미적 불편 사항은 다음과 같았다.

- 오른쪽 다리에 약한 느낌
- '축구장에서 무거운 느낌'
- 뒤넙다리근 손상으로 인한 민첩성과 속도 감소

그는 초기 부상 후 6–8주 동안 오른쪽 대퇴이두근에 대한 스트레칭, 강화 운동과 함께 전통적인 연부조직 재활을 받았지만 오른쪽 상부 허벅지와 하부 둔부(buttock)에서 종종 '당기는 통증(pulling pains)'이 발생하였다. 그는 80%까지만 자신을 발휘할 수 있다고 생각하였고, 상부 뒤넙다리근은 항상 '잡기 직전(verge of grabbing)'에 있다고 하였다. 8주가 지난 후에도 계속되는 국소 치료는 그의 기능을 회복시키지 못했으며 지속적인 증상을 완화시키지 못하였다.

Steve의 현재 의미적 불편 사항들

Steve의 주요한 문제 중 하나는 축구장에서의 수행능력 저하(민첩성과 속도)와 '원하는 만큼 달리면 뒤넙다리근이 다시 찢어질 것 같은 두려움'이었다.

Steve의 인지 신념

Steve는 자신의 오른쪽 근위부 뒤넙다리근이 여전히 약하다고 믿었으며 운동 목표(athletic goals)를 달성하기 위해 보다 강한 운동이 필요하다고 생각하였다. 그는 노력하였지만 왼쪽 다리의 힘을 향상시킬 수 없었다. 그의 운동은 축구장에서의 속도와 민첩성을 향상시키지 못하였다.

Steve의 감정 상태

Steve는 자신의 팀과 리그에서 자신의 위치를 유지하기 위해 자신의 수행 능력이 크게 향상되어야 한다고 생각하였다. 팀에서 '그의 자리'를 잃는 것에 대한 두려움은 그를 불안하게 만들었다.

전략 분석을 위해 선택된 의미적 과제와 선별 과제

Steve의 의미적 과제는 앞-뒤로, 옆으로 뛸 수 있고 발로 축구공을 다루고 이 모든 것을 빠르고 민첩하게 수행할 수 있어야 했다. 이 스포츠에 대해 다음과 같은 여러 가지 선별 과제를 선택할 수 있었다.

- 양쪽 다리 부하(쭈그려 앉기);
- 한쪽 다리 서기에서 체중 이동, 다양한 방향으로 전진;
- 흉곽과 골반, 흉곽과 목의 일치(congruent)/불일치(incongruent) 회전을 동반한 비슷한 과제

그러나 초기 평가 중에 선택된 첫 번째 선별 과제는 엎드려서 저항이 있는 고관절 신전 과제였다. 이 선별 과제는 다음과 같이 선택되었다.

- 그의 오른쪽 뒤넙다리근이 약했다는 Steve의 인지 신념에 두었다;
- 한쪽 다리 신전 시 골반 조절 능력에 대한 정보를 제공한다;
- 조절된 기반(예: 골반)을 제공하는 것이 그의 고관절 신전 근력에 미칠 수 있는 영향을 평가한다.

이 선별 과제만으로 얻은 결과는 Steve의 치료 계획을 개발하기에 충분하였다.

Steve의 이야기에서 얻은 주요 결과는 그의 임상 퍼즐(그림 5.2)의 중심에 있으며 다음을 포함한다.

- **의미적 불편 사항:** 축구장에서 속도와 민첩성 저하, 오른쪽 상부 뒤넙다리근이 '잡기 직전'에 있다고 느낀다.
- **인지 신념:** 근위 상부 오른쪽 뒤넙다리근은 여전히 약하고 '열심히 하면' 찢어질 것이다.
- **의미적 과제:** 어느 방향으로든 축구공을 다루면서 왼쪽과 오른쪽을 보고 사방으로 달리고 회전하는 것이다.

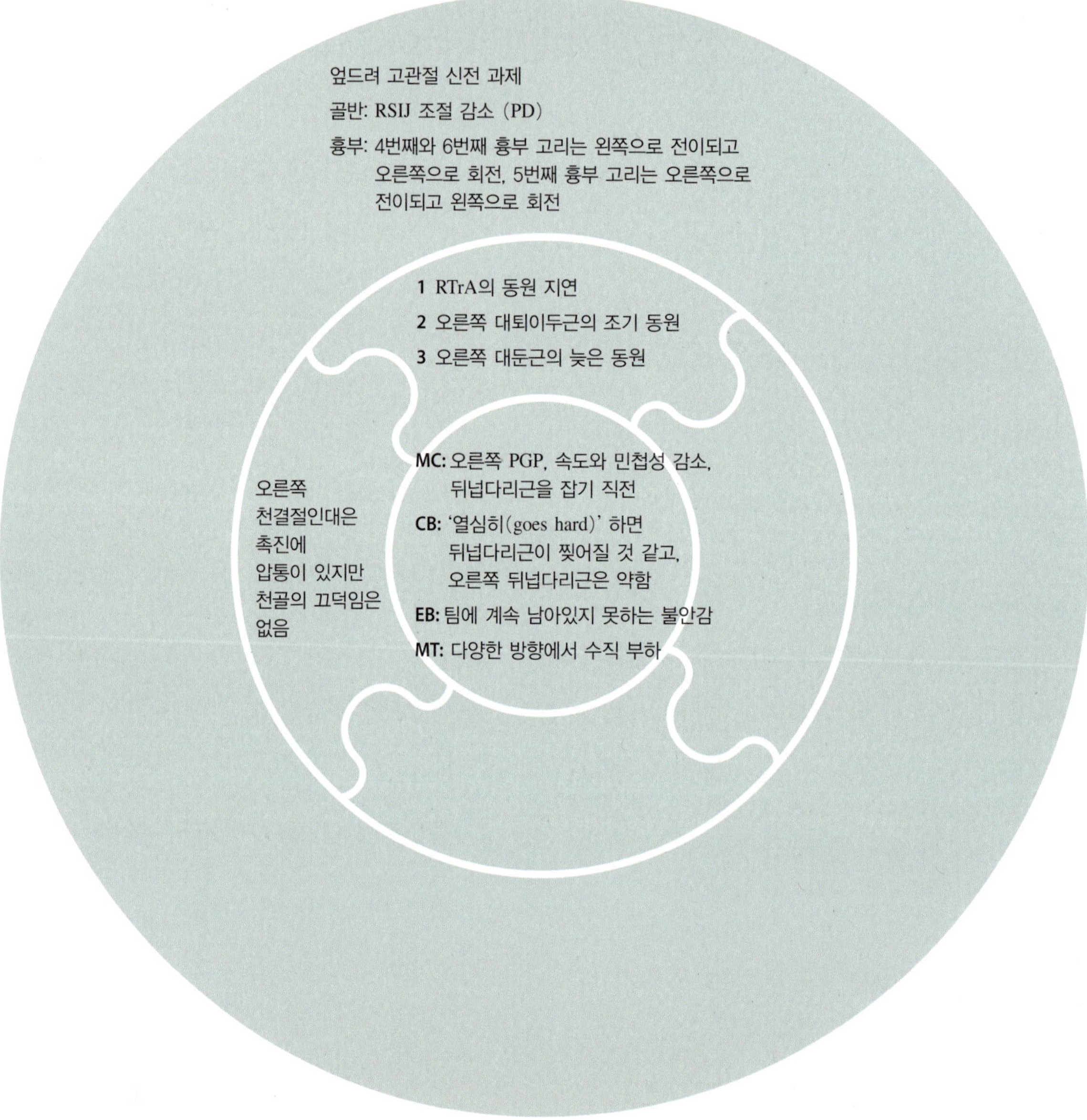
엎드려 고관절 신전 과제
골반: RSIJ 조절 감소 (PD)
흉부: 4번째와 6번째 흉부 고리는 왼쪽으로 전이되고 오른쪽으로 회전, 5번째 흉부 고리는 오른쪽으로 전이되고 왼쪽으로 회전
1 RTrA의 동원 지연
2 오른쪽 대퇴이두근의 조기 동원
3 오른쪽 대둔근의 늦은 동원
오른쪽 천결절인대은 촉진에 압통이 있지만 천골의 끄덕임은 없음
MC: 오른쪽 PGP, 속도와 민첩성 감소, 뒤넙다리근을 잡기 직전
CB: '열심히(goes hard)' 하면 뒤넙다리근이 찢어질 것 같고, 오른쪽 뒤넙다리근은 약함
EB: 팀에 계속 남아있지 못하는 불안감
MT: 다양한 방향에서 수직 부하

그림 5.2

Steve의 초기 평가에서 작성된 임상 퍼즐.

CB = 인지 신념(cognitive belief), EB = 감정 신념(emotional belief), MC = 의미적 불편 사항(meaningful complaint), MT = 의미적 과제(meaningful task), PD = 1차 원인(primary driver), PGP = 골반대 통증(pelvic girdle pain), RTrA = 오른쪽 복횡근(right transversus abdominis), RSIJ = 오른쪽 천장관절(right sacroiliac joint).

선별 과제 분석–엎드려 고관절 신전 시 저항

선 자세에서 한쪽 다리 부하 과제가 진행되는 동안, Hungerford 등(2003)은 건강한 피험자들이 대퇴이두근과 대둔근 전에 골반의 조절을 담당하는 심부근이 동원되었다고 보고하였다(그림 5.3).

또한, 그들은 건강한 대조군이 이 과제에서 대퇴이두근 이전에 대둔근을 동원하였다고 언급하였다. 골반대 통증과 SIJ 조절 장애가 있는 대상자에서, TrA 및 내복사근과 다열근 모두 동원 지연이 관찰되었다. 또한, 대둔근과 대퇴이두근 동원 시기의 역전이 일어났다(대퇴이두근은 대둔근 이전에 수축되었다).

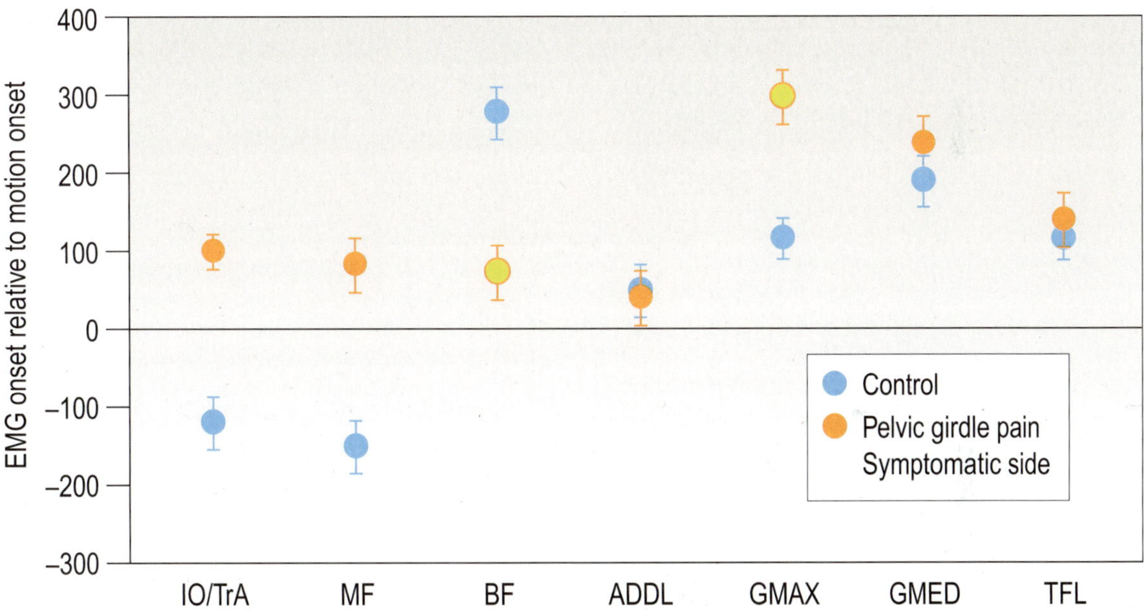

그림 5.3

한쪽 다리로 서 있는 동안 지지하고 있는 다리에 대한 IO와 TrA(내복사근과 복횡근의 가장 아래 섬유)의 평균 EMG 개시. 이 연구에서는 표면 EMG를 사용하였다. 그러므로 이 근육의 동원은 구별될 수 없다. 건강한 대조군은 파란색으로 표시되고 동측 SIJ 조절 손상과 관련된 골반대 통증이 있는 대상자는 황색으로 표시되었다. 황색을 보면, 피험자들은 IO, TrA, MF가 체중 이동을 하는 동안 지연되었고, BF와 GMAX의 동원 시기가 역전되는 동안 BF가 조기에 동원되고 GMAX가 이후에 동원되는 것을 입증하였다.

ADDL = 장내전근(adductor longus), BF = 대퇴이두근(biceps femoris), GMAX = 대둔근(gluteus maximus), GMED = 중둔근(gluteus medius), IO = 내복사근(internal oblique), MF = 다열근(multifidus), TFL = 대퇴근막장근(tensor fascia lata), TrA = 복횡근(transversus abdominis).

근위부에서, 대퇴이두근은 SIJ의 형태 폐쇄 기전(Vleeming et al. 1989a, 1989b)에 기여자로 알려져 있는 천결절인대(Van Wingerden et al. 1993)에 부착된다. 골반 조절을 위한 운동 조절 전략이 부적절하였을 때, 대퇴이두근의 과활성화와 대둔근의 활성화 지연 또는 부재를 찾는 것이 일반적이다. 이러한 결과가 존재한다면 이것은 약한 뒤넙다리근에 대한 Steve의 감각을 설명하는 생리학적으로 그럴듯한 기전일 수 있다.

비디오 5.11(무료 코드)
Steve의 엎드려 고관절 신전 과제 결과

엎드려서, Steve는 왼쪽 또는 오른쪽 SIJ의 조절을 잃지 않고 왼쪽과 오른쪽 무릎을 독립적으로 구부릴 수 있었다(비디오 5.11). 그러나 그는 무릎을 펴고(높은 하중 과제) 오른쪽 고관절을 신전하도록 하였을 때 오른쪽 SIJ를 조절할 수 없었다. 한쪽 다리 고관절 신전 시 힘을 생성하는 능력은 오른쪽에서 훨씬 약했다. 저항 없이, 오른쪽 다리가 왼쪽보다 들어 올리는 것이 무겁다는 것을 알았다. 이전의 오른쪽 뒤넙다리근 부상이나 오른쪽 SIJ를 조절할 수 없었기 때문에 이 약화가 있을까? 천골의 오른쪽이 수동적으로 끄덕임(nutated)에 의해 이 과제를 위한 골반 교정인 형태 폐쇄 기전(form closure mechanism)을 증가시키면, 오른쪽 한쪽 다리 고관절 신전 동안 힘을 생성하는 능력이 훨씬 향상되었다. 이 결과는 고관절 신전 약화가 오른쪽 뒤넙다리근이 약하다는 그의 인지 신념을 부정한다.

엎드려서, Steve가 골반저 근육을 수축했을 때 오른쪽 TrA는 동원되지 않았다. 왼쪽 TrA 반응은 정상이다. 오른쪽 고관절의 능동적인 신전을 하는 동안, 대퇴이두근은 대둔근 전에 수축되었다.

그는 오른쪽 TrA(단계 1 골반내 고리 조절 훈련)를 활성화하고 오른쪽 다리를 신전하면서 이 동원을 유지하기 위해 특별히 신호를 받았을 때 오른쪽 SIJ를 조절하고 특히 오른쪽 고관절 신전력을 생성할 수 있었다. 그의 대퇴이두근과 대둔근의 동원 순서는 고관절을 신전하기 전에 그의 심부 시스템을 수축시켰을 때 더 최적의 패턴(대퇴이두근 전에 대둔근)으로 되돌아갔다.

Steve의 흉곽 또한 오른쪽 고관절을 신전할 때 왼쪽으로 전이되는 것으로 나타났다(4번째 및 6번째 흉부 고리는 왼쪽으로 전이되고 오른쪽으로 회전, 5번째 흉부 고리는 오른쪽으로 전이되고 왼쪽으로 회전). 오른쪽 고관절을 신전하기 전에 흉곽을 교정하고 조절해도 오른쪽 SIJ 조절이 회복되지 않았으며, 복부 동원 전략이나 대퇴이두근과 대둔근의 타이밍을 변경하지 않았으며, 오른쪽 고관절을 신전하는 능력이 더 향상되지 않았다. 흉곽은 이 과제의 현재 원인이 아니다. 골반을 조절하는 것이 이 과제를 위한 최선의 교정이었다. 따라서 골반은 현재 1차 원인이며 치료를 시작하기에 가장 좋은 부위로 간주되었다. 오른쪽 고관절 신전을 위해 골반 조절을 회복하기 위한 치료나 훈련을 해야 할 대상을 구체적으로 결정하기 위해 추가 검사가 필요하였다.

Steve는 그의 오른쪽 뒤넙다리근의 근위 기시부에 통증이 발생했다고 믿었다. 촉진은 근위부 뒤넙다리근에 압통이 없는 것을 확인하였다; 그러나 천골의 끄덕임이 그의 통증을 악화시키지는 않았지만, 오른쪽 천결절인대는 있었다.

원인에 대한 벡터 분석–골반

왼쪽 또는 오른쪽 SIJ의 능동 또는 수동 가동성에 대한 제한은 없었다. 따라서 벡터가 이완되지 않았다. 이것은 골반 조절 장애이다.

Steve의 통증과 손상을 설명하는 가설

이 초기 평가에서, 골반이 엎드려서 고관절 신전의 선별 과제를 위한 Steve의 1차 원인인 것으로 확인되었다. 그의 이전 재활은 그의 초기 급성 오른쪽 뒤넙다리근 염좌를 다루었을 가능성이 있지만, 그의 골반의 잔여 조절 장애는 남아 있었고 그의 부상에 앞서 있을 수 있다. 골반 조절을 위한 최적의 전략이 없다면, 하지에서 힘을 발생시키는 것이 매우 어렵고 엘리트 운동선수가 요구하는 속도와 민첩성으로 수행하기가 확실히 어렵다. Steve는 오른쪽 대퇴이두근을 과도하게 사용하여 오른쪽 천골 인대에서 장력을 증가시키고 형태 폐쇄 기전(form closure mechanism)을 증가시켜 오른쪽 SIJ를 조절하려고 시도하였다. 천결절인대는 말초 통각을 유발할 수 있었으며 과도하게 수축한 대퇴이두근은 '뒤넙다리근이 움켜 쥐기 직전'이라는 느낌을 불러 일으켰다.

Steve의 골반-원인으로 조정된 뒤넙다리근을 위한 초기 ISM 치료

Steve는 특히 오른쪽 TrA의 동원을 목표로 골반 내 고리 조절을 위한 1단계 운동제어 훈련을 처방 받았다. 골반을 통한 부하 전달을 위한 더 나은 신경근육 동원 전략을 개발하는 것이 목표였다. 점진적인 다리 부하(바로 누워 한쪽 다리 구부리고 들기, 엎드려 한쪽 다리 신전, 바로 눕거나 엎드려서 원형 그리기)와 3단계, 레벨 1 운동 조절 및 움직임 훈련(체중 이동을 중심에 두고 약간의 양쪽 다리 쭈그려 앉기)이 다음 4주 동안 처방되었다.

추적 조사-두 번째 세션(한달 후)

Steve는 그의 자가 연습을 부지런히 하였고 뒤넙다리근 근력이 약간 개선되었지만 축구장에서는 속도나 민첩성이 약간 변화되었다고 느꼈다. 처방된 1단계, 2단계 및 3단계, 레벨 1 운동제어 훈련 운동은 골반내 고리 조절의 기본이지만 전신 과제가 아니며 스포츠에 한정된 것은 아니다. 곧 소개하겠다! 그림 5.4의 임상 퍼즐은 이 추적 조사 세션을 보여준다.

선별 과제 분석-엎드려 고관절 신전

비디오 5.12(무료 코드)
한달 후 Steve의 쭈그려 앉기와 엎드려 고관절 신전 과제 결과

Steve는 이제 오른쪽 고관절을 신전하고 오른쪽 SIJ를 조절할 수 있었다(비디오 5.12, 후반). 오른쪽 다리를 들어 올리는 데 필요한 노력은 이제 왼쪽과 비슷하였다. 오른쪽 SIJ가 천골의 수동 끄덕임으로 조절되었을 때, 오른쪽 다리 고관절 신전을 하는 동안 더 많은 힘을 생성하는 능력은 다르지 않았으며, 이는 골반이 더 이상이 과제의 원인이 아님을 나타낸다. 오른쪽 고관절을 신전하는 동안 그의 4번째와 6번째 흉부 고리는 계속 왼쪽으로 더 전이되고 오른쪽으로 회전하고 5번째 흉부 고리(3개의 흉부 고리의 주요 고리)는 오른쪽으로 더 전이되고 왼쪽으로 더 회전하였다. 이 3개 흉부 고리의 정렬을 교정하고 유지하면 오른쪽 고관절의 강도가 크게 향상되었다. 엎드려 고관절을 신전하는 과제를 위하여, 흉곽은 지금 1차 원인이었다.

선별 과제 분석-쭈그려 앉기 과제

Steve는 오른쪽 골반 비틀림(염전, RIPT)과 관련된 골반의 오른쪽 횡단면 회전(RTPR)과 그의 하부 흉곽(골반에 맞지 않는)의 왼쪽 횡단면 회전(비디오 5.12, 전반)으로 서있었다. 쭈그리고 앉는 과제 중에 그의 골반의 RTPR은 오른쪽 측면 전이와 5번째 흉부 고리의

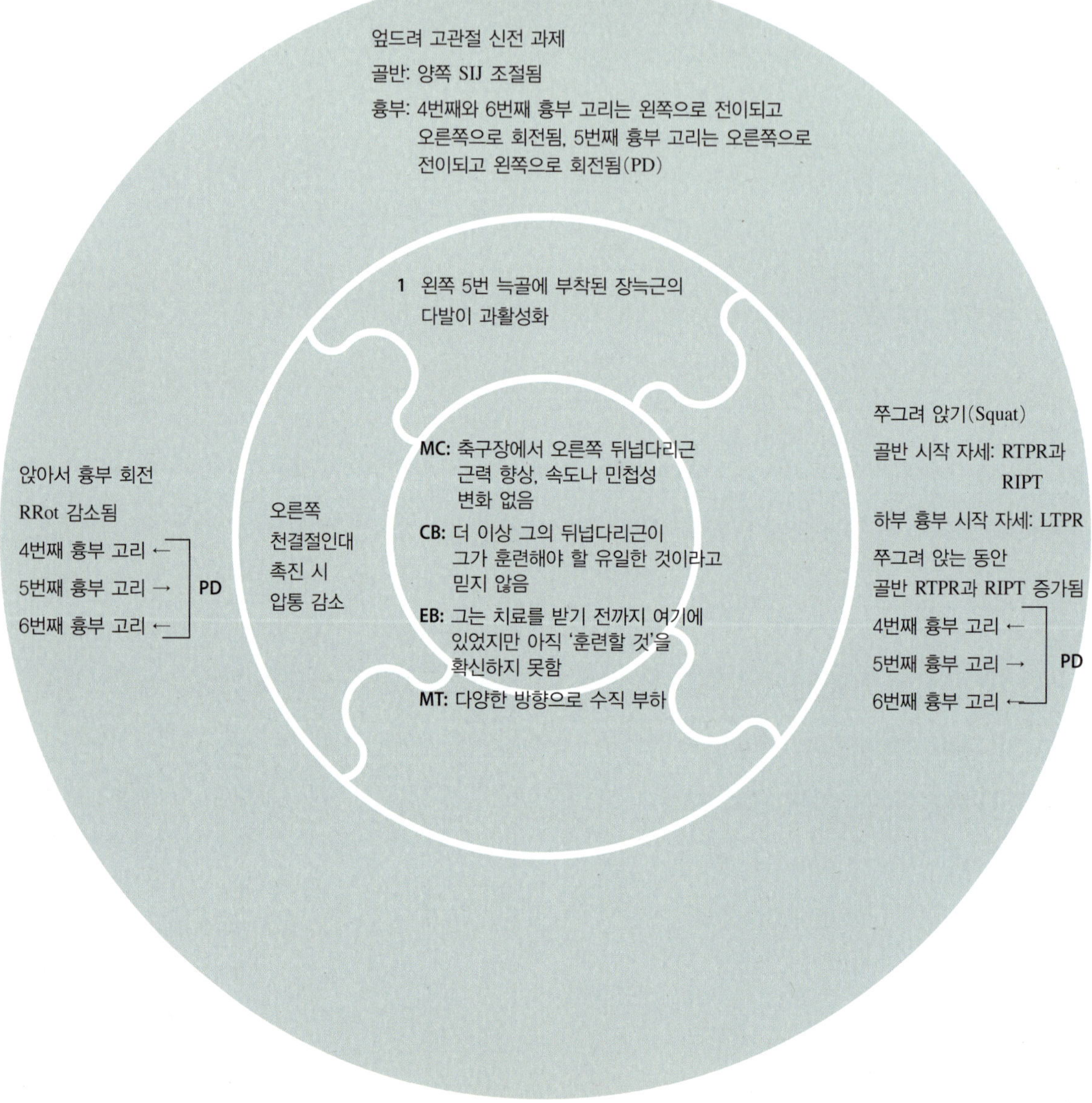

그림 5.4

Steve의 두 번째 세션으로 작성된 임상 퍼즐.

CB = 인지 신념(cognitive belief), EB = 감정 신념(emotional belief), MC = 의미적 불편 사항(meaningful complaint), MT = 의미적 과제(meaningful task), PD = 1차 원인(primary driver), RIPT = 오른쪽 골반내 비틀림(right intrapelvic torsion), RRot = 오른쪽 회전(right rotation), RTPR = 오른쪽 횡단면 회전(right transverse plane rotation), SIJ = 천장관절(sacroiliac joint), ← = 왼쪽 전이(left translation), → = 오른쪽 전이(right translation).

왼쪽 회전처럼 증가했다. 그는 쭈그려 앉기와 골반 내 조절을 유지할 수 있었으며, 이는 지난 달에 수행한 과제가 골반의 더 나은 기능을 촉진하고 있음을 나타낸다. 이 쭈그려 앉기 과제를 하는 동안 4번째와 6번째 흉부 고리는 왼쪽으로 전이되고 오른쪽으로 회전되고(왼쪽에서 서로를 향해 근접하게) 5번째 흉부 고리는 오른쪽으로 더 전이되고 왼쪽으로 더 회전하였다.

쭈그려 앉기 과제 중 골반 정렬과 생체역학을 교정하면 흉곽의 정렬이 악화되고 과제를 위한 근력이나 효율성에 대한 Steve의 경험이 향상되지 않았다. 3개의 흉부 고리(4, 5, 6번째)의 정렬을 교정하면 골반의 정렬과 생체역학이 개선되었으며 그의 경험으로 약간의 변화가 있었고 쭈그려 앉기 자세에서 서기 위해 돌아오는 것이 더 쉬웠다. 흉곽은 이제 이 과제의 1차 원인이었다.

선별 과제 분석–앉아서 흉곽의 회전

비디오 5.13(무료 코드)
Steve의 앉아서 체간(trunk) 회전 결과

흉곽이 회전하는 동안, Steve는 흉곽을 오른쪽으로 회전시키는 것이 더 어렵다는 것을 알았고 사용 가능한 범위의 끝에서 4번째에서 6번째 흉부 고리가 있는 그의 중부 흉곽(midthorax)에서 '찝힘(pinching)'을 보고하였다(비디오 5.13). 4번째에서 6번째 흉부 고리의 정렬을 교정하고 최적의 생체역학을 촉진하면 오른쪽 흉부 회전의 폭이 개선되고 그의 중부 흉곽에서 찝힘은 사라졌다.

원인에 대한 백터 분석–흉곽

4번째에서 6번째 흉부 고리의 벡터 분석(교정의 이완(release)에서 수동 청취)은 5번째 흉부 고리가 정렬을 잃은 첫 번째 것으로 밝혀졌다. 5번째 흉부 고리의 첫 번째 늑골이 움직이는 것은 왼쪽 5번 늑골로, 뒤쪽으로 회전하였다. 전체 5번째 흉부 고리는 오른쪽으로 전이되고 왼쪽으로 회전한 다음 4번째와 6번째 흉부 고리의 왼쪽 측면 전이와 오른쪽 회전이 동시에 일어났다. 벡터는 뒤에 있고 왼쪽으로 길게 있다. 척추 신전근의 촉진은 양쪽 장늑근(iliocostalis), 최장근(longissimus) 및 분절 다열근(multifidus)과 회전근(rotatores)의 과활동을 확인하였다.

ISM 치료–두 번째 세션

장늑근(iliocostalis), 최장근(longissimus)은 근육 반동(recoil) 기법(6장 참조)을 사용하여 이완한 후 T5–6에 대한 분절 건침을 수행하였다. 이에 따라, 4번째에서 6번째 흉부 고리의 정렬과 생체역학이 개선되었고 흉곽을 오른쪽으로 회전시키는 노력은 더 적었다. Steve는 오른쪽 회전이 끝날 때 찝히는 느낌이 사라졌다고 보고했다. 이 이완에서 얻은 정렬과 회전 범위를 유지하기 위해 흉부 고리 스택, 호흡, 오른쪽 회전(Lee L-J 2016)(6장 참조)이 자가 훈련으로 제공되었다. Steve는 낮 동안 자주 흉부 회전을 확인하고 자신의 범위가 줄어들거나 찝히는 느낌이 올 때마다(자가 점검) 이 이완 운동을 반복해야 하였다. 또한 그는 흉부 고리 스택(손으로 먼저하고 이미지를 사용)을 사용하여 연결하고 첫 번째 세션에서 가르친 신호와 함께 요추 골반 조절을 담당하는 심부 근육을 동원하고(예: 1단계 골반 고리 운동제어 훈련), 쭈그려 앉기 과제에 대한 더 나은 정렬과 생체역학을 위한 새로운 '뇌 지도(brain map)' 또는 운동 조절 움직임 전략을 세우기 시작하였다. 결합된 이 움직임 훈련은 여전히 두 신체 부위의 2단계 운동 조절과 움직임 훈련이다. 흉곽과 골반은 정적으로 정렬되어 있고 하지는 움직인다(쭈그려 앉기). 시냅스 연결 속도와 전략적 사용의 용이성(신경 가소성을 이용한 훈련의 원리)을 촉진하기 위해 주의를 기울여 집중적인 연습이 권장되었다.

추적 조사–세 번째 세션(2주 후)

비디오 5.14(무료 코드)
Steve를 위한 3단계, 레벨 3 운동 학습 훈련

다시 한번, Steve는 그의 자가 훈련을 부지런히 하였고 이번 세션은 그의 스포츠에 필요하고 더 복잡한 운동을 위한 최적의 전략에 더 집중할 수 있었다. 그의 현재 훈련 계획을 검토한 결과, Steve는 훈련하는 동안 자신의 체간을 동시 수축하고 지지(brace)하는 법을 배웠다(비디오 5.14). 이 전략은 일부 스포츠와 과제 측면에서 유용할 수 있지만 축구장에서 속도나 민첩성에 필요한 것은 아니다. 그는 한쪽 다리 부하 중 3단계, 레벨 3 과제인 중심 흉부골반 회전을 생성할 수 있어야 하였다. 그는 '중부 흉부 고리 사이의 공간 만들기(이완 신호)'에 대해 생각하고 팔이 아닌 가슴(chest)에서 흉곽 회전을 시작하는 것이 좋았다. Steve가 유동적이고 쉬운 움직임을 만들기 위해 결합된 움직임과 신호의 조합을 결정할 수 있을 때까지 다른 전략과 신호(흉곽과 팔 등을 사용하여 지지(bracing), 유동(floating), 개시(initiating))로 이 한쪽 다리 흉부골반 회전 과제를 수행하는 감각이나 경험이 반복되었다. 흉곽을 회전시키는 능력을 제한하는 그의 오래된 전략을 사용했을 때, 중부 흉곽의 찝힘이 즉시 돌아왔고, 과제가 올바른 한쪽 다리 부하로 수행되었을 때 더 많은 균형과 조절 문제(간헐적)를 발견하였다. 오른쪽 대퇴이두근은 골반에서 더 많은 조절 문제를 느꼈을 때 대둔근 전에 간헐적으로 활성화된다. Steve는 흉곽이 골반 조절과 지속적인 뒤넙다리근 '당김(pulling)'에서 어떤 역할을 하는지 이해하기 시작했다. 행동 변화의 동기를 부여하는 첫 단계는 행동이 왜 바뀌어야 하는지를 인식하는 것이다. 의미 있는 방법으로 신체의 경험을 변화시키는 것은 행동 변화에 동기를 부여하는 강력한 방법이다.

축구장 방문(2주 후)

비디오 5.15(무료 코드)
Steve의 스포츠 상황에서 전략 변경

나는 2주 후에 현장 훈련과 게임에서 Steve를 보고 비디오를 찍을 기회를 가졌다(비디오 5.15, 5.16, 5.17). 그의 스포츠 상황에 몰입한 후, 흉부골반 회전과 골반을 통한 부하 전달과 오른쪽 하지를 위한 새로운 전략을 통합하기가 어려웠으며 체간 조절을 위한 동시 수축 지지(bracing) 전략으로 되돌아가는 경향이 있었다. 나는 그의 훈련에서 찍은 비디오를 공유하고 훈련 중에 그가 어떻게 느끼는지 물었다. 그의 대답은 다음과 같다.

'내 뒤넙다리근과 엉치[아픈]는 어제 밤에 좋았다. 나는 뻣뻣함을 느끼지 못했고 상당히 느슨해졌다. 나는 몇 번의 엉치[아픈] 부위 바로 아래의 힘줄에서 아주 약간의 쑤시는 아픔(twinges)을 느꼈고 나는 오늘 매우 적은 통증(soreness)을 가지고 있다. 나는 어제 밤에 마음대로 움직였다(played)고 말할 수 있지만 이것은 한동안 세션을 마치고 느낀 것만큼 좋다. 지난 20~30분은 내가 할 수 있는 한 열심히 할 수 있었다.

비디오 5.16(**무료 코드**)
게임하는 날-Steve는 9번

비디오 5.17(**무료 코드**)
Steve의 준비 운동(warm-up) 변경

그래서 오늘 기분에 만족한다. 회전 운동을 할 때 허리가 여전히 뻣뻣했고 상체를 약간 느슨하게 유지하는 데 집중하려고 했지만 여전히 의식해야 할 부분이다. 솔직히, 나는 회전 운동을 할 때까지 허리가 얼마나 뻣뻣한지 알지 못하고 훈련 전에 몸통을 풀기 위해 조금 더 시간이 필요할 수도 있다.

'동영상을 찍어줘서 고맙다. 시각적으로 영상을 보는 것이 좋다. 와우, 화요일에 게임 장면에서도 개선의 여지가 많이 생겼다. 나는 토요일에 가슴(chest)과 허리 부위를 푸는 것에 많은 시간이 걸렸으므로 조금 도움이 되었다고 생각한다. 지금까지 해 온 모든 치료 업무(work)와 노력에 진심으로 감사드린다. 나는 4~5주 전쯤에 몇 번이나 갔는지 말할 수 없지만, 다른 물리치료사들에게 여전히 좋지 않다고 말하고, 모든 것이 좋아 보인다고 말하면 골반이 더 나아지고 뒤넙다리근의 근력이 좋아 매일 그 뒤넙다리근을 계속 신장하였다. 나는 가슴/등이 마지막 조각인 것처럼 느낀다. 지난 주에 나는 느낌이 좋았고 어젯밤 나는 긴 게임에서 육체적으로 느꼈던 최고를 느꼈다. 나는 앞으로도 계속 많은 경기를 하겠지만 건강을 유지하고 계속 발전할 수 있기를 희망하고 긍정적인 느낌을 받고 있다. 지난 2년 동안 그랬던 것처럼 나는 지난 밤에 뒤넙다리근에서 느낌이 있었지만 나아지고 있어서 약간 흥분되었다.'

결론(Conclusion)

Steve는 오른쪽 대퇴이두근이 과사용하지 않고 몸 전체에 부하가 공유되도록 하기 위해 한쪽 다리 부하를 통한 흉부골반 회전과 부하 이동을 위한 전략을 계속 연구하였다. 의미적 목적, 학습, 변경과 관련하여 주의를 기울이고, 집중적인 연습과 훈련 과제를 만들 수 있다. 시간이 지남에 따라 현장에서 더 잘 움직이는 법을 배웠고 속도와 민첩성이 돌아오는 것을 알았다. 그는 오른쪽 뒤넙다리근에 대한 자신감을 키우고 스포츠에서 '열심히(go hard)' 할 수 있었다. 뉴런 활성화와 발달을 자극하고 용이성과 민첩성을 위해 시냅스 연결 속도를 구축하려면 신경가소성(neuroplastic) 훈련이 필요하다. Steve의 이야기는 골반 조절과 흉부 생체역학에 대한 나쁜 전략이 어떻게 지속적인 뒤넙다리근 손상을 초래했는지에 대한 좋은 예이다.

흉곽-원인으로 골반대 통증과 복직근 이개

Diane Lee

복부 근육은 하부 흉곽으로부터 운동신경의 지배를 받고, 전이되고 회전된 하부 흉부 고리는 다양한 과제를 하는 동안 최적화된 근육 동원의 순서화를 교란할 수 있다고 임상적으로 알려져 왔다(Lee D 2016, Lee L-J 2016). 이 사례 보고는 복직근 이개(diastasis rectus abdominis, DRA)의 여부와 상관없이 복부 근육 이상(dyssynergies)을 가지는 모든 사람들에게 흉곽 정렬과 생체역학 검사가 중요함을 강조한다.

Amanda의 이야기와 현재 의미적 불편 사항들

초기 평가의 시점에서, Amanda는 31세의 필라테스 강사였고 5살과 5개월된 아이들의 엄마였다. 그녀가 갖고 있는 의미적 불편 사항은 앞쪽 골반대 통증(치골 결합)으로 첫 번째 임신 기간 중에 처음 발생하였고, 두 번째 임신 기간 때에는 증상이 사라졌다가, 두 번째 아이 출산 후 6주에서 8주 정도 후에 재발하였다. 두 번의 출산 모두 자연 분만으로 진행하였고 외음부 절개를 할 필요가 없었다. 그녀에 의하면, 소변 참기에도 문제가 없었고 성관계 시에도 통증이 없었으며 배변 기능에도 문제가 없었다고 하였다. 그녀의 치골 결합 통증은 뛰거나 관상면에서 체중을 한쪽 다리에서 다른 쪽으로 빠르게 이동하는 등의 과제에 의해 악화되었다.

Amanda의 인지 신념과 감정 상태

Amanda는 치골 결합을 지탱하기 위해 복벽을 강화해야 한다고 지속적으로 믿었고, 물리치료사인 다른 필라테스 강사와 함께 노력했으며, 목표를 달성할 수 있을 거라고 자신하였다. Amanda는 내가 가르치고 있던 출산 후 여성의 복벽 재활을 위한 통합 시스템 모델과 적용에 관한 수업에서 환자 모델로서 소개하였다.

의미적 과제와 전략 분석을 위해 선택된 선별 과제

Amanda의 의미적 과제는 통증 없이 춤을 추는 것이다; Amanda는 몸의 관상면에서 체중을 신속하게 이동하지 못하는 것이 그녀의 목표를 이루는 데 장애가 된다는 것을 알았다. 초기 세션을 위해 선택된 선별 동작은 다음과 같다:

- 다음 동작을 위한 정렬, 생체역학, 조절에서 바뀌어진 것을 평가하기 위한 시작점으로 선 자세 심사
- 신체 관상면에서 선 자세로 체중 이동

만약 모든 결과가 두 가지 과제를 위해 적절하다면, 한쪽 다리로 측면으로 점프해서 착지하는 것을 추가한다.

Amanda 이야기에서 주요 결과는 그녀의 임상 퍼즐(그림 5.5)의 중심에 나와 있다.

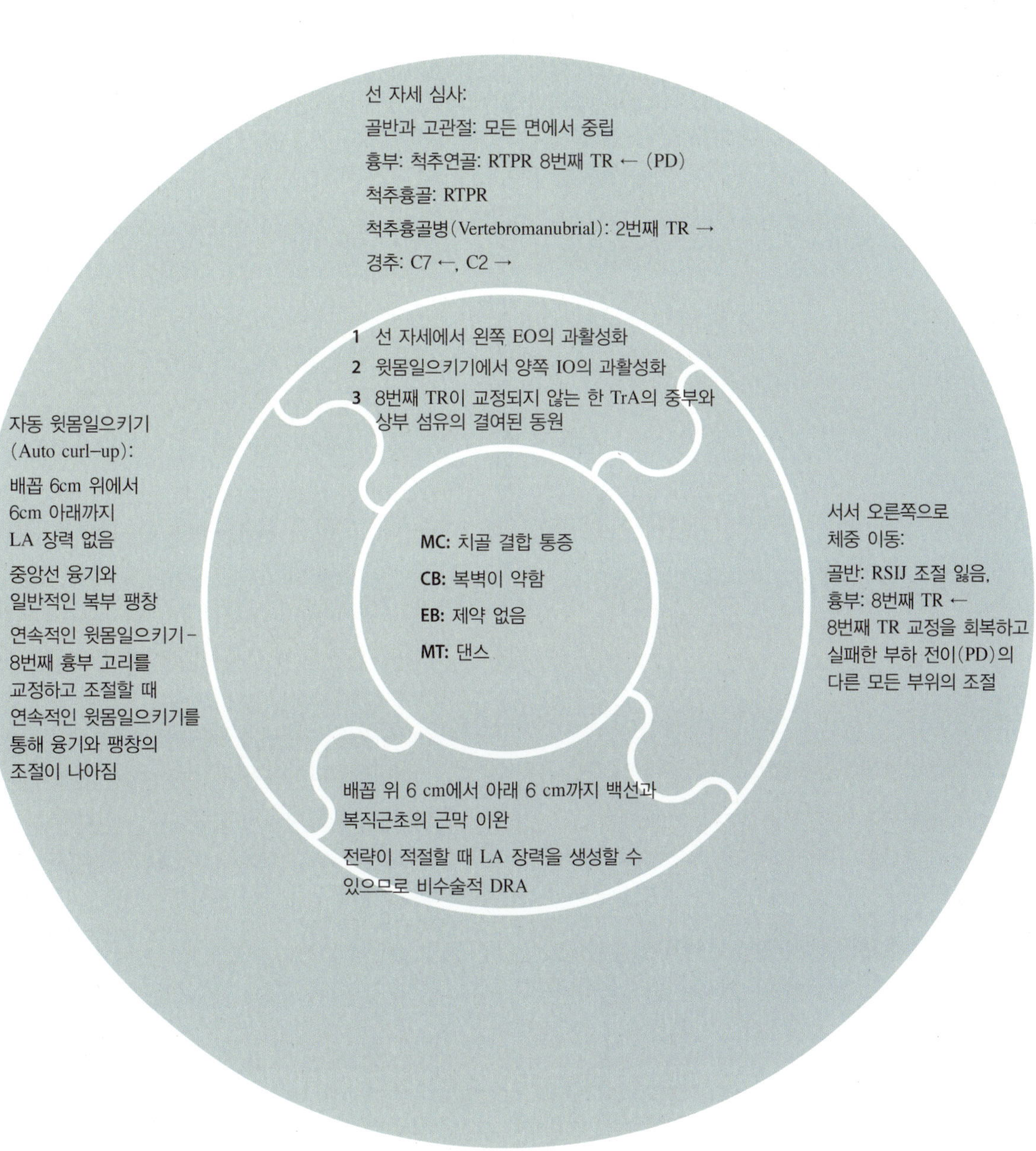

그림 5.5

Amanda의 초기 평가로부터 작성된 임상 퍼즐.

CB = 인지 신념(cognitive belief), DRA = 복직근 이개(diastasis rectus abdominis), EB = 감정 신념(emotional belief), EO = 외복사근(external oblique), IO = 내복사근(internal oblique), LA = 백선(linea alba), MC = 의미적 불편 사항(meaningful complaint), MT = 의미적 과제(meaningful task), PD = 1차 원인(primary driver), RTPR = 오른쪽 횡단면 회전(right transverse plane rotation), RSIJ = 오른쪽 천장관절(right sacroiliac joint), TR = 흉부 고리(thoracic ring), TrA = 복횡근(transversus abdominis), ← = 왼쪽 전이(left translation), → = 오른쪽 전이(right translation).

선별 과제 분석 - 선 자세 심사

비디오 5.18(무료 코드)
Amanda의 선 자세 심사와
한쪽 다리로 체중 이동

선 자세에서 주요 임상 결과(비디오 5.18)는:

- **골반과 고관절:** 모든 면에서 중립.
- **흉곽:**
  - **하부 흉곽:** 오른쪽으로 회전(RTPR) 되어 있는 것과 관련되어 8번째 흉부 고리는 왼쪽으로 전이되고 오른쪽으로 회전되어 있다.
  - **중부 흉곽:** 오른쪽으로 회전되어 있고 (RTPR) 일치하며 하부 흉곽을 따라 개별 흉부 고리의 전이와 회전이 눈에 띄지 않는다.
  - **상부 흉곽:** 2번째 흉부 고리가 오른쪽으로 전이되어 있고 왼쪽으로 회전되어 있으며, 중부와 하부 흉곽에서 불일치하다.
- **경부:** C7이 왼쪽으로 전이되어 있고 오른쪽으로 회전되어 있다. ; C2는 오른쪽으로 전이되어 있고 왼쪽으로 회전되어 있다.

8번째 흉부 고리의 정렬을 교정해 모든 흉부 고리와 C7, C2의 정렬이 개선되었다. 8번째 흉부 고리는 서있을 때 1차 원인이었다.

선별 과제 분석 – 선 자세에서 체중 이동

선 자세로 체중 이동에서 주요 임상 결과는:

- **골반:** Amanda가 체중을 오른쪽으로 옮겼을 때 오른쪽 SIJ 조절을 잃었다(오른쪽 무명골이 천골의 오른쪽을 기준으로 전방으로 회전됨). 왼쪽 SIJ은 그녀가 체중을 왼쪽으로 옮기자 다시 조절을 할 수 있었다.
- **하부 흉곽:** 오른쪽으로 체중을 이동하는 동안에 8번째 흉부 고리가 왼쪽으로 더 전이되었고 오른쪽으로 더 회전되었다. 8번째 흉부 고리의 정렬이 교정되고 체중을 오른쪽으로 이동하는 동안 생체역학이 조절되면, 오른쪽 SIJ가 조절되었고 서 있을 때 부하 이동을 실패한 다른 모든 부분들도 교정되었다. 이것은 8번째 흉부 고리의 부적절한 정렬과 생체역학이 오른쪽 다리로 부하되는 동안 골반내 고리 조절을 위한 운동 조절 전략에 영향을 미쳤음을 시사한다. Amanda는 8번째 흉부 고리가 교정된 오른쪽 체중 이동 시 균형과 편안함이 향상되었다.

또한, 오른쪽으로 체중 이동 과제를 위한 1차 원인은 8번째 흉부 고리였다. 8번째 흉부 고리는 교정될 수 있는 부위이기 때문에, 이런 근원적인 시스템 손상은 관절이 아닌 신경이나 내장기에서 유래했을 가능성이 더 크다.

원인의 벡터 분석 - 흉곽(thorax)

8번째 흉부 고리의 교정에서 수동 청취를 하는 동안 오른쪽으로의 체중 이동 중에 8번째 흉부 고리의 부적절한 정렬을 만드는 우세한 벡터가 뚜렷하게 나타났다. 벡터는 왼쪽, 앞쪽, 바깥쪽 흉곽에 길게 있었다. 이것은 왼쪽 외복사근의 과활성으로부터 왔다. 외복사근은 치골 결합 부위를 지나고 과도한 활성화는 이 관절에 '전단 스트레스(shear stress)'를 줄 수 있다는 것이다. 1장에서 나와 있듯이, 외복사근의 건막(aponeurosis)은 서혜인대(샅고랑인대, inguinal ligament)를 형성하는데, 이것은 장골의 전상장골극(anterior superior iliac spine)에서부터 치골 결합까지 이어져 몸의 반대쪽(contralateral side)에 기시된다(Stecco 2015).

복벽(Abdominal wall) 평가

아래 평가는 건강한 피험자와 DRA 환자에서 발생하는 백선의 증상을 살펴본 연구에서 개발되었다(Lee D & Hodges 2016). 복직근 이개 본문: 가운데가 분할된 사람들을 위한 임상 지침서(Lee D 2017b)는 이 상태와 복벽 평가를 자세히 설명하고, 복벽의 이완과 훈련에 대한 광범위한 교육을 제공한다. 여기에는 평가의 요약본이다.

선 자세에서 복부 윤곽과 양상 (Abdominal profile and behavior in standing)

비디오 5.19(무료 코드)
선 자세에서 Amanda의 복부 윤곽과 양상

선 자세에서, Amanda에게 복부와 골반저 근육의 힘을 완전히 뺀 후(Video 5.19) '심부 계통 활성화'를 위해 필라테스에서 하던 것을 시연해보라고 하였다. 이런 단어들은 Amanda에게 익숙하기도 했고, 그녀가 생각하던 최적의 요골반 조절을 담당하는 심부 근육 수축 상태가 무엇인지 알고 싶었다. 그녀가 사용한 전략은 아랫배를 들어 올리는 것이었다; 이는 왼쪽 하부 흉부가 당겨지는 동작과 연관되어 있었다(왼쪽 외복사근 안으로 넘쳐흐르고 있다는 징후). 이러한 동원 전략은 오른쪽으로 체중을 이동할 때 오른쪽 SIJ를 조절하지 못하고 8번째 흉부 고리를 왼쪽으로 더 전이시키고 오른쪽으로 더 회전시킨다. 그녀의 '연결 전략'을 통해 동원하려던 것은 골반대와 하부 흉곽의 조절을 제공하기에는 불충분하였다.

복벽과 흉요추 조절(The abdominal wall and thoracolumbar control)

복벽과 흉요추 조절을 위한 Amanda의 자동 동원 전략은 앉아 있는 자세에서 흉곽과 요추를 통해 시상면 부하 조절은 충분하였지만, 척추늑연골 부위를 통한 오른쪽 회전 부하는 충분하지 않았다. 그녀의 '연결 전략'은 오른쪽 회전을 버티는 능력을 개선하지 못하였다.

바로 누워 한쪽 다리 부하 – 능동으로 구부려 다리 들기 검사

비디오 5.20(무료 코드)
바로 누워 한쪽 다리 부하–Amanda의 능동으로 구부려 다리 들기 검사

Amanda는 누워있는 자세에서 왼쪽 다리를 들어 올리는 것이 더 힘들다는 것을 찾았다. 그리고 상부와 중부 복부가 하부 복부보다 더 불룩하였지만(bulge), 동작을 하면서 복부 3부위가 모두 불룩하였다(영상 5.20). 8번째 흉부 고리가 교정되고 왼쪽 다리를 들어 올리는 과제에서 조절할 수 있게 되자, 과제를 수행하는데 힘이 덜 들어갔고 상부와 중부 복부의 불룩함이 덜해진 것을 관찰할 수 있었다.

윗몸일으키기(curl-up) 과제에서 복벽과 백선의 양상

비디오 5.21 (무료 코드)
윗몸일으키기 과제에서
Amanda의 복벽과 백선의 양상

휴식 상태에서, 이러한 지점의 위나 아래보다 배꼽 위 약 6 cm에서부터 아래 6 cm 범위에서 백선의 장력(tension)이 감소되었다(비디오 5.21). 복직근초(rectus sheaths)는 백선에 장력이 감소된 부위의 횡단면에서 더 유연하였다.

자동 전략(automatic strategy)을 통해 간단한 머리와 목 윗몸일으키기(neck curl-up) 과제를 수행하였고 다음과 같은 결과를 발견하였다:

- 외복사근 보다 내복사근이 우세하다. 윗몸일으키기 중에 하부 늑골이 넓어졌다. 이 과제를 위해 내복사근은 왼쪽 외복사근의 과활성을 찾기 전에 우세하였고, 이는 체중 이동 과제에서 우세한 것으로 나타났다.
- 백선의 융기(Doming)는 휴식 시에 장력이 감소한 곳에서 발생하였다. 왼쪽과 오른쪽 복직근은 윗몸일으키기 자세에서 당겨질 수 있다. 이것은 복벽의 이 영역에서 백선에 불충분한 장력이 있었음을 시사한다. 초음파 영상은 자동 윗몸일으키기 동안 배꼽 위와 아래, 그리고 검상돌기를 향한 백선의 비틀림(distortion) 증가를 확인하였다(그림 5.6A & B). 자동 윗몸일으키기 중 중부와 상부 복부가 불룩하였다(그림 5.6C).
- 왼쪽이나 오른쪽 TrA의 중부와 상부 섬유에서 자동 동원 반응은 없었다(그림 5.7A–D).

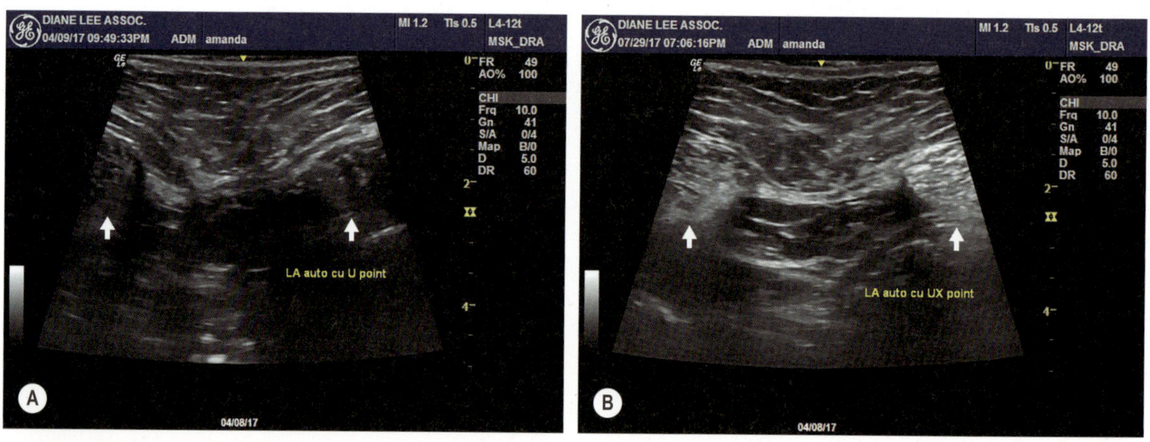

그림 5.6

자동 윗몸일으키기 과제 중 백선의 양상.

(A) 배꼽(U 지점) 바로 위, Amanda가 자동 전략을 사용할 때 윗몸일으키기 과제를 하는 동안 왼쪽과 오른쪽 복직근이 근접하여도 백선은 늘어졌다. 후복직근초(화살표)의 에코 발생력(장력)이 부족하다. 이것은 복횡근이 이 전략에서 동원되지 않았음을 암시한다.

(B) 배꼽(UX 지점) 위 6cm에서, 자동 윗몸일으키기를 하는 동안 백선의 양상은 부적절하였다. 후복직근초(화살표)나 백선에서 장력은 보이지 않았다.

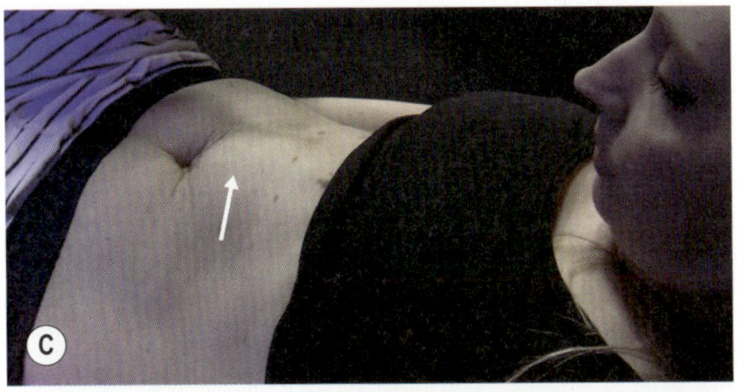

그림 5.6 - *계속*

(C) Amanda가 윗몸일으키기 과제를 위한 자동 전략을 사용할 때 배꼽 위에 중앙 복부의 융기를 확인한다.

LA = 백선(linea alba), auto = 자동(automatic), cu = 윗몸일으키기(curl–up).

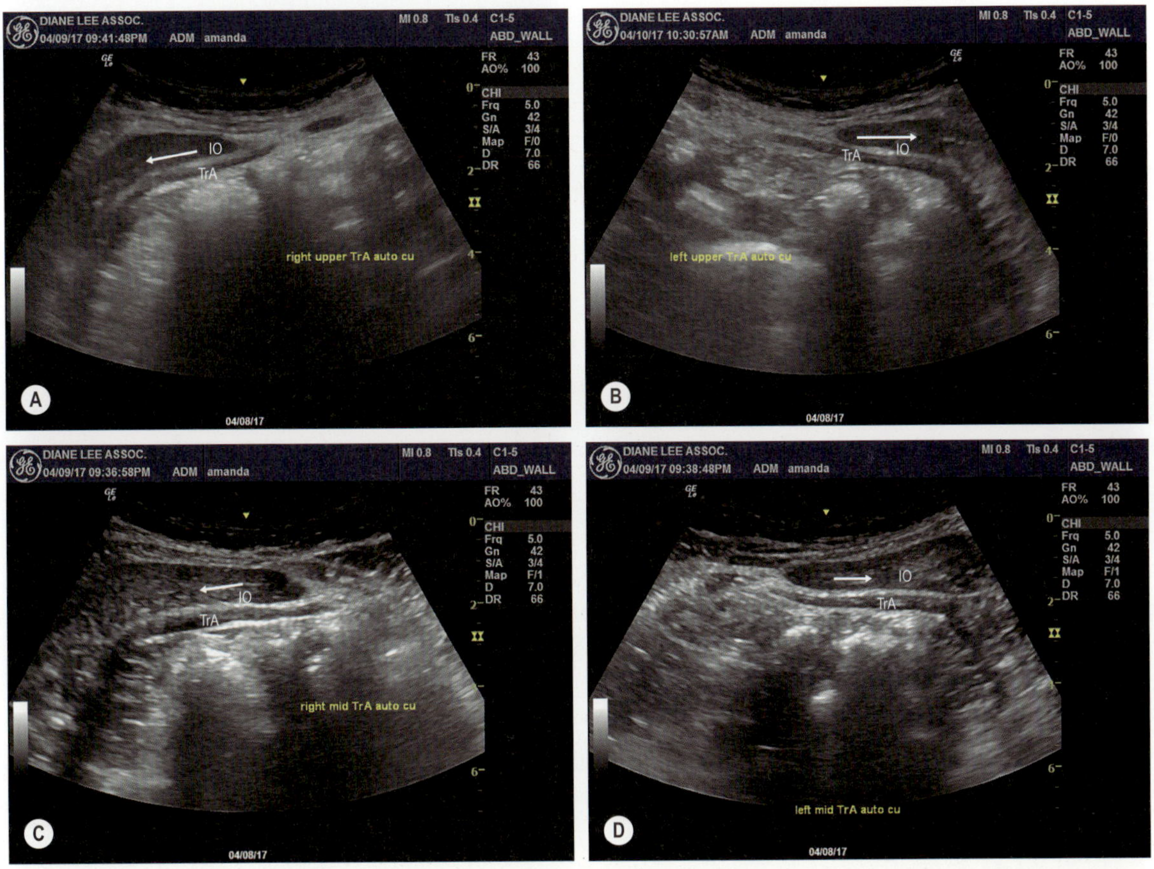

그림 5.7

자동 윗몸일으키기 과제 중 복횡근의 양상.

오른쪽 **(A)**과 왼쪽 **(B)** 복횡근의 상부 섬유는 이 전략에서 동원되지 않았다. 내복사근(IO)이 복횡근(TrA)(화살표) 위로 어떻게 측면으로 미끄러져 갔는지 확인한다. 오른쪽 **(C)**과 왼쪽 **(D)** 복횡근의 중부 섬유는 이 전략에서 동원되지 않았다. 내복사근이 복횡근(화살표) 위로 어떻게 측면으로 미끄러져 갔는지 확인한다. 이 동원의 부재는 Amanda의 자동 윗몸일으키기를 하는 동안 확인된 복부의 일반적인 불룩함과 이 부위의 백선의 비틀림 증가를 설명한다.

LA = 백선(linea alba), auto = 자동(automatic), cu = 윗몸일으키기(curl–up), IO = 내복사근(internal oblique), TrA = 복횡근(transversus abdominis).

- 자동 윗몸일으키기 과제 동안 8번째 흉부 고리의 정렬이 손으로 교정되고 조절될 때, TrA의 중부와 상부 섬유가 자동으로 동원되었다. 이 전략은 백선의 융기와 복부의 불룩함을 제거하였다. 초음파 영상은 백선의 비틀림이 적었다. 그러나 이 전략에서는 복직근 사이 거리(inter-recti distance)가 자동 전략보다 컸다.

Amanda는 골반저를 수축시킬 수 있는 신호를 받았을 때, 왼쪽과 오른쪽 TrA의 하부 섬유와 오른쪽 TrA의 중부 섬유를 즉시 동원할 수 있었다. 왼쪽 TrA의 중부 섬유나 왼쪽 또는 오른쪽 상부 섬유로부터 반응이 없었다. 8번째 흉부 고리의 정렬이 손으로 교정되었을 때, 왼쪽 TrA의 중부 섬유와 TrA의 왼쪽 및 오른쪽 상부 섬유의 동원 반응에서 즉각적인 개선이 있었다. 8번째 흉부 고리의 정렬을 교정하는 것은 이 과제를 하는 동안 뿐만 아니라 자동 윗몸일으키기 동안에 복벽의 운동제어 전략을 변화시키는 것으로 나타났다. 8번째 흉부 고리가 정렬되고 조절될 때 Amanda는 3단계의 TrA를 모두 동원하고 수축을 유지하며 간단한 머리와 목 윗몸일으키기를 수행할 수 있었다. 8번째 흉부 고리 정렬이 개선된 이 동시 수축 전략은 백선(그림 5.8 A & B)에서 가장 큰 장력을 만들어 중앙선 융기와 일반적인 복부 불룩함을 제거하였다(그림 5.8C).

간단한 머리와 목 윗몸일으키기 과제의 경우, 8번째 흉부 고리가 1차 원인이 되었으며 복벽의 동원 전략에 영향을 미쳐 Amanda는 다음과 같은 능력을 손상시켰다.

- 흉곽 회전을 위한 힘 생성
- 오른쪽 다리에 수직 부하 과제를 하는 동안 골반을 조절

Amanda의 흉곽–원인으로 복벽과 골반내 고리 조절을 위한 ISM 치료

이완과 정렬(Release and align)

비디오 5.22(무료 코드)
Amanda의 흉곽–원인으로 복벽과 골반내 고리 조절을 위한 ISM 치료

이완 기법: 8번째 흉부 고리를 손으로 교정한 후 흉곽을 왼쪽으로 회전시키고 유지–이완 기법을 같이 시행해서 왼쪽 외복사근을 편심성(eccentrically)으로 늘린다(비디오 5.22). 외측 늑골 호흡을 추가하여 왼쪽 외복사근을 더 이완하였다. 숨을 들이 마실 때 왼쪽으로 회전하고, 내쉴 때 유지하는 것을 3번에서 4번 정도 반복하면서 호흡의 양상을 왼쪽 회전의 생체역학과 같이 일어나도록 하였다. 왼쪽 외복사근을 이완하기 위한 이 움직임 연습은 바로 누워 무릎을 오른쪽으로 하는 와이퍼(wipers)와 8번째 흉부 고리를 손으로 교정하는 것 외에도 자가 운동으로 제공되었다.

연결과 조절(Connect and control)

왼쪽 외복사근의 이완을 위해 바로 누워 와이퍼를 2~3회 반복 한 후, 복부 근육의 측면과 근육층의 협응된 동원이 추가되었다(1단계 ~ 3단계, 레벨 1 운동 학습). Amanda는 숨을 내쉴 때 TrA(상부, 중부, 하부 섬유)의 3가지 등급 모두에 연결하고 흡기에 수축을 유지하고, 다음 숨을 내쉴 때 무릎을 오른쪽으로 가져가라는 지시를 받았다. 이 연습의 초점은 전체 복벽 동원의 동기화를 재구성하는 것이었다. 중립으로 돌아가기 위해 무릎이 아닌 골반을 사용하여 회전을 시작하라는 지시를

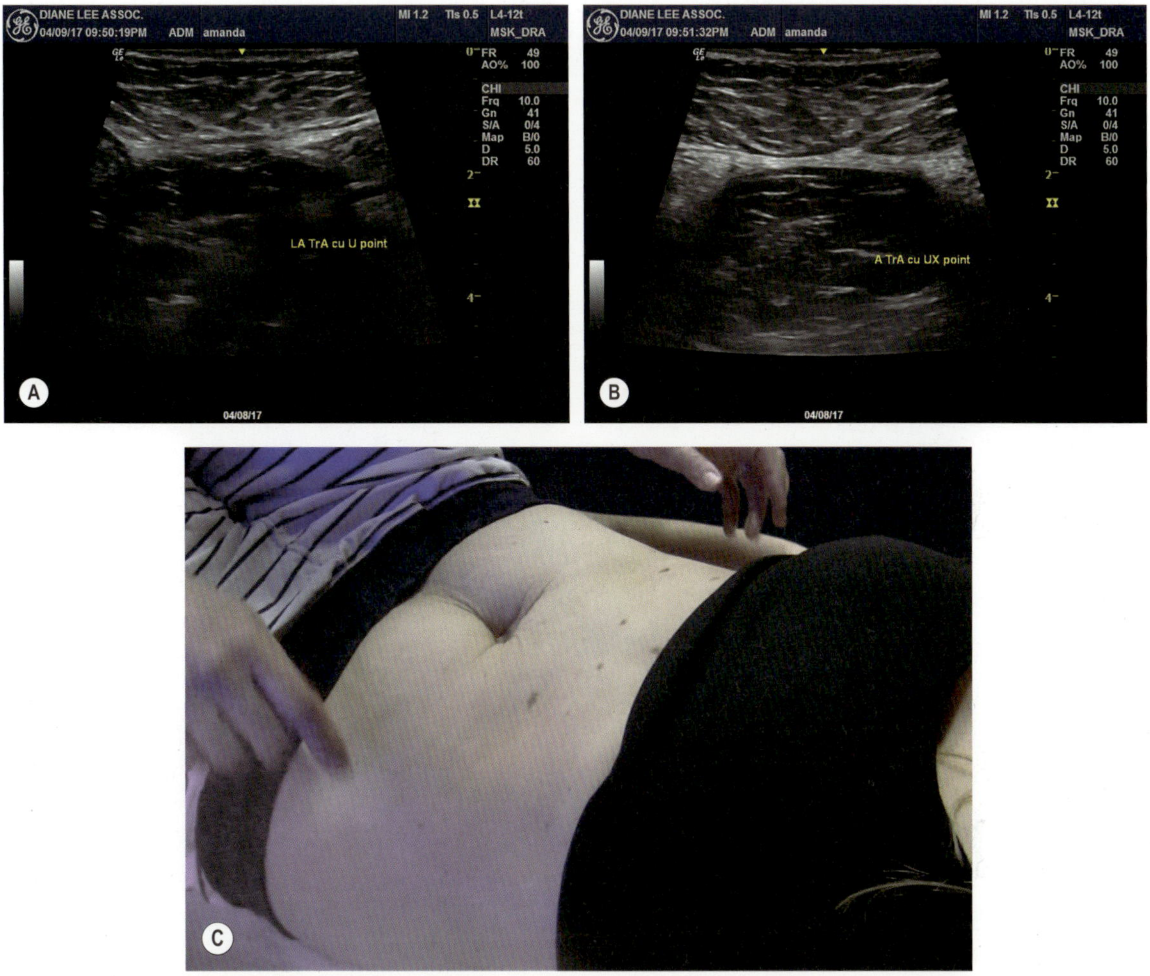

그림 5.8

연결 윗몸일으키기 과제(TrA의 사전 수축) 중 백선의 양상에 앞서 8번째 흉부 고리를 손으로 교정하였다.

Amanda는 윗몸일으키기 과제를 시작하기 전에 양쪽 복횡근을 동원하였을 때 복직근 사이가 더 길었음에도 불구하고 배꼽(U 지점) **(A)** 와 UX 지점 **(B)** 바로 위에는 직선(비틀림 없음)이 있었다.

cu = 윗몸일으키기(curl–up), LA = 백선(linea alba), TrA = 복횡근(transversus abdominis).

(C) 8번째 흉부 고리의 정렬이 윗몸일으키기 과제 전에 교정되었을 때, Amanda는 윗몸일으키기 과제 중에 모든 복부근을 동원할 수 있었으며 이 전략은 일반적인 복부 불룩함과 백선의 중앙선 비틀림을 제거하였다. 백선의 중앙선 장력은 뚜렷하고 두 전략 사이에서 현저하게 달랐다.

받았다. 이 운동은 TrA의 좌, 우, 상부, 중부, 하부 섬유의 긴장, 변경, 활성화 이외에 좌/우 외복사근과 내복사근의 편심성과 구심성 동원이 필요하다. 능동 다리 구부리고 들기 검사는 Amanda가 자신을 연결하기 위한 최적의 전략을 사용하고 있는지 판단하기 위한 자가 점검으로 사용되었다. 복부 불룩함이나 중앙선 융기가 발생하지 않아야하며 왼쪽 다리 들기가 쉬워야 한다. 1단계에서 3단계까지, 레벨 1 운동 학습 훈련은 이 과제를 위한 새로운 신경 경로를 통합할 때까지 다음 8–10일 동안 권고되었다.

결론(Conclusion)

Amanda와의 추적 조사는 이메일을 통해서만 이루어졌다. 이 단일 세션은 복벽 기능, 외모, 근력의 산후 회복을 방해하는 것에 대한 인식을 넓혔다. 그녀는 8번째 흉부 고리 정렬, 앞쪽 골반대 통증(치골 결합), 그리고 측면 점프에 자신감을 느끼지 못하는 것 사이의 관계를 알았다. 물리치료사와 필라테스 프로그램과 함께 그녀는 흉부 정렬과 생체역학 및 골반내 고리 조절을 모두 지원하는 전략으로 기능을 지속적으로 향상시키고 있었다.

흉곽–원인으로 지속되는 복직근 이개와 부족한 요골반 조절

Diane Lee

Christine의 이야기와 현재 의미적 불편 사항들

초기 평가 시점에서, Christine은 5명의 자녀를 둔 41세 어머니로 12년 전 2번째 임신 이후 빈뇨와 골반저 통증을 경험하였다. 그녀의 모든 아이들은 자연분만이었고 모든 분만들은 회음부절제술이 필요하였다. 빈뇨와 골반저 통증 외에도 그녀는 4초 동안 배뇨를 위해 15분 동안 누워 있다가 일어나고 있었다. 그녀는 '방광을 지배하라(boss her bladder)'는 가르침을 받았고 낮 동안은 위급함을 조절할 수 있었다. 그녀는 골반 문제 외에도 자주 허리 통증의 에피소드를 경험하였는데, 이를 '허리를 삐었다'라고 표현하였다. 그녀는 물건을 들어 올릴 때와 몸을 비트는 등의 관련된 일을 할 때 연약하고 취약함을 느꼈으며, 이후 24시간 동안 허리 통증이 심해져서 움직일 수 없게 되었다고 보고하였다. 그녀는 지난 3년 동안 매년 그런 에피소드를 3번씩 겪어왔다.

Christine은 내가 복벽에 대해 가르치고 있던 과정의 모델이었고, 이 평가의 목적은 그녀의 복벽과 DRA가 그녀의 지속적인 골반저와 요통에서 어떤 역할을 했는지 결정하는 것이었다. 그녀의 물리치료사 Kathe Wallace(www.kathewallace.com)는 이 평가에 근거하여 Christine의 치료를 시행하고 있을 것이다.

Christine의 의미적 불편 사항들은 지속적인 골반저와 요통, 그리고 허리 기능에 대한 연약하고 취약한 느낌이었다. 그녀의 불편함을 유발하는 행동은 물건을 들어 올리고 몸을 비트는 것이었다.

분석을 위해 선택한 선별 과제는 다음과 같다.

- 선 자세 심사;
- 한쪽 다리로 서 있는 상태에서 체중이 이동하고 골반이 조절되면 앞으로 구부리기;
- 부하를 받는 허리 분절 조절 (앉아서 상지를 통한 부하와 바로 누워 하지를 통한 부하)
- 복벽 평가를 위한 간단한 머리와 목 윗몸일으키기 과제

선별 과제 분석–선 자세 심사(screen)

비디오 5.23(무료 코드)
Christine의 선 자세 심사, 체중 이동, 요추 분절 부하 과제

선 자세 심사로부터 주요 결과(비디오 5.23)는:

- **골반:** 왼쪽 골반내 비틀림(LTPR과 LIPT)과 관련된 왼쪽 횡단면 회전
- **하부 흉곽:** 왼쪽으로 전이되고 오른쪽으로 회전되어 있는 8번째 흉부 고리와 관련된 오른쪽 횡단면 회전
- **중부 흉곽:** 오른쪽으로 전이되고 왼쪽으로 회전되어 있는 4번째 흉부 고리와 관련된 왼쪽 횡단면 회전
- **상부 흉곽:** 2번째 흉부 고리가 왼쪽으로 전이되고 오른쪽으로 회전.

8번째 흉부 고리의 정렬을 교정하여 골반 정렬을 개선하였으나, 상부 흉곽의 회전은 악화되었다. 4번째 흉부 고리의 정렬을 교정함으로써 하부 흉곽, 골반, 상부 흉곽의 정렬이 개선되었다. 4번째 흉부 고리는 이 과제의 1차 원인으로 간주되었다.

선별 과제 분석–선 자세 체중 이동

선 자세에서 체중 이동의 주요 결과는 다음과 같다:

- 골반: 체중을 오른쪽 다리로 옮길 때 오른쪽 SIJ의 즉각적인 조절 상실;
- 흉곽: 흉부 고리의 정렬에 변화가 없다.

4번째 흉부 고리를 포함하여 부하 이동에 실패한 부위를 교정하여도 골반 조절에는 변화가 없었다. 체중 이동을 하는 동안 골반을 조절해도 8번째, 4번째 또는 2번째 흉부 고리의 정렬이 개선되지 않았다. 언급한 바와 같이, 4번째 흉부 고리를 교정하면 8번째와 2번째 흉부 고리의 정렬이 개선되었다. 그러나 4번째 흉부 고리를 교정해도 오른쪽으로 체중 이동을 하는 동안 오른쪽 SIJ의 조절이 회복되지 않았다.

오른쪽 체중 이동 과제를 위해서는 골반이 과제의 경험과 수행 능력을 향상시키기 위해 4번째 흉부 고리 교정 외에 수동 제어가 필요하였다; 따라서 골반과 흉곽은 공동 원인이었다.

선별 과제 분석-부하 중 요추 분절 조절

비디오 5.24(무료 코드)
Christine의 심부 요추 다열근의 평가

부하 검사에서 요추 분절 조절의 주요 결과는 다음과 같다.

- 상지를 통한 시상면 부하 시 모든 요추 분절을 조절하는 기능
- 왼쪽 회전 저항 시 하부 요추 분절 조절할 수 없음;
- 오른쪽 회전 저항 시 하부 흉부 고리를 조절할 수 없음;
- 오른쪽 능동 다리 구부리고 들기(비디오 5.24) 중 하부 요추 분절(L5와 L4)을 조절할 수 없음.

Christine이 오른쪽 다리를 들어 올렸을 때, 눈에 띄는 자동적인 동원 없이 왼쪽 천골과 하부 요부 다열근의 두드러진 위축(atrophy)과 지방 침윤(fatty infiltration)이 있었다. 더욱이 왼쪽 심부 다열근의 추가 조사와 골반저 근육과의 공동 활성화 능력에 대한 조사는 Christine의 골반저 근육 수축 시도와 함께 아무런 동원도 나타나지 않은 것으로 밝혀졌다.

그녀가 사용한 신호는 요도 주위의 근육을 쥐어짜고 끌어올리는 것이었다. 이 신호가 항문거근(levator ani)(즉, 항문 괄약근을 부드럽게 수축시킨 다음 치골의 뒤쪽으로 항문을 끌어당기는 것)을 포함하도록 수정되었을 때, 왼쪽 깊은 다열근의 공동 활성화 반응이 일어났다. 골반저 근육과 심부 다열근의 이러한 동시 활성화 전략으로 오른쪽 다리를 들어 올리는 데 필요한 노력을 줄어들게 하였다. 그녀는 또한 이 전략으로 이 과제를 수행하는 동안 요추 분절을 조절할 수 있었다. 4번째 흉부 고리는 다열근의 동원 전략에서 이러한 최적의 변화에 대해 교정을 요구하지 않았다.

Christine은 여러 가지 과제를 수행하는 동안 골반과 요추, 그리고 하부 흉곽을 조절할 수 없었다. 따라서 그녀의 복벽(상부, 중부, 하부)의 세 부위 모두를 완벽하게 검토해야 할 것이다.

선별 과제 분석-간단한 머리와 목 윗몸일으키기(curl-up)

비디오 5.25(무료 코드)
Christine의 복벽 평가: 골반저 근육을 수축시키기 위한 구두 신호에 대한 근막 순응과 반응

간단한 머리와 목 윗몸일으키기 과제에서 발견한 주요 결과는 다음과 같다.

- 휴식 시, 백선은 전체 길이를 따라 쉽게 변형될 수 있다(비디오 5.25).
- 자동 윗몸일으키기 전략 중 내측 흉골 각도의 확대가 2차적으로 발생하여 다음을 수행하였다.
    - ○ TRA 상부 섬유의 불충분한 활성화와
    - ○ 내복사근의 과다 활성화

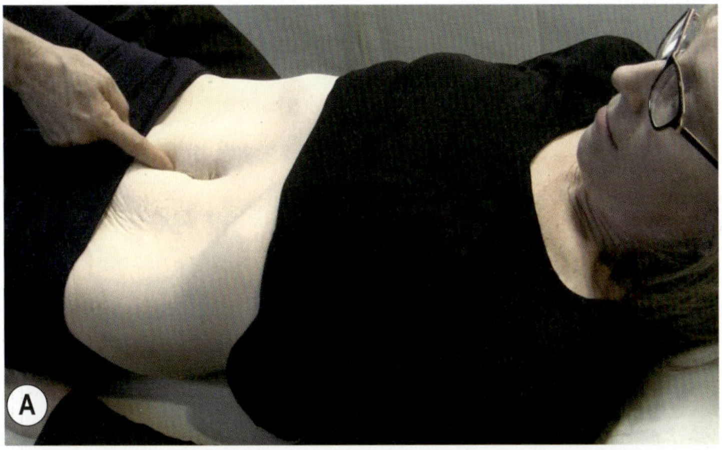

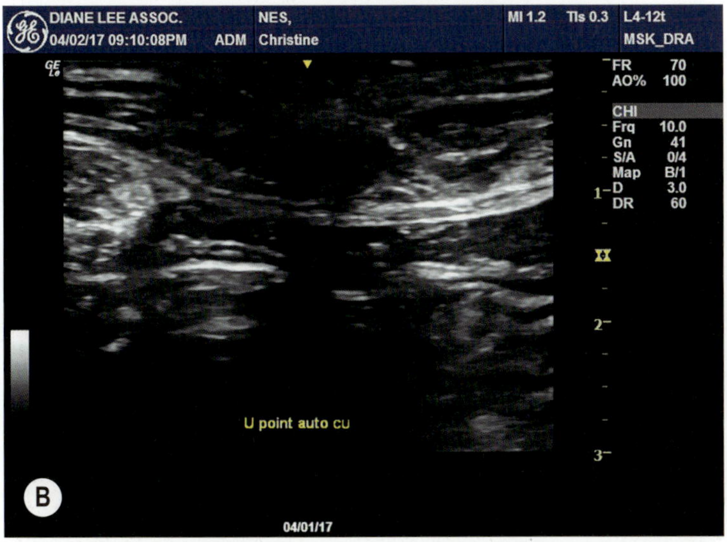

그림 5.9

간단한 머리와 목 윗몸일으키기 과제(자동 윗몸일으키기 전략) 중 백선의 양상.

(A) 비틀어진 백선의 함몰과 내측 흉골각도의 확대에 주목한다. 이러한 연구 결과는 복횡근 상부 섬유의 참여가 불충분하고 내복사근(초음파 영상을 통해 확인됨)이 지나치게 활성화됨과 더불어 복횡근 중부 섬유의 활성화 부족(백선의 장력 없음)을 시사한다.

(B) 오른쪽 복직근의 일부와 왼쪽 중 어느 것도 윗몸일으키기 자세에서 배꼽 바로 위에서 찍은 중부 복부의 초음파 영상에서 볼 수 없다. 백선의 짧아짐(비틀림)을 주목한다.

auto = 자동(automatic),

cu = 윗몸일으키기(curl-up).

비디오 5.26(무료 코드)
Christine의 복벽 평가: 윗몸일으키기 과제 동안 외측 복근의 양상

이는 윗몸일으키기 중 흡기에 높은 영향을 미치는 횡격막의 중심 힘줄과 함께 내복사근의 지배력이 있는 경우 각각의 DRA에서 흔히 볼 수 있다.

- 자동 윗몸일으키기 전략 중에 백선의 비틀림(휨[sagging])이 증가하였다(그림 5.9 A&B)(비디오 5.26, 5.27). 윗몸일으키기 과제에 사용되는 전략이 복부 내압을 감소시킬 때 백선의 비틀림 또는 빨려 들어감이 발생한다.

비디오 5.27(무료 코드)
Christine의 복벽 평가: 윗몸일으키기 과제 동안 백선의 양상

- 연결 (TrA) 윗몸일으키기 전략 동안 처음에는 Christine에게 심부 시스템(TrA, 골반저, 다열근)에 연결하고 나서 머리와 목의 윗몸일으키기를 수행하라는 신호를 받았을 때 백선의 양상에 차이가 발견되지 않았다. 추가 조사 결과, 그녀는 신호로 TrA의 중부와 상부 섬유를 동원할 수 있었지만, 윗몸일으키기 과제 중에는 이러한 수축 상태를 유지할 수는 없었다. 4번째 흉부 고리의 정렬을 손으로 교정했을 때 Christine은 자신의 복횡근(TrA)의 세 부위 모두를 동원하여 수축 상태를 유지할 수 있었고, 골반저와 심부 다열근과 함께 이러한 근육을 활성화시킬 수 있었다. 백선의 비틀림이 감소되어(그림 5.10) Christine이 DRA의 수술적 치료 없이 기능적인 복벽을 회복할 수 있다는 것을 나타낸다.

비디오 5.28(무료 코드)
Christine의 흉곽 정렬 변경에 대한 영향 검사와 요추 분절과 SIJ 조절에 대한 심부 근육(복횡근과 다열근)을 위한 연결 신호 추가

4번째 흉부 고리는 간단한 머리와 목 윗몸일으키기 과제의 1차 원인으로 결정되었으며, 이 흉부 고리의 정렬은 TRA의 중부 섬유와 상부 섬유의 동원에 매우 중요했다. 비디오 5.28을 참조하여 4번째 흉부 고리의 정렬을 교정하고 근신경계에 대해 다른 동원 전략을 수립하는 것이 오른쪽으로 체중을 실었을 때 오른쪽 천장관절을 조절할 수 있는 능력을 가졌다.

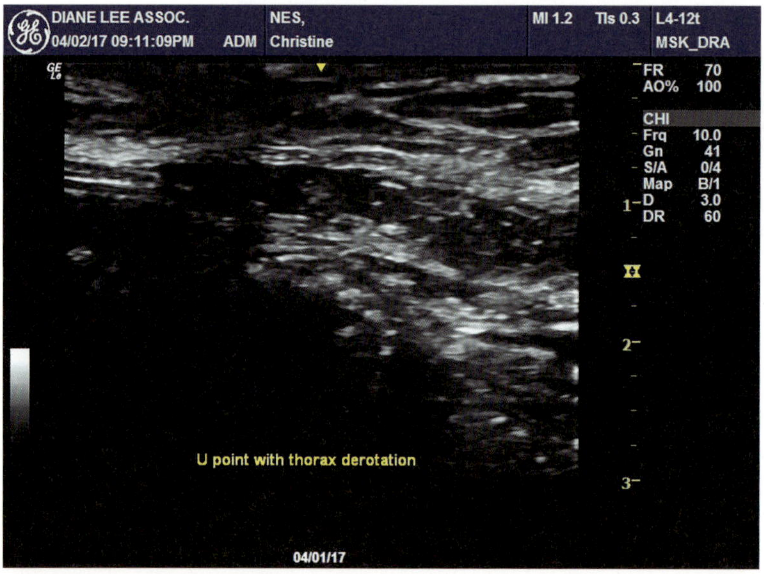

그림 5.10

간단한 머리와 목 윗몸일으키기 과제(연결 윗몸일으키기 전략) 중 백선의 양상.
좌우 복직근의 수축으로 백선의 비틀림(휨 감소)이 감소하고, 초음파 조사보다 복직근 사이의 거리가 넓어졌기 때문에 이 영상에서 좌우 복직근을 모두 볼 수 없다. 백선은 그림 5.9B보다 이 이미지에서 훨씬 더 직선이다.

원인에 대한 벡터 분석과 운동 조절 전략에서 원인에 대한 상관관계-흉곽

정렬을 교정하고 이완할 때 4번째 흉부 고리에 가해진 능동과 수동 청취는 오른쪽 외복사근과 전거근의 다발(fascicle)에서 벡터가 나타났으며, 4번째 흉부 고리를 전체적으로 잡고 오른쪽으로 전이시키고 왼쪽으로 회전시키고 있었다. 8번째 흉부 고리와 골반은 이 1차 손상을 보상하고 있었다.

이러한 비틀림은 또한 Christine이 몸통 회전과 하지 부하 과제 중 하부 흉부와 요추 분절 조절의 감소를 위한 복횡근의 상부와 중부 섬유를 동원하는 능력에 영향을 미치고 있었다. 4번째 흉부 고리의 정렬은 근육을 활성화하기 위해 4번째 흉부 고리의 교정이 필요하지 않기 때문에 심부 다열근의 동원 전략에 기여하지 않는 것 같았다. 왼쪽 다열근의 심부 섬유를 신호와 함께 동원하여 항문올림근을 수축시켰다(4번째 흉부 고리는 여전히 부적절한 정렬 상태).

왼쪽 심부 요천추부 다열근의 불충분한 활성화와 능력이 결합하고 TrA의 상부와 중부 섬유의 불충분한 활성화와 능력이 결합되어 Christine의 여러 번의 급성 요통 에피소드와 허리에 부하를 가할 때의 약한 느낌을 설명할 수 있다.

Christine의 흉곽-원인으로 DRA와 부족한 요천추 조절을 위한 ISM 치료

치료 제안 사항은:

- **이완과 정렬:** 오른쪽 전거근과 외복사근, 특히 4번째 흉부 고리에 관련된 다발을 이완한다. 벡터가 외복사근에 특별하게 느껴졌다는 것은 흥미롭지만, 대부분의 해부학 문헌은 외복사근이 4번 늑골에 부착되지 않는다는 것을 시사한다. 임상적으로 발견되는 모든 것을 쉽게 설명할 수 있는 것은 아니다!
- **연결과 조절 훈련:** 활성화하기 위한 1단계 운동제어 훈련과 2단계 전략 훈련:
    - ○ 왼쪽 요천추부 다열근과
    - ○ 좌우 복횡근의 상부와 중부 섬유.
- **움직임 연습:** Christine이 보다 믿음과 조절을 가지고 자신의 심부 시스템을 무의식적으로 구성할 수 있게 되면, 전략의 능력에 더욱 도전하고 강화하기 위한 운동(2단계 운동 학습)이 권장되었고, 이어서 하부 흉부 고리, 허리, 골반의 움직임 조절 훈련을 목적으로 하는 운동(3단계 움직임 훈련)이 실시되었다.

추적 조사(4개월 후)

비디오 5.29(무료 코드)
Christine의 4개월 후 추적 조사

4개월 후에 Christine은 다른 과정에서 재평가를 받았다. 그녀의 물리치료사인 Kathe Wallace는 자신이 제안한 치료 프로토콜을 따랐으며, 처음 2~3번의 세션은 4번째 흉부 고리(오른쪽 전거근과 외복사근)의 정렬과 생체역학에 영향을 미치는 벡터를 푸는 데 초점을 맞췄다고 강좌에서 알렸다. 그 후 Christine은 왼쪽 심부 다열근 및 중부와 상부 복벽의 능력을 키우기 위해 운동과 움직임 연습을 하였다. 그녀는 허리를 움직이고 부하를 견딜 수 있는 능력에서 더 강해지고 자신감이 많아졌다고 느꼈다. 그녀는 왼쪽 심부 요천추부 다열근의 조절과 능력을 모두 회복하였고, 따라서 골반과 허리에 훨씬 더 많은 부하를 추가할 수 있었다.

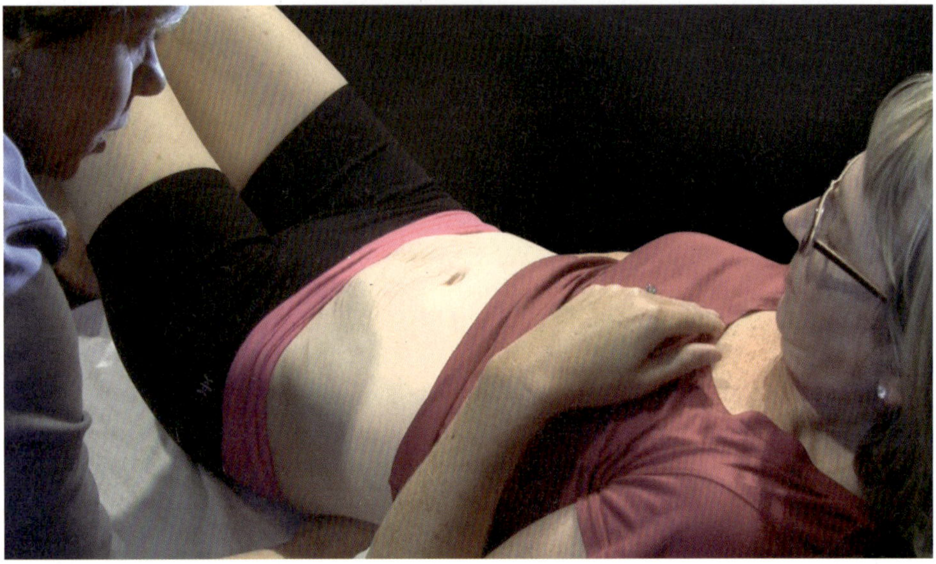

그림 5.11
윗몸일으키기 과제 중 백선의 함몰이 없는 것은 이 새로운 전략에 더 큰 장력이 있음을 시사한다.

그녀는 이제 자신의 내복사근, 외복사근들과 균형을 이루며 자신의 모든 레벨의 복횡근을 무의식중에 동원시킬 수 있었다. 머리와 목 윗몸일으키기 과제 수행 중 백선의 함몰은 사라졌고(그림 5.11; 그림 5.9A와 비교) 그녀는 휴식 시 백선이 여전히 쉽게 비틀어지고 융기되어 있음에도 불구하고 백선의 긴장을 더 잘 발생시킬 수 있었다(그림 5.12) (비디오 5.29).

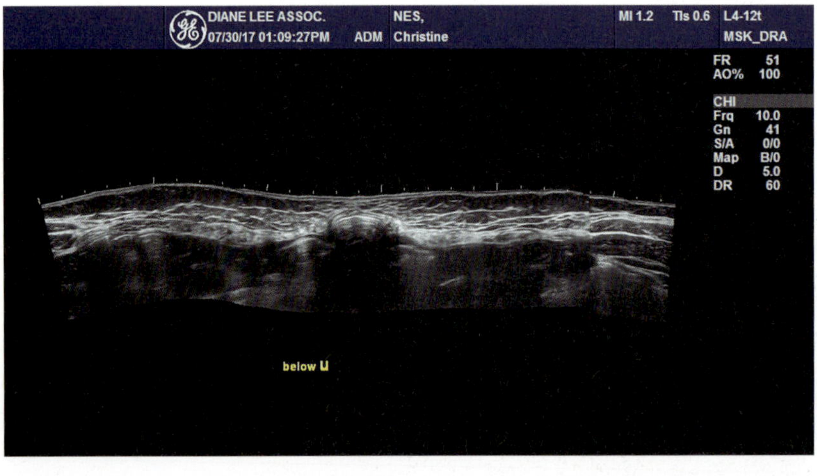

그림 5.12
배꼽(U) 바로 위에 Christine의 휴식 중 복벽의 파노라마식 보기이다.
휴식 중 복직근초와 백선은 여전히 기울어져 있다.

흉곽과 두개골의 원인으로 복압성 요실금환자의 골반

Calvin Wong

Brad의 이야기

초기 평가의 시점에서, Brad는 10개월 전 전립선암으로 근치전립선절제술(radical prostatectomy)을 받은 48세 트럭 운전과 건설 노동자였다. 그는 하루 종일 복압성 요실금 증상으로 성인용 흡수 패드를 사용했다고 하였지만, 변실금 증상은 없다고 하였다. Brad는 들어 올릴 때 또는 들어올리기 위해 굽힐 때와 앉았다 일어날 때 그리고 양말을 신을 때(한쪽 다리 들기) 소변 누출을 가장 많이 겪었다. 그는 비뇨기과 전문의가 자신의 비뇨기 증상을 악화시킬 수 있는 잠재적 방광 자극제의 섭취를(카페인과 알코올) 줄이도록 조언했다고 하였다.

처음에, Brad는 비뇨기과 전문의의 지시에 따라 물을 적게 마시기 시작했다. 그러나 그의 조정된 수분 섭취에도 불구하고 그는 여전히 소량의 소변이 누출되는 것을 발견하였다. 그는 해결해야 할 근원적인 문제가 있음을 깨달았다. Brad는 결국 소변 누출에도 불구하고 소량의 커피와 알코올을 다시 섭취하기 시작했고 이것을 대처하기 위해 다시 흡수 패드를 사용하기 시작했다.

현재, Brad는 보통 하루에 두 잔의 커피를 마시며 직장에서는 물 섭취를 피했다고 말하였다. 그는 일반적으로 자신의 활동에 따라 하루 종일 2~3개의 흡수 패드를 사용한다고 하였다. 그는 체육관에서 운동을 하고 나면 운동으로 인해 증가된 누출이 있다고 하였다. 몇 달이 지났고 Brad는 패드를 사용하고 음료 섭취량을 줄이면서 증상에 대처하고 있었지만 복압성 요실금의 근원적인 원인을 해결하기 위해 조치를 취해야 한다는 것을 알았다.

Brad의 의미적 불편 사항

Brad의 주요 문제는 소변 누출의 원인이 되는 움직임을 중심으로 이루어졌다. 복압성 요실금(stress urinary incontinence)을 겪는 사람들은 종종 복강내 압력을 증가시키는 움직임에 의해 영향을 받는 것으로 알려져 있다.

Brad의 증상은 주로 복강내 압력을 증가시키는 것으로 여겨지는 움직임으로 인해 악화되었다:

- 앉아서 일어나기
- 한쪽 다리로 서기(반대쪽 고관절 굴곡)
- 쭈그려 앉기

Brad의 인지 신념과 감정 상태

Brad는 주치의에게 골반저 기능장애가 있을 가능성이 있으며 증상을 해결하지 못한 채 시간이 경과하여 복압성 요실금 증상을 유발했을 것이라고 들었다. 이것이 그의 현재 인지 신념이었다. 초기 세션 동안, 복강내 압력의 영향이 설명되었고 골반저근(pelvic floor)의 기능에 대한 흉곽의 부위-간(inter-regional) 잠재적 영향이 그의 현재 상태에서 타당성이 있는 기여요인으로 보였다.

전립선절제술(prostatectomy) 후 10개월 회복기간 동안, Brad는 자신의 삶을 정상으로 돌리기 위해 발걸음을 내딛었다. 이것은 그의 전반적인 태도에서 스트레스, 불안 또는 우울의 외적 징후를 완화시키는데 기여했을 것이다. 그는 지속적인 증상의 원인을 발견하는데 도움이 필요하다는 것을 알고 있었지만 대처하기 위해 최선을 다하고 있었다.

선별 과제 분석(Screening task analysis)

Brad의 문제를 해결하기 위해, 그의 복압성 요실금을 유발할 수 있는 기전과 관련하여 그의 이야기에서 언급된 의미적 과제를 평가하는 것이 중요했다–증가된 복강내압. 선별 과제는 자신이 선택한 의미적 과제를 수행하는 동안 나타나는 부적절한 움직임 전략을 평가하기 위해서 선택되었다.

Brad의 의미적 과제는 다음과 같다:

- 앉아서 일어나기
- 한쪽 다리로 서기(양말 신기)
- 쭈그려 앉기와 들어올리기

전략 분석을 위해 선택된 선별 과제는 선 자세 심사, 쭈그려 앉기, 한쪽 다리로 서기(one leg standing, OLS)였다.

선별 과제 분석–선 자세 심사

선 자세의 주요 결과는:

- **두개골 부위:** 왼쪽 두개내 염전(intracranial torsion, ICT); 왼쪽 측두골(temporal)은 후방으로 회전하고, 오른쪽 측두골은 전방으로 회전하였으며, 후두골(occiput)은 왼쪽으로 회전하였다. 접형골(sphenoid) 회전 또한 왼쪽으로 회전하였으며 ICT와 일치하였다.
- **경추 분절:** C4가 오른쪽으로 전이되고 왼쪽으로 굴곡되고 회전됨.
- **견갑대:** 오른쪽 쇄골이 전방으로 회전하고 왼쪽 쇄골이 후방으로 회전됨.
- **상부 흉곽:** 2번째 흉부 고리는 왼쪽으로 전이되고 오른쪽으로 회전됨. 흉골병(manubrium)은 왼쪽으로 회전되었다. 흉골병의 위치가 쇄골과 좌–우측 2번 늑골과 일치하지 않았다.

2번 늑골의 오른쪽 늑연골 관절에서 '찌그러짐(buckle)'이 분명했다.

- **하부 흉곽:** 7번째 흉부 고리가 왼쪽으로 이동되고 오른쪽으로 회전되었으며, 2번째 흉부 고리와 일치.
- **골반:** 골반은 횡단면(TPR)에서 왼쪽으로 회전하였으며 이는 왼쪽 IPT 일치와 관련되어 있다.
- **고관절:** 오른쪽 대퇴골두가 왼쪽 전방으로 되었으며 골반의 왼쪽 TPR과 일치한다.

오른쪽 고관절, 골반, 쇄골, C4와 두개골 위치 결과가 일치한다. 선 자세에서 2번째와 7번째 흉부 고리 위치는 다른 모든 고리와 일치하지 않는다.

선 자세에서 교정의 영향–원인 찾기

오른쪽 고관절 교정으로 골반, 흉곽, C4 또는 두개골이 개선되지 않았다. 골반 교정으로 고관절이 개선되었지만, 흉곽, C4 또는 두개골은 개선되지 않았다. 7번째 흉부 고리의 교정은 골반과 고관절을 개선시켰지만 상부 흉곽, C4 또는 두개골은 개선되지 않았다. 2번째 흉부 고리의 교정으로 쇄골과 흉골병이 개선되었지만 두개골, 7번째 흉부 고리, 골반 또는 고관절은 개선되지 않았다. 7번째와 2번째 흉부 고리의 교정으로 C4, 쇄골, 흉골병, 골반, 고관절은 개선되었지만 두개골은 개선되지 않았다. 두개골의 교정은 쇄골,

흉골병, 골반을 개선시켰지만 2번째 고리, 7번째 고리, 또는 고관절은 개선되지 않았다. 2번째와 7번째 흉부 고리에 대한 정렬 신호로 두개골을 교정하는 것이 전반적으로 가장 우수한 선 자세 정렬을 만들었다.

단일 부위 교정이 부적절한 정렬에 대한 모든 다른 부위의 정렬을 완전히 개선하지 않았기 때문에 이는 선 자세에 대한 두개골과 흉곽(2번째와 7번째 흉부 고리)의 동반 원인이다.

선별 과제 분석–쭈그려 앉기(squat)

쭈그려 앉기의 주요 결과는 다음과 같다:

- **두개골 부위:** 두개골은 왼쪽 두개내 염전으로 유지되었으며, 접형골은 동일하게 회전되었다.
- **경추 분절:** C4는 오른쪽으로 전이되고 왼쪽으로 굴곡과 회전된 상태로 유지되었다.
- **견갑대:** 오른쪽 쇄골은 전방으로 회전되고 왼쪽 쇄골은 후방으로 회전되어 유지되었다.
- **상부 흉곽:** 2번째 흉부 고리는 왼쪽으로 더 전이되고 오른쪽으로 더 회전되었다. 흉골병은 동일하지 않게 왼쪽으로 회전된 상태로 유지되었다. 이는 흉부 내 고리 위치 결과이다.
- **하부 흉곽:** 7번째 흉부 고리는 왼쪽으로 더 전이되고 오른쪽으로 더 회전되었으며, 2번째 흉부 고리와 일치한다.
- **골반:** 골반은 왼쪽으로 더 회전되었고 왼쪽 SIJ는 과제를 통하여 잠금 해제(조절 불능) 되었다.
- **고관절:** 오른쪽 대퇴골두는 왼쪽 전방으로 유지되었다.

쭈그려 앉기 과제(squat task)에서 교정의 영향–원인 찾기

서 있는 동작과 유사하게, 2번째와 7번째 흉부 고리 교정은 쭈그려 앉기에서 못했던 부하 이동 부위의 대부분이 개선되었다. 그러나 왼쪽 SIJ는 여전히 쭈그려 앉기 동안에 조절(잠금 해제, unlocked)을 잃었으며 두개골은 왼쪽 ICT로 유지되었다. 두개골을 교정하면 쇄골, 흉골병, 골반이 개선되었지만, 2번째의 흉부 고리, 7번째 흉부 고리, 또는 고관절은 개선되지 않았으며 왼쪽 SIJ는 여전히 동작에서 잠금 해제(unlocked) 되었다.

흉곽(2번째와 7번째 흉부 고리)과 두개골의 교정은 다음에 검사를 하였다. 쭈그려 앉기를 하는 동안 SIJ 조절 관찰할 뿐만 아니라 7번째 흉부 고리의 도수 교정을 허용하는 2번째 흉부 고리와 두개골에 대한 구두 정렬 신호가 사용되었다. Brad는 '머리(skull) 뒤에서 늘어남을 느끼면서 늑골과 쇄골 사이 상부 가슴에서 공간을 만들라는' 신호를 받았다. 이 이미지화를 통해 Brad는 상부 흉곽과 두개골을 정렬할 수 있었다. 그런 다음 과제 시 잠금 해제(unlock)를 위해 오른쪽과 왼쪽 SIJ 모두를 관찰하면서 7번째 흉부 고리를 도수 교정하였다. 두개골과 함께, 2번째와 7번째 흉부 고리는 교정되었고, 양측 SIJ 모두 쭈그려 앉기 과제 시 조절된 상태를 유지하였다.

단일 부위 교정이 부적절한 수행의 모든 다른 부위의 정렬과 조절을 완전히 복원하지 못했기 때문에 이는 쭈그려 앉기 과제에 대한 두개골과 흉곽(2번째와 7번째 고리)의 동반 원인이다.

선별 과제 분석-
오른쪽과 왼쪽의 한쪽 다리 서기

오른쪽과 왼쪽 OLS에서 주요 결과는:

- **두개골 부위:** 두개골은 왼쪽 ICT에서 유지되었고, 두 OLS 과제 모두에서 접형골은 왼쪽으로 회전되었다.
- **경추 분절:** C4는 두 OLS 과제 모두에서 오른쪽으로 전이되고 오른쪽으로 굴곡과 회전된 상태로 유지되었다.
- **견갑대:** 양측 OLS 과제 시 오른쪽 쇄골은 오른쪽으로 전방 회전되고 왼쪽으로 후방 회전된 상태로 유지되었다.
- **상부 흉곽:** 2번째 흉부 고리는 왼쪽으로 더 전이되고 오른쪽으로 더 회전되었으며 흉골병은 양측 OLS 과제 모두에서 동일하지 않게 왼쪽으로 회전되어 유지되었다.
- **하부 흉곽:** 2번째 흉부 고리와 동일하게, 7번째 흉부 고리는 두 OLS 과제 시 왼쪽으로 더 전이되고 오른쪽으로 더 회전되었다.
- **골반:** 골반이 왼쪽 TPR에서 유지되었고 왼쪽 SIJ가 두 OLS 과제에서 잠금 해제되었다. 왼쪽 고관절 굴곡과 오른쪽으로 한 다리에 부하를 가하는 동안, 왼쪽 무명골은 천골의 왼쪽에 대해 전방으로 회전되었다. 왼쪽 한쪽 다리에 부하를 가하는 동안, 왼쪽 SIJ가 조절을 못했다.
- **고관절:** 오른쪽 대퇴골두가 서 있기와 다리 들어올리기 모두에서(LOLS과 ROLS) 왼쪽에 비해 앞쪽으로 유지되었다.

OLS 과제에서 교정의 영향-원인 찾기

다시, 2번째와 7번째 흉부 고리 교정으로 좌-우측 OLS 과제 둘 모두에서 C4와 오른쪽 고관절이 교정되었다. 이 교정은 LOLS 과제를 하는 동안 왼쪽 SIJ에 대한 완전한 조절을 회복하지 못했으며, ROLS 과제 시 왼쪽 SIJ의 생체역학 또한 복원하지 못했다.

두개골 교정은 쇄골과 흉골병을 개선시켰지만 왼쪽 SIJ의 조절은 개선되지 않았다. 2번째와 7번째 흉부 고리, 두개골 교정은 ROLS 과제에서 최상의 전반적인 정렬, 생체역학, 조절을 만들어냈다.

좌우 OLS 과제 모두에서, 골반은 추가적인 원인이다. 이 과제의 원인으로는 두개골, 흉곽, 골반이 포함된다.

원인의 벡터 분석
(Vector analysis of the drivers)

원인-흉곽(2번째와 7번째 흉부 고리)

흉부 고리가 교정과 이완이 되고 우세한 벡터가 언급된 수동 청취 기법을 사용하여 원인의 근원적인 시스템 손상을 결정하기 위해 벡터 분석이 수행되었다(3장 참조). 7번째 흉부 고리에 영향을 미치는 우세한 벡터는 왼쪽 내복사근(internal oblique)과 왼쪽 전방 횡격막이었다. 왼쪽 전방 늑간근(intercostal)은 전방 회전으로 왼쪽 2번 늑골에서 짧게 당김을 만드는 2번째 흉부 고리에 대해 우세한 벡터였다.

원인-두개골 부위(cranial region)

두개골의 교정과 이완 시 수동 청취는 천골과 미골로 확장된 긴 오른쪽 경막(dural) 벡터를 나타냈다.

원인-골반(Driver-The pelvis)

골반의 벡터 분석(양쪽 SIJ)이 골반대 자체 내에서 제한적인 벡터를 나타내지는 않았다. 왼쪽 SIJ의 중립 영역 동작(motion)은 (수동 관절운동학적 가동성 검사) 오른쪽에 비해 관절의 중간 부분에서 더 큰 동작을 보였다. 골반저근의 동원 증가를 목표로 하는 연결 신호는 왼쪽 SIJ에서 중립 영역 동작을 감소시켰으며 두개골과 흉곽 원인 교정과 결합되었을 때 OLS 과제 시 양쪽 SIJ의 조절을 복원하였다.

골반저근 동원 전략, 근력, 지구력에서 원인의 영향

Brad가 처음 치료를 위해 왔을 때, 그는 몇 달 전부터 비뇨기과 전문의의 지시에 따라 골반저근 수축을 연습해 왔었다. 그는 비뇨기과 전문의가 지시한 구체적인 사항을 기억하지 못했지만, '케겔을 쥐어짜기(squeeze his Kegels)'로 기억하였다. 이 동원 전략을 검토하면서, 복사근, 둔근, 내전근을 포함한 많은 표면 근육들의 관찰 가능한 동시-수축이 있었다. 바로 누운 자세에서, 근육 활동을 관찰하기 위해 실시간 초음파를 사용하여, Brad가 '케겔을 쥐어짜기'라는 요청을 받았을 때 양쪽 내복사근이 크게 동원되었다. 이 동시-활성화는 눈에 띄는 방광의 하강을 일으켰으며, 이는 횡복부 초음파(transabdominal ultrasound) 영상을 통해 관찰되었다. 바로 누운 자세로, 신호를 하여 복부를 이완시키고 골반저근을 동원하는 신호인, '성기 단축하기(shortening the penis)'에 대해 부드럽고 천천히 생각하고, Brad는 골반저근을 들어올려 10초 이상 수축을 유지할 수 있었다. 그러나 선 자세에서 방광과 골반저근을 초음파로 관찰했을 때, 골반저근은 들리지만 이 들기를 유지하는 능력은 크지 않은 것으로 나타났다(그림 5.13 A&B).

Brad의 소변 누출 경험은 그의 의미적 과제에 대한 개선의 주요 척도였다. 따라서 이 과제에서 골반저근 기능에 두개골과 흉곽 교정이 미치는 영향을 조사하는 것이 중요했다. 2번째와 7번째 흉부 고리와 두개골 교정이 지구력 결함은 여전히 있었지만 골반저근의 동원을 유지시키는 능력을 개선시켰다. 이는 부하가 크게 증가했을 때 결과와 일치한다(즉, OLS 과제). Brad는 흉곽과 두개골이 교정되고 **골반저근에 대한 연결 신호가 추가**되지 않는 한 양쪽 SIJ의 조절을 유지할 수 없었다(이 과제를 위한 3가지 원인). 또한 두개골과 흉곽 원인이 교정되었을 때 그의 TrA와 IO의 협응(co-ordination)이 개선되었다. 이것은 실시간 초음파를 사용하여 관찰되었다.

3개의 원인이 모두가 교정되었을 때(두개골, 흉부 정렬, 골반 조절), Brad는 관여되는 골반저근들을 유지하는 능력을 잃기 전에 OLS 과제에서 더 높게 그리고 더 쉽게 반대쪽 다리를 들어 올리고 더 쭈그리고 앉을 수 있었다. 이것은 골반저근의 능력(근력과 지구력)이 의미적 과제의 높은 부하에서 절제(continence)와 조절을 유지하는데 제한 요소인 2단계 훈련 부족이다(7장 참조).

그림 5.14는 Brad의 연구 결과를 반영한 그의 완전한 임상 퍼즐을 보여준다.

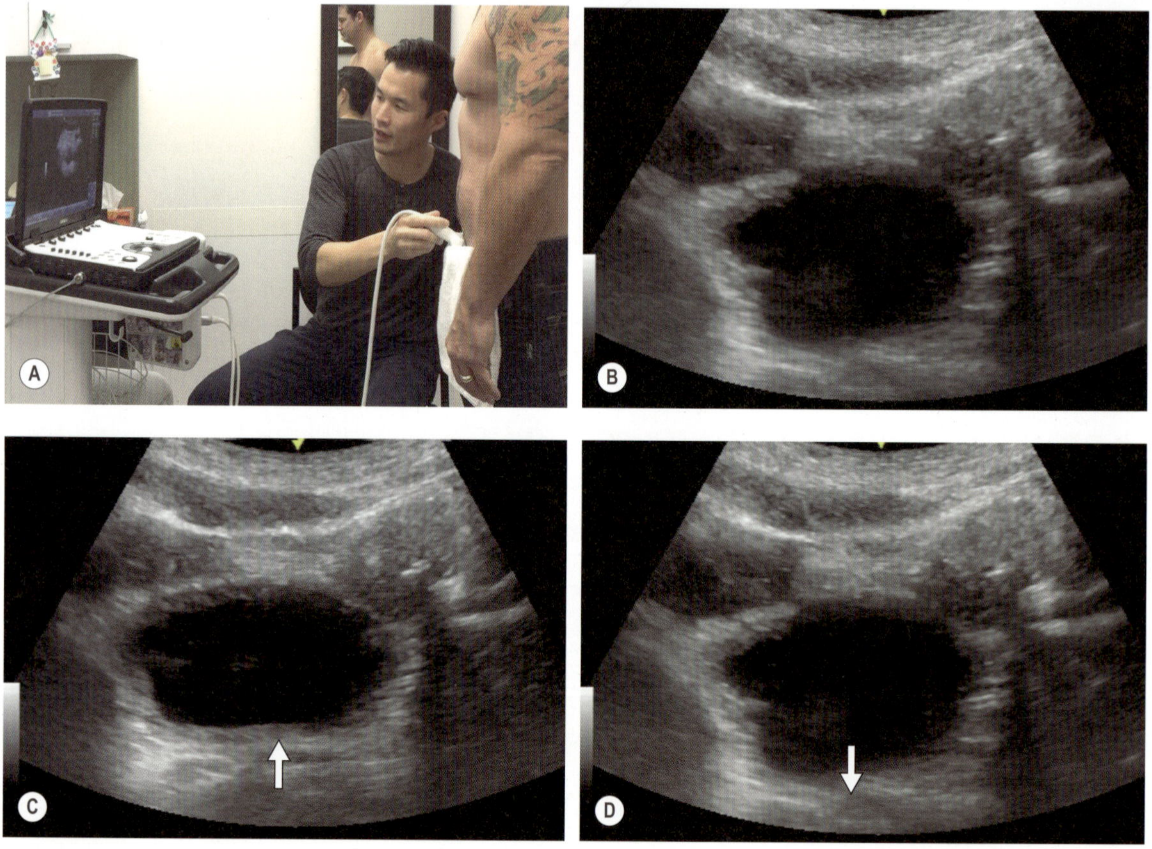

그림 5.13

(A) 두개골이나 흉곽의 교정 없이 골반저근 수축 시, 선 자세에서 초음파를 사용한 방광과 골반저의 횡복부 영상.

(B) 골반저근을 수축시키는 지시 전에 선 자세에서 방광의 횡복부 초음파 영상. 방광의 윤곽과 밑면의 모양에 주목하라.

(C) 선 자세에서 골반저근을 수축 시, 방광의 윤곽. 방광의 기저부의 올라감에 주목하라(화살표).

(D) Brad는 두개골과 흉곽 정렬 교정 없이, 골반저의 동원을 유지하려고 노력하였지만, 그는 수축을 유지할 수 없었다. 골반저근 수축이 감소하였을 때 발생하는 방광 윤곽의 변화와 기저면의 하강에 주목하라(화살표).

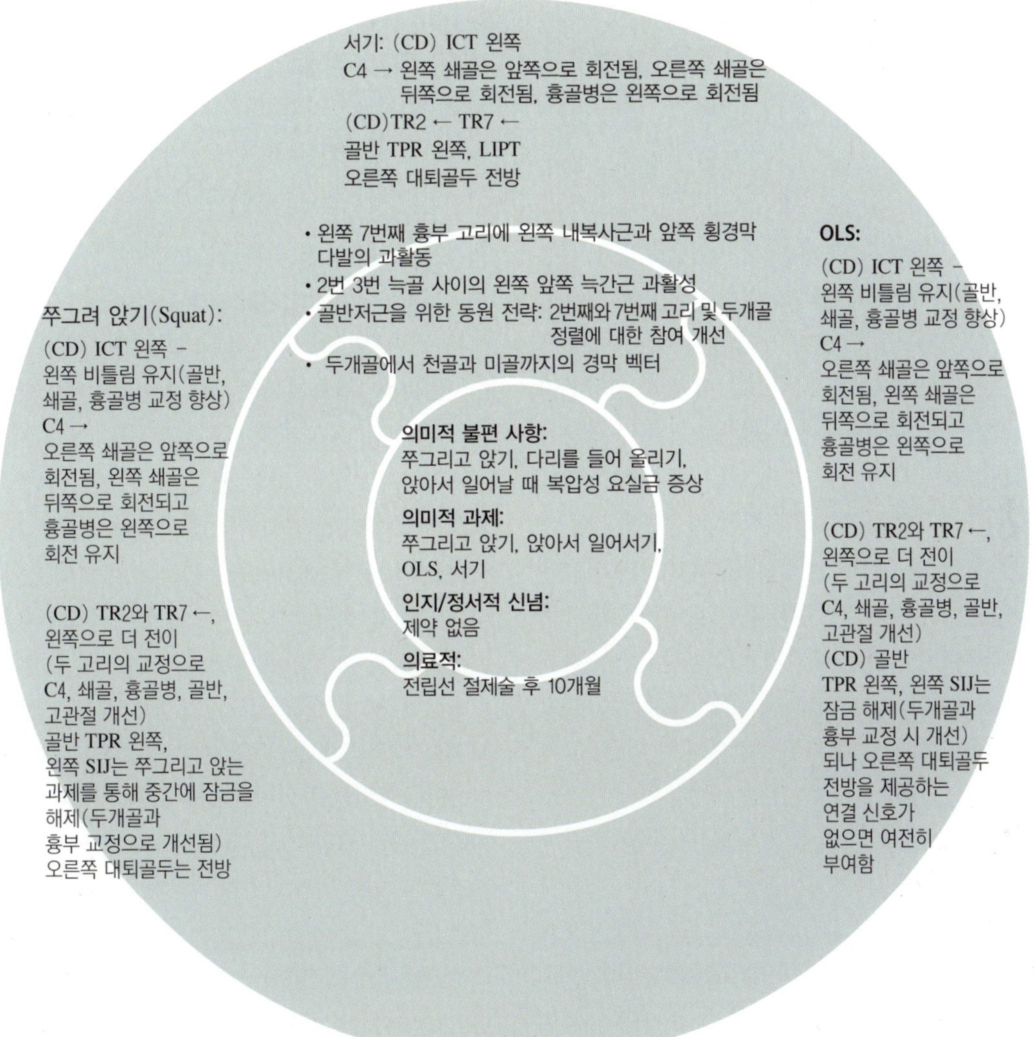
서기: (CD) ICT 왼쪽
C4 → 왼쪽 쇄골은 앞쪽으로 회전됨, 오른쪽 쇄골은 뒤쪽으로 회전됨, 흉골병은 왼쪽으로 회전됨
(CD)TR2 ← TR7 ←
골반 TPR 왼쪽, LIPT
오른쪽 대퇴골두 전방
• 왼쪽 7번째 흉부 고리에 왼쪽 내복사근과 앞쪽 횡경막 다발의 과활동
• 2번 3번 늑골 사이의 왼쪽 앞쪽 늑간근 과활성
• 골반저근을 위한 동원 전략: 2번째와 7번째 고리 및 두개골 정렬에 대한 참여 개선
• 두개골에서 천골과 미골까지의 경막 벡터
쭈그려 앉기(Squat):
(CD) ICT 왼쪽 –
왼쪽 비틀림 유지(골반, 쇄골, 흉골병 교정 향상)
C4 →
오른쪽 쇄골은 앞쪽으로 회전됨, 왼쪽 쇄골은 뒤쪽으로 회전되고 흉골병은 왼쪽으로 회전 유지
(CD) TR2와 TR7 ←,
왼쪽으로 더 전이
(두 고리의 교정으로 C4, 쇄골, 흉골병, 골반, 고관절 개선)
골반 TPR 왼쪽,
왼쪽 SIJ는 쭈그리고 앉는 과제를 통해 중간에 잠금을 해제(두개골과 흉부 교정으로 개선됨)
오른쪽 대퇴골두는 전방
의미적 불편 사항:
쭈그리고 앉기, 다리를 들어 올리기, 앉아서 일어날 때 복압성 요실금 증상
의미적 과제:
쭈그리고 앉기, 앉아서 일어서기, OLS, 서기
인지/정서적 신념:
제약 없음
의료적:
전립선 절제술 후 10개월
OLS:
(CD) ICT 왼쪽 –
왼쪽 비틀림 유지(골반, 쇄골, 흉골병 교정 향상)
C4 →
오른쪽 쇄골은 앞쪽으로 회전됨, 왼쪽 쇄골은 뒤쪽으로 회전되고 흉골병은 왼쪽으로 회전 유지
(CD) TR2와 TR7 ←,
왼쪽으로 더 전이
(두 고리의 교정으로 C4, 쇄골, 흉골병, 골반, 고관절 개선)
(CD) 골반
TPR 왼쪽, 왼쪽 SIJ는 잠금 해제(두개골과 흉부 교정 시 개선) 되나 오른쪽 대퇴골두 전방을 제공하는 연결 신호가 없으면 여전히 부여함

- **이완** : 무릎을 구부리고 누운 자세에서 와이퍼로 두개골 ICT를 풀어 왼쪽 IO와 앞쪽 횡경막에 대한 두개골과 천골, RWA 사이의 경막 벡터를 길게 함
- 늑간 벡터를 이완하기 위해 2번째 고리 스택과 호흡
- **정렬** : 두개골 뒤의 공간과 두개골과 골반 사이의 신장. 또한 7번째와 2번째 고리 주변의 늑간 공간으로 호흡하는 데 중점을 두어 하부 늑골과 상부 흉부 바깥쪽 공간으로 호흡하도록 정렬 신호
- **연결/조절** : 골반저 근육 활성화를 개선하기 위해 위의 정렬 단서와 함께 골반저 근육과 맞물리게 하기 위해 '성기를 짧게 하기' 신호를 연결
- **움직임** : MT에서 정렬과 연결 신호 사용–서기, 쭈그려 앉기, OLS

그림 5.14

Brad의 완성된 임상 퍼즐.

CD = 공동 원인(codriver), ICT = 두개내 염전(비틀림), IO = 내복사근, LIPT = 왼쪽 골반내 염전(비틀림), MTs = 의미적 과제, OLS = 한쪽 다리로 서기, RWA = 인지를 가지는 이완, SIJ = 천장 관절, TPR = 횡단면 회전, TR = 흉부 고리, ← = 왼쪽 전이, → = 오른쪽 전이.

요실금에 대한 흉부와 두개골 기여 요인에 대한 생리학적으로 가능성이 있는 기전

골반저 기능과 요실금에 대한 두개골과 흉부 손상의 영향을 설명할 수 있는 생리학적으로 가능성이 있는 기전이 몇 가지 있다. Brad의 경우, 두개골 교정이 척추관을 따라 꼬리뼈의 말단부까지 경막의 장력을 감소시켰다는 가설을 세웠다. 경막의 장력은 회음부를 통해 말초신경으로 확장될 수 있다. 따라서 경막 장력은 S2–S5 천골 신경근과 음부 신경에 미치는 영향을 통해 골반저 기능에 영향을 줄 수 있다. 이 구조는 횡문요도 괄약근과 구해면체근을 포함하는 골반저근에 대한 신경분포를 제공한다. 이 근육들의 변화된 기능은 요실금에 기여할 수 있고, 특히 복강내 압력을 증가시키는 과제에서 증가된 복강내 압력은 골반저근이 방광목 내림(bladder neck descent)에 대한 절제력을 유지하는 능력에 영향을 미치는 것으로 알려져 있다.

임상적으로, 전립선절제술 후 남성들은 종종 골반 조절을 위해 부적절한 동원 전략을 가지고 있는 것으로 관찰되었다. 특히, 내복사근(IO)의 과활성화가 종종 초음파에서 관찰된다. 이 IO–우세한 동원 전략은 골반저근이 지지할 수 있는 것보다 복강내 압력을 증가시켜 방광목 내림을 초래하는 것으로 나타났다. 이것은 요실금이 있는 남성의 경우, 쭈그려 앉기, 다리 들어올리기 그리고 심지어 서기와 같이 전형적으로 복강내 압력을 증가시키는 동작을 수행하는 동안 골반 위 영역에서 부하 이동을 최적화하는 것의 중요성을 강조한다. Brad의 경우, 그의 두개골과 흉곽 정렬 개선 및 골반 조절 개선은 그의 의미적 과제에서 골반저근의 동원과 지구력(능력)을 향상시켰다. 그러나 수술 후 약화는 여전히 분명했으며 Brad는 두개골과 흉곽의 정렬을 다루는 것 외에도 골반저근의 근력과 능력을 훈련해야 할 것이다.

Brad의 흉곽과 두개골 원인의 골반을 위한 ISM 치료

이완과 정렬(Release and align)

이완 시 인식 기법(awareness technique)은 횡경막의 왼쪽과 왼쪽 내복사근의 앞쪽 늑골 섬유를 이완하기 위하여 사용하며, 둘 다 7번째 흉추 고리의 정렬과 생체역학에 영향을 미친다. 흉부 고리 스택과 호흡(Lee L-J 2016)을 사용하여 2번째 흉부 고리와 관련된 앞쪽 늑간 벡터를 이완하였다. 왼쪽 상부 가슴으로 숨을 쉬게 하는 신호가 앞쪽 상부 늑간근에 대한 이완을 치우치게 하기 위해 사용되었다.

Brad는 앞쪽 상부 늑간근을 치우치게 하기 위해 상부 가슴으로 숨을 쉬는 신호와 왼쪽 횡격막과 내복사근을 이완시키기 위해 흉곽의 측면으로 넓게 호흡하는 신호와 함께 2번째와 7번째 흉부 고리에 대해 집에서 하는 자가–연습을 배웠다. 호흡 운동과 이미지를 포함하여 2번째와 7번째 흉부 고리 정렬을 개선하기 위한 흉곽에 대한 정렬 신호가 제공되었다. 이미지는 특히 왼쪽 늑골 2번과 7번 사이에서 '늑골 사이에 공간을 만들고, 늑골을 띄운다고 생각하라'가 포함되어 있다. Brad의 우세한 벡터가 모두 호흡과 관련되어 있기 때문에 호흡하기(Breath work) 이미지는 적절한 것으로 생각된다.

척추 경막은 중립 회전에서 초기에 골반과 동시에 무릎을 구부리고 누운 자세(hook lying)에서 이완되었다. 골반내로 향하는 더 긴 신경 벡터는 벡터가 더욱 두개골내 염전을 만드는 것으로 느껴질 때까지만 골반 회전을 추가함으로써 해결되었다(천천히 한쪽으로 무릎을 돌린다). 이 자세는 벡터가 이완될 때까지 유지되었다(6장 참조). 후두골과 천골 사이의 공간을 만들고 늘리려는 의도로 두개골에 대한 이완과 정렬 신호가 주어졌다.

연결과 움직임(Connect and move)

두개골과 흉곽의 정렬이 달성되면, 골반저근의 동원 전략에 대한 지구력을 향상시키기 위하여 연결 신호가 요구되었다. Stafford 등은 '성기 단축하기'에 대한 신호가 횡문 요도괄약근과 구해면체근의 가장 큰 참여를 유도한다고 제안하였다. 따라서 Brad는 골반저근을 동원하고 요도를 들어올리기 위해 성기를 단축시키는 것을 상상하도록 지시받았다. Brad는 바로 누운 자세와 옆으로 누운 자세에서 골반저근에 대한 2단계 능력 훈련을 시작하였으며(7장 참조) 선 자세에서 훈련하는 것으로 빠르게 진행되었다. 그는 복부내압을 과도하게 증가시키지 않으면서 더욱 지속 가능한 골반저근 수축을 생성하기 위해 흉곽과 두개골에 대한 정렬 신호와 함께 골반저근 연결 신호를 사용할 수 있었다. 그 결과 유의미한 방광 내림, 소변 누출이나 SIJ 조절 저하 없이 그의 의미적 과제(쭈그려 앉기와 OLS)에서 ROM이 개선되었다.

결론(Conclusion)

Brad는 집에서 성실히 연습하였고 자신의 자세, 정렬, 운동 조절 전략을 변화시키는데 필요한 집중적인 관심과 집중 연습을 적용하였다. 그는 모든 의미적 과제에서 요실금 증상을 개선할 수 있었다. 그의 흡수 패드 사용은 감소되었고 꾸준히 덜 젖었다. 그는 더 깊은 범위의 쭈그려 앉기로 움직임 전략과 정렬을 개선하기 위해 계속해서 노력하고 있으며 실시간 초음파를 바이오피드백으로 사용하여 클리닉에서 향상된 훈련을 계속해서 지원받고 있다. 이것은 골반저근을 사용하게 하면서 흉곽과 두개골을 정렬하고 조절하는 능력을 향상시키고 개선하는데 도움이 된다. 그는 사지의 부하로 흉곽과 두개골의 조절과 영역 간 가동성을 향상시키기 위해 의미적 과제의 2단계 훈련을 진행하고 있다(7장 참조). 그의 프로그램은 조화롭고 조화롭지 않는 패턴으로 여러 움직임 면에 중점을 둔 3단계 통합 전신 과제로 진행될 것이다.

흉곽과 두개골 원인으로 복압성 요실금 환자의 골반저

Tamarah Nerreter

Lisa의 이야기와 현재 의미적 불편 사항

이 초기 평가의 시점에서, Lisa는 40세 미혼의 아동발달 컨설턴트로, 웃음과 기침에 관련된 진행 복압성 요실금에 대하여 산부인과 전문의에게 의뢰하였다. 산부인과 의사는 '케겔(Kegels)'과 경구약을 처방하였다. 그러나 이것은 그녀의 상태를 개선시키지 못하였다.

Lisa의 경미한 자동차 사고로 인한 편타성 관련 장애(진행 중인 목 통증)와 두통 및 기타 사고(넘어져 꼬리뼈와 발목 염좌)가 개별적으로 또는 전체적으로 골반저 기능장애에 원인이 될 수 있었다. Lisa가 암 생존자라는 점도 주목할 가치가 있다. 그녀는 2009년 10월에 유방암 진단을 받았으며 화학 요법, 결국 전체 유방 재건을 수반한 오른쪽 유방 절제술(mastectomy)을 받았다. 그녀는 자연 요법 의사와 협력하여 전암(precancer) 호르몬 기능을 회복시키고 있었다.

Lisa는 암 진단 이후 열렬한 드래곤 보트(dragon boat) 경주자이며, 모든 생존자인 여성 그룹과 경주하고 있었다. 그녀는 성욕이 많은 편이 아니었으며, 이러해서 골반저 내부 검진을 수행하지 않기를 바랬다.

Lisa의 의미적 불편 사항은 지속적인 요실금이며, 웃음과 기침의 두 과제에 의해 악화되었다.

소변 누출은 서 있거나 앉은 자세에서 모두 웃거나 기침을 할 때 발생할 수 있었다.

Lisa는 통증을 경험하지는 않았다. 그러나 그녀는 의미적 과제(웃음과 기침) 사이와 일상생활 모두에서 허리와 목 전체에 긴장이 계속되고 있다고 보고하였다.

Lisa의 인지 신념

Lisa는 방광이 가장 큰 문제이며, 골반저가 충분히 강하지 않다고 생각하였다. 그녀는 유년기과 청소년기에 가끔씩 복압성 요실금을 경험하였다. 그러나 관련 에피소드는 지난 몇 년에 비해 빈도수가 적었다. 약물치료가 아무런 결과를 얻지 못하였고, 산부인과 의사가 처방 한 '케겔'이 골반저근을 강화시키지 않는 것처럼 보였을 때, 그녀는 그녀의 상태가 유방암의 경험과 관련이 있을지 모르겠다고 생각하였다.

Lisa의 감정 상태

Lisa는 의미적 불편 사항들과 관련하여 고민(distress), 불안, 우울증이나 분노의 징후를 보이지는 않았다. 우리는 그녀의 유방암 경험에 대해 이야기했으며, 그녀는 이 경험을 '단어를 초월한(beyond words)'이라고 밝혔다. 그녀는 자연요법 의사와 BC Cancer Agency 상담의 도움으로 그녀는 자신이 경험의 감정적인 측면을 해결했다고 느꼈다.

전략 분석을 위해 선택된 의미적 과제와 선별 과제

Lisa의 의미적 과제는 소변이 누출되지 않고 어떠한 사회 환경에서도 웃거나 기침할 수 있는 것이었다. 전략 분석을 위해 선택된 선별 과제는 서 있는 것과 쭈그려 앉아서 앉기(squat to sit)였다.

Lisa 이야기에서 얻은 주요 결과는 그녀의 임상 퍼즐의 중심에 기록되어 있으며(그림 5.15) 다음과 같다.

- **의미적 불편 사항:** 앉거나 서 있을 때 웃거나 기침에 의한 복압성 요실금.
- **인지 신념:** 골반저가 약하거나 유방 절제술과 화학 요법의 영향 가능성.
- **의미적 과제:** 사회적 상황에서 소변 누출 없이 웃거나 기침할 수 있는 것.

선별 과제 분석-선 자세

주요 임상 결과는 다음과 같다.

- **두개골 부위:** 오른쪽 두개골내 비틀림(ICT); 환추(atlas)는 왼쪽으로 전이되고 오른쪽으로 전되었다(3번째 흉부 고리와 6번째 및 8번째 흉부 고리와 일치).
- **경추 분절:** C3이 오른쪽으로 전이되고 왼쪽으로 회전되었다(2번째 흉부 고리와 일치하고 4번째, 5번째, 9번째 흉부 고리). C6와 C7은 오른쪽으로 이동하고 왼쪽으로 회전되었다 (2번째 흉부 고리와 4번째, 5번째, 9번째 흉부 고리와 일치).
- **견갑대:** 왼쪽 견갑골이 아래쪽으로 회전하고 오른쪽 쇄골이 안쪽으로 압박되어 앞으로 회전하였다.
- **흉곽-상부와 중부:** 2번째 흉부 고리가 오른쪽으로 전이되고 왼쪽으로 회전; 왼쪽으로 전이되고 오른쪽으로 회전한 3번째 흉부 고리; 붙어있는 4번째와 5번째 흉부 고리는 오른쪽으로 전이되고 왼쪽으로 회전되었다. 6번째 흉부 고리는 왼쪽으로 전이되고 오른쪽으로 회전되었다.

선 자세: 두개골: ICT 오른쪽, 환추(atlas) ←, (SD)
경추: C3 →, C6과 C7 →
견갑대: 오른쪽 쇄골은 안쪽으로 압박, 앞쪽으로 회전, 왼쪽 견갑골은 하방 회전됨
흉부: 2TR → 3TR ←, 4와 5 TR 붙어 있음 → (PD)
6TR ← 8TR ← 9TR →
골반: 왼쪽 TPR과 LIPT; 오른쪽 고관절 전방

쭈그려 앉기: 두개골: 증가됨
오른쪽 ICT (SD)
경추 분절: 서기에서 변화 없음
흉부: 2번째, 3번째, 4번째, 5번째 TR 전이와 회전 증가(PD)
8번째, 9번째 TRs 전이와 회전이 유지되고 압박됨
고관절: 오른쪽 고관절 앞쪽으로 유지됨
골반: 왼쪽 TPR 증가됨, 오른쪽 SIJ 조절 잃음

흉부 고리:
- 2번째, 3번째 TR: 우세한 벡터: 오른쪽 전거근
- 4번째, 5번째 TR 붙어 있음: 오른쪽 내장기 우세한 벡터(흉막[pleura]과 폐)

두개골 부위:
- 두개골: 오른쪽 하후두골에서 우세한 벡터
- 원인이 교정되지 않는 한 골반저와 복벽의 현저한 부전

흉부 고리:
4번째와 5번째 붙어 있음:
우세한 벡터:
흉막과 폐 벡터

MC: 앉거나 선 자세에서 웃고 기침 시 복압성 요실금
CB: 골반저 약화, 암 잔존과 관련된 방광 문제
MT: 선 자세, 쭈그려 앉기, 앉은 자세에서 기침이나 웃기
Med Hx: 유방암 잔존

그림 5.15

Lisa의 완성된 임상 퍼즐.

CB =인지 신념, ICT R = 오른쪽 두개골내 비틀림, LIPT = 왼쪽 골반내 비틀림, LTPR = 왼쪽 횡단면 회전, MC = 의미적 불편 사항, Med Hx = 의학적 병력, MT = 의미적 과제, PD = 1차 원인, SD = 2차 원인, SIJ = 천장 관절, TR = 흉부 고리, ← = 왼쪽 전이, → = 오른쪽 전이.

- **흉곽 - 하부:** 왼쪽으로 전이되고, 오른쪽으로 회전한 8번째 흉부 고리; 9번째 흉부 고리가 오른쪽으로 전이되고 왼쪽으로 회전되었다.
- **골반:** 일치하는 왼쪽 골반내 비틀림 (LTPR과 LIPT)과 관련된 왼쪽 횡단면의 회전.
- **고관절:** 오른쪽 대퇴골두는 비구의 전방에 있고, 골반의 LTPR과 일치한다.

선 자세에서 교정의 영향–원인 찾기

Lisa의 골반 정렬을 교정하면 오른쪽 고관절의 정렬이 개선되었다. 그러나 흉곽, 목, 두개골 부위의 정렬이 악화되었다. 오른쪽 고관절의 정렬을 교정하면 골반이 개선되었다. 그러나 이 교정은 흉곽, 목 또는 두개골 부위를 바뀌게 하거나 개선하지는 않았다. 8번째와 9번째 흉부 고리의 정렬을 교정하면 골반, 고관절, 목의 정렬이 개선되고 상부 흉곽의 정렬은 악화되고 두개골 부위가 바뀌지 않았다. 제 2, 3, 4, 5번째 흉부 고리의 정렬을 교정하면 경추 분절, 골반, 고관절의 정렬을 완전히 교정되고, 두개골 부위를 부분적으로 교정할 수 있었다. 환추에 대한 오른쪽 ICT(두개골)와 두개골의 교정은 2번째부터 5번째 흉부 고리의 추가 교정이 촉진되었다.

정렬이 개선된 것 외에도 Lisa는 가벼운 느낌을 보고하였고 흉곽과 두개골 부위가 교정되면(환자의 경험이 향상됨) 숨을 더 크게 쉴 수 있었다. 이 결과는 2차 두개골 부위 원인을 동반한 선 자세에서 1차 원인은 흉곽임을 암시한다.

선별 과제 분석–쭈그려 앉기에서 앉기

쭈그리고 앉기 과제의 주요 임상 결과는 다음과 같다:

- **두개골 부위:** 쭈그려 앉기 과제 중에 서 있을 때 보여지는 오른쪽 ICT가 증가하였다.
- **경추 분절:** C3은 오른쪽으로 전이되고 왼쪽으로 회전되었다. C6과 C7은 오른쪽으로 전이되고 왼쪽으로 회전되었다.
- **흉곽 - 상부와 중부 부위:** 2~6번째 흉부 고리의 전이와 회전이 모두 증가되었다.
- **흉곽 - 하부 부위:** 8번째와 9번째 흉부 고리의 정렬은 변하지 않았다. 그러나 증가된 내복사근 활성화 및 상부 복부 브레이싱은 두 흉부 고리의 안쪽으로 압박을 더 증가시켰다.
- **고관절:** 쭈그려 앉는 자세가 깊어지면서 오른쪽 고관절이 약간 앞쪽으로 유지되었다 (중앙에는 실패)
- 골반: LTPR이 증가하고 오른쪽 천골 관절 (SIJ)이 조절을 상실했으며(오른쪽 무명골은 천골의 오른쪽을 기준으로 앞쪽으로 회전하는 것으로 나타났다.) 이것은 과제 후반에 발생하였다.

쭈그려 앉기 과제에서 교정의 영향–원인 찾기

이 과제를 위한 가장 좋은 교정은 2–5번째 흉부 고리의 정렬을 교정하는 것이며, 이를 통해 경추 분절, 골반, 오른쪽 고관절의 정렬과 조절이 교정되었다. 두개골 부위의 교정을 용이하게 하기 위한 추가의 구두 신호는 흉부 고리의 정렬을 완전히 회복시키는 능력을 향상시켰다. 이 두개골 부위와 흉곽 교정은 오른쪽 SIJ 조절을 위한 더 나은 전략을 가져 왔으며, 이는 쭈그려 앉기 전체에 걸쳐 조절 상태를 유지하였다.

쭈그려 앉기 동안 감소된 복부 브레이싱(bracing)이 확인되고 보고되었다.

이 과제를 위한 1차 원인은 흉곽이고 2차 원인은 두개골 부위이다.

원인의 벡터 분석

능동과 수동 가동성 및 능동과 수동 제어의 벡터 분석이나 평가는 근원적인 시스템 손상을 결정하고 원인이나 원인의 부위에서만 이루어진다.

1차 원인 – 흉곽(2, 3, 4, 5번째 흉부 고리)

교정과 이완을 하는 동안 수동 청취는 서기와 쭈그려 앉기에서 앉기 과제 모두에서 2번째, 3번째, 4번째, 5번째 흉부 고리의 부적절한 정렬과 생체역학을 일으키는 근원적인 시스템 오류를 확인하였다. 이 검사는 오른쪽 전거근(벡터는 짧고 외측)에서 오른쪽 2번과 3번 늑골의 우세한 벡터를 보여 주었다. 또 다른(나중에) 당기는 벡터는 C5, C6, C7과 2번 늑골의 전방 측면에 부착된 오른쪽 후사각근으로부터 느껴졌다. 오른쪽 2번 늑골(앞쪽으로 회전)의 위치를 고려할 때, 이 후자의 벡터는 오른쪽 전거근 다발로 발생한 우세한 벡터에 대한 반응(reactor)일 수 있다.

교정과 이완하는 동안 붙어있는 4번째와 5번째 흉부 고리의 수동 청취는 흉곽 내 흉막과 폐(내장기 벡터)로 이동하는 우세한 벡터를 나타내었다.

2차 원인- 두개골 부위

오른쪽 ICT의 이완 동안 수동으로 청취하여 오른쪽 당김의 우세한 벡터가 밝혀졌다. 이 벡터는 후두 아래 심부 근육들로부터 발생하는 상부 목과 두개골 사이의 두개골외(extracranial, 두개골 바깥)였다.

흉곽 원인이 복벽과 골반저 동원 전략에 미치는 영향

실시간 초음파를 사용하여 방광과 골반저의 횡복부 관찰은 골반 근육의 비대칭 과활성을 나타내었다. 오른쪽이 왼쪽보다 컸다(그림 5.16). 골반저 근육을 동원하는 것을 목적으로 한 신호로 방광 아래의 최소한의 상승이 생겼다. 또한, 이 단서에 대한 복횡근의 하부나 중부 섬유의 반응을 최소화했다. 그러나 내복사근은 오른쪽과 왼쪽 모두에서 활성화가 증가하였고 왼쪽보다 오른쪽에서 더 큰 활성화로 골반저근 신호에 반응하였다.

흉곽(2–5번째 흉부 고리)과 두개골 부위의 정렬이 교정되면 골반저근의 휴식 긴장도가 즉시 개선되었다(그림 5.17A). Lisa에게 골반저근을 수축시키기 위해 동일한 구두 신호를 주었을 때 방광 기저부를 들어 올리는 것(항문거근의 수축에 의해 발생)의 현저한 증가가 발생하였다(그림 5.17B). 복횡근의 하부와 중부 섬유는 이 신호에 적절하게 반응하였고, 내복사근의 반응이 감소되었다. 심부 근육의 개선된 반응은 두개골과 흉곽 부위가 교정되었을 때 쭈그려 앉기 과제에서 그녀의 SIJ 조절이 회복된 이유일 것이다.

Lisa는 흉곽과 두개골을 함께 교정하면 호흡이 더 쉬워졌고, 이것이 복부 근육과 골반저근을 이완시킬 수 있다고 느꼈다. 그녀는 골반저근이 동원되는 느낌이 호전되었고 '힘이 드는' 느낌이 들지 않았다고 보고하였다.

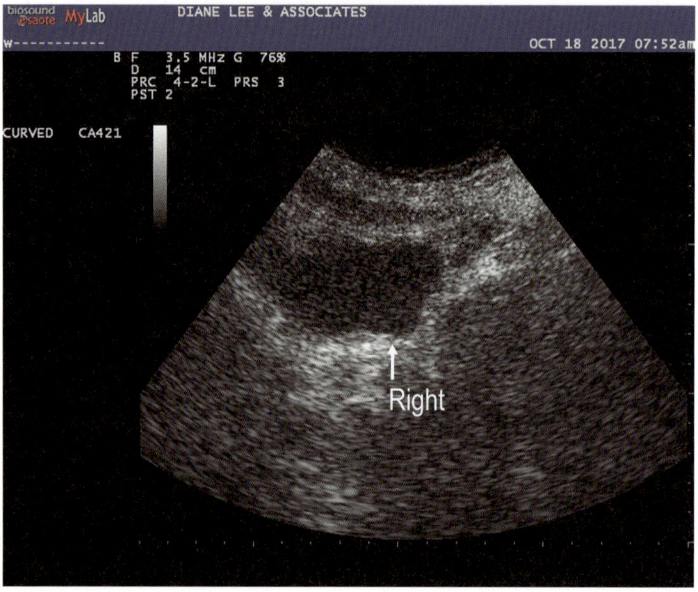

그림 5.16

치료 전: 실시간 초음파 영상을 사용하여 방광과 골반저근을 횡복부 관찰. 참고: 이 영상은 오른쪽이 환자의 신체의 오른쪽이라는 점에서 초음파의 일반적인 규칙을 따르지 않는다. 적절하게 방광의 기저부는 영상의 **바닥을** 향한 볼록한 모양이어야 한다. 방광의 기저부가 오목하고 왼쪽(화살표)보다 오른쪽에서 더 많이 들어 올려진 것을 유의하라. 이것은 왼쪽보다 오른쪽으로 골반저근의 과도한 활성화를 시사하고 있다.

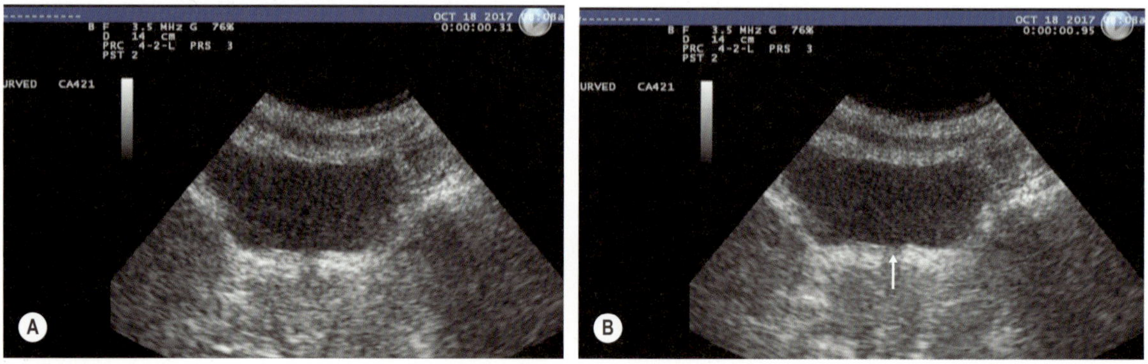

그림 5.17

치료 후: 실시간 초음파 영상을 사용하여 방광과 골반저근을 횡복부 관찰.

(A) 휴식. 휴식 시의 방광 기저부의 모양을 그림 5.16과 비교하라. 측면이 덜 오목한 것이 아니라 측면 사이에서 더 편평하며 대칭이 되는지에 주의하라.

(B) Lisa가 골반 근육의 3층을 모두 수축시킨 후 이완시키기 위한 신호를 받았을 때, 방광 기저부의 중간선의 들어 올림(화살표)에 이어 이완을 볼 수 있었다. 이것은 골반저근의 더 나은 동원과 이완 전략이며, 두개골과 흉곽 부위의 정렬이 교정된 경우에만 만들 수 있었다.

Lisa의 흉곽과 두개골이 원인이 된 골반저를 위한 ISM 치료

이완과 정렬

오른쪽 전거근 특히, 오른쪽 2번과 3번 늑골과 관련된 다발의 과활성화를 줄이기 위해 의식적인 이완을 사용하였다(6장 참조). 그 후 흉부 고리 스택과 호흡〔일반적인 다중 시스템 이완 기법(Lee L-J 2016)〕은 '붙어 있는' 4번째와 5번째 흉부 고리의 내장기 벡터를 이완하였다. 자가 이완 기법은 집에서 연습을 하기 위하여 가르쳤다: 4번째와 5번째 흉부 고리에 초점을 두고 흉부 고리 스택과 호흡을 하고 2번과 3번 늑골에 오른쪽 전거근 앞쪽 다발을 위해 옆으로 누워 공을 이용한 이완을 자가 연습하도록 하였다. 오른쪽 후두하근은 의식적 이완을 사용하여 이완되었다.

동시에 골반저근과 복횡근의 이완 및 동원과 관련하여 두개골과 흉부 정렬을 개선하는 것을 목적으로 한 자가 연습이 이루어졌다. Lisa는 소프트볼(좌골 결절 사이의 회음부에 위치)에 앉아 흉곽(2-5번째 흉부 고리)과 두개골 부위를 손과 이미지 신호에 맞게 정렬하고 그녀의 골반저근과 복횡근을 이완과 수축을 연습하도록 지시 받았다. 이것은 1단계의 운동 학습 연습이다.

Lisa가 이 자가 연습을 습득하면 두개골과 흉부 정렬을 유지하고 골반을 앞뒤로 기울이도록 지시받았다. 흉곽이나 두개골 부위가 움직이지 않기 때문에 정적 정렬을 위한 2단계 전략적 능력 훈련으로의 진행한다.

연결과 조절(Connect and control)

Lisa가 두개골 부위와 흉곽의 정렬 상태를 유지할 수 있게 되면, 흡기 시 골반저 근육의 하강과 협응된 횡격막 호흡(breathing)이 호흡(respiratory)과 골반 횡격막 사이의 협력 작용을 회복하도록 촉진하였다(2단계 전략적 능력 훈련). 이완과 연결 신호 모두 이 연습에 통합되었다. 이완 신호는 골반저근의 추가 이완을 촉진하기 위한 목적이었다: 앉아 있는 뼈가 넓어지고 꼬리뼈가 길어지고, 골반의 앞, 뒤 및 옆 사이 공간이 있다고 상상한다.

Lisa가 흉곽, 복부, 골반, 고관절을 통해 가벼움을 느끼기 시작하면 골반저근의 3가지 근육 층을 모두 올바르게 활성화(연결)하는 법을 배웠다. 연결 신호에는 다음이 포함된다.

- 음핵을 항문으로 가져온다
(1층 – 표층부 비뇨 생식기 격막);
- '오줌을 참는 것'으로 요도를 압박한다
(2층 – 심부 비뇨 생식기 격막);
- '커튼을 닫는다'는 음순을 의미한다
(표층부와 심부 횡방향 회음근을 포함한 1층과 2층);
- '거근(elevator)을 올린다'는 항문을 치골에 가져오는 것을 의미한다(3층 – 항문거근).

Lisa는 3회 호흡 후 협력 수축과 3회 호흡하고 이완하는 것을 지시받았다. 이것은 5~8회 호흡 주기 동안 골반저근 수축을 유지한 다음, 2~3회 호흡 주기 동안 이완하는 것으로 진행되었다. 복횡근의 동시 활성화가 촉진되었다. 이 운동 학습의 연습은 처음에는 바로 누운 자세에서 하였고 앉기, 서기, 쭈그려 앉기 자세(Lisa의 의미적 과제 자세)와 같이 더 수직 부하가 걸린 자세로 진행되었다.

움직임

Lisa의 초기 움직임 연습은 서 있는 동안 이완, 정렬, 연결 신호를 통합하기 위한 것이었다. 이것이 숙달되면, 그녀는 흉곽과 두개골 부위의 적절한 정렬을 유지하고 쭈그려 앉기에서 앉기를 통해 서고 숨을 멈추지 않고 심부 시스템(골반저근과 복횡근)을 점진적으로 동원하였다(2단계 움직임 훈련).

앉은 자세에서 Lisa는 이완, 정렬, 연결 신호를 연습한 다음 기침과 웃음을 하도록 지시 받았다. Lisa는 이 새로운 전략을 다양한 사회적 상황에 맞추고 조절하기 위해 훈련할 수 있도록 재미있는 쇼(개인적으로)를 시청하는 것을 추가하도록 권고받았다. 이것은 의미적 과제 훈련이며, 인지와 연합 운동 학습의 요구 사항을 모두 충족한다(7장 참조). 시간이 지날수록 그리고 연습하면 전략은 자동화될 것이다.

결론(Conclusion)

전신을 포함하여 골반저근 불편사항을 주로 평가할 때와 통합 시스템 모델을 사용하는 사람들에게 Lisa의 이야기는 드문 일이 아니다. 그녀의 1차 손상은 흉곽-원인의 골반저근 손상이며, 2차 두개골 부위 원인이 함께 있다. 그녀는 특히 흉곽에 높은 압력과 정렬 소실을 초래할 수 있으며 이로 인해 소변 누출 빈도가 증가시키는 드래곤 보트(dragon boating) 시즌에 간헐적으로 치료를 지속하였다. 누출은 그녀가 강한 기침과 관련된 호흡기 감기가 심한 경우에도 발생할 수 있다. 전반적으로 Lisa는 몸 전체의 정렬과 복강(abdominal canister) 압력 관리 전략이 개선됨에 따라 요실금의 에피소드가 계속 감소하고 있다고 보고하였다.

간단한 사례 보고

다음은 완전한 사례보고가 아닌 위의 사례보고에서 다루지 않는 평가의 주요 요소를 강조하는 임상 예시들이다.

흉곽-원인으로 왼쪽 회전이 제한된 환자의 머리와 목

Diane Lee

비디오 5.30(무료 코드)
Miyuki: 흉곽-원인으로 왼쪽 회전이 제한된 머리와 목

Miyuki의 이야기와 현재 의미적 불편 사항과 과제(비디오 5.30)

Miyuki는 머리와 목의 왼쪽 회전 제한이 있었다.

의미적 과제 분석-앉아서 머리와 목의 왼쪽 회전

머리와 목의 왼쪽 회전을 위한 부적절한 정렬, 생체역학이나 조절의 부위:

- **쇄골:** 오른쪽 쇄골에서 전방 회전과 왼쪽 쇄골에서 후방 회전 감소.
- **왼쪽 견갑골:** 돌출(protracted) 되고 앞쪽으로 기울어져 있음.

- **상부와 중부 흉곽:** 2번째, 3번째, 4번째 흉부 고리는 앉은 자세에서 모두 왼쪽으로 전이되었고 오른쪽으로 회전되었으며, 머리와 목을 왼쪽으로 회전하는 동안 왼쪽 전이와 오른쪽 회전이 유지되었다.
- **경추 분절:** 앉은 자세에서 C7과 C2 모두 왼쪽으로 전이되었고 오른쪽으로 회전되었다; 그러나 C2와 C7 모두 머리와 목을 왼쪽으로 회전시키는 동안 오른쪽으로 전이되고 왼쪽으로 회전할 수 있었다(앉은 상태에서는 부적절하지만 머리와 목의 왼쪽 회전 과제에는 적절한 생체역학이다).

머리와 목의 왼쪽 회전에 대한 의미적 과제를 하는 동안 수행된 교정은 다음과 같은 결과를 보였다:

- 앉은 상태에서 3번째 흉부 고리 교정은 2번째와 4번째 흉부 고리와 C7의 정렬을 교정하였다. 이 교정은 왼쪽과 오른쪽 쇄골의 생체역학을 복원하고 머리와 목의 왼쪽 회전에 대한 범위와 Miyuki의 경험을 개선시켰다.
- 왼쪽 견갑골 교정은 2번째, 3번째, 4번째 흉부 고리의 정렬을 교정하였지만 머리와 목의 왼쪽 회전 범위에 동일하게 영향을 미치지 않았으며 3번째 흉부 고리를 교정하는 것만큼 본 과제의 경험을 개선시키지 못하였다.

Miyuki의 머리와 목 왼쪽 회전 과제에 대한 1차 원인은 흉곽, 특히 3번째 흉부 고리였다.

원인의 벡터 분석-흉곽 (3번째 흉부 고리)

3번째 흉부 고리의 교정 중 수동 청취

3번째 흉부 고리를 교정하는 동안, 교정을 방해하는 벡터가 견갑골 아래에서 나오고 있다는 느낌이 있었다. 이러한 느낌은 '발가락에 양말을 신고 신발에 발을 끼워 넣는' 것 같은 느낌으로 비유될 수 있다. 이는 보통 전거근의 특정 다발에서 유발된 벡터이다.

3번째 흉부 고리 교정의 이완 시 수동 청취

3번째 흉부 고리 교정이 이완되었을 때, 왼쪽 3번 늑골과 견갑골 모두 동시에 움직였고, 왼쪽 3번 늑골은 앞쪽으로 회전하고 견갑골은 돌출되었다. 이는 왼쪽 전거근의 과활동을 시사하고 왼쪽 3번 늑골을 덮고 있는 다발의 촉진은 이 가설을 확인하였다.

ISM 치료

왼쪽 3번 늑골(6장 참조)과 관련된 왼쪽 전거근의 특정 다발을 인식하면서 전거근과 견갑하근 사이의 접점의 특정 근막 신장도 보였다. 머리와 목의 왼쪽 회전을 다시 평가한 결과 동작의 진폭이 개선되었고 Miyuki의 제한감이 감소되었다. 완전한 기능 회복을 위해서는 왼쪽 견갑하근과 전거근 사이 접점의 근막 가동술이 필요할 것으로 보인다.

5장

흉곽-원인으로 흉곽의 회전 제한이 있는 흉곽-관절계 손상

Diane Lee

비디오 5.31(무료 코드)
Ayami: 흉부 회전에 영향을 미치는 늑골횡돌기관절(costotransverse joint)의 관절계 손상

Ayami의 이야기 및 현재 의미적 불편 사항과 과제(비디오 5.31)

Ayami는 일본에서 4일간의 흉곽 과정을 진행하는 동안 다수의 신경계 이완이 수행된 후에도 본 과제의 성과나 경험에 아무런 개선이 없이 흉곽의 오른쪽 회전이 지속적으로 제한되어 왔다.

의미적 과제 분석-앉아서 흉부의 오른쪽 회전

다음은 흉곽의 오른쪽 회전을 위한 부적절한 정렬, 생체역학 또는 조절 부위이다:

- 3번째 흉부 고리는 오른쪽으로 전이되었고 왼쪽으로 회전되었다;
- 중립 앉은 자세에서 3번째 흉부 고리의 정렬은 교정될 수 없었고, 교정은 관절계 손상을 나타내는 즉각적인 단단한 저항에 부딪혔다.

왼쪽 회전과 오른쪽 전이에 영향을 미치는 3번째 흉부 고리 내에 뻣뻣한 관절이 있을 것이라는 가설을 세웠다. 본 가설을 확인하거나 부정하기 위해 3번째 흉부 고리에 특정 관절계에 대한 추가 분석이 필요하였다.

원인의 벡터 분석-흉곽 (3번째 흉부 고리)

- 능동 골운동형상학적 가동성: 3번째 흉부 고리는 능동이나 수동으로 오른쪽으로 회전할 수 없었다.
- 수동 관절운동형상학적 가동성:
    - 오른쪽 3번째 늑골횡돌기관절의 전방 활주: 제한됨;
    - 왼쪽 3번째 늑골횡돌기관절의 상방 활주: 가동;
    - 오른쪽 관절돌기관관절(zygapophyseal joint) T2-3의 하방 활주: 가동;
    - 왼쪽 관절돌기관관절 T2-3의 하방 활주: 가동

ISM 치료

오른쪽 늑골횡돌기관절에 벡터-특정 하방 활주 가동술(mobilization technique)(6장 참조)이 적용되었다(벡터가 이완될 때까지 지속됨). 오른쪽 흉부 회전 진폭에서 즉각적인 개선이 나타났고 Ayami의 과제 경험도 개선되었다. 이제 3번째 흉부 고리의 생체역학은 위-아래에 있는 흉부 고리와 일치했고 앉은 자세에서 위-아래 고리와 정렬되었다.

관절계 손상은 흉부 고리 정렬의 교정을 방지하고 일반적이거나 특정적인 신경계 이완 기법에 반응하지 않는다.

골반-원인으로 앉아서 통증을 경험하는 환자의 흉곽

Diane Lee

비디오 5.32 (무료 코드)
Leah: 골반-원인으로 앉아서 통증이 있는 흉곽

Leah의 이야기 및 현재 의미적 불편 사항과 과제(비디오 5.32)

의미적 불편 사항: 휴대용 치료대 위에 앉아서 몇 분 만에 중부 흉곽에서의 화끈거림과 오른쪽 목 위로 방사되는 통증.

Leah는 팔을 사용해도 앉아 있는 동안 경험이 바뀌지 않았다고 말했다. 증상은 팔, 머리, 목을 어떻게 했느냐와 상관없이 나타났다. 그녀는 또한 쭈그려 앉았다가 의자에 앉을 때에도 같은 증상을 경험하였다; 그러나 '휴대용 치료 테이블 앉기 과제'에서 쭈그려 앉기는 유용한 선별 과제가 아니다.

의미적 과제 분석 – 팔에 체중을 지지하는 전략을 사용한 앉기

Leah는 수업 중 휴대용 치료 테이블에 앉기 위해 팔을 사용하였다. 이 의미적 과제를 수행하는 동안 그녀는 오른쪽 SIJ에 대한 조절을 잃었고 골반은 오른쪽 SIJ가 잠금 해제된 상태에서 왼쪽 횡단면 회전으로 끝났다. 오른쪽 최장근의 주목할 만한 과활성화가 있었고, 특정 다발의 윤곽이 우세하게 나타났을 때, 힘줄은 T6의 오른쪽 횡돌기에 기시되었다. 그녀의 흉부에 타는 증상의 위치와 일치하였다. 이 전략은 천골의 끄덕임(nutate)을 제공하여 골반에 힘 폐쇄(force closure)를 더 많이 줄 수 있다.

7번째 흉부 고리의 교정으로 인해 오른쪽 최장근의 활성화가 감소하였지만, 이 흉부 고리의 교정은 Leah가 의미적 과제를 반복할 때 오른쪽 SIJ에 대한 조절력을 제공하지 못하였다. 팔을 이용하여 체중을 지지하지 않고 의자에 앉기 위해 쭈그려 앉기 과제 역시 검사되었다. 그녀의 오른쪽 SIJ는 초기 쭈그려 앉기 자세에서 조절력을 잃었고, 그녀는 같은 자세의 패턴과 동일한 오른쪽 최장근의 과활성화로 의자에 앉았다. 7번째 흉부 고리 교정은 쭈그려 앉기 과제에서 의자에 앉기를 수행하는 동안 골반을 조절하지 못하였다.

그녀가 테이블 위에서 '아치형 모양(vaulted)'으로 있는 동안과 쭈그려 앉기에서 의자에 앉기를 하는 동안 오른쪽 SIJ를 조절하기 위해 골반에 압박을 제공하고, 앉은 자세에서 골반과 7번째 흉부 고리의 정렬을 교정하여 오른쪽 최장근의 활성화가 감소하였다.
이후 Leah는 중부 흉부의 화끈거림이나 목 증상에 대한 방사통 없이 오래 앉아있을 수 있었다. 골반은 2가지 과제와 조절 저하의 원인이며, 앉기 위해 부적절한 신경근육 전략의 결과가 중부 흉부와 목 통증의 원인일 수 있었다.

앉을 때 오른쪽 SIJ의 골반에 대한 조절을 방해하는 근원적인 시스템 손상을 결정하기 위해서는 벡터 분석(능동과 수동 가동성, 능동과 수동 제어)이 필요하다.

흉곽-원인으로 왼쪽 팔을 들어 올리기 위한 경추 조절의 감소

Diane Lee

비디오 5.33(무료 코드)
Elayne: 흉곽-원인으로 왼쪽 팔을 들어올리기 위한 경추 조절의 감소

Elayne의 이야기 및 현재 의미적 불편 사항과 과제(비디오 5.33)

의미적 불편 사항과 과제: 왼쪽 팔을 들어올리기 어렵다; 약한 느낌.

의미적 과제 분석-왼쪽 팔 들어올리기

다음은 왼쪽 팔 올리기에 대한 부적절한 정렬, 생체역학 또는 조절 부위이다:

- 5번째 흉부 고리는 왼쪽으로 전이되기 시작했고, 오른쪽으로 회전했으며, 4번째 흉부 고리는 오른쪽으로 전이되기 시작했고 왼쪽으로 회전했으며, Elayne이 왼쪽 팔을 90°로 올렸을 때 두 흉부 고리 위치는 변하지 않았다.
- C7은 왼쪽으로 전이되기 시작했고 오른쪽으로 회전했으며 왼쪽 팔 올리기에는 변화가 없었다.

부하가 추가되었을 때의 결과는 다음과 같다:

- 이 과제에 저항이 추가되었을 때(부하 증가), 4번째 흉부 고리는 오른쪽으로 더 전이되었고 왼쪽으로 더 회전했으며, 5번째 흉부 고리는 왼쪽으로 더 전이되었고 오른쪽으로 더 회전되었으며 C7은 왼쪽으로 더 전이되었고 오른쪽으로 더 회전되었다.

교정의 영향은 다음과 같다:

- 4번째와 5번째 흉부 고리의 교정으로 인해 C7 정렬이 자동 교정되었다.
- 4번째와 5번째 흉부 고리의 교정으로 인해 왼쪽 팔을 들어 올리는데 필요한 노력을 감소시켰고 부하가 팔에 추가되었을 때 C7은 조절된 상태를 그대로 유지하였다.

가설(Hypothesis)

4번째와 5번째 흉부 고리에 대한 부적절한 정렬과 조절은 C7의 정렬과 조절을 방해하였다. 전체적으로 모든 3개 분절의 부적절한 정렬과 조절은 Elayne이 왼쪽 팔을 쉽게 올릴 수 있는 능력을 저하시켰다. 근원적인 시스템 손상을 결정하고 치료 계획을 정하기 위해서는 4번째와 5번째 흉부 고리의 벡터 분석(능동과 수동 가동성 및 조절)이 필요하다.

요약(Summary)

비록 높은 수준의 근거로 분류되지는 않지만, 개별 사례 보고는 우리의 지식 체계에 크게 기여한다. 3장에서 언급한 바와 같이 현재의 근거와 임상 경험(Garner 2016, Hodges 2015, Hodges et al. 2013, Jones & Rivett 2004, Kent & Hartvigsen 2015, Moseley & Butler 2017, O'Sullivan et al. 2015, Sahrmann & van Dillen 2015)은 복잡한 환자에 대한 개별적, 임상적 추론, 생물심리사회적(biopsychosocial) 접근법을 지원한다. 이 장에서는 통합 시스템 모델이 개별화된 치료를 구성하는 데 어떻게 도움이 되는지, 그리고 흉곽이 여러 근골격계 질환에 미치는 역할을 설명하기 위해 복잡하고 덜 복잡한 사례에 대한 몇 가지 사례 보고를 제공하였다.

흉곽계 손상의 이완기법 6

Release techniques for system impairments

참고사항: 이 장에서는 흉곽계에 대한 보다 전문적이며 보편적인 이완기법의 통합적 접근방법 소개하고자 한다. 물론 이번 장에서 모든 이완기법을 설명할 수는 없지만 이 장에서의 흉곽계의 이완기법의 촛점은 관절 및 신경계 제한에 중점을 두고 근막 및 내장계의 이완에 대한 부분을 함께 해결하는 것을 설명하고자 한다.

서론(Introduction)

통합 시스템 모델(ISM)은 임상의가 평가의 모든 정보를 정리하여 규범적이고 개별적인 치료 프로그램을 활용할 수 있도록 도와준다.

치료의 ISM 약어는 RACM: Release(이완), Align(정렬), Connect(연결), Control(제어), Move(움직임) 이다. ISM 치료는 초기에 원인 또는 원인부위들을 대상으로 하며 각 세션에는 원인부위(교정될 때 다른 부위의 기능에 가장 큰 영향을 미치는 신체 부위)를 이완하고 정렬하는 기술, 운동 및 교육의 구성 요소가 포함된다. 이완기법 후, 검사에 의한 재평가는 운동제어 훈련이 원인부위와 관련된 특정 근육(1 차 또는 2 차)에 대한 연결 및 제어가 필요한지 확인한다. 각 단계의 최종적이고 중요한 부분은 동작 훈련이다. 목표는 새로운 뇌 지도와 조직구조, 혈류 및 배액, 기능 및 전반적인 건강을 유지하는 방법으로 하중을 전달하고 긴장된 두개골, 흉부, 복부 및 골반 압력을 제어하는 운동 전략을 만드는 것이다. 이 장에서는 흉곽의 문제를 이완시킴으로 변화를 만들어 내는 구체적인 방법에 대해 설명하고자 한다.

이완 및 정렬(Release and align)

이완기법은 다양한 문제를 해결하는 것으로 시작된다(인지, 정서, 감각 및 신체). 운동제어 및 운동 전략과 차선책 전략은 여러 메카니즘과 목표에 의해 영향을 받으며 평가의 목적은 주요한 문제를 얼마나 해결할 것인지 결정하는 것이다. 인지적, 정서적, 신체적 문제들은 통합시스템 모델(ISM)과 같은 생물심리사회적 접근에 관련되는 것으로 간주된다. 그럼에도 불구하고 내장기관은 물리치료 영역으로 정기적으로 다루어지지는 않는다. 그러나 과도한 글루텐, 유제품, 알코올, 설탕, 수소 함유 오일 및 아스파탐과 같은 잠재적인 신경 독소를 섭취하면, 염증과 통증뿐만 아니라 새로운 운동 경로가 만들어지게 된다. 장 건강과 염증 및 만성 통증 상태는 때때로 전반적인 운동 건강을 회복시키는데 중요한 장애가 될 수 있다. 우리는 이러한 문제를 간과하기 보다는 근골격계 건강에서 영양의 역할(산성 대 알칼리성 식이, 배제다이어트, 수분 등)에 대해 환자를 교육할 수 있는 누군가를 찾아야 한다.

인지의 문제들(Cognitive barriers)

인지의 문제들(사고와 신념)은 대화, 비디오, 서적, 웹 사이트을 통해 교육을 받거나 다른 전문가(상담사, 심리학자 등)에게 의뢰하여 해결한다. 생각과 신념을 바꾸는 강력한 방법은 통증의 원인과 문제를 평가하여 나타난 합리적인 가설을 이해할 수 있고 위협적이지 않은 언어로 제공해야 할 것이다. 이것은 통제권을 포기함으로 불안과 위협을 줄이고 미래에 대한 자신감과 희망을 회복하는 데 도움이 될 수 있다. 항상 위협적인 언어를 피하고, 통합 시스템 모델(ISM) 평가 중에 결과를 구두로 표현할 경우 환자가 문제에 대한 변화 계획에 대해 긍정적인 이해를 할 수 있도록 상황을 운영해야 한다. 변화를 모니터링하는 데 사용될 요소(기능과 통증)에 대해 동의해야 하며 즉, '어떠십니까?'라는 질문에 답하기 전에 문제점들을 확인해야 한다.

정서적인 문제들 (Emotional barriers)

정서적인 문제들(두려움, 분노, 위협, 슬픔, 우울증)은 생각이나 사회적 맥락에 대한 신체의 반응을 변화시켜 해결할 수 있다. 교감신경계(SNS)를 약화시키고 시스템 장애 부교감신경계(PNS) 방출을 강화하는 기법은 SNS가 '도용 당해' 위협이 높은 사람들에게 도움이 된다. 다음을 포함한 많은 치료 기술이 도움이 될 수 있다.

- 두개천골 요법(craniosacral therapy)
- 침술(acupuncture)
- 소금욕 치료(salt float tanks)
- 명상(meditation)
- 의식적인 호흡(conscious breathing) 또는 편안한 프라나 야마(relaxing pranayama)(호흡조절 연습)
- 상담(counseling)

치료 기술의 선택은 치료사의 테크닉 능력과 진료 네티워 그리고 치료 효과나 환자의 참여에 달려 있다. 모든 기술과 치료에서 안전한 치료 환경을 조성하는 것이 성공에 매우 중요하다.

감각 및 물리적 문제들 (Sensorial and physical barriers)

감각 및 신체적 문제들은 벡터 분석을 통해 결정된 차선책 정렬, 생체역학 및 가동성 제어의 기본이 되는 다양한 시스템 장애에 의해 발생된 문제들이다. 일단 의미적 과제를 위한 문제가 있는 부위가 특정되면 흉곽의 이완 치료를 하기 위해 능동 및 수동 가동성 검사(벡터 분석 포함)와 원인과 원인부위의 감별을 위한 능동 및 수동 제어 검사를 실시해야 한다. 각 이완기법 후에는 중재 영향을 평가하기 위한 선별검사를 반복해야 한다. 일반적으로 4~6개의 벡터가 존재한다. 그러나 2~3개만이 유효한 문제를 일으키며 나머지는 반응에 관여할 뿐이다.

교정하는 동안 환자의 이야기를 듣고, 흉곽계의 특정 구조의 원인적 문제들을 식별하여 어떠한 이완기법을 적용할지 결정하게 된다. 의미적 과제와 관련된 선별 과제는 흉곽계 문제의 원인을 제공하는 부위가, 완전히 이완시킨 후에도 반복해서 문제를 일으킨 부위의 제어가 필요한지 또는 이러한 문제를 해결한 후에도 그 부위가 잘 작동되는지 자동으로 복원될 수 있는지 확인해야 한다. 문제를 일으킨 부위가 정렬이 만들어 지고, 생체역학 및 제어시스템이 정상적으로 작동되고 특정한 부위의 움직임에 대한 제어가 잘 이루어지면 움직임을 통한 훈련을 실시한다.

문제가 있는 부위에 대한 특별한 움직임 훈련의 동작들은 그 부위에 대한 정렬 및 생체역학을 유지하는 데 중점을 둔다(7장의 2단계 및 3단계 교육 참조). 흉곽계에 대한 이완기법을 실시하고 반복적인 선별검사와 차선의 정렬과 생체역학적 자세의 교육과 원인부위의 영향을 미치는 제한 벡터가 없음에도, 하나 이상의 제어가 지속된다면 이것은 근육의 움직임 제어의 문제이거나 근력 또는 지구력의 문제가 있는 것이다. 힘과 지구력. 특정 근육 움직임 조절 훈련(1단계 운동 학습),

2단계 전략 역량 훈련, 3단계 훈련, 1단계에서 3단계까지의 운동 훈련은 여러 신체 영역의 가동성과 제어가 필요한 복잡한 작업을 필요로 한다(7장 참조). 특히 흉곽계의 문제가 신경 또는 내장인 경우, 치료 과정과 과정 사이에서 문제를 일으킨 원인부위가 좋아질 수도 있을 것으로 예상한다. 신경 및 내장을 이완시키는 기법은 치료과정에서 빠른 효과를 만들어 내는 반면, 관절 및 근막 시스템은 손상(해부 구조 변화)은 늘 그런 것은 아니지만 더 많은 시간과 치료를 바꾸어 가면서 치료해 보아야 하는 과정을 필요로 한다. 이 장에서 치료 기술과 시스템에 관한 부분은 특별한 순서를 정해 놓지는 않았다. 그러나 시스템의 크기와 방향을 결정하는 벡터 분석을 통해 치료의 우선순위를 결정해야 한다.

관절계의 손상
(Articular system impairments)

제한을 일으키는 관절계의 손상은 문제를 일으키는 원인 부위의 완벽한 교정을 어렵게 한다(5장의 Ayami's Story 참조). 제한된 관절의 움직임은 습관성 자세, 활동력이 감퇴하는 등의 퇴행적 변화, 사고로 발생되는 외상 또는 자가 면역 장애(예를 들어, 류마티스 관절염, 건선성 관절염, 확산성 간질 골격 뼈과다증, 강직성 척추염 등)와 같은 이차적 관절 병리로 인해 발생할 수 있다. 일반적인 결과적 문제는 관절낭의 결합조직 성분의 탈수에 의한 섬유증이다. 골다공증에 의해 융합된 관절은 관절가동술을 통해 해결될 수 없지만, 섬유화 또는 탈수된 관절은 크기와 방향을 잘 조절하여 실시하는 관절가동술을 통해 해결할 수도 있다. 관절의 가동성을 확인할 때 관절의 시작 위치를 고려하지 않으면 신경 시스템의 손상은 관절운동학적 관절의 가동성에 영향을 미친다. 제한된 관절에 있어 관절의 손상과 신경계 손상의 차이점은 관절의 문제가 있는 경우에는 구조의 정렬과 생체역학적인 부분의 문제를 해결할 수 없다는 것이다. 신경계의 손상은 관절의 기능적 교정으로 가능하다. 근막 시스템의 문제가 있는 경우에는 완전한 교정이 제한되기도 한다. 근막의 손상에서는 다른 느낌의 성질과 끝느낌(end feel)이 다른 크기와 방향의 벡터값을 나타나게 한다. 늑간근의 수술로 인한 흉터를 가진 환자의 경우 근막에 형성된 벡터는 관절에 나타나는 짧고 단단한 느낌보다 훨씬 더 부드럽고 더 늘어나는 것을 볼 수 있다. 복부와 골반, 두개골에 대한 이완 교정 기법을 적용하면 내장기의 벡터값은 흉곽의 안쪽으로 끌어당기는 힘을 만들어 낸다.

관절의 퇴행 또는 외상에 의한 이차적인 관절 구조의 해부학적 완전성 상실은 과도한 관절 가동성과 제어 장애를 유발할 수 있다. 흉부내 고리 조절 훈련은 이러한 상태를 알려준다(7장의 흉부내 고리 조절 훈련 1단계 참조). 움직임을 조절하는 전략으로 관절의 움직임을 만들어 내는데 불충분하거나 관절의 움직임을 만들어 내는 힘이 나오지 않을 경우에는 프롤로테라피(prolotherapy)를 실시하기도 한다.

6장

흉부 후관절
(Thoracic zygapophyseal joints)

섬유증 또는 탈수증이 흉부 고리인 척추후관절(zygapophyseal joints)의 왼쪽으로나 오른쪽으로 손상을 유발시킬 때, 흉부 고리의 정렬은 앉은 자세에서나 선 자세에서 움직임을 만들면 시상면, 관상면, 횡단면으로의 움직임 제한이 발생된다.

한쪽만 섬유화되거나 탈수된 후관절을 가진 사람은 다음과 같은 증상이 종종 나타난다.

- 처음에는 도수교정으로 흉부 고리를 중립으로 바꿀 수 없는 지속적인 전이와 회전이 나타난다.
- 근육에 의해 발생되는 골운동학적 움직임(osteokinematic)과 관절 내에서 발생되는 관절운동학적 움직임(arthrokinematic)이 능동 및 수동 가동성의 한 방향에 대한 제한이 나타난다:
  - ○ 제한된 상방활주는 흉부 고리의 굴곡과 반대쪽 회전 및 측면굴곡을 제한한다. (그림 6.1 A–G);

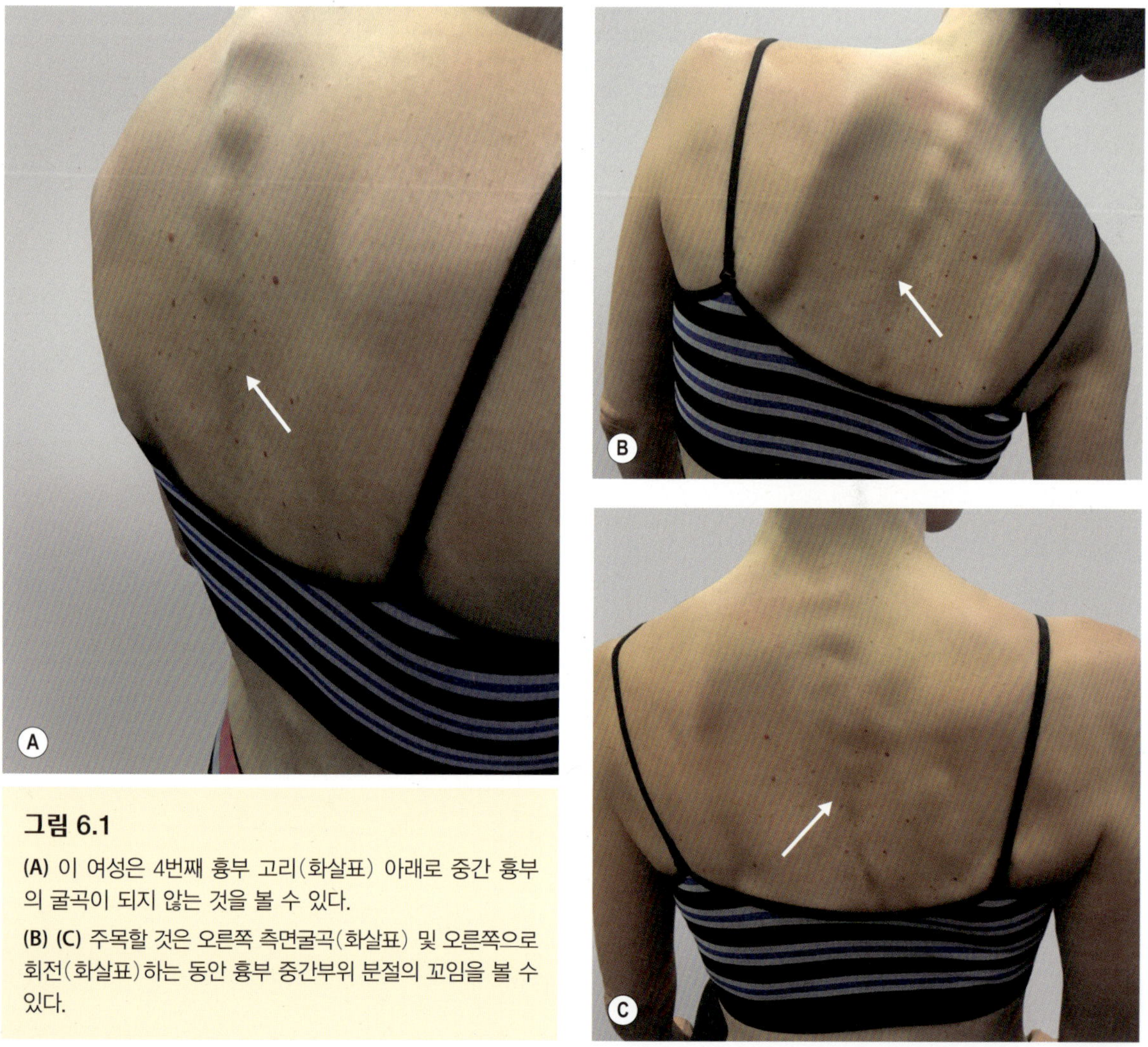

그림 6.1

(A) 이 여성은 4번째 흉부 고리(화살표) 아래로 중간 흉부의 굴곡이 되지 않는 것을 볼 수 있다.

(B) (C) 주목할 것은 오른쪽 측면굴곡(화살표) 및 오른쪽으로 회전(화살표)하는 동안 흉부 중간부위 분절의 꼬임을 볼 수 있다.

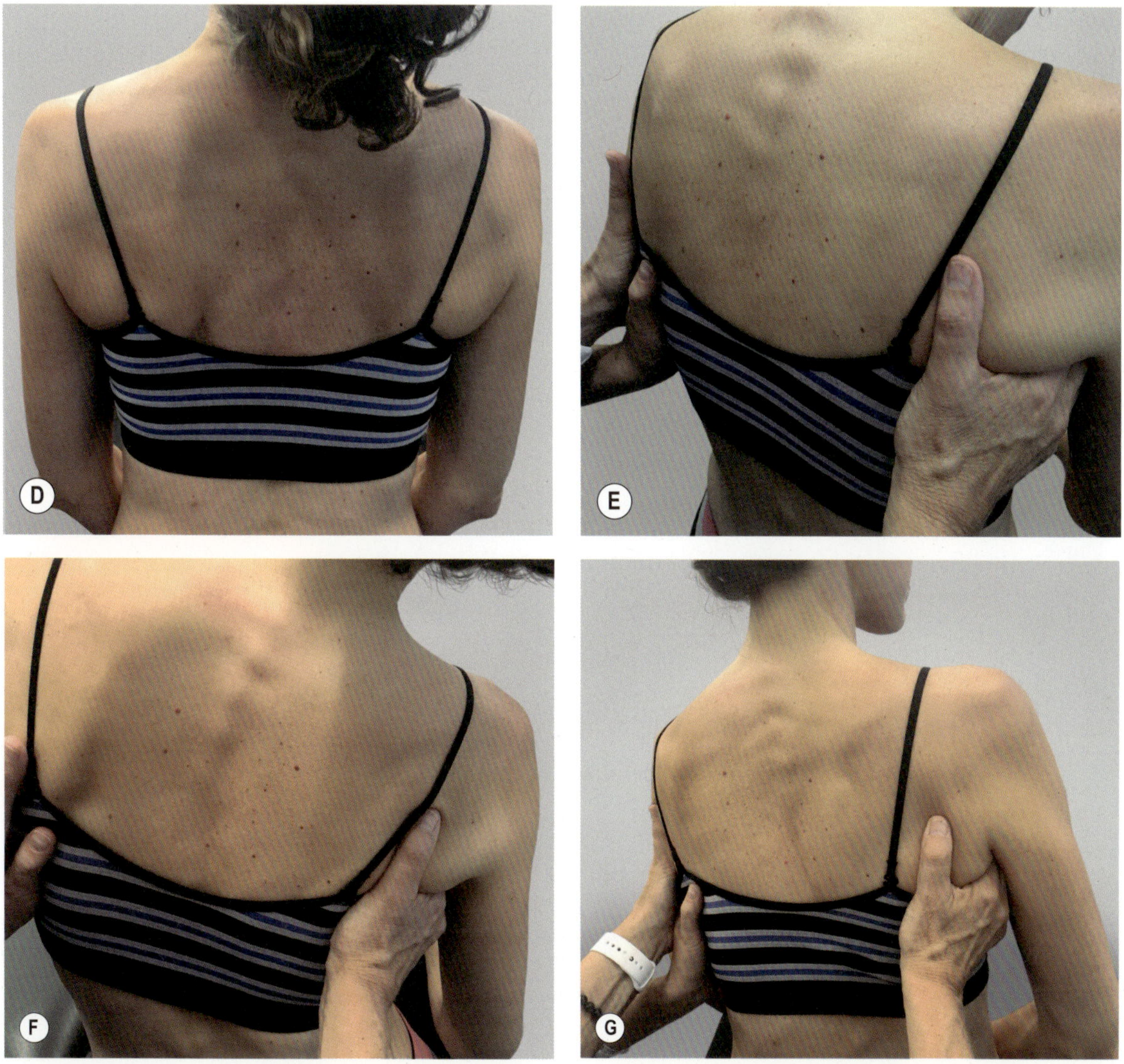

그림 6.1– *계속*

(D) 환자의 중간 흉부 부위를 신전시켜 보니, 5번째 흉부 고리의 오른쪽이 변하지 않는 것을 볼 수 있다.

(E) 이 여성의 5번째 흉부 고리는 오른쪽으로 이동되었고, 왼쪽으로 회전되어 도수치료 동작으로 교정이 되지 않는다. 5번째 흉부 고리에 대한 정렬교정 및 생체역학적 교정의 시도는 단단한 관절의 고정 때문임. T4–T5에서 척추 관절운동학적 분석상 좌측 척추 후관절의 상방활주 제한으로 흉추의 굴곡이나 오른쪽 측면굴곡 **(F)** 동작과 오른쪽 회전 **(G)** 동작도 증가시키기 어려웠다.

○ 제한된 하방활주는 흉부 고리의 신전과 동측회전 및 측면굴곡을 제한한다 (그림 6.2 A–F).

- 벡터 분석에 의한 방향성 값들은 짧아지고 단단해지는 성질을 가진다.

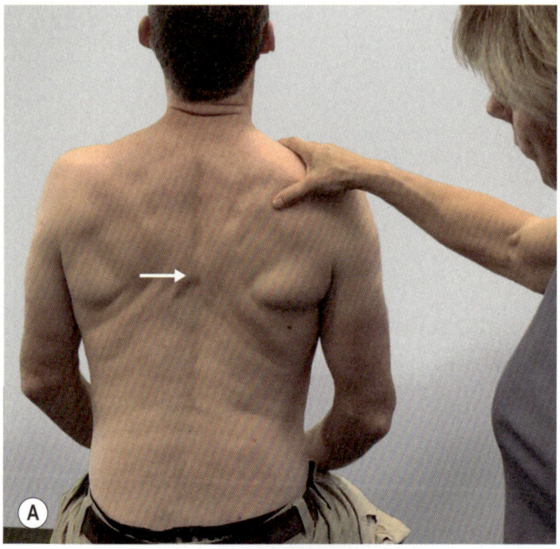

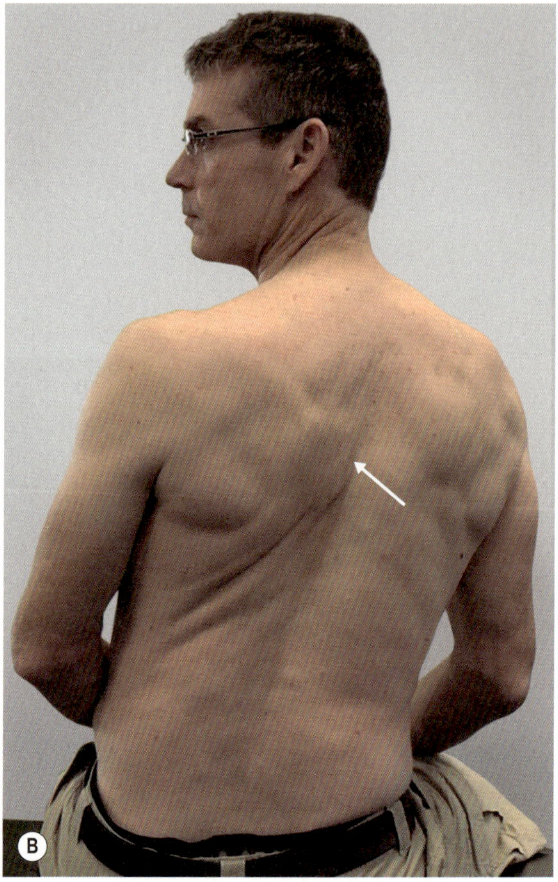

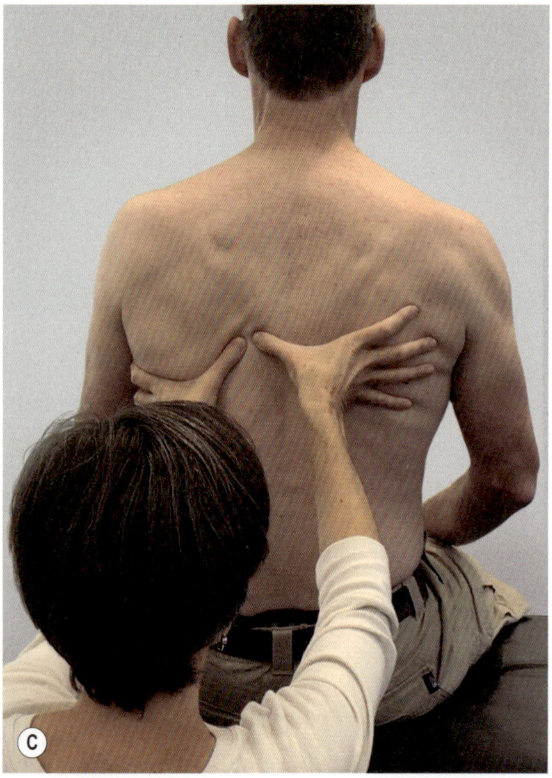

그림 6.2

(A) 이 남성은 8번째 흉부 고리의 문제로 흉부 신전이 안되는 흉부관절의 패턴을 보여주고 있다. 8번째 흉부 고리는 오른쪽으로 이동해 있으며 오른쪽으로 회전이 일어나 있다.

(B) 흉곽의 왼쪽 회전은 흉추 7~8번의 분절 꼬임을 일으키는 것을 볼 수 있다(화살표).

(C) 흡기 시 능동 생리학적 움직임 테스트 결과 왼쪽 8번째 늑횡돌기 관절에서 전외하방으로의 활주에 제한이 있는 것으로 보여지며 왼쪽 늑골의 전방회전은 일어나 후방회전은 일어나지 않는 것을 볼 수 있다.

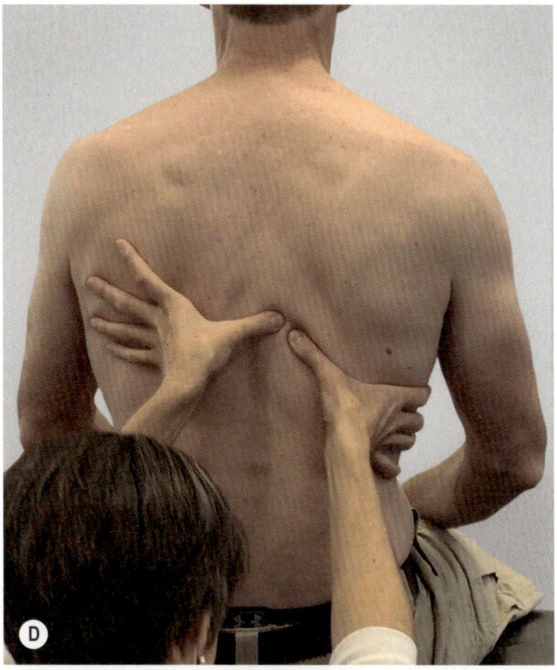

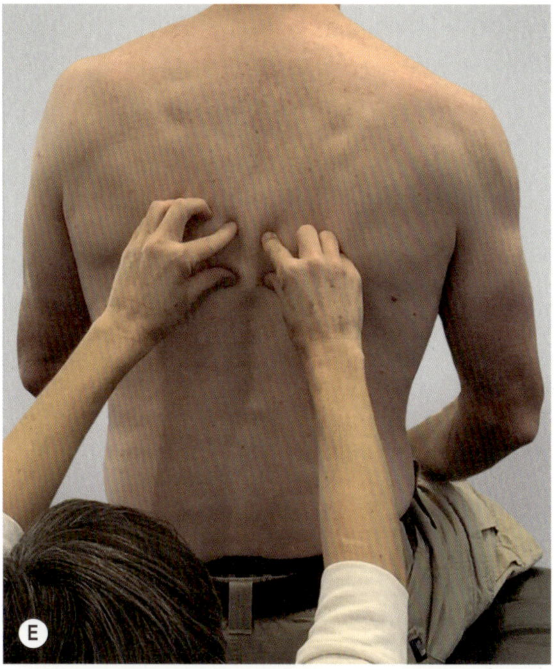

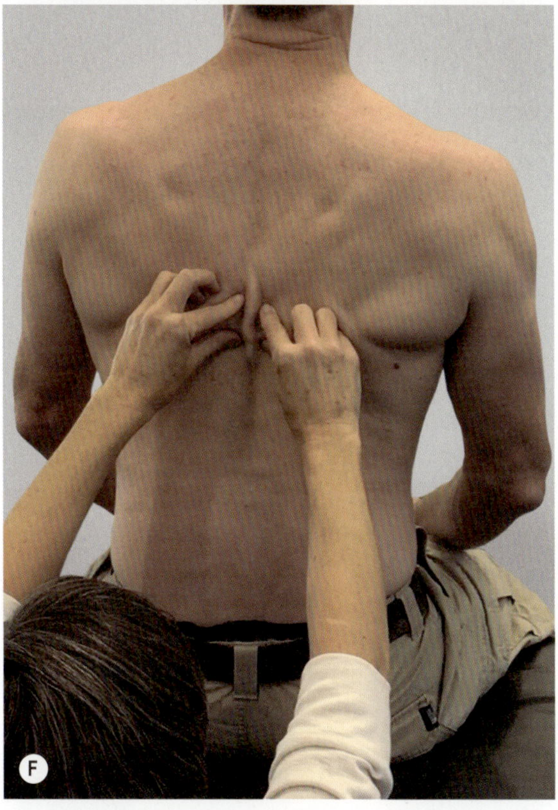

그림 6.2-*계속*

(D) 호기 시 능동 생리학적 움직임 테스트에서 8번째 오른쪽 늑횡돌기 관절의 후내상방활주를 보여준다. 오른쪽 늑골은 후방으로 회전하고 전방으로 회전하는 것을 볼 수 있다.

(E) T7 – T8에서는 우측굴곡과 우측 회전이 되었으며,

(F) 신전 동작 시 T7 – T8의 후관절의 왼쪽 하방활주에 제한을 보여준다.

두 가지의 굳어버린 관절 내에서 발생되는 관절운동학적(arthrokinematic) 활주는 왼쪽 T7 – T8 후관절의 하방 활주와 왼쪽 8번째 늑횡돌기 관절 제한을 일으킨다. 특별한 크기와 방향의 도수치료는 8번 흉부 고리의 정렬과 움직임을 회복을 가능하게 한다.

척흉골병 부위(Vertebromanubrial region)

양측 상방활주와 굴곡에 대한 양측 제한 (예: T1 – T2) (*Bilateral restriction of flexion and bilateral superior glide*)

이 기술은 T1 – T2에서 후관절의 굴곡과 상방활주의 양측 제한에 관한 내용이다. 환자를 바로 눕히고 치료사는 환자의 머리쪽에 앉아 검지손가락 중수지마디 옆부분으로 T2 부위의 극돌기를 고정한 후(그림 6.3A) 반대편 손으로 머리와 목 아래에서 T1쪽으로 지지하고(그림 6.3B) 목과 T1–T2 부위를 관절의 움직임 제한이 느껴질 때까지 구부려 본다. T2를 고정하고 T1에 양측 상방으로 치료기술을 적용한다. 가장 큰 저항의 '선(line)'을 느끼고 고정된 느낌이 풀릴 때까지 기다린다.

일반적으로 국소 도수치료는 환자를 앉히거나 세운 뒤 목뒤에 두 손을 깍지를 낀 후 실시한다. 깍지를 낀 상태에서 엄지와 손가락을 T1–T2 극돌기 사이의 공간에 갖다 대고 치료사는 환자 뒤에 서서 환자의 겨드랑이 아래에 구부린 팔꿈치에 의해 생긴 삼각공간 사이로 치료사의 손을 넣어 환자의 손이나 손목에 고정시켜 준다(그림 6.4). T1–T2에 도수치료 기법을 적용시켜 준다. 팔과 손으로 지속적인 장축의 견인력을 사용하여 이 부위의 고정된 느낌이 풀어질 정도의 적당한 이완기법을 적용한다.

치료 후 만든 가동성을 유지하기 위해 다음의 운동 방법들을 환자에게 가르쳐야 한다. 목 뒤에 손을 대고 손가락을 T1–T2 극돌기 사이의 공간에 갖다 대고 환자가 머리와 목을 구부리게 한다. 손가락이 T1의 극돌기의 하방 측면으로 상방활주를 적용함으로써

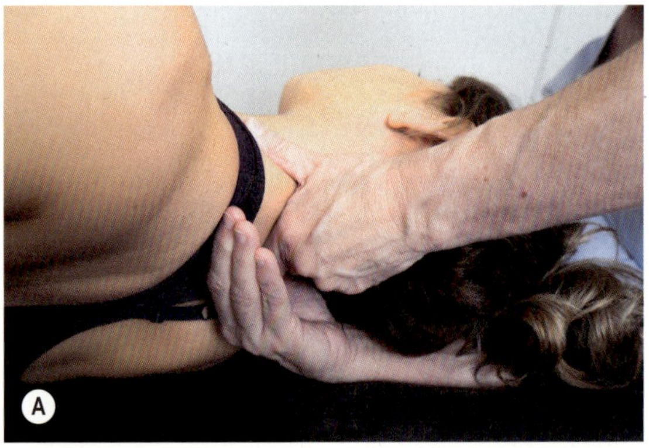

그림 6.3
이 기술은 바로누운 자세에서 T1 – T2에서 후관절의 상방활주와 굴곡 시 양측 제한에 관한 내용이다.
(A) 오른쪽 손으로 T2를 고정하고, **(B)** 왼쪽 손으로 장축의 견인력을 사용하여 T1–T2를 목 부위로 굴곡시키며 이 부위를 국소화시키는 도수치료 기술이다.

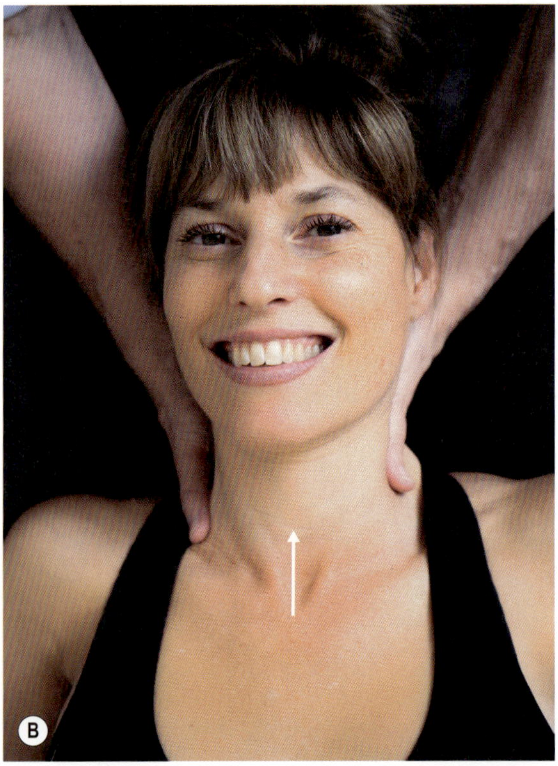

움직임을 도와주게 된다. 그 운동의 강도는 고통이 없는 범위에서 허용될 수 있고 증상을 악화시키지 않는 범위에서 진행되어야 한다.

양측 하방활주와 신전의 양측 제한 (예: T1 – T2) (*Bilateral restriction of extension and bilateral inferior glide*)

이 기술은 T1 – T2에서 후관절의 하방활주와 신전의 양측 제한에 관한 내용이다. 환자를 바로 눕히고 치료사는 환자의 머리쪽에 서서 치료사는 검지손가락 중수지 마디 옆부분으로 T2의 극돌기를 고정한다. 반대쪽 손으로 머리와 목을 T1–T2쪽으로 지지한다(그림 6.3A). T1 – T2에 형성되어 있는 긴장된 띠를 분절 신전과 T1방향(테이블 방향)으로 활주시킴으로 신전시 발생되는 긴장을 줄여나간다(그림 6.5). 치료사는 특별한 힘과 방향을 적용해 완전한 이완이 이루어질 때까지 다리 방향으로 활주기술을 적용하며 신전시키는 것을 유지한다.

치료를 통해 얻어진 가동성을 유지하려면 일반적으로 T1 – T2를 신전시키는 운동뿐만 아니라 견갑대 부위와 상부 흉곽고리의 정렬을 모두 교정하려는 자세훈련에 대한 지시가 필요하다. 효과적인 방법들은 아래와 같은 것들을 포함한다.

- 흉쇄 관절의 감압(쇄골선을 따라 좌우 방향으로 벌어지게)
- 견갑골에 대한 정렬
- 흉골병이 들리게 해주고 경추를 가볍게 등쪽으로 활주시켜 상부 흉부 고리의 공간을 만들어 준다.

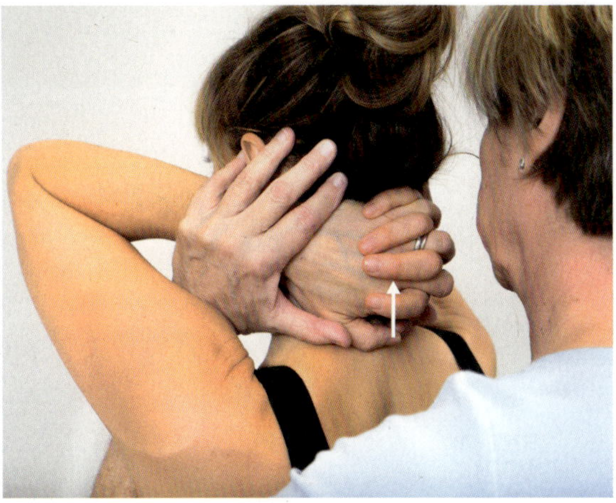

그림 6.4

T1–T2의 굴곡과 후관절의 상방활주의 양측 제한을 해결하기 위한 일반적인 부위의 신연 방법이다.

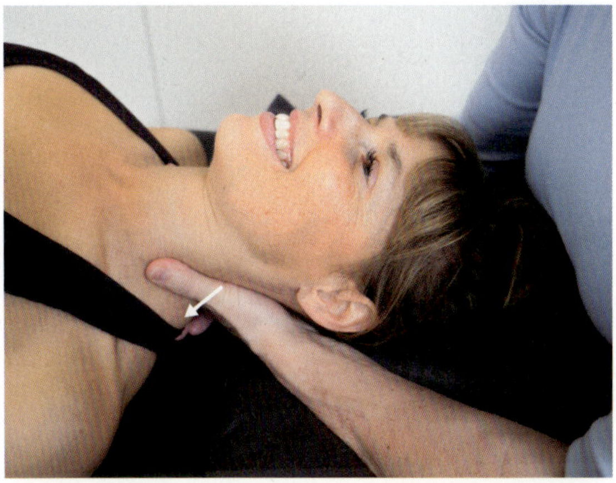

그림 6.5

이 기술은 바로누운 자세에서 T1 – T2의 신전과 후관절의 하방활주의 양측제한에 대한 가동술이다.

오른쪽 손으로 T2를 고정하고 왼쪽 손으로 아랫방향으로 양측을 하방활주를 적용하며 왼손으로 T1–T2를 목 부위로 신전시키며 국소화하는 도수치료 기술을 적용한다.

굴곡과 편측 상방활주의 편측 제한 (예: 오른쪽 T1 - T2) (*Unilateral restriction of flexion and unilateral superior glide*)

이 기술은 오른쪽 T1 - T2에서 후관절의 굴곡과 상방활주의 편측 제한에 관한 내용이다. 환자를 바로 눕히고 치료사는 환자의 머리쪽에 선다. 치료사는 왼쪽 검지손가락 측면을 사용하여 T2의 왼쪽 횡돌기를 촉진한다. 이때 검지손가락 끝을 T2의 극돌기 주위로 감아주고 다른 손으로는 엄지손가락으로 T1 횡돌기 전면을 지나 머리와 목을 잡고 검지는 T1의 추궁판(lamina)에 올려놓은 상태에서 왼손으로 T2를 고정하고 오른쪽 T1 - T2 후관절의 편측 굴곡의 긴장을 줄여나간다. 왼쪽 손으로 T2를 고정하고 오른쪽 T1-T2 척추후관절의 편측 굴곡 제한을 부분 왼쪽 편측 굴곡, 왼쪽 회전 및 오른쪽 손을 이용하여 상부활주 기술을 적용한다. 효과적인 이완을 위해서는 도수치료 기술의 경험이 중요하며 긴장된 힘이 풀릴 때까지 진행한다. 그림 6.6은 C7-T1에 적용되는 것과 동일한 기술을 보여준다.

가동성의 유지를 위해서는 집에서 혼자하는 운동 방법들이 병행되어야 한다. 환자에게 왼손의 검지와 가운데손가락으로 T1의 오른쪽 횡돌기와 추궁판을 촉진하도록 지시한다. 그들이 머리를 왼쪽으로 돌리면 오른쪽 T1-T2 척추 후관절의 편측 굴곡 또는 상부활주가 T1을 왼쪽과 상부로 당겨져서 긴장이 풀리도록 만든다.

신전 시 편측 제한과 편측의 하방활주 (예: 오른쪽 T1-T2) (*Unilateral restriction of extension and unilateral inferior glide*)

이 기술은 T1-T2에서 오른쪽 척추후관절의 신전 시 편측 제한에 대한 하방활주 기술에 관한 내용이다. 환자를 바로 눕히고 치료사는 환자의 머리쪽에 선다. 오른쪽 검지손가락의 측면을 사용하여 T1의 오른쪽 횡돌기를 촉진한다. 다른 손은 머리와 목을 지지한다. 오른쪽 T1-T2 척추후관절의 편측 신전 제한을 오른쪽 손을 사용하여 우측으로 분절별 굴곡과 하방활주 기술을 실시하여 긴장을 최소화시킨다(그림 6.7).

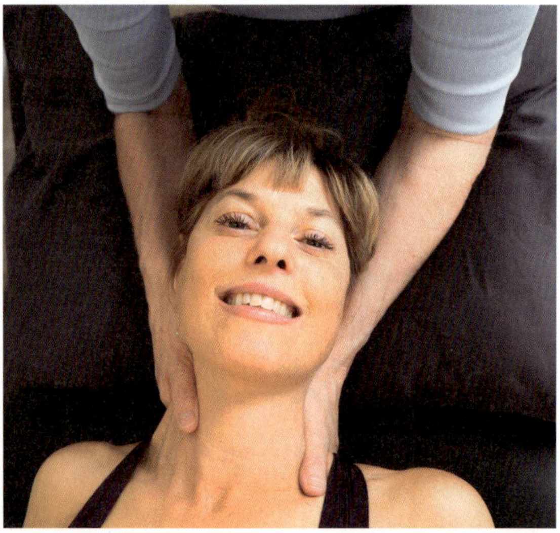

그림 6.6
이것은 C7-T1에서 오른쪽 척추 후관절의 편측 굴곡(상방 활주)의 제한을 치료하는 도수치료 기술이다.

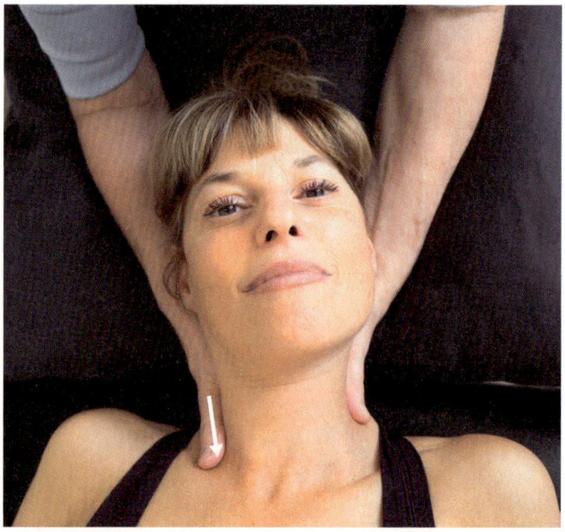

그림 6.7
이것은 T1-T2에서 오른쪽 척추후관절의 편측 신전(하방 활주)의 제한을 치료하는 도수치료 기술이다.

효과적인 이완을 위해서는 도수치료 기술의 경험이 중요하며 긴장된 힘이 풀릴 때까지 진행한다. 가동성을 유지하기 위해 환자에게 오른쪽 팔을 90° 이상 높이면서 동시에 머리와 목을 오른쪽으로 회전하도록 가르친다. 두 작업 모두 T1−T2에서 오른쪽 척추 후관절의 편측 신전이 필요하다.

척추흉골과 척추늑연골 부위
(Vertebrosternal and vertebrochondral regions)

굴곡의 양측 제한 – 바로 누운 상태에서 돌아눕기 기술(*Bilateral restriction of flexion – supine roll – down technique*)

이 기술은 척추 흉골과 척추 늑골연골 부위에서 척추 후관절의 부분적 양측 굴곡 제한에 대한 상방활주 기술에 관한 내용이다. 환자는 베개에 머리를 놓고 오른쪽으로 눕고 팔은 팔뚝을 교차하여 흉곽 견갑골 끝 부위를 움켜쥔다. 치료사는 환자를 향해 서서 오른손의 엄지손가락과 검지손가락을 펴고 좌우 횡돌기 촉진하고 가운데손가락의 근위 지절간(PIP) 관절을 구부려 척추하부 분절을 손바닥의 주상골 부위로 촉진한 상태로 가동화시키며('권총' 쥐기)(그림 6.8 A & B). 반대 손과 팔을 환자의 팔 아래에 위치한다. 양측굴곡의 제한 부위를 환자 팔 아래 놓여 있는 손과 팔을 이용하여 흉곽을 굴곡시켜 벡터별 장벽을 국소화하는 기술을 적용하고 치료사의 손등이 테이블에 접촉할 때까지 환자를 바로 누운 자세로 굴린다(그림 6.8C). 부분적 굴곡 긴장을 유지한 상태에서 팔등은 내전시키고(즉, 외측병진 방지를 위해) 하방 횡돌기를 부드럽게 잡아당기면서 아래 척추뼈를 고정한다. 더불어 뒷다리와 뒤쪽의 발에서 앞쪽으로 발의 무게를 이동시키면서 양측 굴곡의 문제를 해결할 수 있다. 몸통과 다리를 이용해 가동성의 힘을 만들어 내는 동안 손과 팔은 특정 부위를 국소화시키는 기술을 적용해야 한다. 이러한 치료 목적은 벡터 부위가 이완될 때까지 고정을 유지하여 벡터의 특수성을 제거하는 것이다.

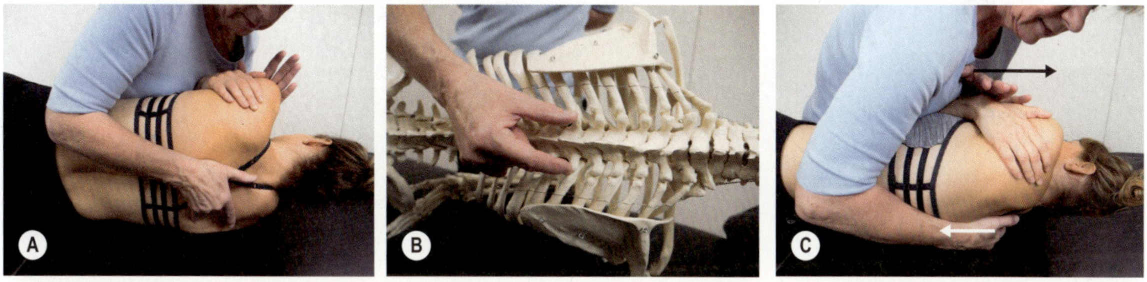

그림 6.8

이것은 임의 T2−T3에서 T9−T10까지의 부분에서 척추후관절의 양측 굴곡(상방활주)을 회복시키는 도수치료 가동술이다.

(A) 가동시키려는 부분의 아래 척추는 가운데손가락의 근위지절간 관절을 구부리고 주상골 부위로 고정하고,

(B) 엄지손가락과 검지손가락은 횡돌기에 위치하고 이 이미지 선상에 주상골과 중지로 고정시킨다.

(C) 그 부분은 왼쪽 팔과 손으로 흉부를 원하는 부분으로 구부려서 국소화시킨다. 오른쪽 팔과 손을 아래로 잡아 당겨 아래쪽 척추를 더 고정시키고(짧은 화살표). 가동시키려는 벡터 특정 국소화를 유지하면서 무게를 뒤에서 앞발(긴 화살표)로 이동함으로써 가동성을 만들어 낸다.

굴곡의 양측 제한 – 앉은 자세에서 신연 기술

(Bilateral restriction of flexion – seated distraction technique)

이 기술은 앉은 자세에서 환자의 양팔을 반대쪽 어깨에 올린 후 수행하는 양측 굴곡 제한에 대한 부분적이며 일반적인 기술에 관한 내용이다. 치료사는 환자의 뒤에 서서 가동시켜야 하는 부분의 아래 척추의 극돌기에 작은 수건을 놓는다. 치료사의 흉골에 수건을 고정하고 환자의 흉부 주위에 두 팔을 감싼 후 아래 팔꿈치를 잡는다(그림 6.9). 관절 분절의 변화가 느껴질 때까지 흉부를 굴곡시킴으로 문제 부위의 국소화를 달성할 수 있다. 치료사의 팔과 손으로 종방향의 견인력을 지속적으로 적용하여 중력이 분절의 신연을 용이하게 하도록 유도한다. 그리고 관절에 존재하는 긴장이 이완될 때까지 기다린다.

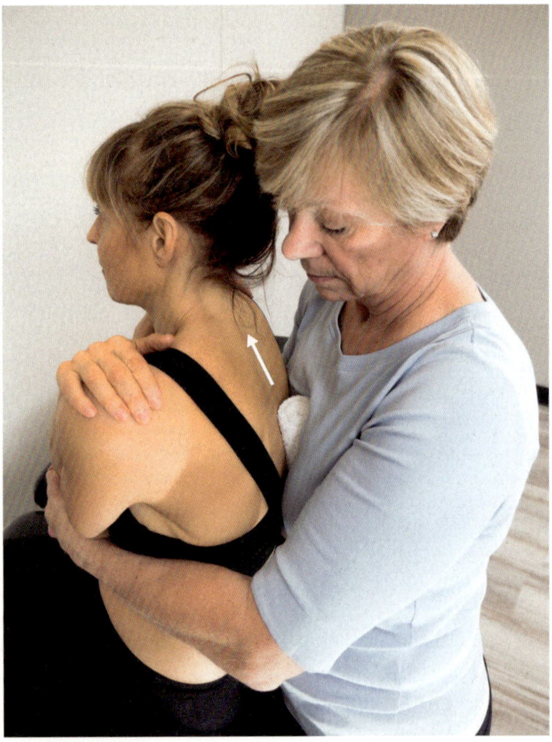

그림 6.9

척추후관절에서 양측 상방활주 제한과 척추흉골 부위와 척추늑골연골 부위에 굴곡을 회복을 위한 일반적인 부분적 신연 기법. 수건은 가동화된 목표 척추 분절 아래에 고정시킨다.

두 가지 기술 모두, 가동성의 유지를 위해서 집에서 할 수 있는 운동 프로그램을 제공해야 한다. 앉은 자세에서, 환자가 턱을 가슴으로 가져가게 하는데 흉곽의 특별한 관절 흉골이 부드럽게 굴곡되고 척추의 C–커브가 길어지도록 한다.

굴곡의 편측 제한 – 바로누워 구르기 기술 (예: 왼쪽 T5-T6) *(Unilateral restriction of flexion – supine roll – down technique)*

이 기술은 T5–T6에서 왼쪽 척추후관절의 편측 굴곡 및 상방활주 제한에 관한 내용이다. 환자는 베개에 머리를 놓고 오른쪽으로 눕고 팔은 팔뚝을 교차하여 흉곽 견갑골 끝 부위를 움켜쥔다. 치료사는 환자를 향해 서서 오른손의 엄지손가락과 집게손가락을 피고 T6 횡돌기를 가운데손가락의 근위지절간(PIP) 관절을 구부려 있는 T5의 오른쪽 횡돌기를 주상골 절흔이 촉진하게 한다(그림 6.10 A & B). 반대 손과 팔을 환자의 팔 아래에 위치한다. 환자의 팔아래에 있던 손과 팔로 T5 – T6 분절을 우측 측면굴곡과 굴곡을 줌으로써 편측 굴곡 장벽으로 국소화시킨다. 이 국소화를 유지하고 치료사의 손등이 테이블에 접촉할 때까지 환자를 바로 누운 자세로 굴린다(그림 6.10C). 척추 분절의 편측 굴곡 장벽을 유지하고 팔등을 내전시키고(즉, 외측병진 방지를 위해) T6의 좌측 횡돌기를 부드럽게 잡아당기면서 아래 척추뼈를 고정한다. 뒤쪽다리에서 앞쪽다리로 체중을 이동시켜서 추가적인 편측 굴곡을 만든다. 몸통과 다리에서 가동력을 만드는 동안, 양손은 T5 – T6 위치에 위에서 설명한 기술을 적용시킨다. 이러한 치료의 목적은 벡터의 특수성을 해결하고 가장 큰 저항력이 생기는 곳을 찾아 이 저항력이 없어질 때까지 고정을 유지하는 것이다.

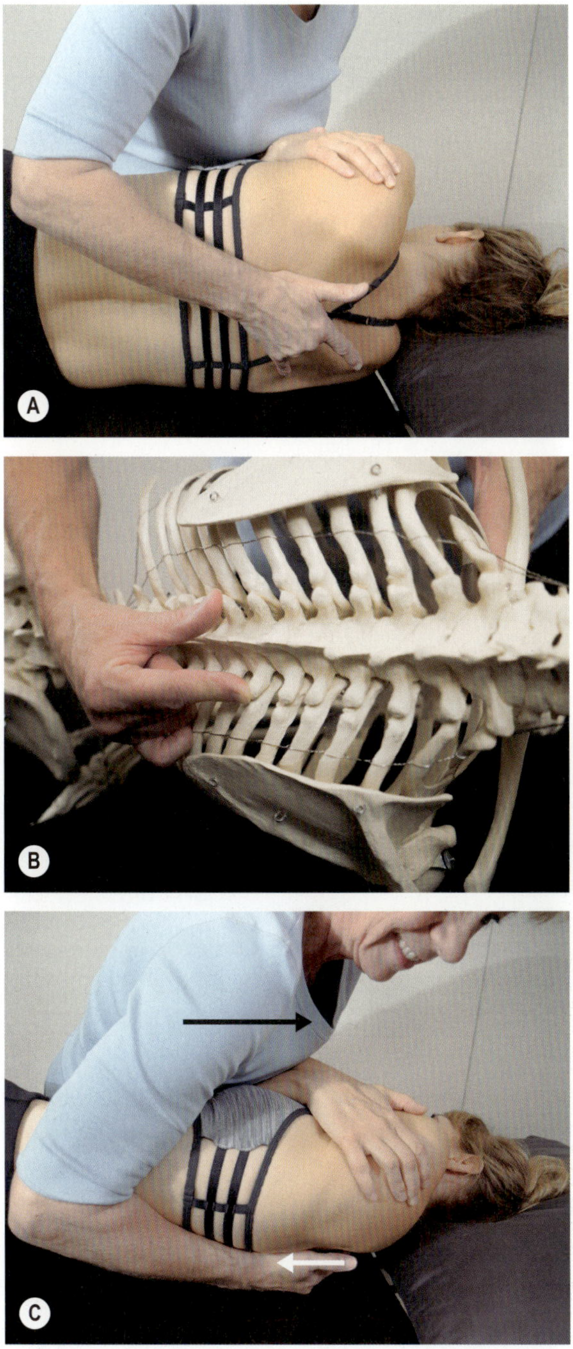

그림 6.10

이것은 T5 – T6에 있는 좌측 척추후관절의 편측 굴곡(상방 활주)을 회복하기 위한 벡터별 가동술이다.

(A) T6의 좌측 횡돌기와 T5의 우측 횡돌기를 고정하여 우측 T5 – T6의 척추후관절을 고정한다.

(B) 검지와 엄지는 T5 – T6의 횡돌기 부위의 표식점을 이 손의 중지와 주상골 부위를 이용해 고정한다.

(C) 이 부위는 좌측 팔과 손으로 원하는 흉부의 분절을 굴곡과 우측 굴곡을 줌으로써 국소화된다. T6은 오른팔과 손을 아래로 당겨(그림에서 짧은 화살표) 고정하고 벡터별로 국소화를 유지하면서 체중을 뒷발에서 앞발로(그림에서 긴 화살표) 이동함으로써 가동화가 이루어진다.

굴곡의 편측 제한 - 엎드린 자세에서의 운동학적 기술(예: 우측 T3 - T4) (*Unilateral restriction of flexion - prone arthrokinematic technique*)

이 기술은 T3 - T4에 있는 우측 척추 후관절의 굴곡과 상방활주 제한에 관한 내용이다. 환자는 머리와 목이 중립 회전을 한 상태로 엎드린다. 치료사는 환자의 옆에 서서 엄지손가락으로 T4의 좌측 횡돌기의 아래면을 촉진하고 다른 엄지손가락으로 T3의 우측 횡돌기 아래면 촉진한다. 위쪽으로 힘을 부드럽게 가하여 T4를 고정하고 T3에 위-앞쪽으로 활주 기술을 적용한다(그림 6.11 A & B). 제한된 특정 방향을 구별하기 위해 활주 운동의 방향을 다양하게 적용한다(즉, 특정한 벡터 방향으로 - 탄성 범위 내에 강선띠를 찾아본다). 가장 큰 저항력을 가진 부분을 찾아 이 저항이 풀릴 때까지 고정을 유지한다. 두 가지 기술은, 다음과 같은 집에서 하는 운동 방법을 통해 가동성이 유지될 수 있다. 앉은 자세에서 환자에게 턱을 가슴에 가까이 대고 각 흉추 분절을 C- 곡선처럼 굽히게 한다. 목표 분절에 도달하면, 반대측으로 측면 굴곡은 관련된 관절의 추가적인 편측 굴곡(위쪽 활주 운동)을 일으킬 것이다.

신전 시 편측 제한 - 바로누워 구르기 기술(예: 좌측 T5 - T6) (*Unilateral restriction of extension - supine roll-down technique*)

이 기술은 또한 T5 - T6에 있는 좌측 척추 후관절의 신전과 하방활주의 편측 제한에 관한 내용이다. 환자는 베개에 머리를 놓고 오른쪽으로 눕고 팔은 팔뚝을 교차하여 흉곽 견갑골 끝 부위를 움켜쥔다. 치료사는 환자를 향해 서서 오른손의 엄지손가락과 집게손가락을 펴서 T6의 오른쪽 횡돌기를 주상골 절흔이 촉진하게 하고 오른쪽 T5 횡돌기를 가운데손가락의 근위 지절간(PIP) 관절을 구부려 촉진한다(그림 6.10B, 6.12A). 반대 손과 팔을 환자의 팔 아래에 위치한다. 흉부를 T4 - T5까지 아래로 구부려서 T5 - T6을 국소화하는 기술을 적용하며 치료사의 손등이 테이블에 접촉할 때까지 환자를 바로 누운 자세로 굴린다. 국소화를 유지하며 치료사의 가슴과 왼쪽 손을 환자의 오른쪽 어깨로 가져간다. 왼손을 환자의 왼쪽 어깨에 놓고(T5 - T6 좌측 후관절의 장벽에 대한 하방활주기술) 왼쪽으로 T5 - T6를 측면으로 구부린다. T5 - T6의 신전 장벽을 유지하고 T6 좌측 횡돌기를 점진적으로 위로 밀어 상부 척추

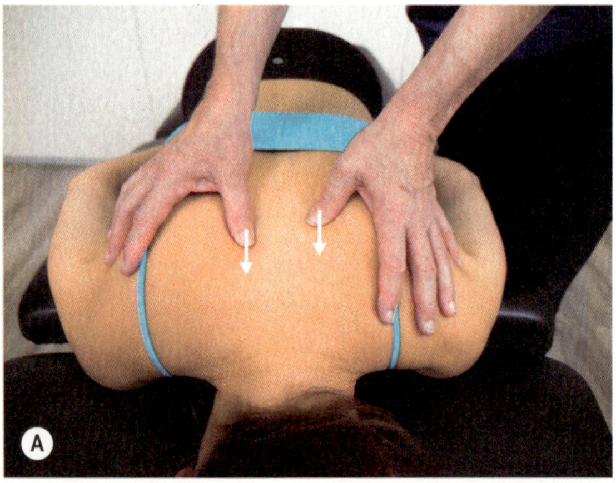

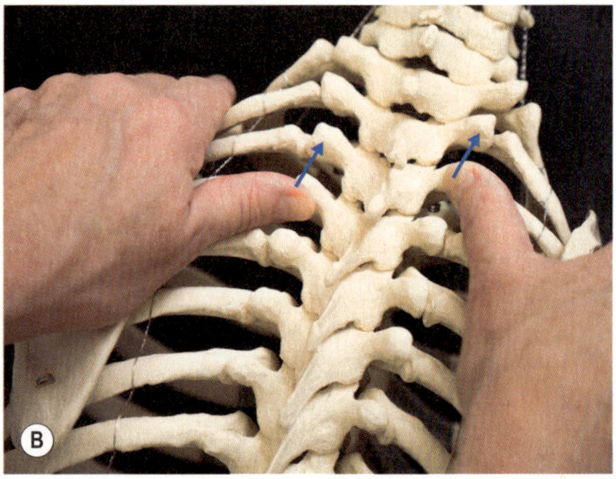

그림 6.11 A & B

이것은 T3의 우측 아래 관절돌기를 T4의 위쪽 관절돌기보다 상대적으로 상방활주시켜 회복하기 위한 벡터별 가동술이다.

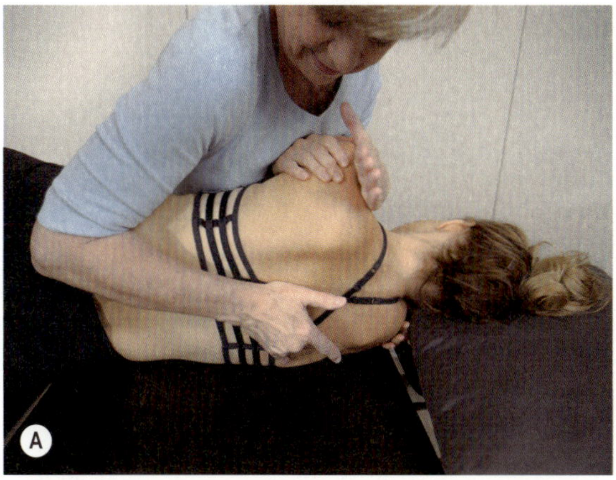

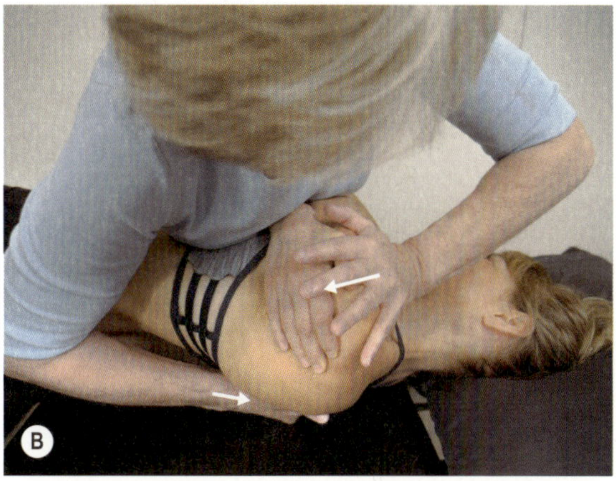

그림 6.12

이것은 T5 - T6에 있는 좌측 척추후관절의 편측 신전(하방활주)을 회복하기 위한 벡터별 가동술이다.

(A) T6의 좌측 횡돌기와 T5의 우측 횡돌기를 고정하여 우측 T5 - T6의 척추후관절을 고정한다(그림 6.10B를 보라).

(B) 왼쪽 T6 횡돌기를 상방으로 T5-T6의 왼쪽 척추 후관절에 하방으로 힘을 주어(짧은 화살표) 고정시키고 왼손으로 환자의 왼쪽 어깨에 올려놓고(긴 화살표) 가동화시켜 국소화시킨다.

에 고정하라. 양쪽 팔로 편측 신전을 마무리할 수 있다(그림 6.12B). 이러한 치료의 목적은 벡터의 특수성을 해결하고 가장 큰 저항력이 생기는 곳을 찾아 이 저항력이 없어질 때까지 고정을 유지하는 것이다.

신전 시 편측 제한 - 엎드린 자세에서 관절운동학적 기술(예: 오른쪽 T6 - T7) (*Unilateral restriction of extension – prone arthrokinematic technique*)

이 기술은 또한 T6 - T7에 있는 우측 척추 후관절의 신전과 하방활주의 편측 제한에 관한 내용이다. 환자는 머리와 목이 중립적 상태로 엎드린다. 엄지로 T7의 오른쪽 횡돌기의 하부면을 촉진하고 다른 엄지손가락으로 T6의 오른쪽 횡돌기의 상부면을 촉진한다. 가볍게 T7을 상방으로 고정하고 T6를 하방활주시킨다(그림 6.13). 제한된 특정 방향을 구별하기 위해 활주운동의 방향을 다양하게 적용하며(즉, 특정한 벡터 방향으로 - 탄성 범위 내에 강선띠를 찾아본다).

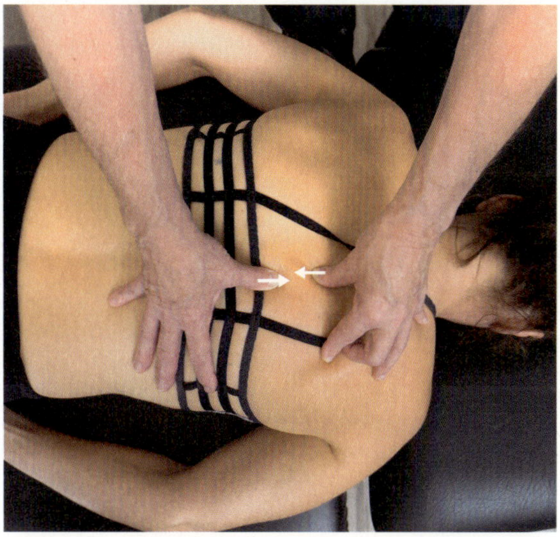

그림 6.13

이것은 T6의 우측 아래 관절돌기를 T7의 위쪽 관절돌기보다 상대적으로 하방활주시켜 회복하기 위한 벡터별 가동술이다.

저항이 가장 큰 벡터를 찾아 벡터가 이완될 때까지 고정을 유지한다. 가동성은 다음과 같은 집에서 할 수 있는 운동방법으로 유지할 수 있다. 앉은 자세에서 환자가 흉골을 들어올리며 각 흉추의 분절을 펴도록 구체적으로 설명한다. 원하는 위치에 도달하면 같은쪽 방향으로 측면 굴곡시킴으로 해당 관절에 대한 추가적인 편측 신전(상방활주)을 용이하게 한다.

흉부 늑골횡돌기 관절

(Thoracic costotransverse joints)

편측으로 섬유화 또는 탈수화된 늑골횡돌기 관절은 다음과 같은 특성을 나타낸다.

- 처음에는 도수교정으로 흉부 고리를 중립으로 바꿀 수 없는 지속적인 측면 전이와 회전이 나타난다.
- 근육에 의해 발생되는 골운동학적(osteokinematic) 움직임과 관절 내에서 발생되는 관절운동학적(arthrokinematic) 움직임이 능동 및 수동 가동성의 한 방향에 대한 제한이 나타난다.
  - 제한된 상방활주(VM 과 VS: 상방활주와 전방굴림, VC: 후중상방활주)는 늑골의 전방회전을 제한하여 흉부 고리의 굴곡 및 반대쪽 회전을 제한하며 호기 시 전체 흉추 고리의 측면 병진 및 회전을 초래한다.
  - 제한된 하방활주(VM 과 VS: 하방활주와 후방굴림, VC: 전측하방활주)는 늑골의 후방회전을 제한하여 흉부 고리의 신전 및 동측 회전을 제한하며 흡입 시 전체 흉추 고리의 측면 병진 이동 및 회전을 초래한다.
- 벡터 분석에 의한 방향의 값들은 짧아지고 단단해지는 성질을 가진다.

척추흉골병 부위(Vertebromanubrial region)

전방회전 시 편측 제한(예: 오른쪽 1번째 늑골)

(Unilateral restriction of anterior rotation)

이 기술은 오른쪽 1번째 늑골횡돌기 관절의 전방회전과 상방활주, 전방굴림의 편측 제한에 관한 내용이다. 환자는 베개에 머리를 놓고 바로 눕게 하고 치료하는 환자 머리쪽에 앉거나 서서 오른쪽 엄지손으로 T1의 오른쪽 횡돌기의 상부 관절면을 촉진하고(그림 6.14A) 오른쪽 검지, 중지로는 오른쪽 1번째 늑골의 하부 관절면을 촉진한다(그림 6.14B). 다른 손으로는 환자의 머리와 목을 받쳐 T1의 횡돌기에 부분적으로 후하방으로 활주 기술을 적용시킨다. 이러한 방법은 1번째 늑골과 늑골횡돌기 관절의 상방활주와 전방굴림(전방회전)을 만들어 낸다. 오른손 중지와 집게 손가락으로 1번째 늑골 하부 관절면을 고정시킨다. 이러한 치료의 목적은 벡터의 특수성을 해결하고 가장 큰 저항력이 생기는 곳을 찾아 이 저항력이 없어질 때까지 고정을 유지하는 것이다.

후방회전 시 편측 제한(예: 오른쪽 1번째 늑골)

(Unilateral restriction of posterior rotation)

이 기술은 오른쪽 1번째 늑골횡돌기 관절의 후방회전과 하방활주, 후방굴림의 편측 제한에 관한 내용이다. 환자는 베개에 머리를 놓고 바로 눕게 하고 치료하는 환자 머리쪽에 앉거나 서서 오른쪽 1번째 늑골의 상부관절면과 바깥쪽 측면을 오른쪽 검지손의 중수지 관절로 촉진한다(그림 6.15 A & B). 다른 손으로는 환자의 목과 흉부 위쪽을 받쳐준다. C7, T1과 T2 부위를 오른쪽으로 측면 굴곡과 왼쪽으로 회전시킴으로 국소화시킨다. 1번째 늑골횡돌기관절의 관절장벽은 늑골 결절의 후방활주와 후방굴림에 의해 국소화 및 가동화된다. 이러한 치료의 목적은 벡터의 특수성을 해결하고 가장 큰 저항력이 생기는 곳을 찾아 저항력이 없어질 때까지 고정을 유지하는 것이다.

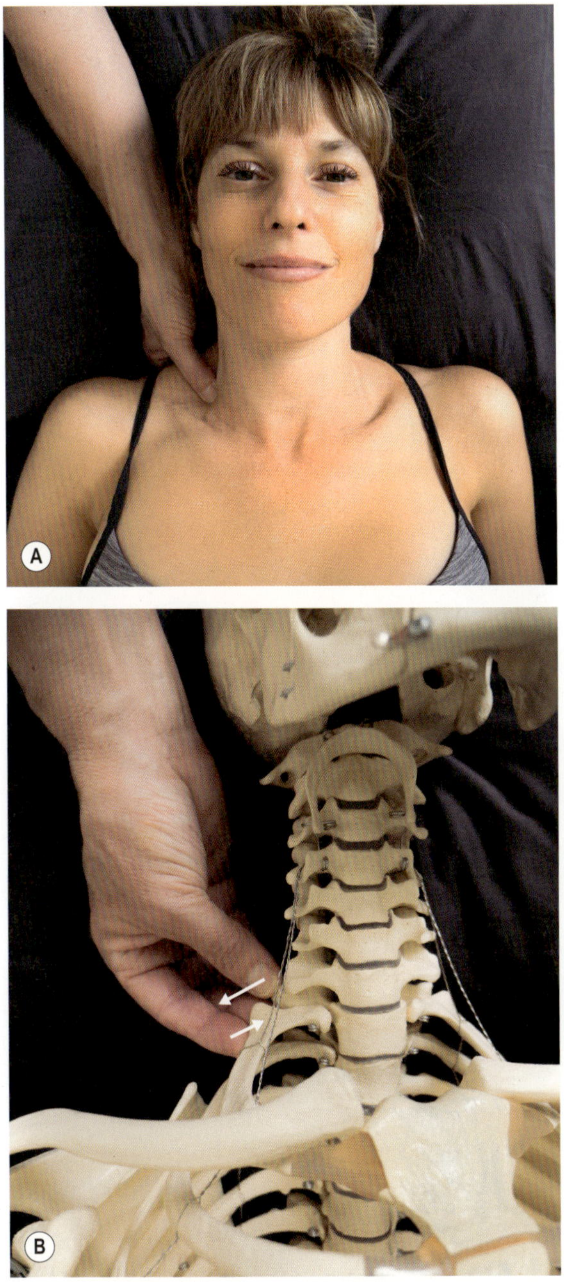

그림 6.14

이것은 T1 횡돌기를 후방 굴림에 비해 1번째 늑골의 전방회전을 용이하게 하여 오른쪽 1번째 늑골의 상방활주 능력을 회복시키는 벡터별 가동술이다.

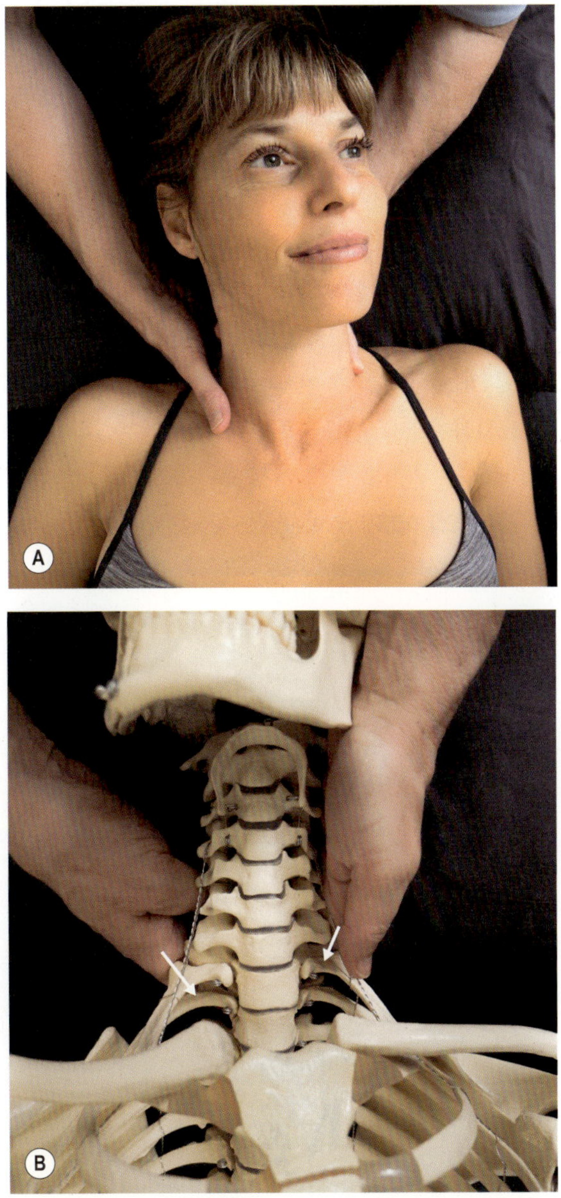

그림 6.15

(A) 이것은 T1 횡돌기를 후방 굴림에 비해 늑골의 후방회전을 용이하게 하여 오른쪽 1번째 늑골의 하방활주 능력을 회복시키는 벡터별 가동술이다.

(B) 손으로 지점을 촉진.

척추흉골 부위(Vertebrosternal region)

전방회전 또는 후방회전 시 편측 제한 – 바로누워 구르기 기술(*Unilateral restriction of anterior or posterior rotation – supine roll–down technique*)

이 기술은 왼쪽 6번째 늑골횡돌기 관절의 전방회전 또는 후방회전과 상방활주 그리고 전방굴림 또는 하방활주 그리고 후방굴림의 편측 제한에 관한 내용이다. 환자는 베개에 머리를 놓고 오른쪽으로 눕고 팔은 팔뚝을 교차하여 흉곽 견갑골 끝 부위를 움켜쥔다.

치료사는 환자를 보고 서서 오른쪽 엄지의 첫 번째 마디로 왼쪽 6번째 늑골과 T6 횡돌기 바깥쪽을 촉진한다(그림 6.16 A & B). 다른쪽 손과 팔은 환자의 팔 아래에 놓는다. 흉부 T5–T6을 구부려 흉부 고리를 국소화시킨다. 반대 손과 팔을 환자의 팔 아래에 위치한다. 흉부 T5–T6을 구부려서 흉부 고리를 국소화하는 기술을 적용하며 치료사의 손등이 테이블에 접촉할 때까지 환자를 바로 누운 자세로 굴린다. 이러한 자세로 팔등을 내전시키고(즉, 외측병진 방지를 위해) 오른쪽 엄지로 흉부를 회전시킨다. 이러한 동작은 결과적으로 늑골횡돌기 관절을 분리시킬 것이다. 왼쪽 6번째 늑골횡돌기 관절에서 늑골의 하방활주와 후방굴림 또는 상방활주와 전방굴림과 흉곽의 약간의 왼쪽 또는 오른쪽 측면 굴곡을 추가하여 특정 관절 장벽을 찾아라(그림 6.16 C). 저항이 가장 큰 벡터를 찾아 이완될 때까지 고정을 유지한다.

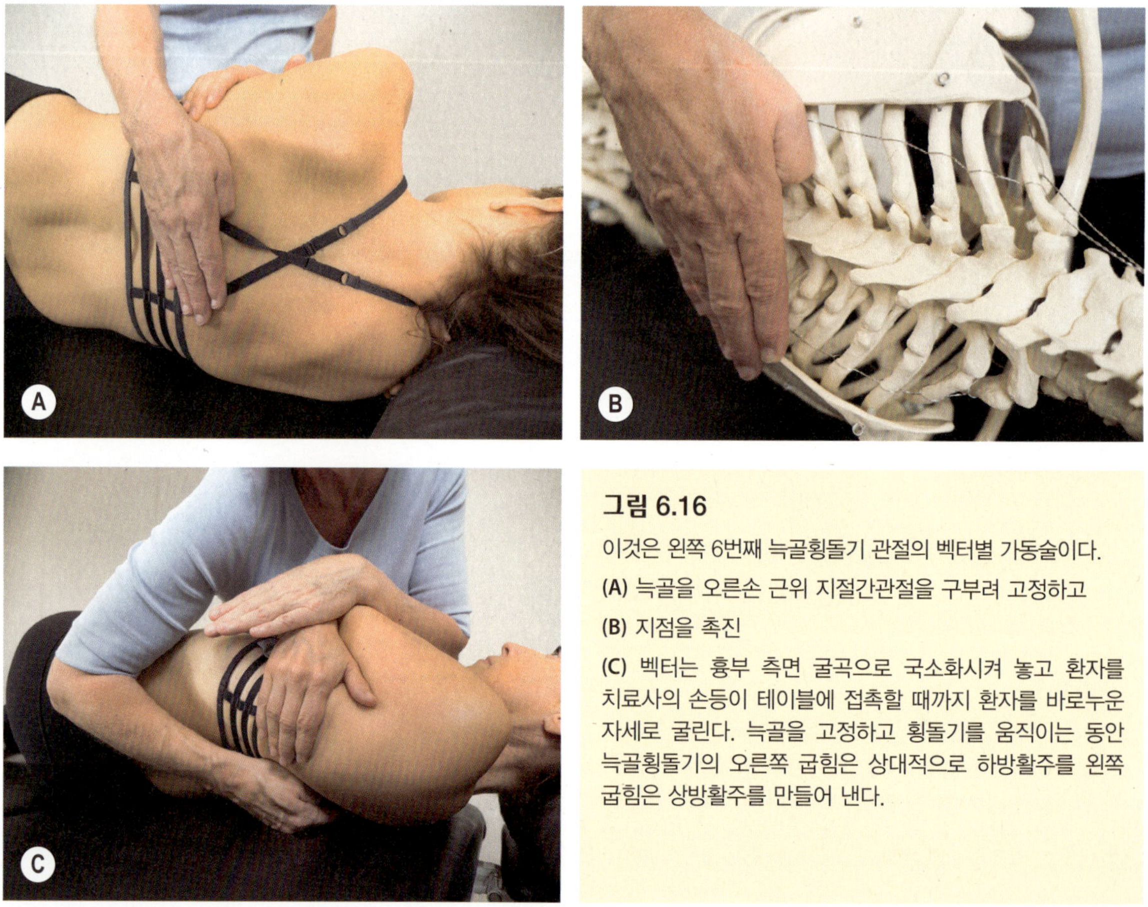

그림 6.16

이것은 왼쪽 6번째 늑골횡돌기 관절의 벡터별 가동술이다.

(A) 늑골을 오른손 근위 지절간관절을 구부려 고정하고

(B) 지점을 촉진

(C) 벡터는 흉부 측면 굴곡으로 국소화시켜 놓고 환자를 치료사의 손등이 테이블에 접촉할 때까지 환자를 바로누운 자세로 굴린다. 늑골을 고정하고 횡돌기를 움직이는 동안 늑골횡돌기의 오른쪽 굽힘은 상대적으로 하방활주를 왼쪽 굽힘은 상방활주를 만들어 낸다.

전방회전 시 편측 제한 - 엎드린 자세에서의 관절운동학적 기술(예: 오른쪽 4번째 늑골)
(Unilateral restriction of anterior rotation – prone arthrokinematic technique)

이 기술은 오른쪽 4번째 늑골횡돌기 관절의 전방회전, 상방활주와 전방굴림의 편측 제한에 관한 내용이다. 환자는 머리와 목이 중립적 상태로 엎드린다. 치료사는 환자의 옆에 선다. 엄지로 T4의 좌측 횡돌기의 위쪽 면을 촉진한다. 다른 엄지손가락으로 오른쪽 4번째 늑골 바깥쪽 결절 아래쪽 면을 촉진한다.

T4를 가볍게 상방으로 힘을 가해 고정하고 4번째 늑골이 상방으로 전방회전이 일어나도록 한다(그림 6.17 A & B). 제한된 특정 방향을 구별하기 위해 활주 운동의 방향을 다양하게 적용하며(즉, 특정한 벡터 방향으로-탄성 범위 내에 강선띠를 찾아본다) 저항이 가장 큰 벡터를 찾아 이완될 때까지 고정을 유지한다.

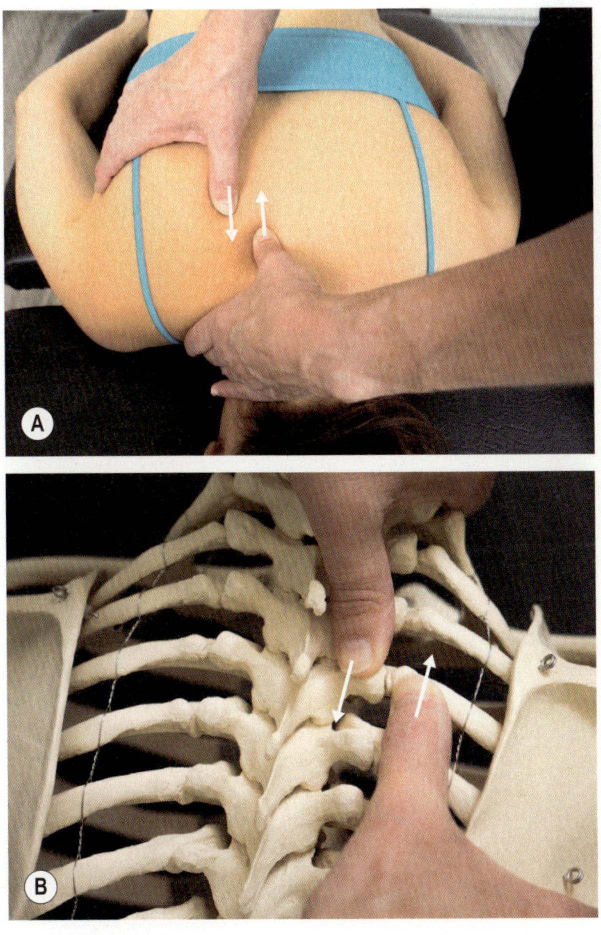

그림 6.17 A & B

늑골횡돌기 관절의 T4의 횡돌기보다 오른쪽 4번째 늑골의 전방회전을 용이하게 하여 오른쪽 4번째 늑골의 상방활주 능력을 회복시키는 벡터별 가동술이다.

후방회전 시 편측 제한 – 엎드린 자세에서의 관절운동학적 기술(예: 오른쪽 4번째 늑골)

(Unilateral restriction of posterior rotation – prone arthrokinematic technique)

이 기술은 오른쪽 4번째 늑골횡돌기 관절의 후방회전과 하방활주의 편측 제한에 관한 내용이다. 환자는 머리와 목이 중립적 상태로 엎드리게 한후 치료사는 환자의 옆에 서서 엄지손가락으로 T4 우측 횡돌기의 아래쪽 면을 촉진한다. 다른 엄지손가락으로 오른쪽 4번째 늑골 바깥쪽 결절 위쪽 면을 촉진한다.

T4를 가볍게 상방으로 힘을 가해 고정하고 다른 엄지손가락으로 가볍게 늑골횡돌기 관절을 분리시키고 4번째 늑골을 하방활주로 후방 돌림이 일어나도록 한다(그림 6.18 A & B). 제한된 특정 방향을 구별하기 위해 활주 운동의 방향을 다양하게 적용하며(즉, 특정한 벡터 방향으로 – 탄성 범위 내에 강선띠를 찾아본다).

저항이 가장 큰 벡터를 찾아 이완될 때까지 고정을 유지한다.

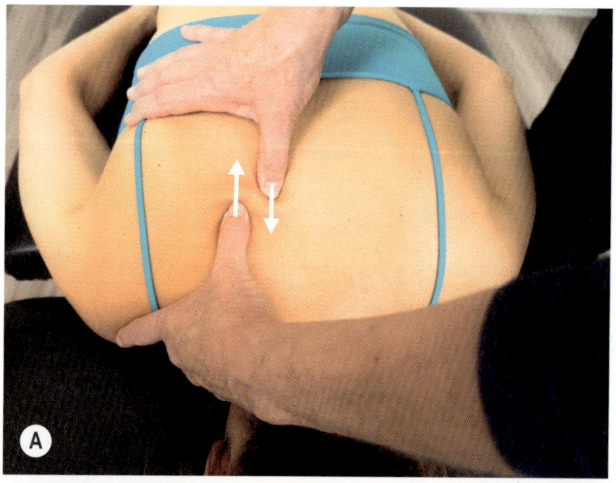

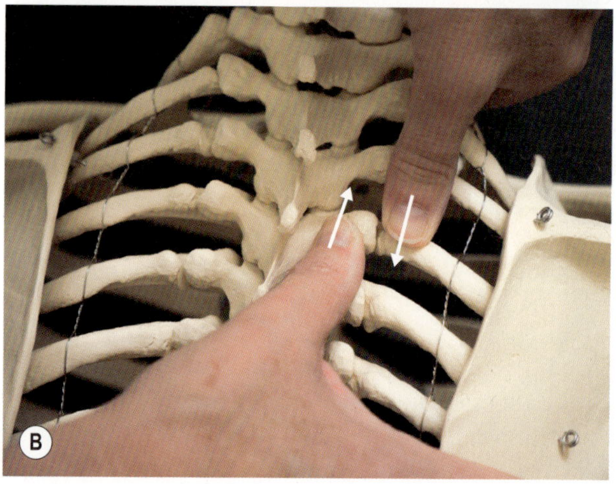

그림 6.18 A & B

늑골횡돌기 관절의 T4의 횡돌기보다 오른쪽 4번째 늑골의 후방회전을 용이하게 하여 오른쪽 4번째 늑골의 하방활주 능력을 회복시키는 벡터별 가동술이다.

척추늑연골 부위(Vertebrochondral region)

전방회전 시 편측 제한 - 엎드린 자세에서의 관절운동학적 기술(예: 오른쪽 9번 늑골)

(Unilateral restriction of anterior rotation – prone arthrokinematic technique)

이 기술은 오른쪽 9번째 늑골횡돌기 관절의 전방회전과 후중상방활주의 편측 제한에 관한 내용이다. 환자는 머리와 목이 중립 회전을 한 상태로 엎드리게 하고 치료사는 가동술을 하려고 하는 반대방향에 서서 왼쪽 엄지손가락은 오른쪽 흉추 9번 횡돌기를 촉진하고 오른손 엄지로는 흉추 9번의 횡돌기의 바깥쪽 9번 늑골을 촉진하며 검지나 중지 손가락은 9번 늑골의 몸통 부위에 놓는다. 가볍게 흉추 9번 횡돌기를 앞측면과 하방으로 밀어서 고정하고, 9번 늑골을 후중방으로 활주하고 늑횡돌기 관절은 상방으로 활주한다(그림 6.19 A & B). 제한된 특정 방향을 구별하기 위해 활주 운동의 방향을 다양하게 적용하며(특정 벡터의 방향과 힘의 형태를 찾아본다) 저항이 가장 큰 벡터를 찾아 이완될 때까지 고정을 유지한다.

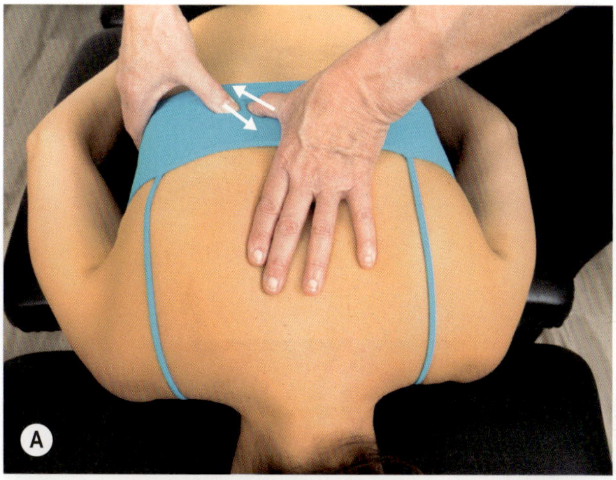

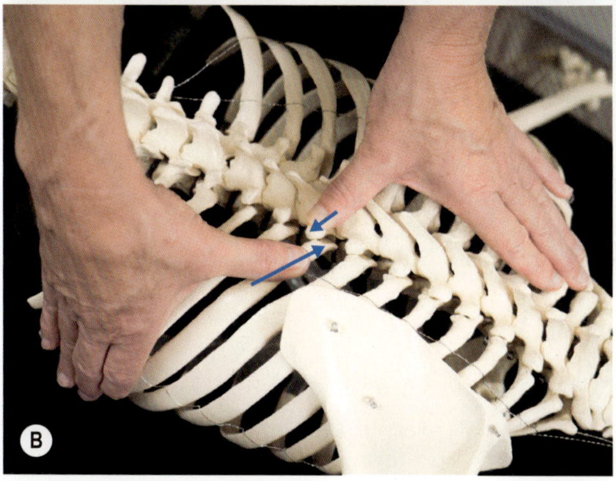

그림 6.19 A & B

늑골횡돌기 관절의 T9의 횡돌기보다 오른쪽 9번째 늑골의 전방회전을 용이하게 하여 오른쪽 9번째 늑골의 후중방과 상방활주 능력을 회복시키는 벡터별 가동술이다.

후방회전 시 편측 제한 - 엎드린 자세에서의 관절운동학적 기술(예: 오른쪽 9번 늑골)

(Unilateral restriction of posterior rotation – prone arthrokinematic technique)

이 기술은 후방회전 시 편측 제한과 오른쪽 9번째 늑골 횡돌기 관절의 전방측면하방활주 기술에 대한 내용이다. 환자는 머리와 목이 중립 상태로 엎드리게 하고 치료사는 가동술을 하려고 하는 반대쪽 방향에 서서 왼쪽 엄지손가락은 오른쪽 흉추 9번 횡돌기를 촉진하고 오른손 엄지로는 흉추 9번의 횡돌기의 바깥쪽 9번 늑골을 촉진하며 검지나 중지 손가락은 9번 늑골의 몸통 부위에 놓는다. 가볍게 흉추 9번 횡돌기를 후중상방으로 밀어서 고정하고, 9번 늑골을 전방 측면과 하방으로 활주(그림 6.20 A & B)한다. 제한된 특정 방향을 구별하기 위해 활주 운동의 방향을 다양하게 적용하며(즉, 특정한 벡터 방향으로 – 탄성 범위 내에 강선띠를 찾아본다). 저항이 가장 큰 벡터를 찾아 이완될 때까지 고정을 유지한다.

흉부의 모든 영역에서 늑횡돌기 관절의 가동성은 흉부의 특정 움직임과 결합된 목표 호흡훈련을 통해 활성화될 수 있다:

- 신전과 결합된 흡기는 늑골의 후방회전을 촉진할 것이다.
- 굴곡과 결합된 호기는 전방회전을 촉진할 것이다.
- 오른쪽 회전과 결합된 흡기는 늑골의 후방회전을 촉진할 것이다.
- 오른쪽 회전과 결합된 호기는 늑골의 전방회전을 촉진할 것이다.

자가도수교정과 움직임 훈련은 집에서 하는 이완 기법과 함께 결합하여 사용할 수 있다(그림 6.21)

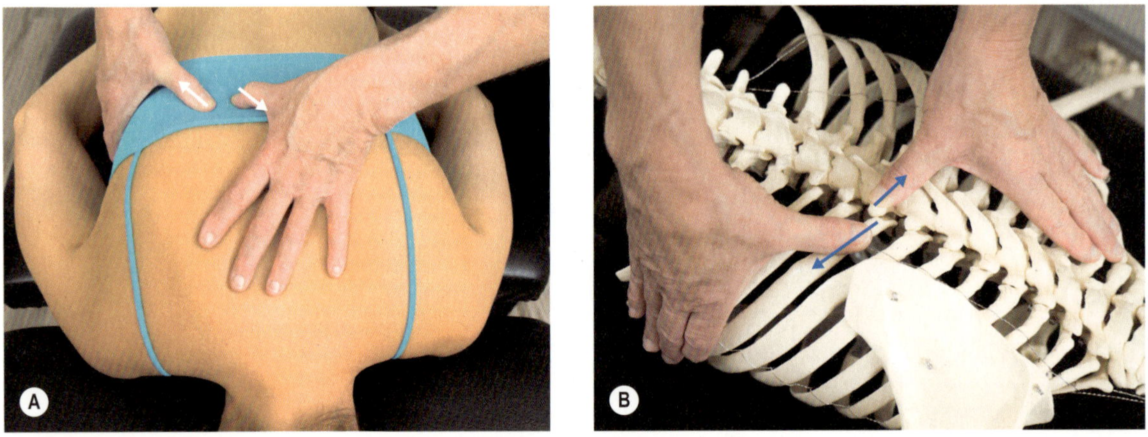

그림 6.20 A & B

이것은 늑골횡돌기 관절의 T9의 횡돌기보다 오른쪽 9번째 늑골의 후방회전을 용이하게 하여 오른쪽 9번째 늑골의 전측방 활주와 하방활주 능력을 회복시키는 벡터별 가동술이다.

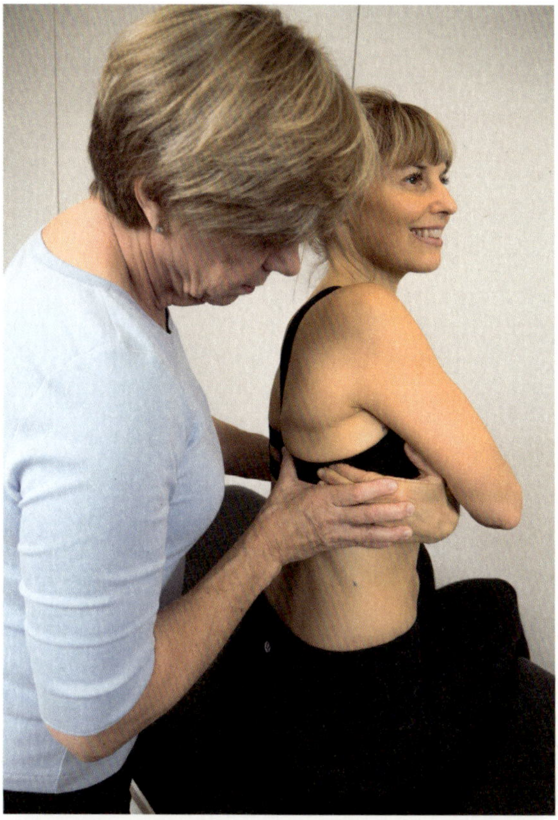

그림 6.21

도수교정을 통한 가동성을 확보한 후 오른쪽 8번 늑횡돌기 관절의 가동성과 오른쪽 8번 늑골의 후방회전을 유지하기 위해 집에서 하는 이완 운동 프로그램을 꾸준히 유지해 주어야 한다. 환자는 중간겨드랑이의 8번 흉부 고리를 교정하고 확인해야 한다.

그런 다음 오른쪽 8번째 늑골이 후방으로 회전할 수 있는 한 많이 오른쪽으로 회전하고 흡기하도록 교육한다. 늑골의 관절가동범위가 한계에 도달했을 때 8번 흉부 고리 전체는 오른쪽으로 이동하고 왼쪽으로 회전하기 시작할 것이다. 환자는 이 지점을 지나치지 않고, 교정(오른쪽 8번째 늑골의 후방회전)을 유지하고, 오른쪽 8번째 늑골 부위로 직접 흡입하는 것이 더 낫다는 것을 배우게 된다. 이러한 과정을 2~3번 정도 반복해서 실시한다.

척추흉골과 척추늑연골(VC) 부위
(Vertebrosternal and Vertebrochondral regions)

왼쪽 5번째 늑골 횡돌기 관절의 고정
(Fixation of the left 5th costotransverse joint)

독자 참고 사항: 높은-속도, 낮은-진폭의 교정 기법은 특별한 실습 교육이 필요하며 도수치료를 전문으로 하는 인증기관에서 교육을 받지 않았다면, 이러한 기법을 시도하지 말라.

이 기법은 왼쪽 5번째 늑골횡돌기 관절의 고정에 대하여 설명하고 있으며 이 고정된 관절은 근육의 과활성화에 의해 생리학적 움직임의 장벽과 이것을 넘어서는 끝부분에서의 압축된 상태가 만들어 내는 고정이다.

고정 관절은 근육의 과활성화에 의해 생리학적 운동 장벽의 끝에서 또는 그 너머에서 압축된 상태로 유지되는 관절이다. 관절이 고정되어 버리면 관절운동학적 움직임이 불가능해지며 이러한 것은 관절이 아탈구 된 상태나 틀어진 것을 말하는 것은 아니며 신경근육시스템의 보호반응에 의한 관절의 가동성 부족에서 발생되는 보호 반응이다. 수동적 관절의 제한들(캡슐과 인대)은 종종 이러한 조건이 일어나는 외상을 입은 동안 늘어지거나 길어진다. 그러므로 두 개의 관절면은 생리학적 끝 범위를 약간 넘어 움직일 수 있다.

환자는 베개에 머리를 놓고 오른쪽으로 눕고 팔은 팔뚝을 교차하여 흉곽 견갑골 끝 부위를 움켜쥔다. 치료사는 환자를 보고서서 5번째 늑골의 바깥쪽에 위치하여 T5의 왼쪽 횡돌기를 오른손 엄지의 근위지절간 관절을 구부려 근위부로 촉진하고 왼손은 환자의 교차된 팔에 위치시킨다. 5번째 흉부를 제외한 나머지 흉부를 아래로 구부려 치료사의 손등이 테이블에 접촉할 때까지 환자를 바로 누운 자세로 굴린다. 이러한 자세로 팔등을 내전시키고(즉, 외측병진 방지를 위해) 흉부를 오른쪽 엄지손가락 위로 약간 회전시킨다. 이것은 늑골횡돌기 관절 주위를 약간 벌려주는 결과를 가져온다. 흉부를 통해 좌측 축회전에 적용되는 매우 낮은 진폭의 고속 추력은 관절의 공동현상과 모든 움직임을 제한하는 분절 근육 활성화를 감소시키는 결과를 가져오는 신경 반응을 일으킨다(그림 6.22). 이제 관절 내에서 발생되는 관절운동학적(arthrokinematic)의 가동성을 복원해야 한다. 그러나, 수동 제어 검사 – 늑골횡돌기관절(흉부내 고리)의 전방 신연(3장 참조)은 양성일 수 있다. 대체적으로 늑골횡돌기 관절의 능동 제어는 자동으로 돌아오지 않을 수 있다. 앉은 상태에서의 흉곽 회전의 생체역학이 최적이 아닐 경우, 운동제어 훈련을 시작할 수 있을 때까지 흉부내 고리 정렬 및 제어를 위해 좌측 5번째 좌측 횡돌기를 테이핑하는 것이 좋다(7장 참조).

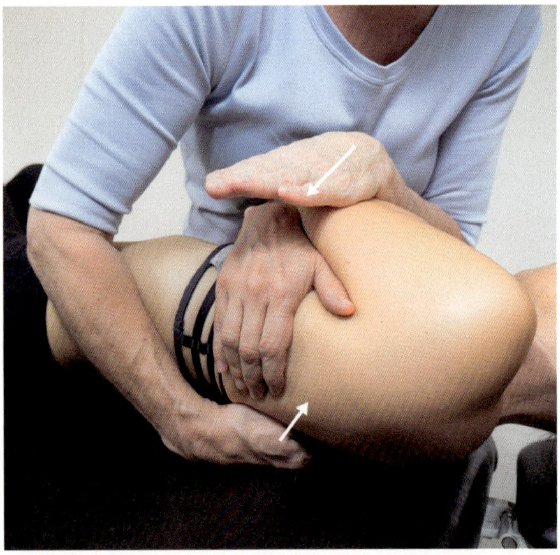

그림 6.22

고속, 저진폭 추력 기법은 늑횡돌기 관절의 고정을 줄이는 기술이다. 축 방향 회전력은 치료사의 오른쪽 엄지로 늑골을 고정 동안 왼쪽 손과 팔로 축방향 회전력을 만들어 낸다.

흉부 고리 외측병진 및 회전 고정 (Thoracic ring lateral translation and rotation fixation)

참고 사항: 고속, 저진폭 추력 기법은 특별 실기 훈련을 필요로 하며 인증 또는 교육을 받지 않은 경우 이러한 기술을 시도하면 안된다.

이러한 고정의 문제는 흉부 고리 전체를 포함하고 있으며, 1996년에 처음 설명되었다(Lee D G 1996). 이러한 관절 시스템의 손상은 주로 척추흉골 부위나 때로는 척추늑연골 부위에서 발생한다. 흉부가 과도한 회전이 만들어지거나 흉부의 회전이 고정된 흉곽(시트 벨트 부상)에 의해 만들어질 때 발생할 수 있다. 오른쪽 회전이 제한될 때 위쪽 척추는 아래 척추에 상대적으로 왼쪽으로 이동되었고, 왼쪽 늑골은 아래 척추의 왼쪽 횡돌기에 상대적으로 후외측방향 이동되었으며 오른쪽 늑골은 아래쪽 척추에 상대적으로 전내측 방향으로 이동되었다. 오른쪽을 더 돌리면 위쪽 척추의 오른쪽 측면 경사가 발생한다. 상부 척추 고정은 왼쪽 외측병진이 생리적 운동 장벽을 넘어서면 보호적 신경근육 반응으로 인해 척추가 중립위치로 되돌아갈 수 없을 때 발생한다.

왼쪽 외측병진 및 회전 고정(예: 6번째 흉부 고리) / *Left lateral translation and rotation fixation(e.g., 6th thoracic ring)*

6번째 흉부 고리가 왼쪽 외측병진 및 오른쪽 회전에 고정되어 있을 때 다음과 같은 결과가 나타난다.

- 흉부의 서 있을 때와 앉아 있을 때 자세: T5는 T6에 비례하여 우측으로 회전하고 측면으로 구부러지며, 오른쪽 6번째 늑골은 T6의 우측 횡돌기에 상대적으로 전내측이고, 뒤쪽으로 회전하며, 왼쪽 6번째 늑골은 T6의 좌측횡돌기에 상대적으로 후외측이고, 앞쪽으로 회전

한다. 6번째 흉부 고리는 과도하게 좌측으로 이동되어 우측으로 회전한다.

- 능동적인 분절 가동성: 흉곽의 모든 움직임은 T5 – T6에서 척추 커브가 틀어지며 가장 영향을 많이 받는 움직임은 좌측 회전이다.
- 수동적인 분절 가동성: T6에 상대적으로 T5와 6번째 좌우 늑골은 좌우 외측병진 모두에 완전한 블록이 형성된다.
- 수동적인 분절 조절: 흉부 고리가 고정되어 있을 때는 외측병진 검사를 시행할 수 없다. 이동성이 회복된 후, 수동 제어 검사는 T6에 비해 좌우 6번째 늑골과 T5의 과도한 좌측 이동(형태 폐쇄 손상)(형 닫음 손상-form closure impairment)을 드러내고, 능동 제어 검사는 부하 시 부분적인 흉부 고리 제어의 상실을 나타낸다(힘 폐쇄 손상)(힘 닫음 손상).

다음 기법은 6번째 흉부 고리의 좌측 외측병진과 우측 회전 고정을 다룬다. 환자는 베개에 머리를 놓고 왼쪽으로 눕고 팔은 팔뚝을 교차하여 흉곽 견갑골 끝 부위를 움켜쥔다. 치료사는 환자를 보고 서서 왼쪽 엄지 손가락의 첫 번째 마디뼈로 우측 7번째 늑골의 T7의 우측 횡돌기의 측면 뒤쪽을 촉진한다. T6는 우측 7번째 늑골을 T7과 T6의 척추뼈 중간선을 향해 압박하여 조절한다(그림 6.23A). T6의 횡돌기에 비해 자유롭게 움직일 수 있어야 하는 6번째 늑골의 이동성을 제한하지 않도록 주의해야 한다. 다른 손과 팔을 환자의 팔에 걸쳐 놓는다. 흉부를 이 수준으로 구부려 6번째 흉부 고리를 국소화한다. 이 국소화를 유지하고 테이블과 치료사의 손등이 접촉할 때까지 환자를 반듯이 눕힌다. 이 위치에서 T5와 좌우 6번째 늑골은 흉부를 통해 움직임의 제한으로 오른쪽 외측으로 이동된다(그림 6.23B). 강한 장방향(세로방향) 견인력은 치료사의 뒷다리와 발에서 앞다리와 발로 무게를 옮겨 흉부를 통해 가해

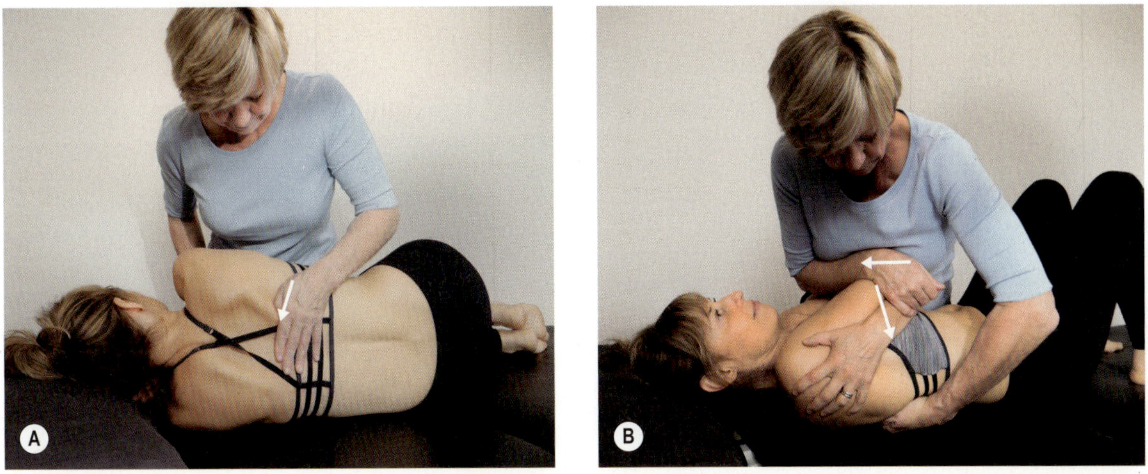

그림 6.23

6번째 흉부 고리의 좌측 외측병진의 고정을 줄이기 위한 고속 저진폭 추력 기법.

(A) 오른쪽 7번째 늑골의 T6와 T7의 척추를 중간으로 압박하여 T6를 안정시킨다.

(B) T6와 좌우 6 늑골의 오른쪽 외측병진 제한이 먼저 국소화되며, 강한 장방향(세로방향) 견인력이 뒤따른다. 고속, 저진폭 추력의 방향은 강한 신연을 유지하면서 오른쪽 외측병진이다.

진다. 이 견인력이 유지되고 고속 저진폭 추력이 오른쪽 측면 방향으로 6번째 흉부 고리에 가해진다. 이 기법의 목표는 T6에 비해 T5와 좌우 6번째 늑골을 신연시키고, 측면으로 이동시키는 것이다.

이제 관절 내에서 발생되는 관절운동학적의 가동성을 복원해야 하지만, 수동 조절 검사는 양성일 수 있다(3장 참조). 대체적으로 또는 추가로 능동적 흉부사이 고리 조절은 자동으로 돌아오지 않을 수 있다. 생체역학이 여전히 흉부의 앉은 상태 회전에 최적이면, 운동제어 훈련을 시작할 수 있을 때까지 흉부내 고리 정렬 및 조절을 위해 6번째 흉부 고리를 테이핑하는 것이 좋다(7장 참조).

신경계 장애
(Neural system impairments)

관절계 손상과 달리, 신경계 손상으로 인한 제한은 원인부위에 대한 완전한 교정을 이루어 내지 못한다. 이것은 관절계와 신경계 손상에서의 주요한 차이점이라 할 수 있다. 흉부 고리에 부착된 근육의 과활성화는 이차적으로 증가된 신경흥분에 의해 벡터 분석으로 해석하기 어려운 일련의 문제를 일으킨다. 과활성화된 근육은 촉진할 수 있지만, 다른 벡터 시스템이나 길항근으로부터 당겨지는 벡터에 반응하는 경우 이완이 요구되지 않는다. 통합 시스템 모델은 어떻게 '단단한' 근육이 이완되게 하는지 결정하는 임상적 추론을 만들어 내는가? 교정을 위한 도수치료와 원인부위를 이완하는 동안 수동청취(passive listening)는 다음과 같은 벡터 정보를 제공한다.

- 위치(왼쪽 또는 오른쪽, 흉부의 앞 또는 뒤, 복부, 골반 또는 두개골),
- 길이(길거나 짧음), 그리고
- 질적상태(딱딱하거나 부드러움)

예를 들어, 오른쪽 7번째 늑골의 앞쪽에 부착된 외복사근(EO)의 작은 다발이 7번째 흉곽 고리를 오른쪽으로 이동시키고 오른쪽 7번째 늑골의 뒤쪽 면에서 오른쪽 장늑근(iliocostalis)의 다발의 과흥분으로 오른쪽 회전이 있는 경우, 장늑근(반응기)을 이완하면 흉곽 고리가 더 많이 움직이고 회전하게 된다(그림 6.24A). 임상 추론에서의 이러한 실수는 7번째 흉추 고리의 교정 및 이완하는 동안 벡터의 분석에 주의를 기울임으로써 피할 수 있다. 이 시나리오에서 교정을 위한 도수치료 중 수동청취는 흉부의 오른쪽과 전면에서 당기는 벡터(EO에서)를 나타내며 이러한 교정을 위해 이완을 진행하는 동안 수동청취는 벡터가 흉부의 오른쪽과 앞쪽에서 오는 것을 확인해준다. 오른쪽 늑골은 흉부 또는 복부 공간으로 당겨지지 않으며(즉, 내장 벡터가 아님) 길이가 길고 관절 시스템 손상의 벡터에 비해 질적으로 볼 때 상대적으로 부드럽다.

또는 흉부 고리의 생체역학 및 각 근육의 가동성에 미치는 영향을 이해하면 지배적인(작용) 벡터와 이차적인(반응) 벡터를 이해할 수 있게 된다. 위의 동일한 시나리오에서 오른쪽 장늑근(ilio costalis)이 우세한 벡터인 경우, 오른쪽 늑골을 후방으로 회전시킴으로 7번째 흉부 고리가 왼쪽으로 이동하고 오른쪽으로 회전한다(그림 6.24B). 임상적으로, 생체역학적 임상 추론과 수동청취를 사용하여 벡터 분석의 결과를 해석하고 흉부 고리의 중립위치를 얻기 위해 어떤 벡터를 이완해야 하는지 결정하는 것이 좋다(그림 6.24C).

종종 다수의 신경 벡터가 존재하며 지배적인 벡터를 식별하는 것이 어렵다. 이 경우, 바람직한 이완 기술은 특정 관절운동학적 관절 가동술과 고정-이완 방법을 결합하여 흉부 고리 조정 및 호흡(Lee L-J 2016)으로

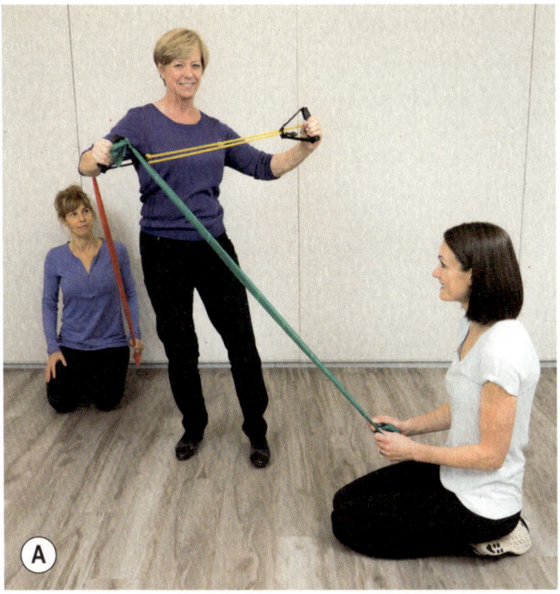

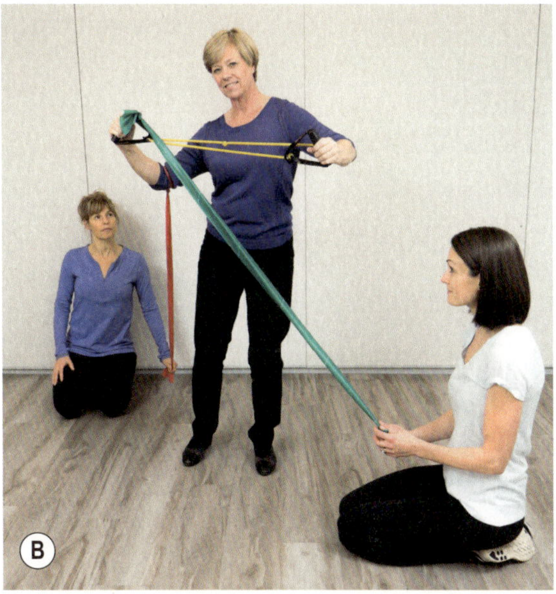

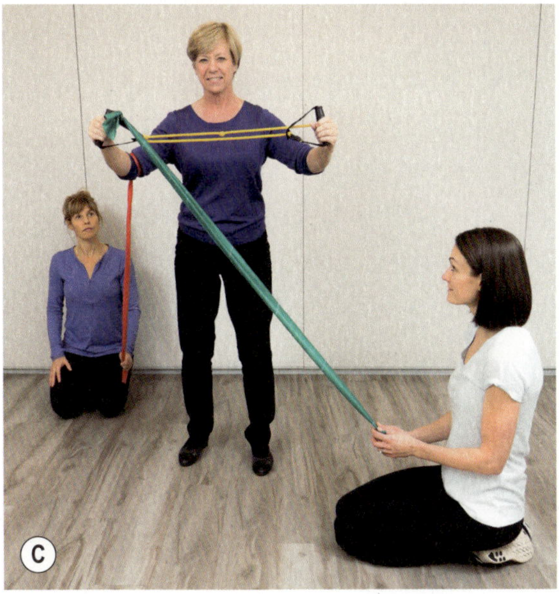

그림 6.24

(A) 외복사근의 작은 다발이 흉부 고리를 교란시키는 우세한 벡터인 경우, 흉부 고리는 오른쪽으로 이동하고 왼쪽으로 회전한다. 오른쪽 장늑근은 종종 당김 벡터에 반응한다. 그러나, 장늑근을 이완하는 것은 오직 외복사근이 흉부 고리를 더 이동시키고 회전시키는 것을 허용한다.

(B) 오른쪽 장늑근이 우세한 벡터인 경우, 흉부 고리가 왼쪽으로 회전하고 오른쪽으로 회전한다. 오른쪽 외복사근은 종종 당김벡터에 반응한다.

이 시나리오에서 오른쪽 장늑근 이완은 근육과 중립 흉곽 고리(C)의 더 작은 활성을 야기한다.

시작하는 다중 시스템 기법이다. 이 기법은 모든 시스템의 여러 벡터를 동시에 처리하며 신경 시스템 장애를 설명한다. 다른 시스템에서도 동일하게 설명할 수 있다.

이 장의 신경 부분에 설명된 기술은 다음과 같다.

- 인지를 동반한 이완
- 건침(Dry needling)

- 근육 반동 또는 근육 조작(Hartman 1996)
- 개별 근육을 위한 특정 기술
- 여러 시스템 손상에 대한 일반적인 구조에 특이적이지 않은 기술(흉부 고리 조정 및 호흡)(Lee L-J 2016)
- 경막 및 신경 주위 시스템 이완기법

인지 기술을 이용한 이완기법의 원칙 (Principles of the release with awareness technique)

이 기법은 2001년(Lee D 2001)에 처음 도입되어 골반을 제어하기 위한 전략으로 과활성화된 좌골미골근을 습관적으로 '엉덩이를 쥐는 사람(butt grippers)'을 치료했다. *The Pelvic Girdle*(Lee D & Lee L-J 2011a) 제4판에서 개념이 확장되고 여러 기술이 발표되었다. 신경흥분 증가로 인해 과도한 활동을 하는 신체의 모든 근육에 인지하고 이완하기를 사용할 수 있다. 근육이 촉진될 때까지 환사가 일지 못하는 관련 근육에 잠재적인 통증 유발 지점이 있는 경우가 종종 있다. 통증 유발점은 한 손으로 환자의 감각 인지를 높이기 위해 충분한 압력으로 관찰되지만 통증을 유발하지는 않는다. 관절 또는 근육 자체는 근육의 시작부위와 부착점에 근접하도록 움직인다. 이것은 근방추의 장력을 줄임으로써 방추내 근섬유에서 끝나는 주요 고리나선 신경종말로부터 척수로의 구심성 입력을 즉시 줄인다(그림 6.25).

10 ~ 15초 내에 근육 활성화 감소를 느낄 수 있다. 이 기법의 두 번째는 환자를 이완 과정에 참여시킨다. 환자들은 긴장을 풀거나 놓아주라는 구두 신호를 받으면서 촉진되는 근육의 감각에 주의를 기울여야 한다. 환자들에게 지금하고 있던 것을 멈추거나, 지금 하고 있는 것에 추가해서 무엇을 하라는 신호를 줘야 한다. 예를 들어, 좌골미골근을 이완시키기 위해 '손가락이 근육에 파묻히게 해주시오', '앉아 있게 해주는 뼈들을 넓어지게 하고, 꼬리뼈가 뜨게 해주시오'와 같은 단서를 제공해야 한다.

목표는 활성화를 줄이는 것이므로, 다른 근육 활성화 층을 추가하여 압축하고 신경계가 수동 및 구두 신호에 반응할 때, 올바른 경로에 있다는 긍정적인 강화로 그들을 격려해야 한다. 그들이 종종 '나는 아무 것도 하지 않았습니다' 라고 할 때 '나는 당신에게 무엇을 하라고 한 것이 아니라 특정 움직임을 하지 말라고 한 것입니다'라고 대답해야 한다. 한편, 근육의 추가적인 이완을 촉진하는 다양한 운동 조합으로 더이상 풀리지 않을 때까지 관절을 계속 움직인다. 만약 당신이 관절이나 근육을 움직이면 어느 방향에서 든지 또 다른 장벽을 느낄 수 있다. 정골요법 의사들은 이 지점을 '정지점(still point)' 이라 부른다. 짧은 시간이 지나고 나면 드디어 엄청난 이완을 경험하게 되고, 근육이 이완되면 관절이 더 길어지고 더 많은 관절 가동범위를 가지게 된다.

인지를 동반한 이완기법 세 번째 부분은 근육의 다발막, 근외막, 근내막의 근막 제한의 이완을 다룬다. 근육은(및 관련 관절) 새로운 가동범위를 얻게 되며 늘어난다. 이 기법에 따라 원인부위의 생체역학 및 제어, 정렬 등 의미적 과제와 관련된 선별 과제는 재평가된다.

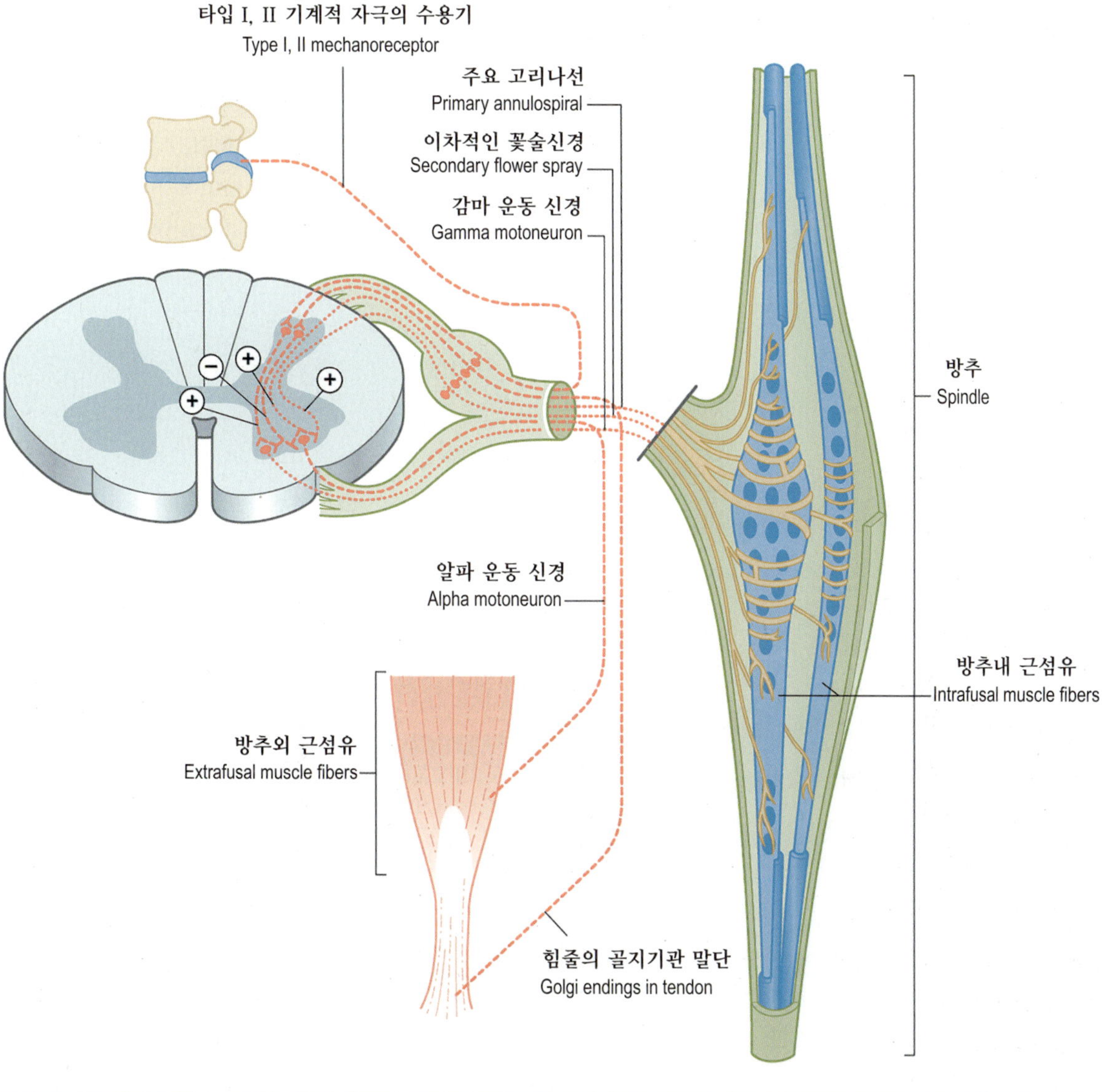

그림 6.25

근육의 활성화는 뇌, 척수 및 말초 수용체 시스템과 관련된 많은 신경 피드백 루프에 의해 영향을 받고 제어된다. 관절의 위치와 관련 근육, 힘줄 및 근막을 변경하면 구심성 입력을 변화시킬 수 있으며, 관련 방추외 근육 섬유로의 원심성 출력을 변화시킬 수 있다. 그 결과 정지 중인 표적근의 활성화가 감소할 수 있다. 이것을 '위치 이완'이라고 한다. 영상과 인식은 관외 근육 섬유에 대한 원심성 출력에 대한 내림 억제 영향을 미치는 상위 중추들을 활성화시킬 수 있고 근육의 활성화를 더욱 줄일 수 있다.

Diane Lee(Lee D 2016)의 원작에서 Elsevier가 다시 그린 것을 허가받음.

건침의 원리
(Principles of dry needling)

독자를 위한 메모: 건침은 특별한 실습, 수업, 훈련이 필요하다. 인증을 받지 않았거나 훈련을 받지 않았거나 건침이 익숙하지 않거나 국가의 실무 범위 내에 있지 않은 경우 이러한 기술을 시도하지 마시오.

건침은 도수 이완기법 및 집에서 하는 이완 훈련 프로그램과 더불어 과활성 근육의 능동적인 발통점을 대상으로 사용되는 기법이다. 말초 근육의 잠복 또는 활성 통증유발점이 척추주위근이 척추분절과 연관성을 가지고 근육의 과도한 활성화와 관련이 있으면 말초 근육과 척추 분절 모두 자침한다(Gunn 1996).

근육 반동 또는 근육 도수교정 원리
(Principles of muscle recoil or muscle manipulation)

이것은 근육에 있는 골지힘줄기관(GTO)에 의존하여 방추외 근섬유의 이완을 촉진하는 이완기법이다. GTO는 이러한 섬유를 억제하고 빠르게 늘어나면 활성화된다(Hartman 1996).

다음은 벡터 분석이 지배적인 것으로 결정된 개별 과도한 활성 근육에 대한 특정 이완기법에 대한 설명이다. 이 장에 제시된 순서는 무작위다. 벡터 분석은 중재 순서를 결정한다.

흉횡근(Transversus thoracis)

흉횡근의 과도한 신경 흥분(그림 1.23 A & B)은 제 2, 제 6 흉추의 정렬 및 생체역학에 집단적으로 또는 개별적으로 영향을 줄 수 있다. 흉부 고리의 정렬을 수정하는 동안 수동청취는 앞쪽 흉부에서 당기는 벡터를 보여준다. 교정을 하는 동안 수동청취를 함으로써 흉부 안쪽, 매우 깊지 않은 부위 주로 복사근에서 이러한 벡터를 발견하곤 한다. 흉부 고리와 관련된 늑골은 전방회전으로 유지되므로 흉부 고리는 흉부의 과민성 근막과 동일한 면쪽으로 이동한다. 다음의 기술은 오른쪽 3번째 늑골에 부착된 흉횡근 흉막의 활성화를 줄이기 위해 인지와 함께 이완을 사용하는 방법의 예이다.

인지하고 이완하기: 환자는 오른팔을 흉곽 옆에 나란히 놓고 왼쪽을 보고 눕는다. 치료사는 환자의 뒤에 서 있는다. 한 손으로 오른쪽 겨드랑이 또는 앞쪽 흉곽의 3번째 늑골을 촉진한다. 다른 한손으로는 검상돌기를 안정화시킨다. 검상돌기 쪽으로 오른쪽 3번째 늑골을 대략적으로 대략 10-15초 정도 기다린다(그림 6.26A). 환자에게 가슴 앞쪽을 확장 또는 팽창과 흡입 호흡을 상상하고, 검상돌기를 고정하고 오른쪽 3번째 늑골을 후방회전으로 가져오고, 3번째 흉곽 고리를 오른쪽으로 돌린다(근막을 이완시키는 파트 인지를 동반한 이완기법)(그림 6.26B). 2~3회 반복한 다음 관련 검사 작업 중 3번째 흉추의 정렬, 생체역학 및 제어를 재평가한다.

이완은 다음과 같은 가정 프로그램을 통해 유지될 수 있다. 환자에게 오른쪽 늑골을 통해 3번째 흉곽 고리를 스스로 수정하도록 지시한다(늑골의 앞쪽을 부드럽게 들어 올려 오른쪽 겨드랑이 쪽으로 다시 밀어 넣는다). 이 교정을 오른손으로 잡고 왼손으로 검상돌기를 촉진시키도록 지시한다(그림 6.26C). 공기 흡입 시, 검상돌기를 안정화시키고 오른쪽 3번째 늑골의 뒤쪽 회전과 3번째 흉추의 오른쪽 회전을 촉진한다(그림 6.26D). 3-4회 반복하고 선별 작업을 다시 테스트한다. 작업 수행 경험에 변화가 있어야 한다.

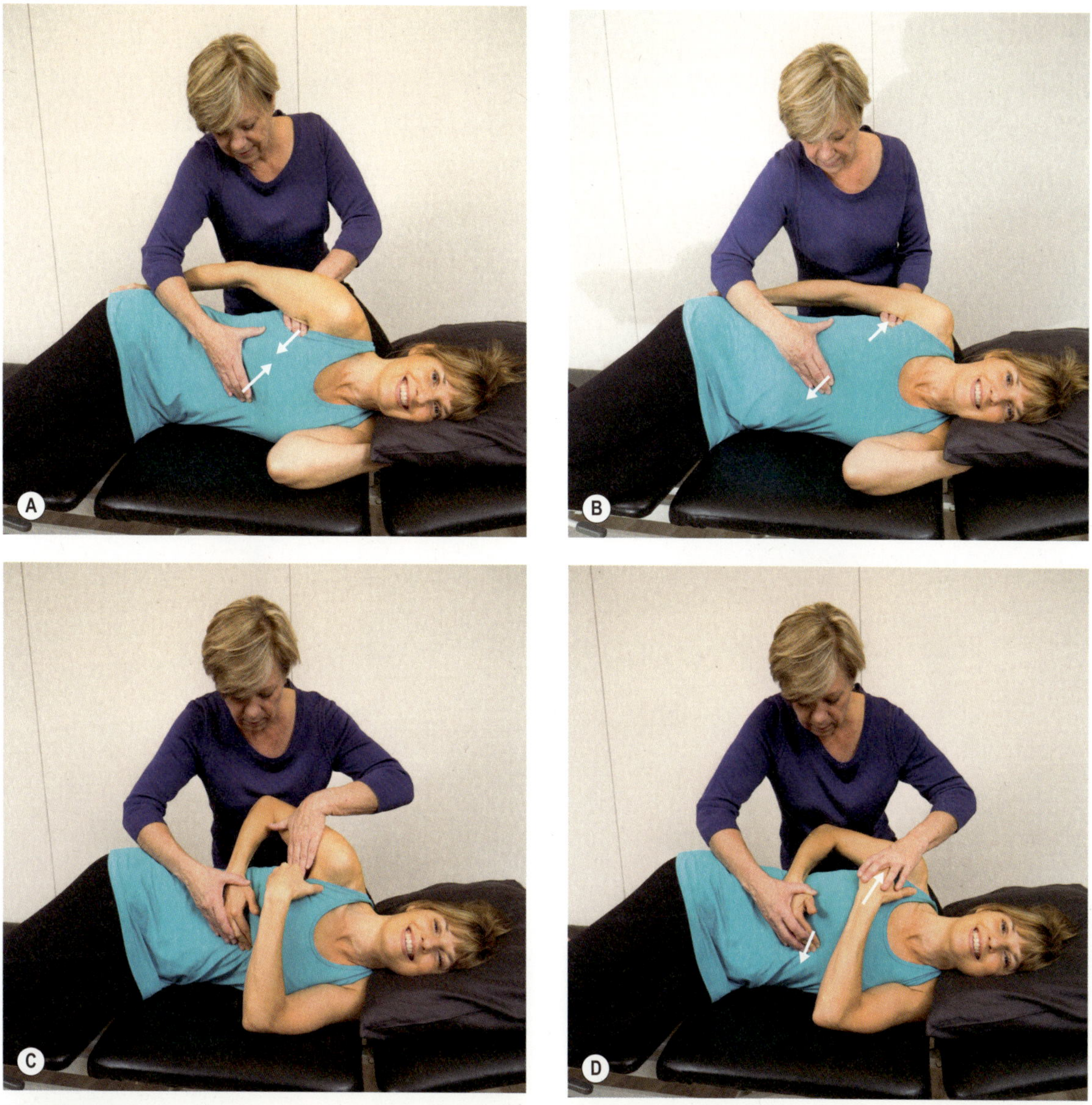

그림 6.26

오른쪽 3번째 늑골에 부착된 흉부 흉막낭을 인지하고 이완한다.

(A) 오른쪽 3번째 늑골은 검상돌기 쪽으로 10~15초 동안 붙든다.

(B) 신경 구성요소의 이완 후, 근막 스트레칭은 검상돌기를 고정하고 흡입 호흡에서 오른쪽으로 3번째 흉부 고리를 오른쪽으로 회전시킨다.

(C) 가정 실습: 환자는 3번째 흉부 고리를 스스로 교정하고 검상돌기를 안정시키는 법을 배운다.

(D) 흡입 시, 그들은 검상돌기를 계속 안정시키면서 3번째 흉부 고리를 오른쪽으로 돌리도록 교육한다.

횡격막(diaphragm)

횡격막으로의 과도한 신경 흥분(그림 1.23, 1.30, 1.31)은 횡격막을 본격적으로 이완하기 전에 두개골 또는 경추(또는 둘 다)를 먼저 치료해야만 한다. 두개골 또는 상부 흉부에서 당기는 벡터가 횡격막에서 나오는 경우 횡격막의 특정 이완 테크닉이 도움이 될 수 있다.

인지하고 이완하기: 환자는 팔을 반대쪽 어깨에 올려놓고 앉는다. 치료사는 환자의 뒤에 선다. 횡격막의 왼쪽을 풀려면 오른쪽 팔을 환자의 오른쪽 어깨에 대고 왼쪽 아래 늑골을 촉진한다. 왼쪽 팔은 왼쪽에서 흉곽의 동일한 영역에 도달한다. 횡격막은 하부 흉부를 구부리고 동측으로 회전시킨다.

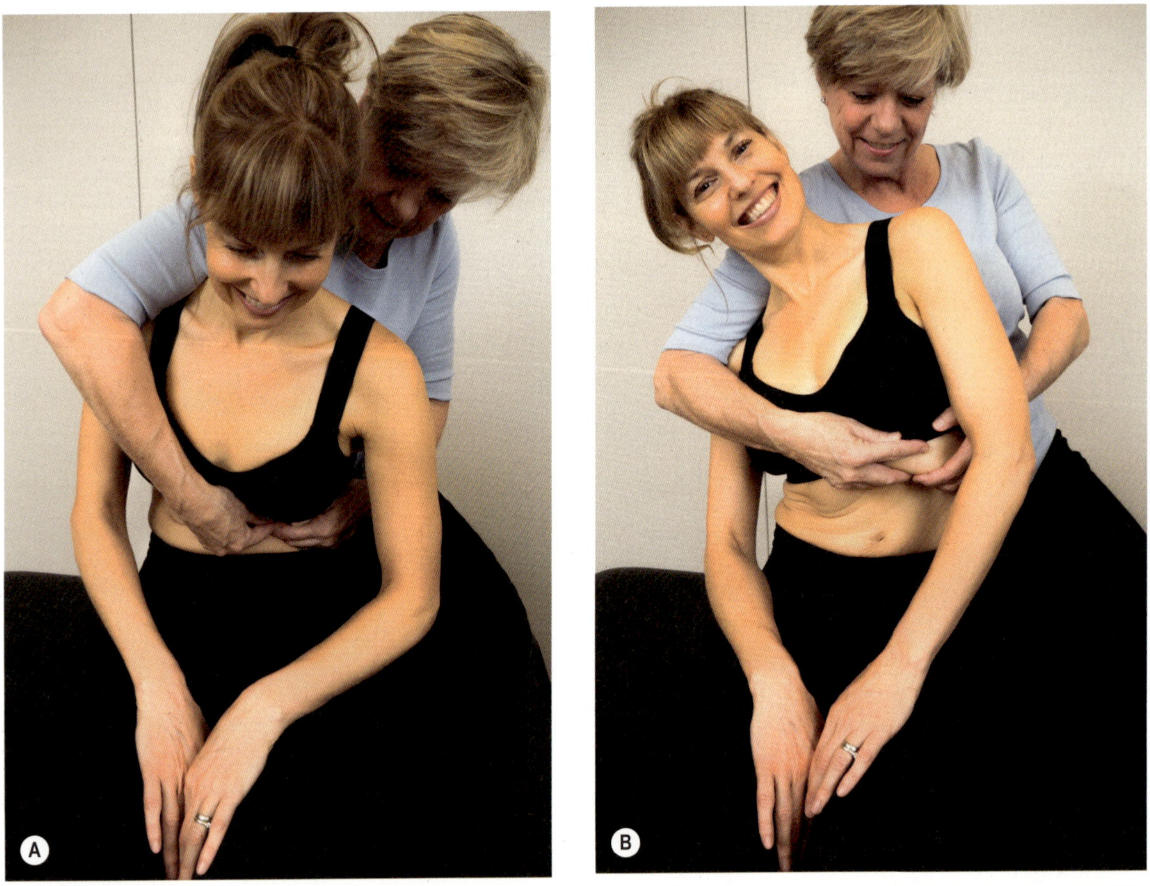

그림 6.27

횡격막의 왼쪽 앞쪽의 늑골섬유에 주의한다.

(A) 섬유는 처음에는 아래 흉부의 굴곡과 왼쪽 회전에 의해 짧아진다. 횡격막의 중심 힘줄을 향해 있는 아래 늑골의 근사치를 추정한다.

(B) 환자는 숨을 내쉴 때(격막이 이완될 때) 하부 늑골이 넓어지는 것을 느끼게 된다. 흉곽이 확장되기 시작하면 아래쪽 흉부를 확장하고 오른쪽으로 돌린다. 2~3회 반복하고 선별 과제를 반복한다. 만약 성공한다면, 임무를 수행하는 경험에 변화가 있어야 한다.

따라서, 흉부 근육을 구부리고 왼쪽으로 돌리면 전흉 섬유가 짧아진다(그림 6.27A). 중앙 힘줄 쪽으로 늑골 7-10을 부드럽게 어림잡고 기다린다. 환자에게 아래쪽 늑골 사이의 넓은 공간을 상상하고 내쉬는 숨결에 아랫 늑골을 넓히도록 지시한다. 흉곽이 측면으로 확장되기 시작하면 아래 흉부를 확장하고 오른쪽으로 회전시킨다(그림 6.27B).

다열근과 회전근(Multifidus and rotatores)

요추부와 경추부와는 달리, 흉추의 통증에 대한 회전근(그림 1.30)과 다열근(그림 1.33)의 운동 조절 적응 반응에 대한 연구는 없다. 임상적으로, 두 근육 모두 위축증의 유무에 관계없이 과활성화 또는 비활성화를 나타낼 수 있다. 과활성 다열근 및 회전근은 후관절을 압박하고 위쪽 활주(굴곡)를 방지한다. 따라서 위쪽 활주가 필요한 흉부 고리의 모든 움직임이 제한된다.

건침: 환자는 팔을 옆으로 하고 머리는 중립 회전상태로 엎드린다. 치료사는 환자 옆에 서 있는다. 한 손으로 관련 있는 분절의 횡돌기에 직접적으로 평행한 극돌기와 횡돌기를 촉진한다. 이 기준은 침으로 흉추에 적용할 때, 늑간 사이를 피하고 기흉의 원인이 되지 않기 위해 중요하다. 침은 횡돌기와 극돌기 사이의 공간에 삽입되어 위 척추분절의 추궁판을 향한다(그림 6.28).

삽입 깊이는 추궁판에까지 진행한다. 다열근 또는 회전근(또는 둘 다)이 과도하게 활성화되면 뼈에 도달하기 전에 근육이 걸리는 느낌이 든다든지 경련 반응이 발생한다. 자침을 제거하기 전에 근육이 잡고 있는 것을 기다린다. 이후 선별 과제를 수행하는 동안 흉부 고리의 제어와 생체역학, 정렬을 재평가한다. 이완 이후 관련 선별 과제를 진행하는 동안 흉부 고리의 정렬, 생체역학 및 제어를 재평가한다. 제한된 분절을 목표로 하는 시상면 운동 훈련을 통해 달성된 흉부 고리 이동성 및 조절은 획득된 이완을 유지하기 위한 가정 운동 실습을 위해 제공된다(7장의 3단계, 1단계 또는 2단계 참조).

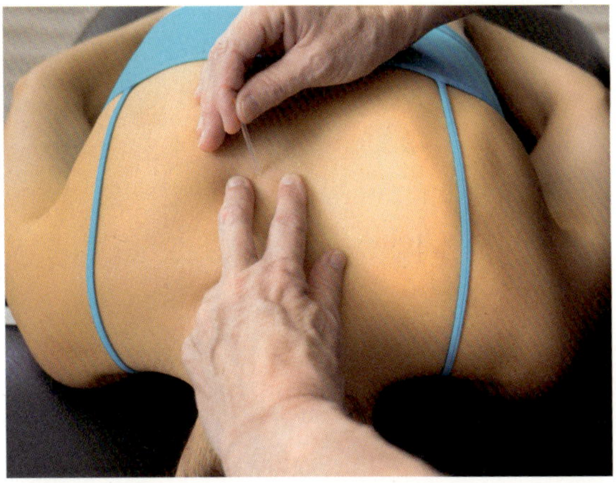

그림 6.28
흉부 다열근과 회전근에 대한 건침.

늑간근(Intercostals)

늑간근(그림 1.34 A & B)은 늑간 신경의 앞쪽 가지에 연결되어 과도하게 활동할 때 이 근육들은 두 개의 흉부 고리를 붙잡고 그들 사이의 독립적인 움직임을 막는 경향이 있다(Lee L-J 2016). 이 과도한 활성화는 많은 기술로 줄일 수 있다. 그러나 선호되는 기술은 흉부 고리 조정 및 호흡(Lee L-J 2016)이며, 이는 나중에 여러 시스템 손상에 대한 일반적인 비구조적 기술 제목에서 설명한다. 이완 후에 관련 선별 과제를 진행하는 동안 접착된 흉부 고리의 조정, 생체역학 및 제어를 재평가한다. 제한된 부분을 목표로 한 호흡(흡입 및 호기)과 결합된 흉부(7장의 3단계, 1단계 참조)에 대한 다방향 범위의 운동 연습은 획득한 이완성을 유지하기 위해 가정 운동 훈련 프로그램으로 제공한다.

전거근(Serratus anterior)

전거근(그림 1.35 A & B)은 일반적으로 활동이 많은 근육이다. 이 근육은 견갑골을 흉부에 연결하고(종종 특정 흉부 고리에) 붙어 있으며 견갑골과 관련 흉부 고리 사이의 독립적인 움직임을 막는 역할을 한다. 이 근육은 견갑골의 끄는 역할을 하여 흉곽의 정렬에 대해 견갑골 보다 더 쉽게 문제를 나타내며 전거근의 과활성 다발은 늑골을 후방회전시킨다. 대체로 견갑골의 정렬은 전거근의 다발이 과활성화할 때 더 쉽게 문제를 일으키며 견갑골의 전인(protract)과 늑골의 전방회전은 흉부 고리를 같은 방향으로 이동시키며 전거근 다발의 과활성화로 인해 흉부 고리는 반대쪽으로 회전하게 된다. 신경계 손상은 종종 흉부 고리와 어깨복합체(견갑골) 사이에 보조적 원인을 만들어 내기도 하는데 견갑골 아래에서 당겨진 벡터는 흉부 고리를 교정하는 동안 진행되는 수동청취는 "발가락 양말이 있는 신발에 발을 넣으려고 시도하는 것'과 같은 느낌이다. 교정하여 이완하는 동안 수동청취는 흉곽의 앞쪽과 바깥쪽과 중간 길이의 벡터를 나타낸다. 견갑골 복합체에 대한 교정과 이완 중의 수동청취는 같은 당기기의 벡터를 나타낸다(5장의 Miyuki 이야기 참조). 이 근육에 대한 두 가지 기술이 설명된다. 첫 번째는 앞쪽 4번째 늑골에 부착된 오른쪽 전거근의 과활성 다발에 대해 인지한 다음 이완하는 것이며 두 번째는 앞쪽 2번째 늑골에 부착된 오른쪽 전거근의 과활성 다발에 대해 건침을 적용하는 것이다.

인지하고 이완하기: 환자는 왼쪽으로 머리를 받쳐 놓고 치료사는 환자 앞에 선다. 왼손의 손가락으로, 앞쪽 4번째 늑골에 부착된 전거근의 과활성 다발을 촉진한다(그림 6.29A). 이것은 종종 매우 부드럽기 때문에 촉진은 가벼워야 하지만, 늑골을 제어하기에 충분해야 한다. 오른손으로 환자의 오른팔을 어깨를 90° 정도 굴곡시켜 잡는다. 4번째 흉추 고리는 회전하지 않고 외전될 수 있도록 오른손 위로 견갑골을 외전시킨다(그림 6.29B). 치료사의 오른손으로 견갑골을 아래로 움직이며 견갑골을 외전시키면 4번째 늑골에 부착된 전거근 다발의 특정 섬유가 느껴질 것이다. 이 자세를 10~15초 정도 유지하면서 전거근의 변화를 확인한다.

환자에게 지시하기: '견갑골을 흉곽(rib cage) 위에 띄워보세요' 만약 이 신호가 성공하면 다른 수준의 전거근의 이완이 시작된다. 견갑골을 같은 위치에서 고정하고 견갑골 아래 4번째 흉곽 고리를 다음 장벽이 느껴지는 곳으로 회전시킨다. 이러한 동작을 3~4번 지시하고 고정하기를 반복한다.

근막을 늘리는 인지를 동반한 이완기법: 4번째 늑골을 통해 교정된 4번째 흉곽 고리를 고정하고 오른손과 팔뚝으로 견갑골을 후인(retract)시킨다(그림 6.29C). 근막 장벽에 도달하면(정교하게 부드러울 수 있음) 견갑골을 후인시킨 상태로 오른손가락 끝으로 '조직을 흔들어' 주어 견갑골과 늑골 사이의 근막 제한을 이완시킨다. 이완 이후, 이와 관련된 선별 과제를 실시하는 동안 4번째 흉부 고리의 정렬, 생체역학 및 제어를 재평가한다.

건침: 환자를 머리를 받쳐주어 옆으로 눕게하고 치료사는 환자 앞에 서서 견갑골의 내측 경계부위가 흉곽에 닿지 않도록 하여 견갑골을 거상과 내회전시켜 준다. 2번째 늑골에서 전거근 섬유의 과활성화는 이러한 동작을 만들어 내는 것이 어렵게 만들지만 건침 적용 시 폐의 손상을 예방하기 위한 안전성을 위해서는 중요한 과정이다. 견갑골의 상방각의 안쪽 2번째 늑골이 들어간 전거근의 위쪽 다발의 견갑골의 위치는 **그림 1.35B**를 보라. 이 부위가 바로 당신이 자침할 부위이다(그림 6.29D). 자침할 깊이는 뼈까지 하면 된다. 이러한 과정에서 근육의 걸리거나 경련반응이

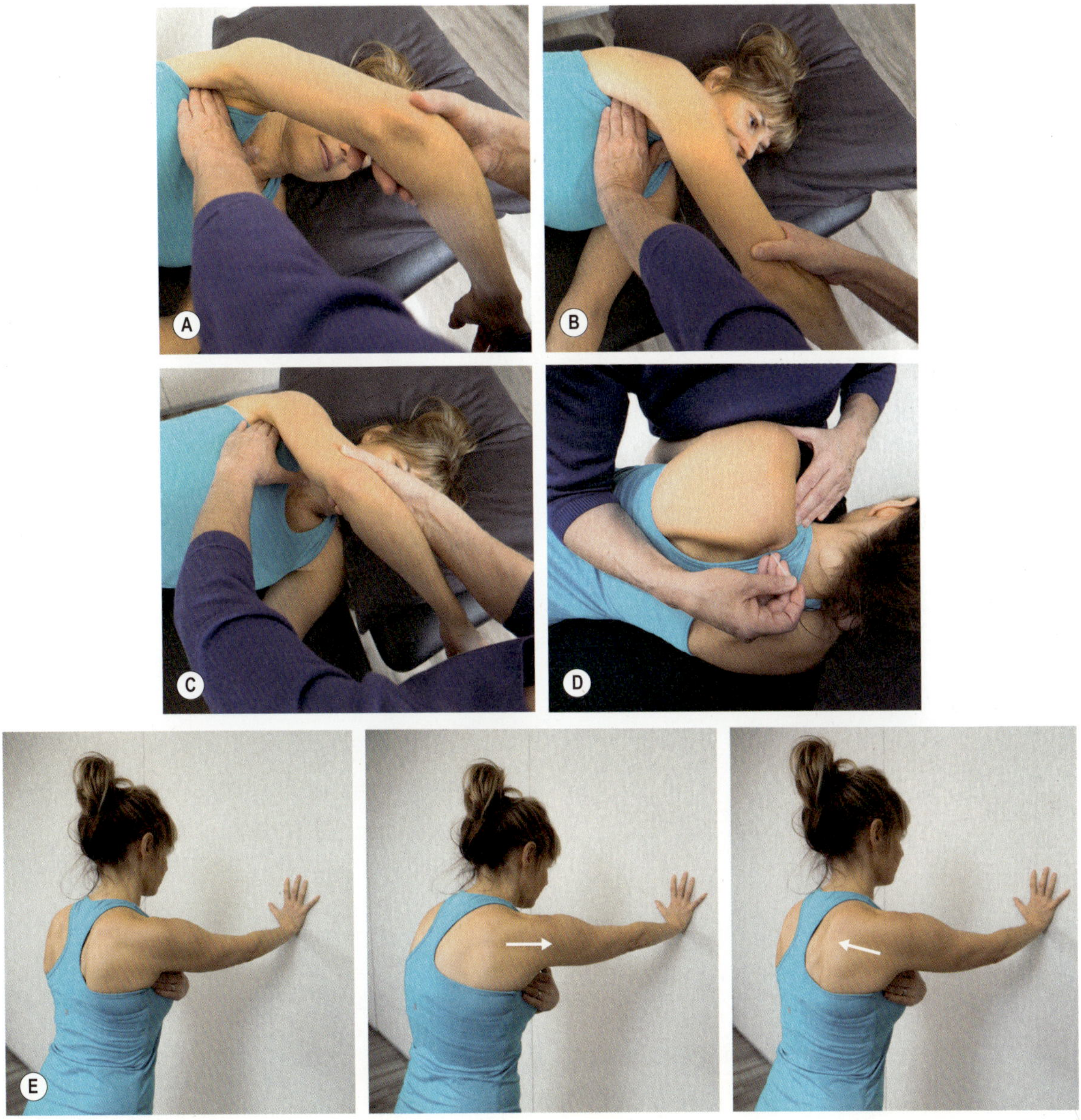

그림 6.29

전거근의 다발이 오른쪽 4번째 늑골에 붙어있는 것을 인지하면서 이완시킨다.

(A) 전거근이 과활성화되면 4번째 늑골의 몸통을 따라 촉진할 수 있다.

(B) 4번째 늑골을 고정한 상태로 견갑골을(고정한) 손으로 전인하면, 그로 인해 전거근의 섬유가 짧아지게 된다. 이것이 인지를 동반한 이완기법의 첫 대목이다.

(C) 더 많이 이완하도록 구두 지시한 이후, 4번째 늑골을 고정하고 견갑골을 후인하여 전거근의 근막 성분을 늘린다.

(D) 건침은 2번째 늑골에서 견갑골의 상각에 붙는 전거근의 다발에 놓는다.

(E) 전거근의 이완을 유지하기 위해서 집에서 연습한다.

나타나기도 한다. 자침을 제거하기 전에 근육이 잡고 있는 것을 기다린다. 이후 선별 과제를 수행하는 동안 흉부 고리의 제어와 생체역학, 정렬을 재평가한다.

옆으로 누워 있거나, 4점 무릎을 꿇거나 서있는 체중이동은 팔을 올린 상태로 유지한다(그림 6.29E). (7장의 3단계, 레벨 2에서 흉부 고리 이동성에서 분리된 어깨띠[견갑대] 이동성 참조). 왼손을 사용하여 환자에게 오른쪽 늑골을 통해 4번째 흉곽 고리를 스스로 교정하도록 지시한다. (늑골의 앞면을 부드럽게 들어 올려 오른쪽 겨드랑이 쪽으로 다시 밀어 넣는다.) 이 교정을 유지하고, 90°의 굴곡에서 위팔오목관절이 있는 오른쪽 견갑골을 빼낸다. 4번째 흉부 고리의 최적 정렬이 유지될 수 있는 한 견갑골을 천천히 수축시킨다. 3~4회 반복하고 선별 작업을 다시 테스트한다. 작업 수행 경험에 눈에 띄는 변화가 있어야 한다.

대흉근(*Pectoralis major*)

가슴근육의 주요 두 부분(쇄골과 흉골)(그림 1.36)은 흉부와 어깨에 영향을 준다. 쇄골 섬유는 흉부 상부 고리(1, 2)와 쇄골에 영향을 미치며 흉골 섬유는 중간 흉부 고리(3~7)와 상완골에 영향을 미친다. 과활성화는 하나의 흉부 고리에만 해당될 수 있다.

대흉근의 쇄골섬유가 과활성화되면 쇄골의 내측 압박을 일으키고 그동안(쇄골과 디스크 사이에 있는) 외측 흉쇄관절이 움직임이 생기는데, 디스크와 흉골병 사이에 있는 관절의 내측 부분은 보통 움직임이 생기지 않는다. 결과적으로, 쇄골은 모든 작업을 하는 동안 근육에 의해 발생되는 생리학적 움직임(osteokinematic)의 회전이 제한되어 있다. 2번째 흉부 고리는 반대쪽으로 회전하는 경향이 있으며, 쇄골 및 제 2 흉부 고리의 교정 및 이완에 대한 수동 청취는 전방 흉곽 즉, 쇄골 밑에서 당기는 수평 벡터(크기와 방향)로 나타난다.

대흉근의 흉골 섬유는 쇄골에 영향을 미치지 않는다; 그러나, 상완와관절의 정렬과 생체역학에 영향을 줄 수 있다. 상완골두는 보통 상완와의 앞쪽에 있고, 견갑대(shoulder girdle)가 전인되어 있고, 견갑골은 전방으로 기울어져 있다. 관련 흉부 고리는 같은 쪽이나 반대쪽으로 회전한다. 상완골, 견갑대 또는 중간 흉부 고리(3 ~ 7번)의 교정 및 이완에 대한 수동적 청취는 가슴 바깥쪽에 남아있는 비스듬히 앞쪽과 아래쪽으로 당기는 힘의 크기와 방향으로 나타난다. 흉부 고리가 아래에 위치할수록, 힘의 크기와 방향은 더 비스듬히 아래로 당긴다.

오른쪽 대흉근 쇄골 섬유의 인지를 동반한 이완: 환자는 머리를 받치고 왼쪽으로 눕고 치료사는 환자 뒤에 선다. 오른쪽 손가락으로 과활성화된 대흉근의 쇄골 다발을 촉진한다. 다른 손으로는, 견갑골을 지지한다(그림 6.30A). 견갑대를 전인하고 과활성화된 다발을 오른쪽 손가락으로(그림 6.30B) 단축시킨다. 이 자세를 10~15초 동안 유지하고 쇄골 쪽 대흉근의 활성도 변화를 지켜본다. 환자에게 '이 근육이 부드러워지도록 하고 가슴이 벌어지고 있다고 상상하라'고 알려준다. 이런 자극이 성공적으로 이뤄지면, 또 다른 수준으로 근육은 이완될 것이다.

근막을 늘리는 인지를 동반한 이완기법: 오른손으로 두 번째 흉부 고리를 교정한다. 왼손으로 흉쇄관절의 쇄골을 감압하고 견갑대를 후인하여 대흉근의 쇄골부분을 늘린다(그림 6.30C). 이렇게 이완한 후, 관련된 선별 과제를 하는 동안 쇄골 및 상부 흉부 고리의 정렬, 생체역학 및 제어를 재평가한다.

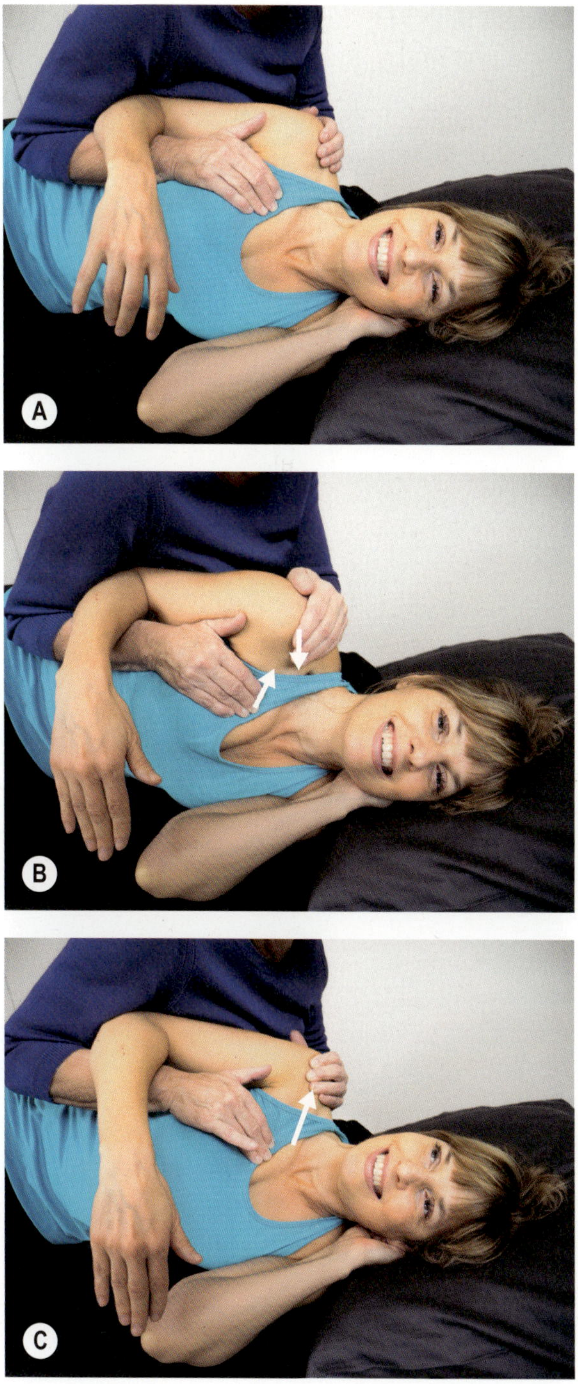

그림 6.30

대흉근의 쇄골섬유의 인지를 동반한 이완기법.

(A) 한 손은 근육이 과활성화된 다발을 지켜보는 동안 다른 손은 견갑대에 위치시킨다.

(B) 한 손으로 견갑대를 전인시켜서 근다발을 짧아지게 하고 다른 손으로는 상완골(부착부)에 있는 섬유를 당긴다.

(C) 제 2 흉부 고리를 교정상태로 유지하고, 견갑대를 후인시켜 대흉근의 쇄골섬유의 근막 성분을 늘린다.

오른쪽 대흉근의 흉골 섬유의 인지를 동반한 이완기법: 환자는 머리를 받치고 옆으로 눕고 치료사는 환자 뒤에 선다. 오른 손가락으로 과활성화된 대흉근의 흉골 다발을 촉진한다. 다른 한 손으로는, 견갑골과 어깨를 지지한다(그림 6.31A).

견갑대를 전인 및 전방경사하여 과활성화된 근다발을 단축시키고 그 근다발이 붙어있는 늑골을 안정화시킨다(그림 6.31B). 이 자세를 10~15초 유지한 이후 대흉근의 흉골쪽 활성도 변화를 지켜본다. 환자에게 '이 근육이 부드러워지고 가슴이 벌어지고 있다고 상상하세요.'라고 알려준다. 이런 자극이 성공적으로 이뤄지면, 또 다른 수준으로 근육은 이완될 것이다.

근막을 늘리는 인지를 동반한 이완기법: 한 손으로 관련된 흉부 고리 가운데를 교정한다. 이렇게 교정상태를 유지하고 다른 손으로 상완골두의 중심을 잡고 견갑대를 후인 및 후방경사(posteriorly tilt)시켜서 대흉근의 흉골부분을 늘린다(그림 6.31C).

이렇게 이완한 이후, 관련된 선별 과제 동작을 하는 동안 상완골 및 가운데 흉부 고리의 정렬, 생체역학 및 제어를 재평가한다.

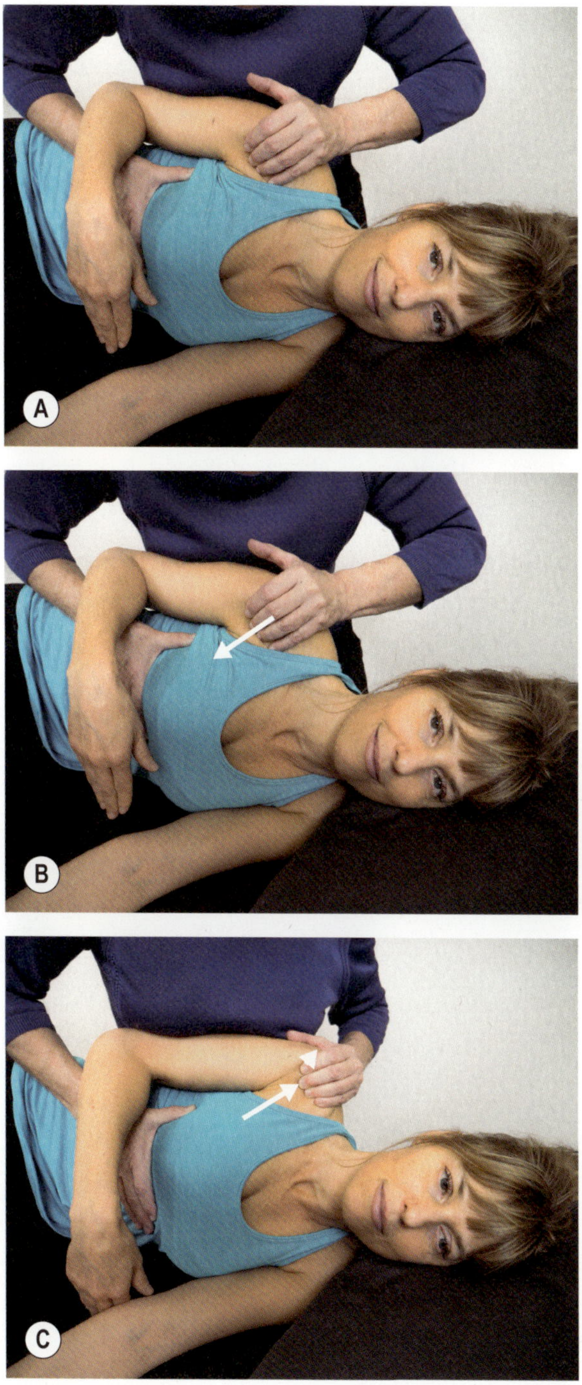

그림 6.31

대흉근의 흉골섬유의 인지를 동반한 이완기법.

(A) 한 손은 대흉근에 부착한 흉골 섬유의 과활성화된 다발이 있는 늑골을 안정화한다. 다른 손은 견갑대를 제어한다.

(B) 견갑대를 전인 및 전방경사시켜 기시부와 정지부를 짧아지게 한다.

(C) 이 근육은 보통 과활성화되었을 때 상완골두를 잡아당긴다. 상완골두를 중앙에 둔 다음 견갑대를 후인 및 후방경사시켜 관련된 흉부 고리가 전방으로 안정화한다.

소흉근(Pectoralis minor)

견갑골의 위치가 흉곽보다 변화에 있어 더 저항력이 높을 때, 소흉근의 과활성화(그림 1.36)는 3~5번 늑골을 후방회전시킬 것이다. 일반적으로, 견갑골의 위치는 흉곽보다 변화에 덜 저항적이며 소흉근의 과활성화로 인해 거상이 되고 견갑골의 전방경사는 관련된 늑골의 전방회전과 관련이 있다. 영향을 받는 흉부 고리는 일반적으로 견갑골이 거상 및 전방경사됨에 따라 같은쪽으로 이동하고 반대쪽으로 회전한다. 전거근과 마찬가지로, 소흉근의 과활성화는 종종 견갑골와 흉부 고리 사이에서 원인부위 역할을 한다. 견갑대의 교정 및 이완하는 동안 수동적 청취는 흉곽을 전방 및 하부로 당기는 힘의 크기와 방향을 나타낸다. 3~5번 흉부 고리의 교정 및 이완 동안 수동 청취는 늑골이 단지 전방으로 회전되고(전방회전으로 당겨진 느낌이 들지 않음) 견갑골이 거상 및 전방경사가 강하게 된다는 점에서 흥미롭다. 이 근육에 관련해서 두 가지 기술이 설명된다. 5번 늑골에 붙는 오른쪽 소흉근의 과활성화된 다발에 인지를 동반하여 이완을 적용하는 것과 3번째 늑골에 붙는 다발에 건침을 놓는 것이 있다.

인지를 동반한 이완: 환자는 머리를 받치고 왼쪽으로 눕고 치료사는 환자 뒤에 선다. 오른손으로 오른쪽 소흉근의 과활동성 근막을 지켜보고 왼손으로 견갑골을 거상 및 전방경사시켜 근다발을 단축시킨다(그림 6.32A). 이 자세를 10~15초 동안 유지하고 소흉근의 활성도 변화를 지켜본다. 환자에게 '제 손가락 아래에 있는 근육이 부드러워지게 합니다.'에서 '견갑대를 이완시키고 제가 온전히 지지할 수 있도록 합니다.' 라고 알려준다. 이런 자극이 성공적으로 이뤄지면, 또 다른 수준으로 소흉근은 이완될 것이다. 이 방법을 여러 번 유지 및 반복한다.

근막을 늘리는 인지를 동반한 이완기법: 5번째 흉부 고리를 교정하고 유지한 후 견갑대를 후방경사와 함께 내림(하상)한다(그림 6.32B). 숨을 내쉬면 부드럽게 이완할 수 있다.

건침: 환자를 머리를 받쳐주어 바로 눕게 하고 오른쪽 팔을 가볍게 벌린다. 한 손의 엄지로 소흉근의 늑골 표면을 촉진하고 흉곽에서 근육을 들어 올린다(그림 6.32C). 당신의 엄지와 손가락 사이에 있는 과활성화된 다발은 '쏘세지의 페페로니 막대기'처럼 느껴질 것이다. 이 다발을 국소화하고 엄지손가락은 바늘이 늑간근의 공간을 통해 폐로 들어 가지 못하도록 보호한다(그림 6.32D). 이러한 과정에서 근육의 걸리거나 경련 반응이 나타나기도 한다. 자침을 제거하기 전에 근육이 잡고 있는 것을 기다린다. 이후 선별 과제를 수행하는 동안 흉부 고리의 제어와 생체역학, 정렬을 재평가한다.

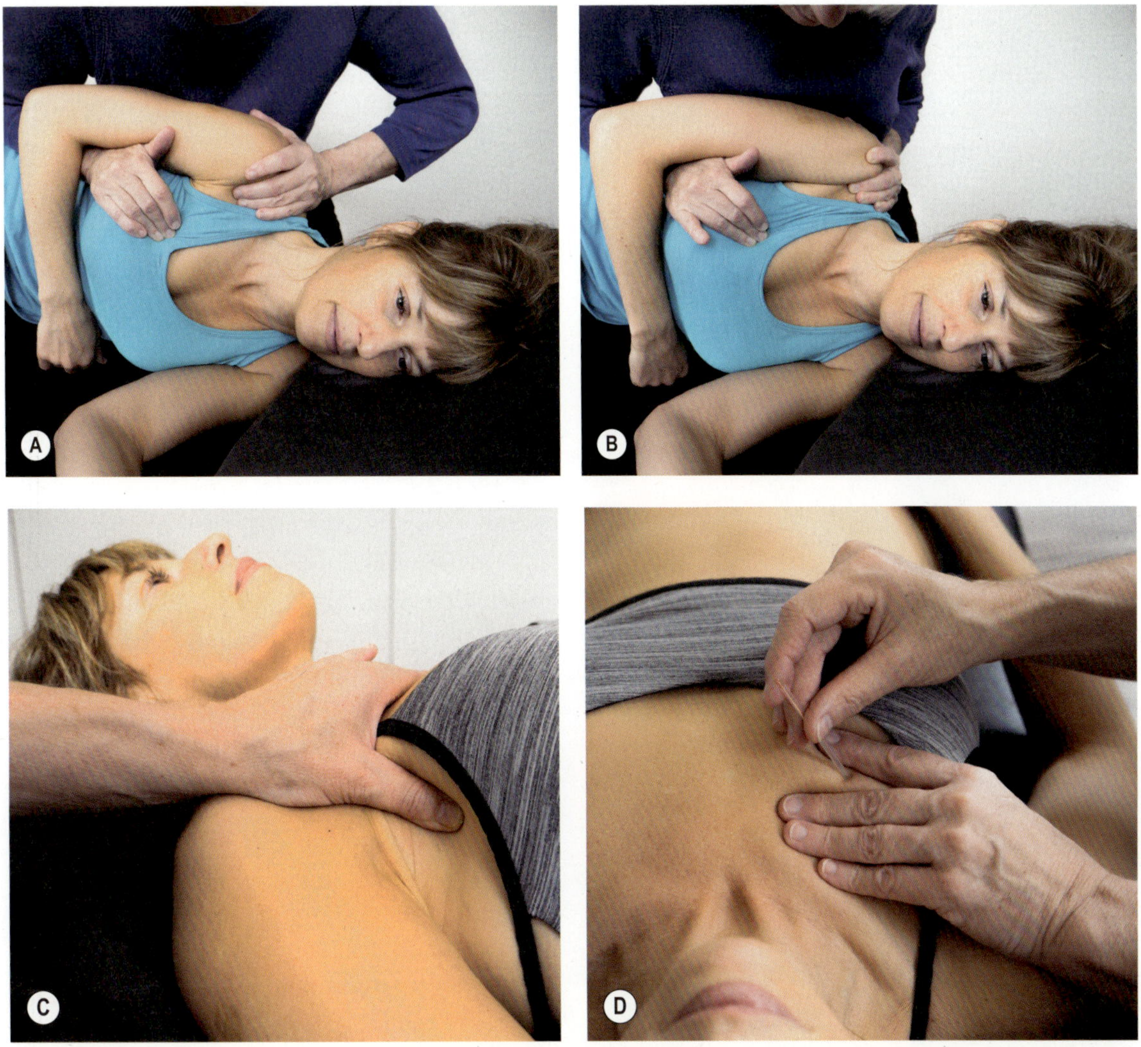

그림 6.32

소흉근의 인지를 동반한 이완

(A) 과활성된 다발이 접해 있는 늑골을 향한 오훼돌기가 가까워짐에 따라 다발이 짧아지고 과활성되는 것을 확인한다.

(B) 그 이완의 신경 성분이 발생한 후 늑골을 안정화시키고 오훼돌기 빼냄으로써 근막이 늘어진다. 숨을 내쉬면 앞쪽으로 늑골을 회전시키고, 오훼돌기가 안정되면 근막이완을 더 쉽게 할 수 있다.

(C, D) 소흉근에 대한 건침

대흉근과 소흉근 모두에 대한 이완은 다음처럼 가정에서 연습을 통해 유지할 수 있다. 환자에게 작은 베개에 머리를 받치고 누워 있으라고 지시한다. 과활성된 다발이 부착하는 늑골을 반대쪽 손으로 촉진한다. 늑골을 전방으로 회전시키고 '견갑대를 뒤쪽으로 원을 그린다'(거상, 후인, 그리고 하강)(그림 6.33A). 상완와관절(선인장 팔)을 벌리고 외회전시킨다(그림 6.33B). 이 견갑대 및 어깨 움직임으로 늑골이 후방으로 회전하지 않도록 한다. 견갑대의 후인과 하강을 능동적으로 유지하고 늑골을 전방으로 회전시킨 다음, 숨을 적게 들이쉬고 길게 내쉰다. 호기 시 견갑대의 후인과 하강을 증가시키고 늑골을 앞쪽으로 회전하여 점진적으로 당길 수 있다.

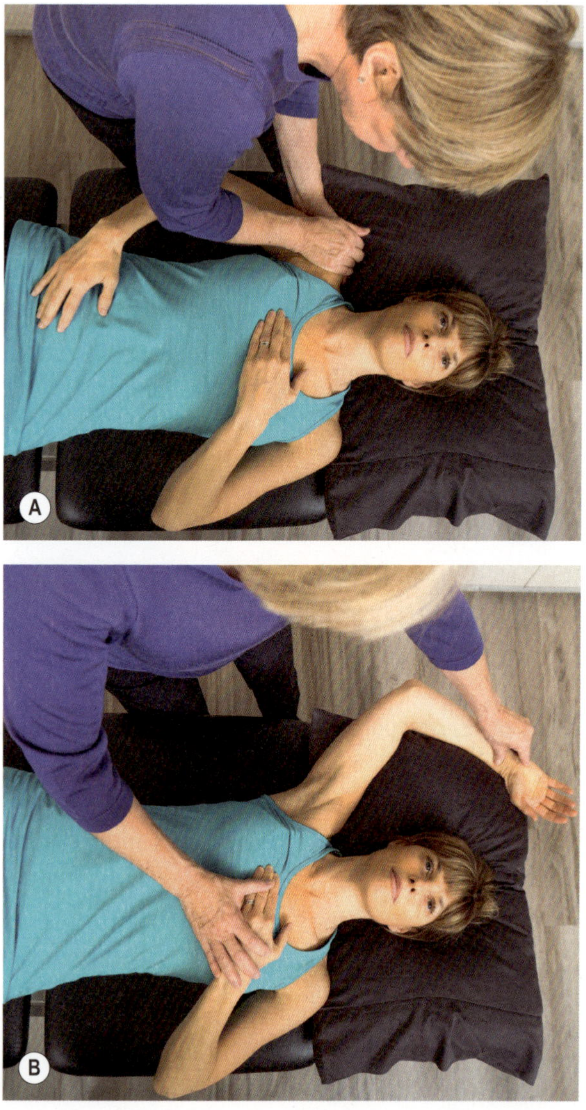

그림 6.33

대흉근과 소흉근 모두의 이완을 유지하기 위한 가정에서의 운동법.

(A) 과활성 다발이 부착되는 늑골을 안정화시키고, 어깨를 등쪽으로 돌린다.

(B) 늑골이 후방회전을 하지 않도록 주의하면서 어깨(선인장 팔)를 추가적으로 스트레칭, 외전, 외측으로 회전시킨다. 숨을 내쉬면서 늑골을 좀 더 전방회전하여 점진적으로 당길 수 있다.

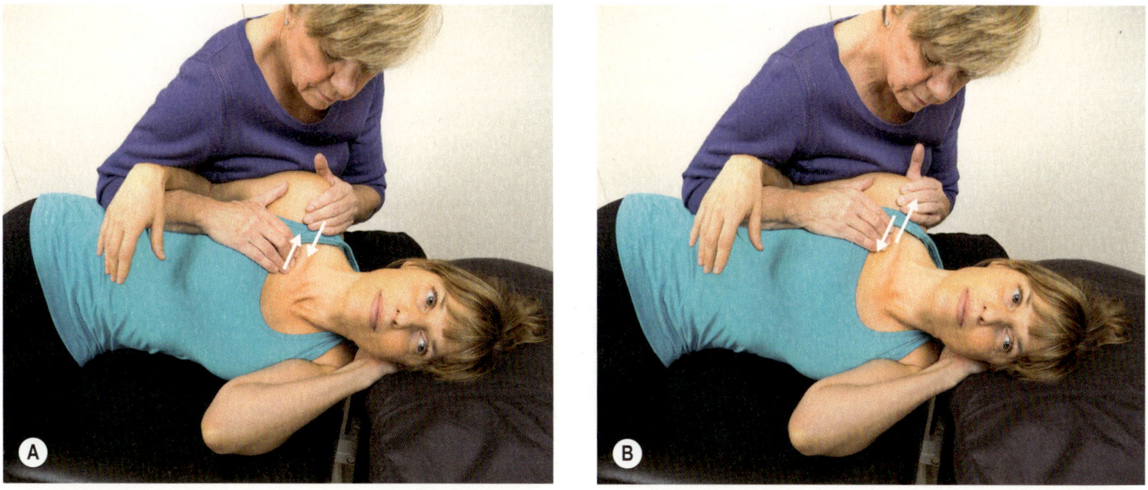

그림 6.34

쇄골하근에 대한 인지를 동반한 이완

(A) 근육을 짧게 하기 위해 쇄골을 흉골병 내측 방향으로 압박하고 쇄골하근을 어깨 측면 쪽으로 끌어당긴다.

(B) 신경 성분이 이완된 후, 쇄골을 흉골병에서 당기고, 쇄골하근을 내측으로 당겨 근육을 늘린다.

쇄골하근(Subclavius)

쇄골하근(그림 1.37)은 쇄골의 압축기이며 흉쇄관절의 조절에 있어 중요한 역할을 한다. 쇄골하근이 과활성화되어 신장성 길이 변화가 일어나지 못할 때, 쇄골은 내측이 압박되고 흉골병의 오목한 면 위로 올라간다. 이것은 내측 흉쇄관절을 압박하고 쇄골의 전후 회전 능력을 제한한다.

이 결과는 목의 얕고 깊은 근막 양쪽 모두에서 결정적인 긴장을 증가시키고, 다양한 예후가 뒤따른다. 쇄골하근의 과활성은 흔히 대흉근의 쇄골섬유의 과활성과 관련이 있으며 이는 상부 흉곽과 흉골병의 가동성 제한을 초래한다. 머리와 목 회전 중 쇄골에 능동적으로 귀를 기울이면 발생해서는 안 되는 쇄골의 움직임이 나타난다 – 중간 이동. 쇄골의 교정 및 이완 중에 수동적 청취는 전방, 수평 및 쇄골하근의 당김에 대한 힘의 크기와 방향에 관련이 있다.

인지를 동반한 이완: 오른쪽 쇄골하근을 이완시키기 위해 환자는 머리를 받친 채 왼쪽으로 누워 있고 치료사는 환자 뒤에 선다. 근육의 양쪽 끝을 짧아지게 하는 동안 한 손을 이용하여 과활성 쇄골하근을 확인한다. 다른 손으로 안쪽이 압박된 쇄골을 잡는다(그림 6.34A). 이 위치를 10~15초간 유지하고 쇄골하근의 활성도 변화를 지켜본다. 환자에게 '손가락 아래의 근육을 부드럽게 하고, 쇄골의 긴장을 풀고, 쇄골이 중앙에서 멀리 떠내려가는 모습을 상상하라'고 권한다. 이런 자극이 성공적으로 이뤄지면, 또 다른 수준으로 쇄골하근은 이완될 것이다. 이 지시를 여러 번 반복한다.

근막을 늘리는 인지를 동반한 이완기법: 쇄골하근을 손으로 스트레칭하고 쇄골을 당김으로써 흉쇄관절의 압력을 감소시킨다(그림 6.34B). 이 이완 이후 관련된 선별 과제를 수행하는 동안 쇄골, 1번 흉부 고리의 정렬, 생체역학 및 제어를 재평가해야 한다.

외복사근(External oblique)

외복사근(EO)(그림 1.24, 그림 1.38)은 흉곽과 복부의 강한 압축기다. 이 근육은 흉곽과 골반 사이에 하중을 전달하는 최적의 방식으로 사용되지 않을 때 과활성을 보이는 것이 일반적이다. 아래 등과 골반대의 통증이 있거나 요실금, 골반장기탈출증 그리고 복직근 분리(DRA)가 있는 여성에게서 과활성인 경우가 많다. 또한 일반적으로 외복사근의 과활성된 **특정 다발**이 하나 또는 두 개의 흉부 고리의 움직임을 제한하는 것을 찾을 수 있다. 이것은 호흡뿐만 아니라 흉곽의 회전이 필요한 과정에 상당한 영향을 미친다. 이동 및 회전하는 하부 흉부 고리는 복부 벽의 이상적 동원 전략(Lee D 2016, 2017a, Lee L-J 2016)과 관련이 있는 경우가 많다. 외복사근이 정렬과 생체역학을 둘러싼 지배적인 힘의 크기와 방향을 생산할 때 과도한 활동적인 근육으로서 흉부 고리나 고리들은 같은 쪽으로 이동하고 반대쪽으로 회전한다.

손상된 흉부 고리 또는 고리를 교정 및 이완하는 동안 수동적 청취는 전방, 비스듬한 하방 및 긴 당기는 힘의 크기와 방향과 관련이 있다(그림 6.24A). 당기는 힘의 크기와 방향은 흉곽과 복부의 밖에 남아있다. 인지를 동반한 이완과 건침은 둘 다 유용한 이완기법이다. 그러나, 바늘이 늑간에서 폐로 무심코 삽입되는 것을 방지하기 위해 흉곽에 표시(landmarking)할 때 매우 정확해야 한다.

인지를 동반한 이완: 환자는 엉덩이와 무릎을 구부린 채 반듯이 누워 있고, 치료사는 환자 옆에 선다. 관련된 늑골 위에 외복사근의 특정 과활성 다발을 촉진한다. 늑골을 비스듬한 방향으로 백색선, 반대쪽의 골반에 가깝게 함으로써 다발을 단축시킨다(그림 6.35A). 이 위치에서 10~15초간 유지하고 외복사근 활성화의 변화를 지켜본다. 환자에게 '손가락이 복부에 파묻히게 하고 흉곽의 긴장을 풀고 흉곽을 넓게 하라.'라고 지시한다.

근막을 늘리는 인지를 동반한 이완기법: 다발을 늘리기 위해 동측의 어깨(늑골의 후방회전)를 향한 늑골의 앞쪽 뼈를 위쪽으로 관련된 늑골과 백색선을 손을 이용하여 근막을 늘린다. 이후 숨을 들이 마셔서 외측의 늑간에 신호를 받는다(그림 6.35B). 만약 과활성된 작은다발이 늘어나지 않고 이완되지 않는다면, 이것은 늑골이 전방회전하려고 할 것을 의미한다. 흡기 시 힘의 크기와 방향에 대항하여 늑골을 고정하고 숨을 내쉬며 이완을 유도한다. 3~4번 반복한다.

고정된 백색선이 외복사근을 통하여 특정한 다발의 이완을 위한 외측 늑간의 내호흡을 결합하여 환자에게 흉부 고리에 손을 이용한 자가 교정을 지시하여 이완을 유지할 수 있다. 3~4번 반복하고 선별 과제(보통 흉부의 회전)를 재평가한다. 과제를 수행한 경험에 주목할 만한 변화가 있어야 한다. 넓게 바로누운 자세(내복사근 이완 실습 참조)를 사용하여 외복사근의 이완을 유지할 수 있다.

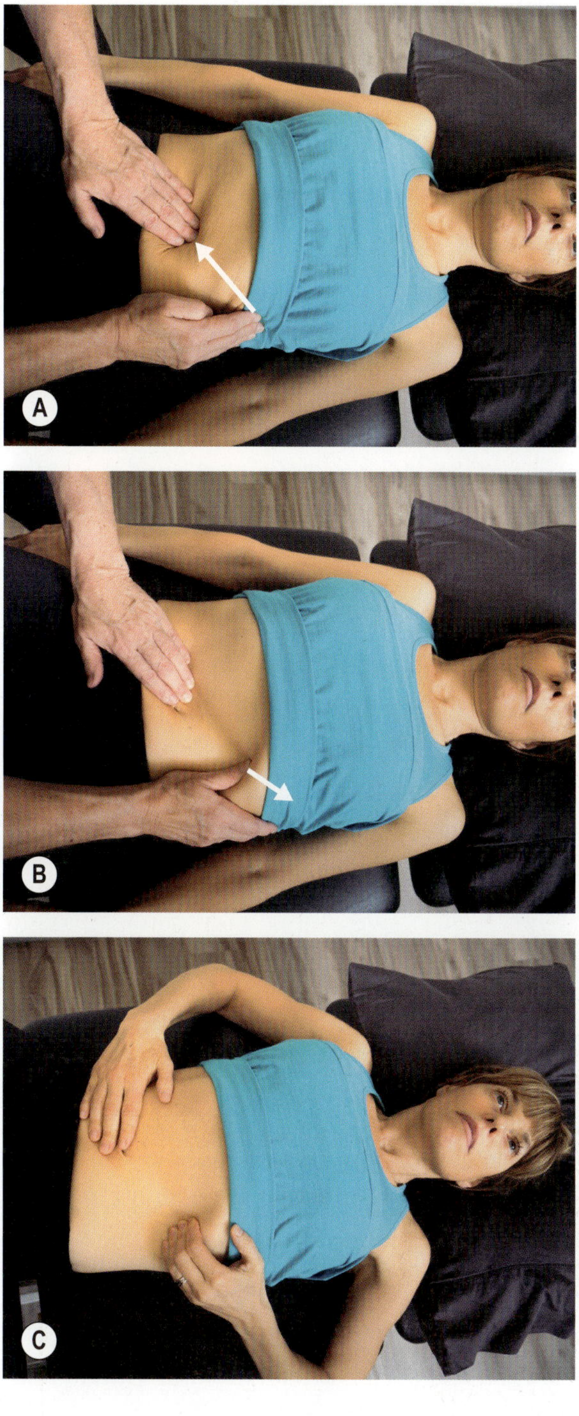

그림 6.35

외복사근에 대한 인지를 동반한 이완

(A) 근육의 단축을 위해 백색선에 부착되는 외복사근의 과활성 다발을 늑골에 접근시킨다.

(B) 신경성분이 이완된 이후 내호흡에 관련된 늑골을 후방으로 회전시켜 외복사근을 늘린다.

(C) 외복사근의 이완을 유지하기 위해 가정에서 실시하는 훈련 프로그램

내복사근(Internal oblique)

내복사근(IO)의 중간섬유(그림 1.24, 1.39)의 과활성은 7~9번 흉부 고리, 무신경 확장에 의한 내복사근, 10번째 흉부 고리의 기능에 영향을 미친다. 힘의 크기와 방향은 늑골을 전방회전으로 당기고 이러한 섬유들이 단독적인 힘의 크기와 방향을 생성하면 흉부 고리는 힘의 방향과 같은 면으로 이동하고 반대측 회전이 일어난다. 내복사근이 복횡근의 상부섬유와 외복사근보다 많이 활성화되면 흉곽과 내부각은 짧은 머리와 목의 컬업(curl-up) 과제 중에 넓어지게 된다. 관련된 하부 흉부 고리의 교정 및 이완하는 동안 수동적 청취는 전방, 비스듬한 외측 및 하방, 복부 바깥의 힘의 방향의 크기와 관련이 있다. 다음은 내복사근의 중간섬유를 이완하기 위한 두 가지 기법이 설명된다: 인지를 동반한 이완과 건침.

인지를 동반한 이완: 근육의 한 부분이 지나치게 활동적일 때 중축선에서는 장골능과 10번째 늑골 사이의 중간 섬유에서 통증유발점을 발견하는 것이 일반적이다. 환자는 가장 위쪽에 위치한 근육이 이완될 수 있게 옆으로 누워 있고 치료사는 환자 앞에 선다. 환자의 상단 팔을 통해 두개골을 감아 흉곽을 지지하고 제어한다. 한 손으로 내복사근의 과활성 근다발을, 다른 손으로 10번째 늑골을 촉진한다. 흉곽의 동측의 측굴과 회전, 특히 10번째 흉부 고리는 특징적으로 근다발의 단축을 만든다(그림 6.36A). 10~15초간 이 자세를 유지하고 내복사근의 활성도의 변화를 지켜본다. 환자에게 "허리의 근육이 부드러워지게 하고, 골반이 뒤로 구르도록 하고, 내 손가락이 허리 안으로 가라앉게 하라, 내 손 안의 늑골을 이완해라"라고 말한다. 이런 자극이 성공적으로 이뤄지면, 또 다른 수준으로 내복사근은 이완될 것이다.

근막을 늘리는 인지를 동반한 이완기법: 과활성화된 내복사근을 늘리는 방향으로 하부 흉곽을 반대측 방향으로 회전 및 측굴하여 근다발을 늘린다(그림 6.36B). 계속해서 이완하도록 용기를 주는 말을 하며 근다발이 다시 과활성화되지 않도록 이완하고 확인하는 작업을 해야 한다. 이후 선별 과제를 수행하는 동안 흉부 고리의 제어와 생체역학, 정렬을 재평가한다.

건침: 왼쪽 내복사근의 경우, 환자는 머리를 받치고 오른쪽 누워 있고 치료사는 환자 앞에 선다. 내복사근의 과활성된 근막을 촉진하고 이 작은다발의 기시점을 장골능까지 확인한다. 바늘의 삽입 깊이는 장골능까지 간다(그림 6.36C). 이 근육 다발의 중간 부분을 전방과 후방의 근육을 함께 움켜쥐고 자침하게 된다. 근육을 복부에서 떼어내고 결장은 피해서 잡는다. 그런 다음 바늘이 앞쪽에서 뒤쪽으로 수평선상에서 자침한다. (직접 복부에 삽입되지 않게)(그림 6.36D)

외복사근과 내복사근의 이완은 다음의 가정 훈련 프로그램인 '바로누워 흔들기'(Lee D 2017a, 2017b)로 유지할 수 있다. 환자는 머리를 받치고 엉덩이와 무릎을 구부린 채 반듯이 눕는다. 여기서 몇 번 숨을 쉬게 하고 진흙 속에 있는 전신주처럼 엉덩이로 가라앉는 허벅지를 시각화하도록 한다. 앉아 있는 뼈가 넓어지고 허벅지가 무거워지게 하여 대퇴골두(대퇴골의 중앙)의 뒷부분 깊숙이 가라앉게 한다. 이것들은 흉부 고리 손상으로 인해 복부내 압력이 증가함에 따라 깊은 둔부와 골반저 근육의 과도한 활성화를 이완하고 완화하기 위한 일들이다. 적절한 지시에 의해(7장의 골반내 고리 운동조절 훈련 참조) 허리골반부 제어를 담당하는 깊은 근육을 점진적으로 가동시키고 골반이 기울지 않도록 한다.

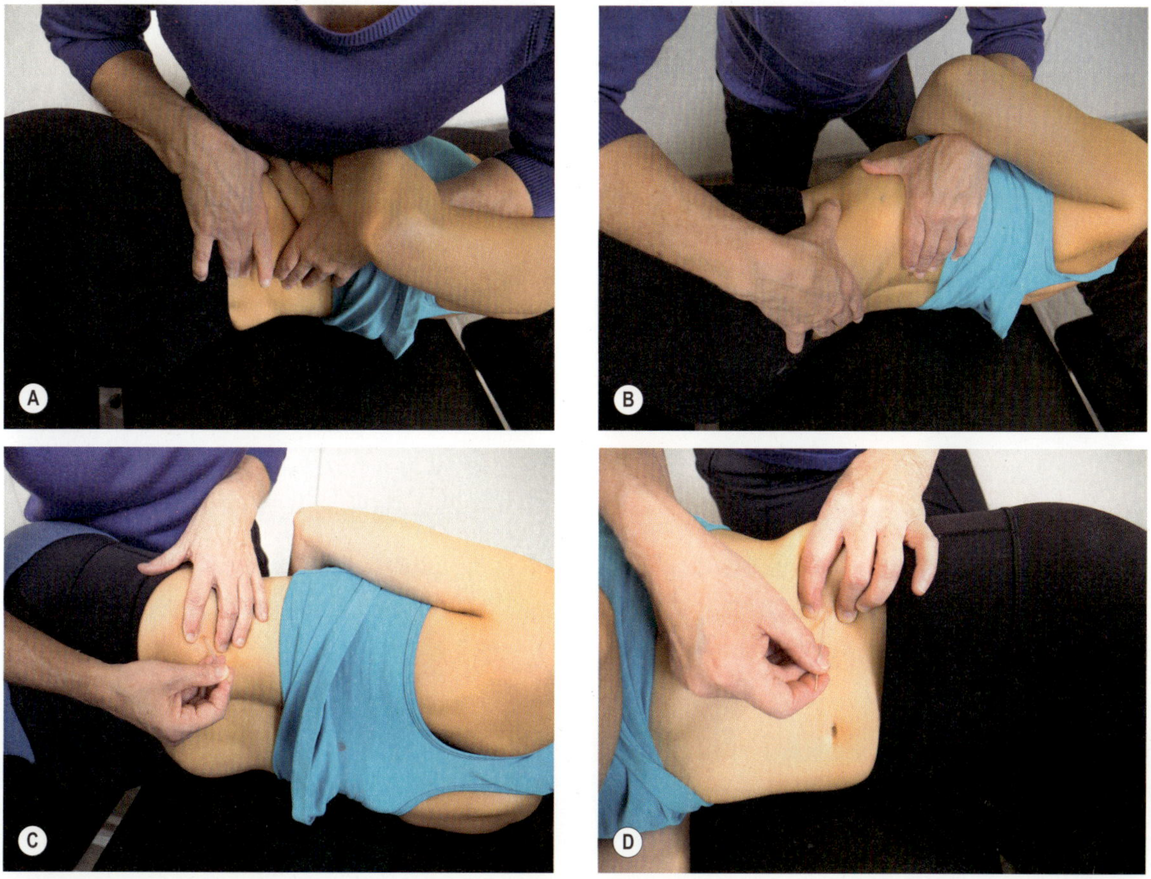

그림 6.36

인지를 동반한 이완과 내복사근을 위한 건침.

(A) 내복사근의 중간 섬유는 흉곽의 동측의 측굴과 회전에 의해 단축된다.

(B) 신경성분이 이완된 후 내복사근은 흉곽의 반대쪽 측굴과 회전에 의해 늘어난다.

(C) 내복사근의 건침은 장골능에서부터 시작한다.

(D) 장골능, 10번째늑골 사이의 중간 섬유에 건침을 적용한다.

1. 숨을 내쉬면서, 흉추가 바닥에서 떨어지지 않는 한까지 양쪽 무릎을 왼쪽으로 천천히 가져온다(그림 6.37A). 숨을 마시며 3~4초간 이 자세를 유지하고 다음 숨을 내쉬며 깊은 근육의 회복을 증가시키고 골반을 중립으로 역회전시킨다. 오른쪽 또는 왼쪽 중 어느 쪽으로 움직이는 것이 더 쉽고 어려운지 확인한다. 양쪽이 같아질 때까지 더 어려운 쪽에서 시행한다.

2. **진행:** 한 손으로, 관련된 흉부 고리를 바닥에 고정시키고(들어 올리지 말고) 깊은근육을 회복하고 무릎을 왼쪽으로 움직이며 숨을 내쉰다. 숨을 마시고 내쉴 때 회복을 증가시키고 골반을 오른쪽으로 돌려 무릎을 중립으로 되돌린다.(즉, 무릎으로 움직임을 유도하지 않는다.) 오른쪽으로 반복한다.

3. **진행:** 팔을 '선인장 팔(팔꿈치를 구부리고 손등을 바닥에 대고있는 자세)'로 가져간 다음, 3~4번 깊은 호흡으로 흉곽을 옆으로 넓히고(측면 늑골 호흡) 복벽의 과활성화를 이완한다. 숨을 내쉴 때 심부근을 활성화하고 무릎을 오른쪽으로 가져간다(그림 6.37B). 표면근육(복부, 등근육)을 사용해 흉부를 바닥에 붙인다. 팔을 편안하게 유지하고, 이 움직임에 관여하지 않도록 한다. 숨을 들이 마시고, 골반에서 멀리 떨어져 허벅지가 닿게 하여 허벅지를 늘린다. 이 신호는 고관절을 압박하는 허벅지의 표면의 긴 근육을 이완시키는데 사용된다. 숨을 내쉬고 심부계층의 회복을 증가시키고 무릎이 아닌 골반을 사용해 역회전한다. 각 면에서 3–4번 반복한다. 이러한 전략을 구축하기 위해서는 각 부분에 대한 집중적인 관심이 중요하다.

4. **추가진행:** 이 순서를 반복하고 호흡패턴을 반대로 한다.

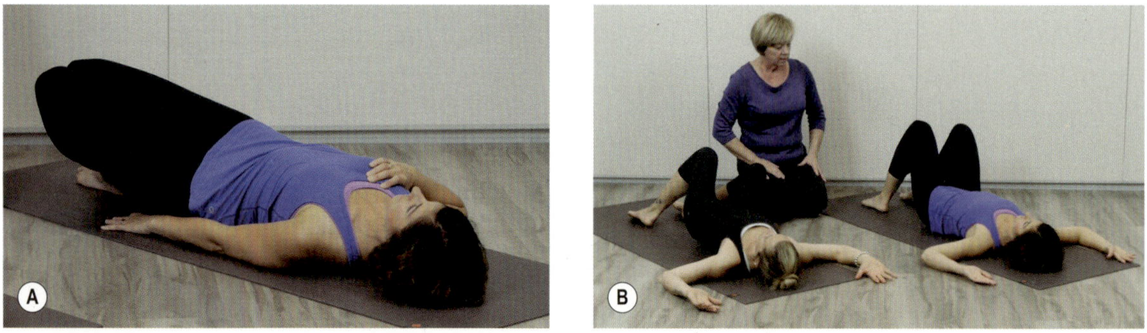

그림 6.37

바로누워 흔들기

(A) 3번째 흉부 고리의 정렬을 수동적으로 유지한다.

(B) 흉부 고리의 정렬에 대한 이미지를 사용하여 진행하는 과정(선인장 팔)

복직근(Rectus abdominis)

상부 복직근의 과도한 활성화는 5~7번째 흉부 고리의 기능에 영향을 줄 수 있다. 양측이 지나치게 과활성 될 경우, 복직근은 왼쪽과 오른쪽 늑골을 앞으로 회전시키고 흉부 고리 5번–7번의 후방 기울임을 제한하여 흉곽의 신전의 움직임을 요구하게 된다. 예를 들어 몸통의 뒤쪽 구부림에. 편측의 과활성화는 한 개의 늑골을 앞쪽 회전으로 잡아둘 것이고 흉부 고리를 동측으로 회전시킨다. 이 경우에 흉곽의 회전이 주요 손상을 의미한다.

교정과 이완할 때 수동적 청취는 최소한의 경사와 흉곽 밖 및 복부 함께 앞쪽 아래로 당겨지는 힘의 크기와 방향과 관련이 있다. 이것은 근육의 신장을 용이하게 하는 인지를 동반한 이완기법에 대해 설명한다.

인지를 동반한 이완: 환자는 엉덩이와 무릎을 구부리고 누운 상태이다. 복직근 내에서 머리쪽과 꼬리쪽으로 과활성되는 다발을 촉진한다. 비슷한 두 끝지점과 짧아진 자세의 다발을 고정한다(그림 6.38A). 잡은 위치를 10초~15초 동안 유지하고 다발의 활성도의 변화를 지켜본다. 환자에게 사인을 보내라: 근복이 점진적으로 따라오게 하고; 자신의 손가락을 복부 벽 안으로 가라앉게 하고; 골반과 흉곽 사이 공간을 열고. 이런 자극이 성공적으로 이뤄지면, 또 다른 수준으로 근육은 이완될 것이다.

근막을 늘리는 인지를 동반한 이완기법: 과활성된 다발의 두 끝지점을 잡고 작은 다발을 늘린다. 단어를 계속 사용하여 이완을 촉진하고 과활성화의 재발에 대한 작은다발을 풀고 관찰한다. 이 이완에 이어, 관련된 선별 과제를 수행하는 동안 흉부 고리 5번에서 7번의 정렬, 생체역학 및 제어를 재평가한다.

이완은 골반에서 흉곽을 넓히는 운동에 의해 유지될 수 있다. 〔요가에서 짐볼로 back bridge 지지, 코브라 자세(그림 6.38B), 수동적 엎드린 자세에서 푸쉬업, 등〕.

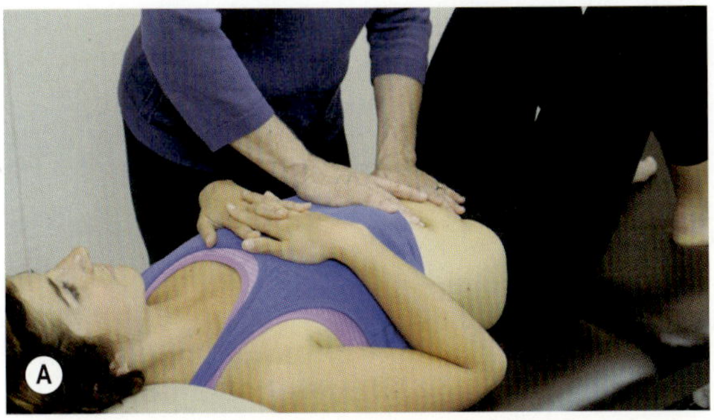

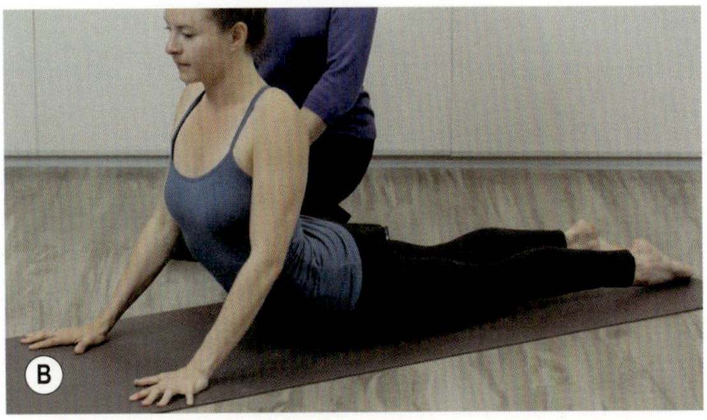

그림 6.38

(A) 복직근의 인지를 동반한 이완. 심부근육 이완 기술.

(B) 복직근 근다발의 이완과 신장을 위해 가정에서 실시하는 프로그램. 코브라 자세

등 신전 근육들 그리고 회전근들 (Back extensors and rotators)

이 근육들에는 흉부 반극근(횡돌극근 부분) 및 척추 기립근〔등가시근, 등최장근, 등갈비근, 등엉덩갈비근, 허리엉덩갈비근(그림 1.47), 상후거근 하후거근(그림 1.49)〕이 포함된다. 이 근육들이 양측으로 과활성화되면 흉곽의 앞쪽 기울기와 흉부의 굴곡을 방지하는 늑골과 척추의 앞쪽 측면을 압박한다. 다수의 근다발의 한쪽의 과활성화는 다수의 흉부 고리의 반대측 이동과 함께 측굴의 압박을 생성한다. 보다 흔한 방법은 특정 다발의 '활성화의 재분배'(Hodges & Smeets 2015) 인데, 이는 하나의 흉부 고리의 이동성과 제어에 영향을 미친다. 이는 흉부 고리가 이동 및 회전하도록 하거나 흉부 고리의 추가 이동 및 회전을 방지하기 위해 다른 힘의 크기와 방향에 대한 반응으로 발생할 수 있다. 허리엉덩갈비근은 늑골과 장골능(iliaca crest)(그림 1.48) 후부 측면에 부착되며 과활성되면 늑골을 후방으로 돌리고, 반대쪽에 있을 경우 전체 흉부 고리의 반대쪽 이동과 동측 회전을 만든다. 이것은 후방 동측 장골뼈에 위쪽 당김을 만들 수 있다. 이 힘이 골반의 힘 폐쇄 메커니즘이 저항할 수 있는 힘을 초과하면 천장관절의 조절 능력이 떨어질 수 있다. 등최장근(longissimus thoracis)은 긴 흉곽을 통해 흉요근막 및 천골에 삽입되며 과활성 시 천골을 앞기울임시킨다. 이것은 골반의 힘 닫음 메커니즘을 증가시킨다(5장 Leah의 이야기 확인). 그러나 흉요근막의 가동성이 상실된다면 이것은 이상적인 방법은 아니다. 교정 및 이완하는 동안 수동적 청취는 흉곽과 복부 그리고 최소한의 경사와 함께 아래쪽과 뒤쪽으로 당겨지는 힘의 크기와 방향과 관련이 있다. 인지를 동반한 이완 기술과 근육 반동 기술이 설명된다.

경장늑근은 과활성 상태인 경우, 등엉덩갈비근 및 허리엉덩갈비근보다 늑골에 반대의 역학적 영향을 미친다. 목과 늑골 후면에서 과활동성 경장늑근은 늑골을 앞쪽으로 회전시키고 관련 흉부 고리의 동측 이동 및 반대 회전을 유발할 수 있다. 경추의 교정 및 이완하는 동안 수동적 청취는 최소한의 경사와 함께 뒤아래로 당겨지고 흉곽 밖에서 당겨지는 힘의 크기와 방향과 관련이 있다. 연관된 흉부 고리가 교정될 때, 수동적 청취는 최소한의 경사와 함께 뒤쪽과 위쪽으로 당겨진다. 인지를 동반한 이완 기술로 설명된다.

인지를 동반한 이완: 환자는 엎드린 자세로 머리는 중립과 팔은 옆으로 한다. 등 신전근육의 과활성되는 다발을 머리쪽과 고리쪽을 넓히며 촉진한다. 두 지점이 근접한 짧아진 자세에서 10~15초 동안 다발을 고정한다. 다발의 활성도 변화를 지켜본다. 환자에게 사인을 보낸다: 근육을 부드럽게 하고; 내 손가락이 등 안에 가라앉게 해라; 척추가 신장됨에 따라 이완을 느껴라. 이런 자극이 성공적으로 이뤄지면, 또 다른 수준으로 근육은 이완될 것이다.

근막을 늘리는 인지를 동반한 이완기법: 다발 한쪽 부분의 과활성된 두 끝지점을 늘린다. 구두 지시를 계속하여 이완을 유지하도록 격려하고 근다발이 다시 과활성되는지 확인한다. 관련된 선별 과제를 수행하는 동안 흉부 고리와 경추의 정렬, 생체역학, 제어를 재평가한다.

근육 반동 또는 근육 도수 기법: 환자는 엎드린 자세로 머리는 중립 팔은 양쪽으로 한다. 손바닥으로 과활성되는 다발(등, 목이 아닌)을 머리쪽과 꼬리쪽으로 넓게 촉진한다. 관련된 두 지점과 다발을 고정하고 짧아진 자세를 10~15초 동안 유지한다. 그 후에, 고속 저진폭으로 각 다른 근육에 추력을 가한다.(근육층에 작용하는 동안 흉부 골격이 압박되지 않도록 한다.) 근육이 빠른 속도로 이완된다(그림 6.39D). 이 기법은 골지 건기관을 활성화시켜 추외근 섬유가 이완되도록 만든다. 이로 인해 이완된 근육은 이후 2차적으로 근육의

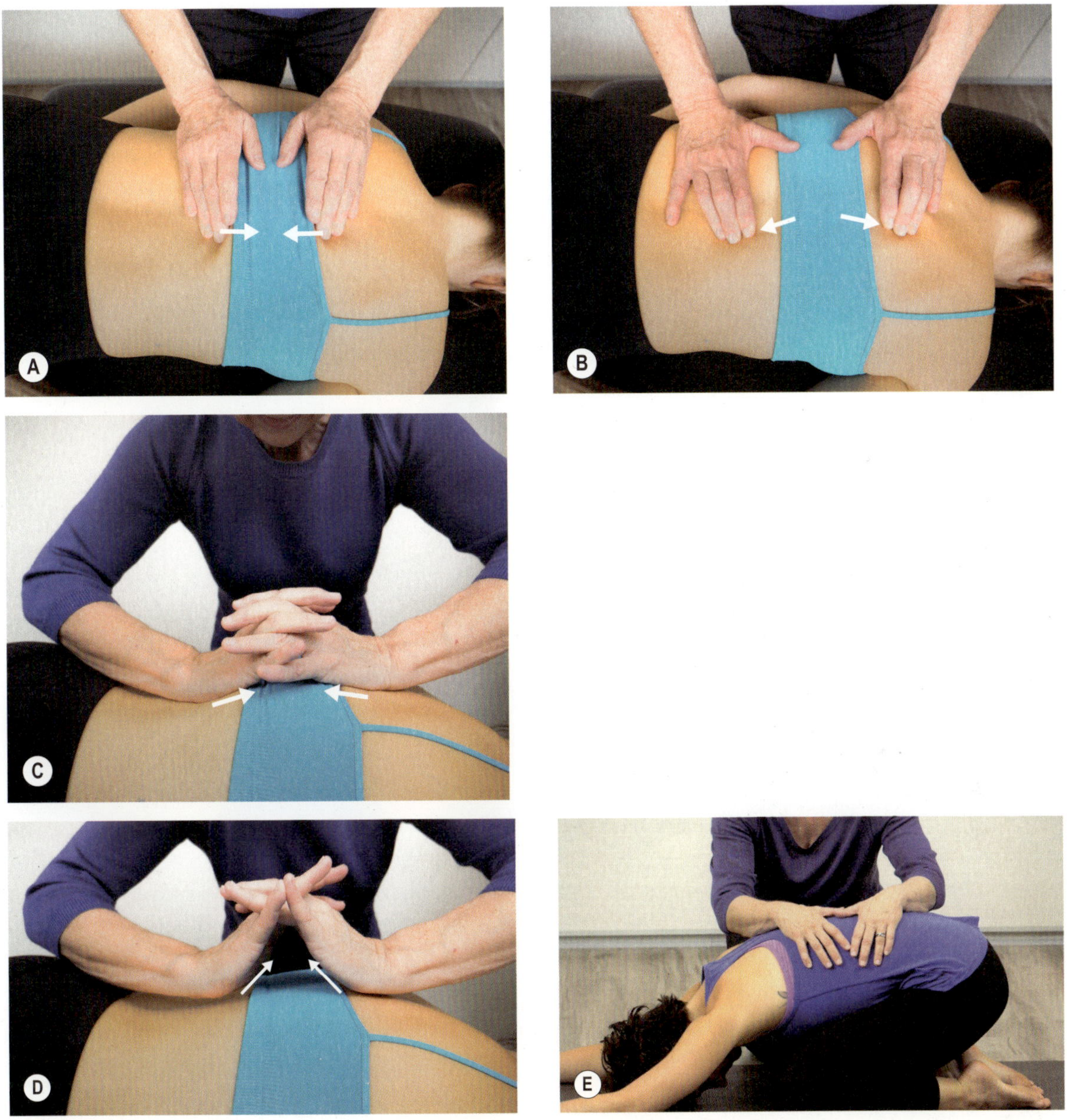

그림 6.39

등 신전근육들의 이완.

(A) 오른쪽 척추기립근 다발의 인지를 동반한 이완. 과활성된 다발의 양쪽 끝을 잡고 가깝게 하여 10~15초 유지한다.

(B) 수동적 스트레칭을 한다.

(C) 근육 반동 또는 도수치료 기법. 우선, 과활성된 근다발의 양쪽 끝을 잡고 가깝게하여 10초간 유지한다.

(D) 손꿈치(heel of the hand)를 이용해 빠른 속도, 작은 진폭으로 적용하면 조직이 빠르게 이완된다.

(E) 아기 자세(Child's Poss)후 심호흡은 등의 신근들의 긴장을 낮춘 상태로 유지하는데 매우 좋은 운동이다.

이완을 만들어 낼 수 있다.

목과 흉부의 여러 가지 굴곡운동으로 근육의 이완을 유지할 수 있다〔짐볼에 엎드리기, 아기 자세, 시상면에서 움직임에 따른 흉부사이 고리의 가동성 및 조절 훈련(제7장 참조)〕. 환자에게 흉부의 이완이 필요한 부위에 숨을 들이 마실수 있도록 교육한다(그림 6.39E).

다중 손상에 대한 일반적, 비구조적인 특정 기법(General, non-structure-specific technique for multiple system impairments)

다양한 계통의 힘을 이완하고 흉부 고리의 정렬과 생체역학을 회복시키는 것을 목표로 하는 일반적이고 정형화 되지 않은 정밀기법이다. 이 기술은 흉부 고리를 촉진한 후 호흡을 유도해(Lee L-J 2016) 제한이 있는 후관절(zygapophyseal)과 늑골횡돌기(costotransverse)의 이완을 유지하고 관절 가동 도수치료를 시행한다. 흉부 고리에 대한 다양한 방향에서의 제한에 유용하게 사용할 수 있으며 제한이 있는 고리에 따라 목표를 수정하고 제2장의 생체역학을 기법에 적용하면 된다. 아래에 상황에 맞게 도입된 한 가지 예가 있다.

7번 흉부 고리는 신경, 내장의 힘에 영향을 받아 우측 이동, 좌측으로 회전되어 있다.(우측 7번 늑골은 전방회전, 좌측 7번 늑골은 후방회전되어 있다. T6-T7 좌측으로 회전, 외측굴되어 있으며 흉부 고리가 전체적으로 우측으로 이동 및 좌측으로 회전되어 있다.) 환자는 자리에 앉아 팔을 교차시켜 반대쪽 어깨에 올린다. 이때 골반이 중립에 위치하고 천장관절이 고정되게 해야 한다. 골반이 회전되어 있거나(가로면에서 회전되거나 골반내의 비틀림) 천장관절이 수직으로 무게가 실린 위치에서 고정되지 않은 경우, 골반과 흉부를 조절하기 위해 연결되어 있는 신경근육이 골반을 제어하는 데 계속 쓰이게 되므로 이완되지 않는다. 치료사는 환자 뒤에 서서 양손으로 좌측 우측 7번 늑골을 촉진한다. 늑골이 수평으로 위치해 있지 않을 것이다(늑골의 기준을 잡는 방법은 1장 척추늑연골에서 확인). 7번 흉부 고리를 교정하고 이로 인해 6번, 8번 흉부 고리가 정렬이 나빠지지 않았는지 독립적으로 움직일 수 있는지 확인한다. 만약 그렇다면, 두 개 또는 세 개의 흉부 고리 교정이 더 필요하다. 신경 또는 내장 또는 둘 다의 힘으로 7번 흉부 고리의 정렬과 생체역학이 손상된다면 흉부 고리의 교정이 가능하다.

7번째 흉부 고리를 교정하고 환자에게 다음 사항을 지시한다.

1. 횡격막으로 호흡하기(복식호흡)
2. 호흡 시 흉부 아래쪽의 외측 늑골부터 확장시킨 후 중간쪽을 팽창시키기
3. 최대한 길게 호흡하기

7번 흉부 고리가 가장 많이 밀리는 호흡법을 찾아내기 위해 환자에게 들이 마시고 내쉬기를 3~4번 반복시킨다(그림 6.40A). 흡기 시 7번 흉부 고리가 더 많이 밀린다면 길게 들이마시고 짧게 뱉도록 한다. 반대로 호기 시 더 많이 밀린다면, 짧게 들이 마시고 길게 내뱉도록 한다. 그 다음 움직임의 저항감이 느껴질 때까지 환자에게 오른쪽로 회전하도록 지시한다. 이 자세에서 같은 호흡법을 3번 더 반복한다(그림 6.40B). 주의할 점은 흉부가 골반에 수직으로 유지되어야 하며 외측으로 많이 이동되거나 회전하는 방향으로 측굴되면 안 된다. 3번 더 호흡 후 우측회전에 가벼운 저항을 주며 환자가 저항을 버티도록 지시한다(유지-이완)(그림 6.40C). 이완의 정도와 우측회전의 가동성을 확인하고 증가했다면 2~3번 더 반복한다.

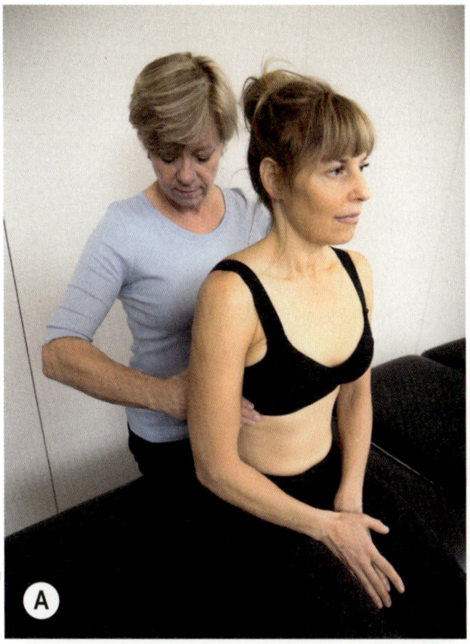
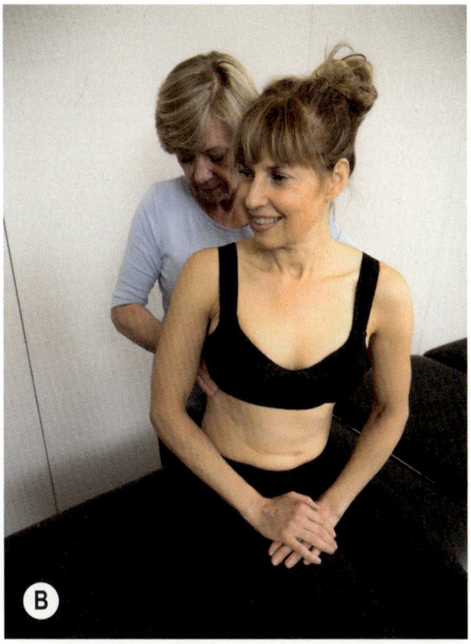
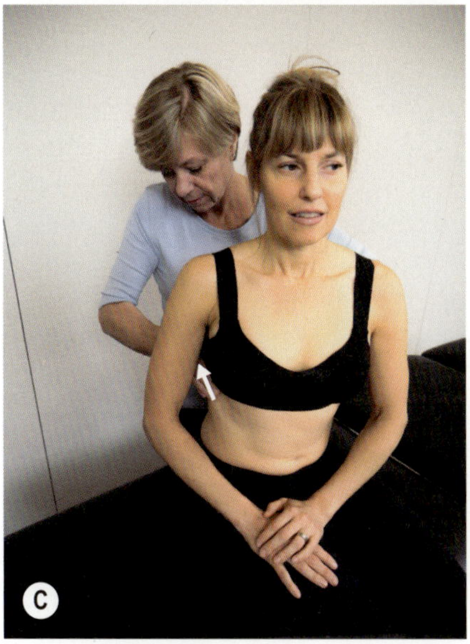

그림 6.40

흉부 고리 조정 및 호흡(Lee L–J 2016), 유지–이완.

(A) 문제가 되는 흉부 고리를 촉진하고 정렬에서 흉부 고리를 가장 많이 밀어내는 호흡법(복부, 가측 늑골, 최대지점)을 찾는다. 환자가 세 번에서 네 번 정도 호흡하게 하고 촉진한 부위를 계속 고정한다.

(B) 흉부를 회전시키고 저항감이 느껴지기 전까지 각 흉부 고리의 올바른 생체역학적 움직임을 촉진한다. 이전에 만든 호흡법을 3, 4회 반복하여 흉부 고리의 움직임을 만들어준다.

(C) 다음 제한 부분까지 흉부를 회전시킨다. 환자를 더 회전시킬 때(화살표) 환자에게 '저항을 버텨라' 지시한다(유지–이완).
2~3회 반복한다. 흉부 고리가 다시 중립으로 회전할 때 흉부 고리의 정렬 상태를 유지하고 흉부 고리를 천천히 풀어준다. 치료사의 보정 없이 흉부 회전 상태를 다시 한 번 점검하고 움직임의 변화와 환자의 느낀 점을 기록한다.

신경계, 내장계, 그리고 관절계의 복합적인 영향으로 움직임의 제한이 생기는 경우에는 7번 흉부 고리의 교정이 완벽하게 이루어지지 않는다. 이런 경우, 흉부 고리 조정 및 호흡을 통한 유지–이완(hold–relax) 기법과 치료해야 하는 관절에 알맞은 방향으로 활주시키는 도수 기법을 접목시킨다. 이 예에서는 우측 T6–T7 후관절(zygapophyseal joint)에 하방활주, 우측 7번째 늑골횡돌기 관절(costotransverse joint)에 전하방외측 활주, 좌측 T6–T7 후관절에 상방활주, 좌측 7번째 늑횡돌기관절에 후상방내측활주를 적용한다. 신경, 내장 및 관절계의 복합적인 손상으로 인해 7번 흉부 고리 가동성에 제한이 생기는 경우에는 하나 또는 그 이상의 관절에 특정 도수치료 기법이 필요할 수 있다.

경막 및 척수신경주변 계통의 손상 (Dural and perineural system impairments)

신체의 정렬이 경막 또는 신경주위 계통의 부족한 가동성의 원인이 될 때, 정렬을 바로잡으면 경막 또는 척수신경주변의 늘어나고 움직이는 기능이 향상되어 더 많은 운동범위가 확보된다(그림 3.82 A-F, 3.83 A-C). 원인부위에 대한 벡터 분석은 내재되어 있는 계통의 손상과 치료를 위해 어떻게 접근하는지 결정하게 한다(그림 6.41A-C).

경막 또는 경막 신경주변 섬유로 확장되면 작업의 수행뿐만 아니라 주요계통의 손상, 경막 또는 신경주변 섬유는 신장능력을 소진, 한 신체 부위의 정렬을 교정하면 다른 신체 부위의 정렬이 악화된다(그림 3.81 A-C).

경막 및 신경주변 백터의 전체 길이는 최선의 정렬, 생체역학, 골격의 제어가 다루어지기 전에 이완이 필요하다. 만약 제한의 한 부분만 해결될 경우(예: 상부 또는 하부 사지, 척추 기둥, 두개골) 매개체(vector)의 다른 쪽 끝이 짧아지고 절대 이완 또는 길이의 변화를 얻을 수 없을 것이다. 가끔, 완전한 이완을 위해 벡터의 전체 범위를(두개골에서 천골까지, 두개골에서 두 발까지, 두개골에서 두 손까지) 2명 이상의 치료사가 교정해야 한다. 대부분의 사람들이 개개인의 ISM(통합 시스템 모델)이 없기 때문에 환자는 보조 치료사가 되어 치료사가 두개골의 정렬을 유지하는 동안 다양한 활동적인 움직임을 이끌어낸다.

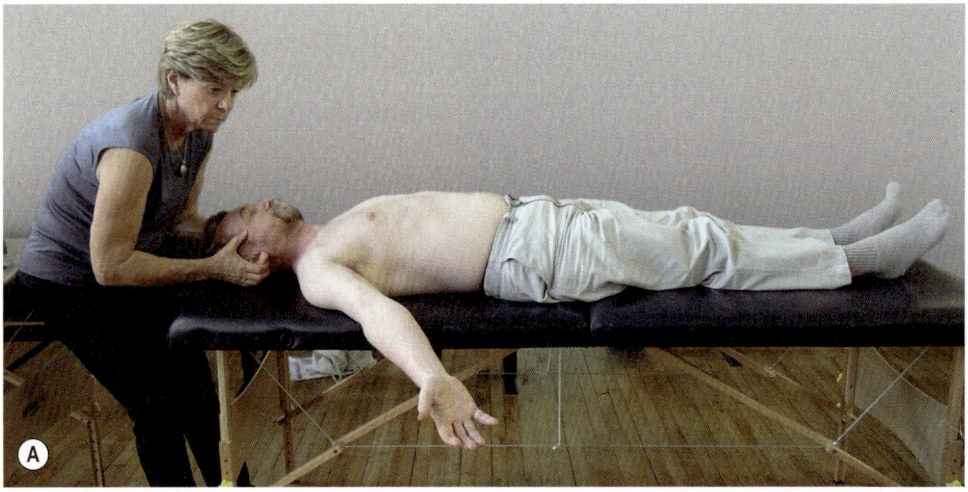

그림 6.41

3장의 그림 3.83 A-C에서의 설명을 계속한다. 환자의 주호소는 오른쪽 팔을 올리거나 벌릴 때, 특히 오른쪽 척골신경이 늘어나게 되는 움직임과 함께 나타나는 신경성 징후이었다. 그는 왼쪽 두개골내 비틀림(ICT)과 함께 접형골의 왼쪽 회전, C7의 오른쪽 이동 및 왼쪽 회전, 2번 흉부 고리가 왼쪽 오른쪽 번갈아 회전했으며, 4번 흉부 고리가 오른쪽으로 이동 왼쪽으로 회전했다. 그가 오른쪽 팔을 벌릴 때의 주요 원인은 두개골이었다. 그의 두개골을 교정함으로써 C7과 2번, 4번 흉부 고리의 정렬이 회복되었다.

(A) 바로 누운 자세에서, 환자가 오른팔을 45° 이상 벌리면 신경성 징후가 그의 손에서 느껴지고 왼쪽 두개골내 비틀림(ICT)이 나타났다.

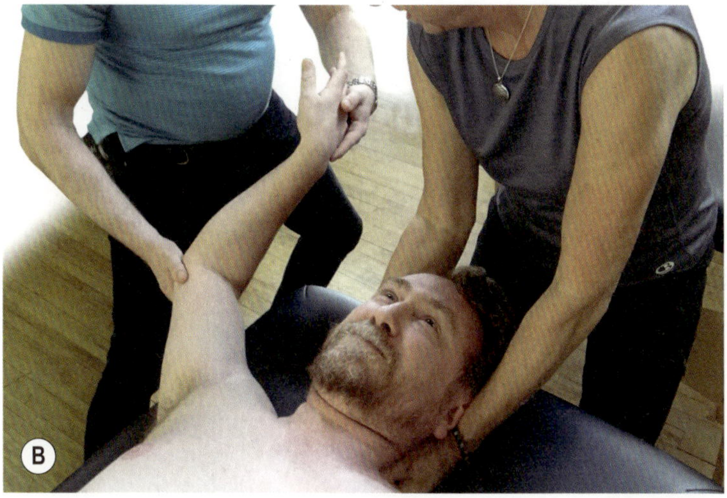

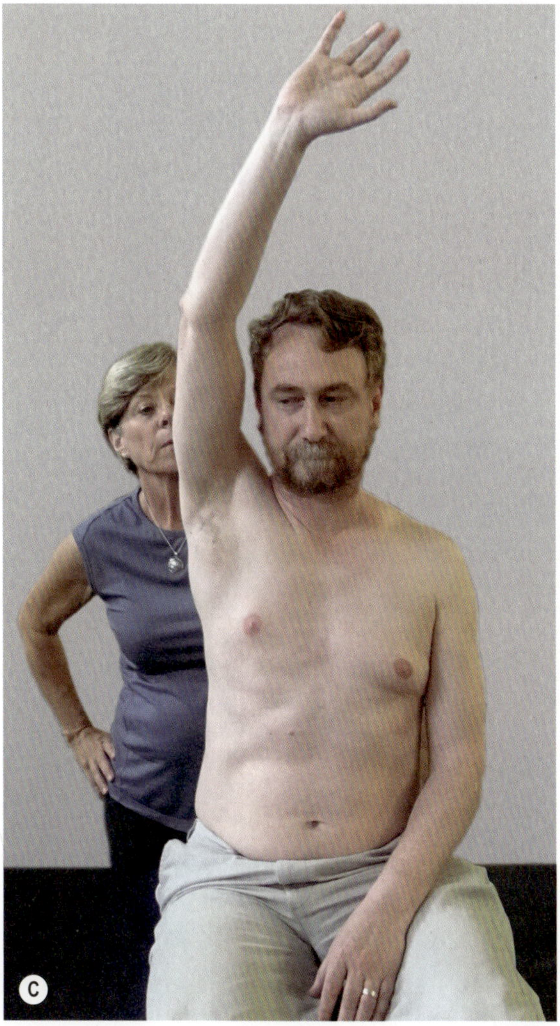

그림 6.41–*계속*

(B) 두개골내의 긴장〔소뇌천막(cerebellar tentorium), 횡열(transverse), 상정맥동(sigmoid sinus)〕이 이완됐고, 그는 오른쪽 팔을 내전시킨 상태에서 높이 올릴 수 있다는 사실에 놀라워했다.

(C) 그의 증상에 긍정적 영향을 미쳤던 치료를 반복하자. 오른쪽 팔의 운동범위가 더 넓어져 2번 4번 흉부 고리와 C7, 두개골의 정렬에는 영향을 미치지 않았다.

두개골 – 천골(Cranium to sacrum)

환자는 양팔을 옆에 놓고 누워있다. 치료사는 환자 머리 위쪽에 자리한다. 두개골을 교정하면서(두개골내 비틀림[ICT] 및 제3장의 접형골 참조) 환자에게 골반기저근을 수축하라고 지시한다. 두개골과 척수관에 있는 경막이 신장되지 않을 때 수축되어 있는 골반기저근이 두개골을 꼬리쪽으로 당긴다. 골반기저근의 수축이 비대칭일 경우, 두개골은 종종 염전(ICT)되어 상부목(C1, C2)을 압박한다. 인식이완기법을 이용해 후두하 신경근의 긴장을 이완한다. 두개골이 교정된 상태를 유지하면서(두개골, C1, C2) 중지와 약지로 후두환추관절(OA)막에 미끄러뜨리듯이 넣는다; 척추 경막이 여기에 부착된다(그림 6.42A). 환자가 후두환추관절(OA)막 또는 두개골의 반응을 느낄 때까지 골반을 후방으로 기울이도록 지시한다. 제 2 치료사가 있을 경우, 손바닥으로 천골과 미골을 더욱 정확하게 안정화시킬 수 있다(그림 6.42B).

두개골 부위(두개골, C1 및 C2)의 교정을 유지하면서 척추 경막에 안정적이고 적당한 강도의 신연을 가한다. 천골과 미골을 안정시키는 제 2 치료사는 천골과 미골이 당겨지는 것을 느끼면 점진적인 반대력을 가한다. 두개골 부위와 천골 사이의 이완이 느껴질 때까지 신연

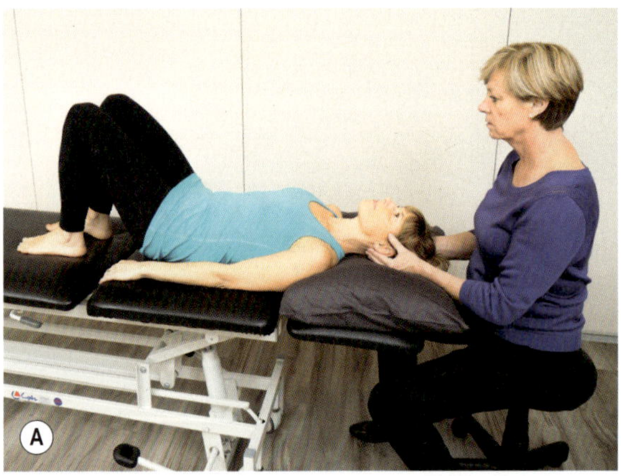

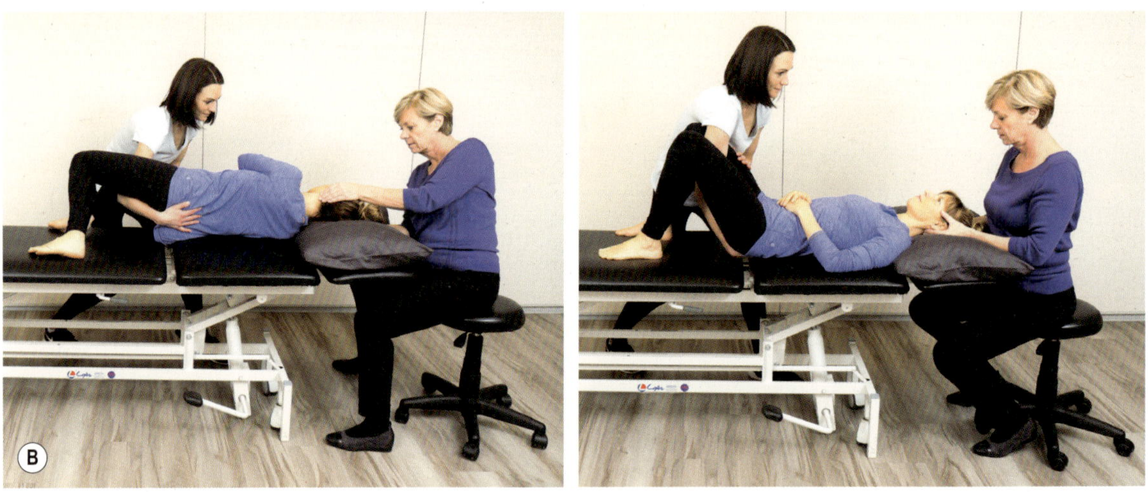

그림 6.42

두개천골 기법으로 경막을 이완시킨다.

(A) 두개골 부위를 교정하고, 척추에서 두개골을 신연시킨다. 신연을 유지하면서 환자가 골반기저근을 수축시키거나 골반을 후방으로 기울이도록 유도한다. 두개골이 틀어지지 않도록 한다.

(B) 제 2 치료사가 천골, 미골의 원위부까지 안정성을 확보할 수 있다면 두개골과 천골, 미골 사이 경막의 영향이 국소화되고 더 쉽게 이완된다.

을 유지한다. 더 큰 이완 효과를 위해 골반을 좀 더 후방경사(천골과 미골을 꼬리쪽으로 당김) 시키고 유지한다. 환자에게 골반을 중립위치로 되돌리고, 두개골 부위의 교정을 유지한 상태에서 환자에게 골반기저근을 다시 수축하도록 지시한다. 이완에 성공하면 상부 목이나 두개골에서 수축이 느껴지지 않는다.

다음 단계는 환자의 병력이나 제한이 상지 또는 하지까지 계속되는지에 달려 있다.

두개골 – 하지(Cranium to lower extremity)

후방 하지 신경주변의 가동성: 두개골의 교정과 척추 경막에 적당한 강도의 견인을 유지하고 환자에게 한쪽 엉덩이와 무릎을 90°로 구부린 다음, 무릎을 곧게 피면서 발을 배측, 외측 굴곡하도록 유도한다. 두개골에 당김 또는 비틀림이 느껴지면 하지의 움직임을 멈춘다(그림 6.43 A & B). 하지를 벽에 지지하거나 제 2 치료사가 보조해 주는 것도 가능하다. 경막 및 척수 신경주변이 이완될 때까지 기다린다. 두개골은 고리뼈에서 약간 틀어질 것이다. 발을 배측굴곡, 내전 또는 외전함으로써 하지 후방의 신경계통을 계속 늘어나게 한다(그림 6.43C). 반대쪽 하지에도 같은 방법으로 시행한다. 환자가 무릎 폄, 배측굴곡, 내번과 외번을 관절가동범위 끝까지 시행했을 때, 두개골에 영향을 미치지 않고 햄스트링(hamstring)의 신장만을 느낄 수 있다면, 후방 경막 및 신경주변 조직이 이완된 것이다.

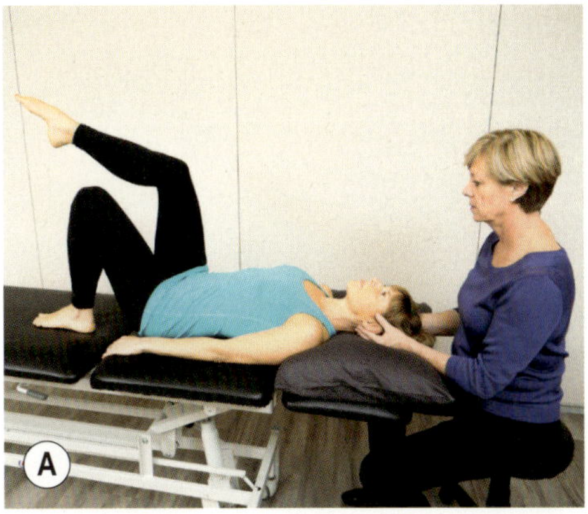

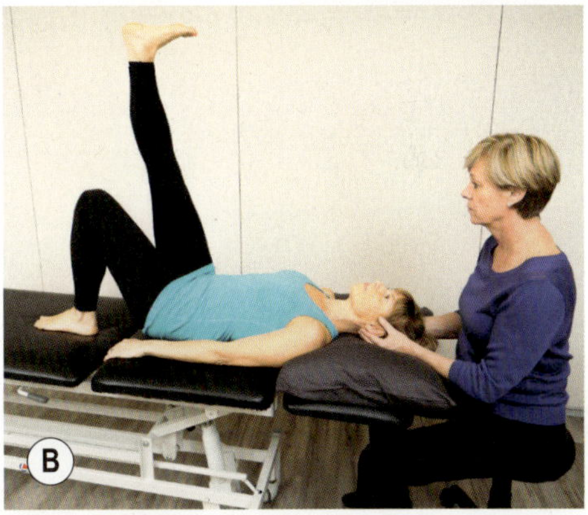

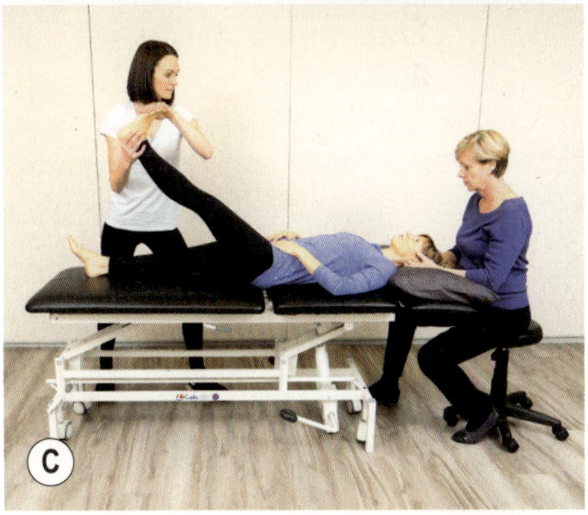

그림 6.43

두개골에서 하지 후방으로 경막과 척수신경주변을 이완한다.

(A) 두개골의 교정과 척추 경막에 적당한 강도의 견인을 유지하면서 환자에게 한쪽 고관절을 90°로 구부린 다음 무릎을 곧게 펴도록 유도한다. 두개골에 압력이나 비틀림이 느껴지면 멈춘다. 경막와 신경주변이 이완될 때까지 유지하며 기다린다.

(B) 무릎을 펴면서 발을 배측, 내전 또는 외전하도록 유도한다.

(C) 제 2 치료사는 이 이완기법에 유용한 도움을 준다. 두개골을 교정하고 있는 치료사는 하지의 움직임을 유도하며 자세를 유지할 때와 더 진행할 시기를 지시한다.

전방하지 신경주변의 가동성: 두개골의 교정과 척추 경막에 적당한 강도의 견인을 유지하면서 환자에게 한쪽 고관절을 테이블 아래로 신전, 무릎을 굽히도록 유도한다. 발의 저측, 배측굴곡, 내전과 외전을 시키고 두개골의 반응을 평가한다. 두개골에 당김이 느껴지면 하지 동작을 중지한다. 다리와 발은 발판에 받치거나 제 2 치료사의 보조를 받을 수 있다(그림 6.44A). 경막 및 척수신경주변이 이완될 때까지 기다린다; 두개골이 고리뼈에서 약간 틀어질 수 있다. 고관절 신전, 무릎 굴곡을 유지하여 전방 신경계를 계속 늘린다(그림 6.44B).

내측하지 신경주변 가동성: 허벅지의 내측 신경주변계통은 전방 하지의 가동성에 고관절의 외전을 추가하여 해결할 수 있다. 반대쪽 하지에도 같은 방법으로 시행한다. 환자가 고관절 외전, 무릎, 발목의 배측굴곡, 내전, 외전을 관절가동범위 끝까지 시행했을 때, 두개골에 영향을 미치지 않고 대퇴부, 고관절 굴근 또는 외전근의 신장만을 느낄 수 있다면, 전방 및 내측 경막, 신경주변 조직이 이완된 것이다.

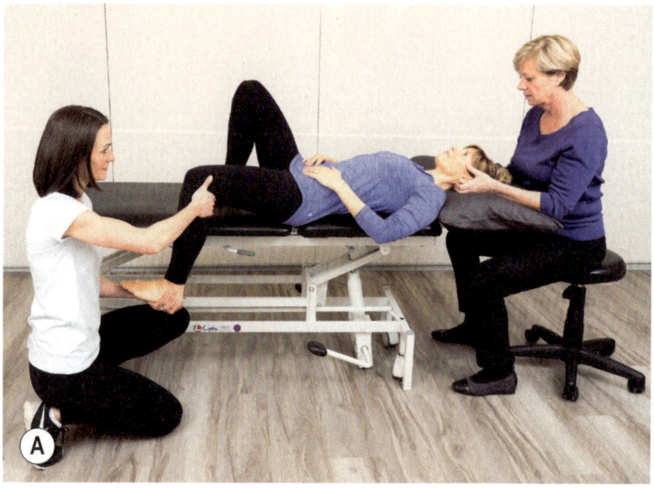

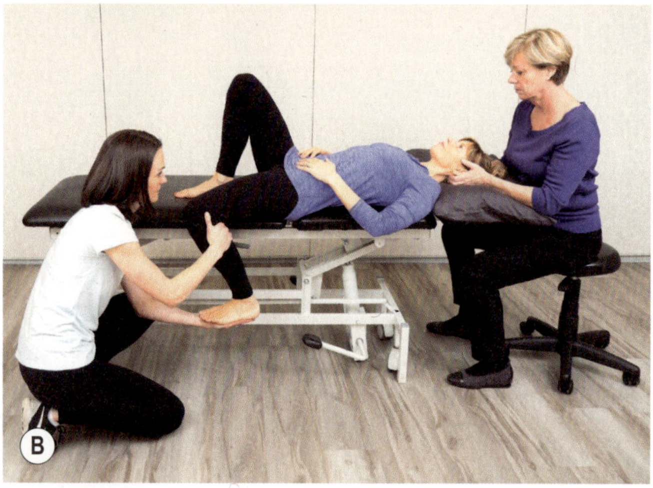

그림 6.44 A & B

두개골에서 전방, 내측 하지까지 경막과 신경주막의 이완

두개골 – 상지(Cranium to upper extremity)

두개골의 교정과 척추 경막에 적당한 강도의 견인을 유지하면서 환자의 전완 외전, 관절와상완관절(glenohumeral joint)의 외전을 유도한다(그림 6.45A). 두개골의 당김을 느끼면 상지 동작을 중지한다. 경막 및 척수신경주변이 이완될 때까지 기다린다; 두개골은 고리뼈에서 약간 틀어질 것이다. 외전이 90° 이상 가능해 지도록 상지 신경주변계통을 계속 늘어나게 한다(그림 6.45B). 신경주변계통이 두개골에 영향을 주지 않고 견딜 수 있게 되면, 팔꿈치 굴곡, 손목 신전 및 전완의 회내를 추가한다(그림 6.45C). 환자가 신경 증상이나 두개골에 영향을 미치지 않고 동작을 수행할 수 있다면 상지의 신경주변계통이 이완된 것이다. 반대쪽에서도 같은 동작을 시행한다.

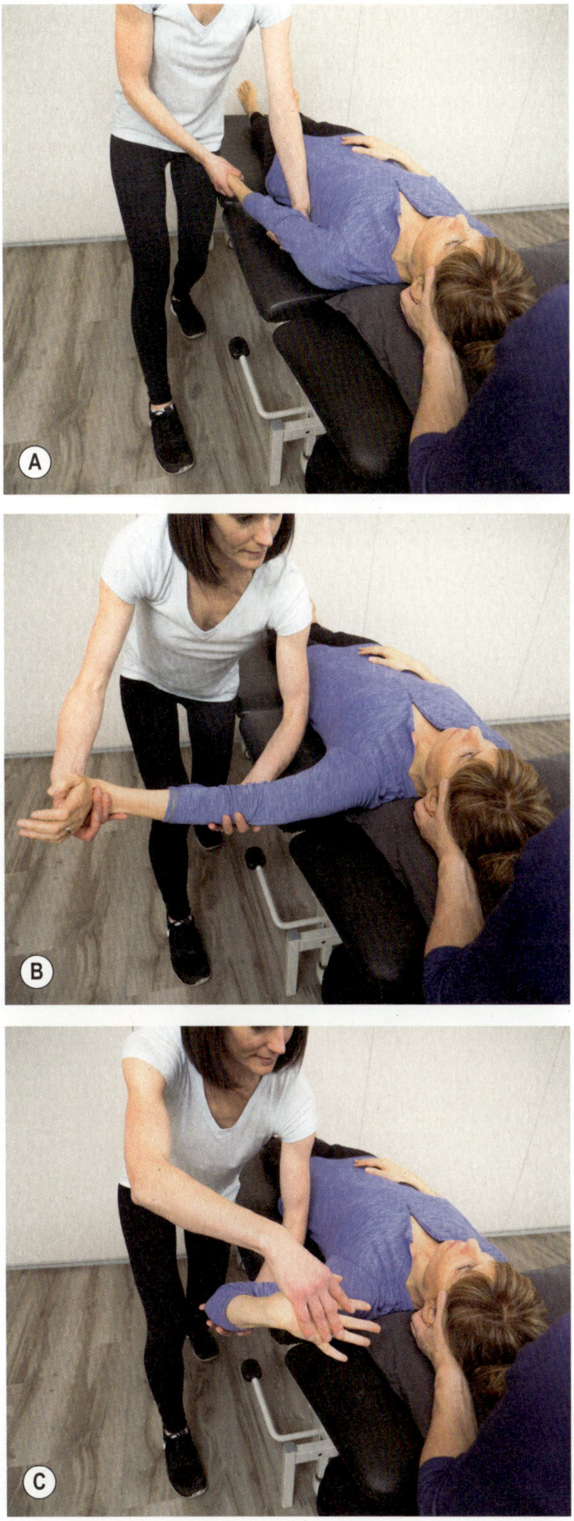

그림 6.45 A–C
두개골에서 상지까지 경막 및 신경주막의 이완.

하지로의 경막 및 신경주변계통 진행 (Progression for the dural and perineural system to the lower extremity)

위 기법은 경막과 고관절의 위치에 영향을 받는 신경주막주변계통의 보다 효과적인 신장을 위해 앉는 자세(후방), 옆으로 누운자세(전방)에서 수행된다.

하지에 대한 경막 및 후방 신경주변계통(*Dural and posterior perineural system to the lower extremity*)

환자는 잘 통제된 중립위치의 골반〔천장관절(SIJ)이 잠겨 있고 TPR 또는 IPT, 기울임이 없음〕, 무릎은 굽히고 발을 지지하는 것이 없는 상태로 앉아 있다.

두개골 부위의 교정을 유지하고 두개골에 당김이나 비틀림이 느껴질 때까지 환자에게 골반을 후방으로 기울이도록 지시한다(그림 6.46 A & B). 척추 굴곡이 너무 크면 흉부 고리가 이동 및 회전된다. 이것은 기법의 효과를 없어지게 하므로 이 보상 패턴이 나타나지 않도록 주의한다. 환자에게 발의 배측굴곡, 외전을 유도하고 반대쪽에도 같은 자세를 시도한다. 한쪽 하지의 신경주변계통의 신장 능력이 다른 쪽의 하지보다 떨어지는 경우, 제한이 심한 하지 먼저 시행한다. 두개골 교정과 발의 위치 유지하면서 척추 굴곡과 무릎 신전을 점차적으로 증가시킨다(그림 6.46C).

제 2 치료사는 이 기법에서 다리와 무릎의 위치를 조절하는데 유용한 도움을 준다. 경막 및 신경주변계통이 충분히 늘어나면 환자가 완전히 머리와 목을 굽히거나 발의 배측굴곡 및 외전 상태에서 무릎은 신전시킬 수 있다. 고관절을 이용해 몸통을 앞으로 구부리는 것은 경막 및 신경주변계통, 목의 후방 근막계통, 몸통(척추기립근 및 근막의 연결성) 및 하지(슬굴근, 비복근, 후경골

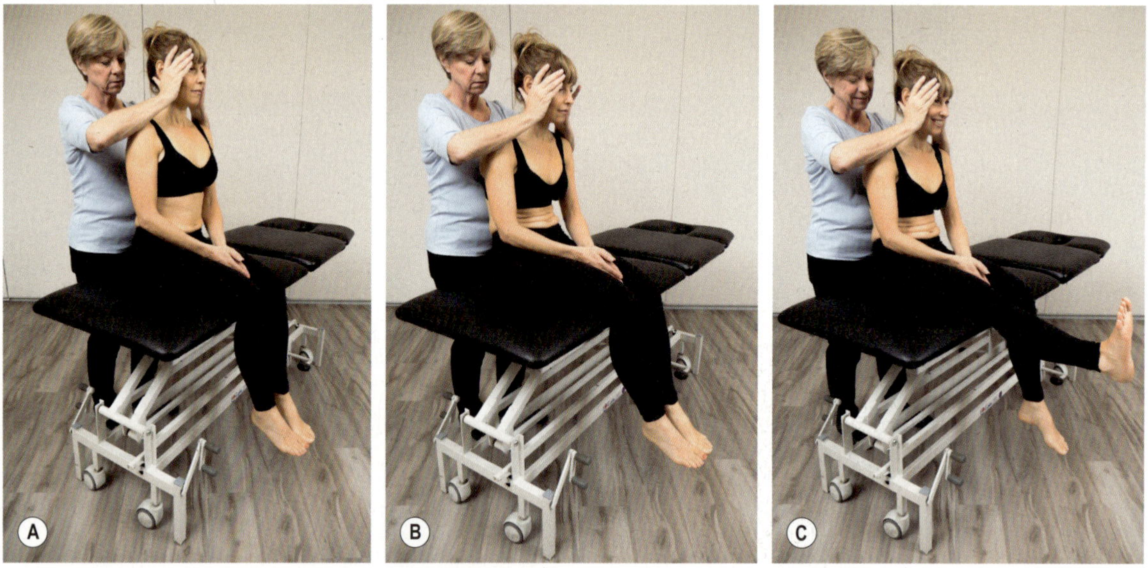

그림 6.46

하지에 대한 경막과 신경주변계통의 가동술을 진행한다.

(A) 중립의 자세로 환자를 앉히고 두개골의 비틀림을 교정한다.

(B) 두개골내 비틀림의 증가를 느낄 때까지 환자에게 골반을 후방으로 기울이도록 한다. 척추 굴곡 정도를 점진적으로 증가시켜, 두개골이 뒤틀리는 것을 느낄 때마다 멈추고 경막이 '이완'되고 부드러워질 때까지 기다린다.

(C) 후방 신경주변계통의 추가 진행은 무릎의 신전, 발의 배측굴곡, 외전 또는 내전을 추가한다.

근, 장비골근, 족지굴근)를 신장하는 능력에 달려 있다.

하지에 대한 경막 및 전방 신경주변계통(*Dural and anterior perineural system to the lower extremity*)

환자는 치료해야 하는 하지를 위로 향하게 하여 테이블에 옆으로 누워 있다. 두개골 부위의 교정을 유지하고 두개골에서 당김 또는 비틀림이 느껴질 때까지 환자에게 골반과 같은 선상에서 윗다리를 피도록 유도한다(그림 6.47A). 환자에게 발의 배측굴곡, 외전하도록 지시한다. 요통의 증가를 피하기 위해 환자의 골반을 앞쪽으로 기울이도록 한다. 두개골 교정과 발의 위치를 유지하면서 무릎을 펴고 고관절의 신전을 점차적으로 증가시킨다. 제 2 치료사는 이 기술에서 발과 엉덩이의 위치를 조절하는데 매우 유용한 도움을 준다. 가동성을 위해 무릎 굴곡 또는 고관절 회전을 추가하여 진행한다(그림 6.47 B & C).

경막 및 신경주변계통이 충분히 늘어나면 환자가 무릎을 최대한 굽히고 발의 저측 또는 배측굴곡, 내전 또는 외전된 상태에서 척추와 고관절을 최대한 신전시킬 수 있다. 고관절을 이용해 몸통을 후방 굴곡시키는 것은 경막 및 신경주변계통, 몸통의 전방근막계통(요근, 장골근), 허벅지의 모든 고관절 굴곡근, 무릎신근 및 전경골근육의 신장 능력에 달려 있다. 신장된 고관절에서 외전은 허벅지의 내측 신경계통과 장 · 단 내전근의 신장을 더 필요로 한다.

경막 및 신경주변계통의 완전한 가동성를 확보하기 위해서 4~6회 치료가 필요할 수 있다. 이전의 염증이나 감염 또는 선천성 장애(이분척추)로 인해 강한 척주 내 유착이 있는 경우, 완전한 가동성이 이루어지지 않을 수 있다. 근막 주변 부위의 가동성은 종종 치료 영역에 추가된다. 일단 완벽한 또는 최상의 경막 또는 신경주변계통의 가동성이 성취되면, 골격 정렬, 의미적 과제를 위한 원인부위, 자세, 운동제어 및 운동 훈련에 주의를 기울일 수 있다(7장 참조).

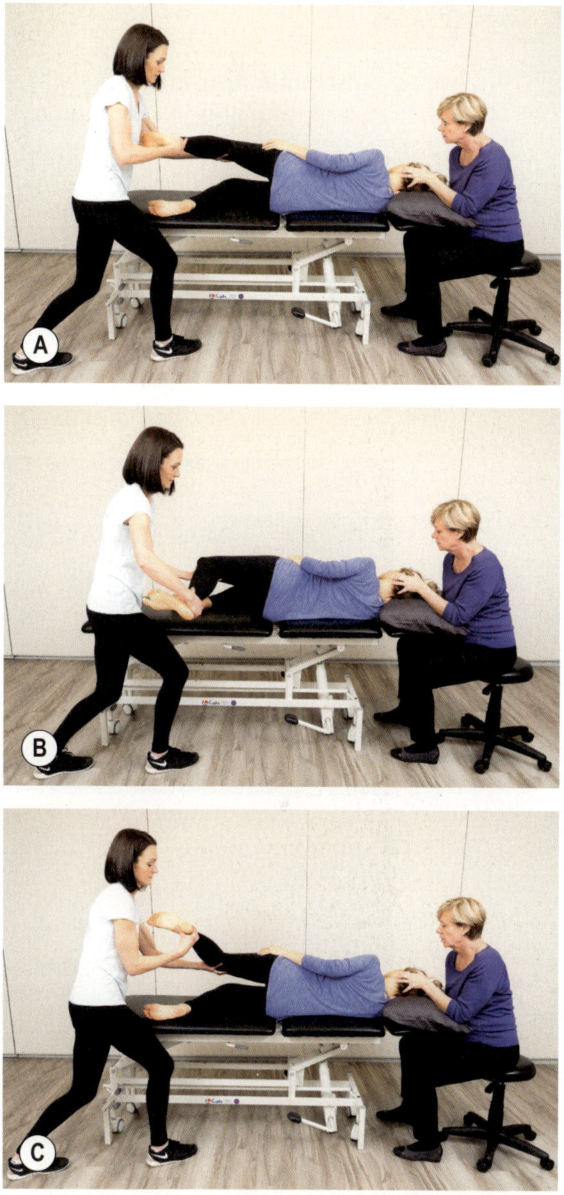

그림 6.47 A-C
하지에 경막과 신경주막 이완을 위해 진행.

근막계통의 손상 (Myofascial system impairments)

근막 계통에는 근육, 건과 근막뿐만 아니라, 건의 성질을 가진 조밀하고 느슨한 결합조직도 포함된다. 수술 또는 외상성 상처는 조직을 유착시킬 수 있으며 기능에 필요한 속근막의 변화와 섬유의 신장 및 단축이 생길 수 있다(사진 6.48 A–D). 원인부위의 교정 및 이완에 대한 수동적 자세로 인한 길이의 변화와 경직은 보통 신경근계통보다 강하고 관절계통보다 약하게 나타난다. 수동적 자세(원인부위의 교정 및 이완)에 대한 힘의 위치(좌, 우, 앞, 뒤), 방향(위, 아래) 및 특질에 따라 근막의 가동성을 방해하는 유착 또는 소성결합조직의 탈수의 촉진이 가능한 부위가 나타난다.

다양한 분야의 다양한 임상의가 집필한 여러 교재가 Handspring Publishing에서 출판되었으며 근막계통의 가동성 확보에 관한 유용한 자료들이 기술되어 있다.

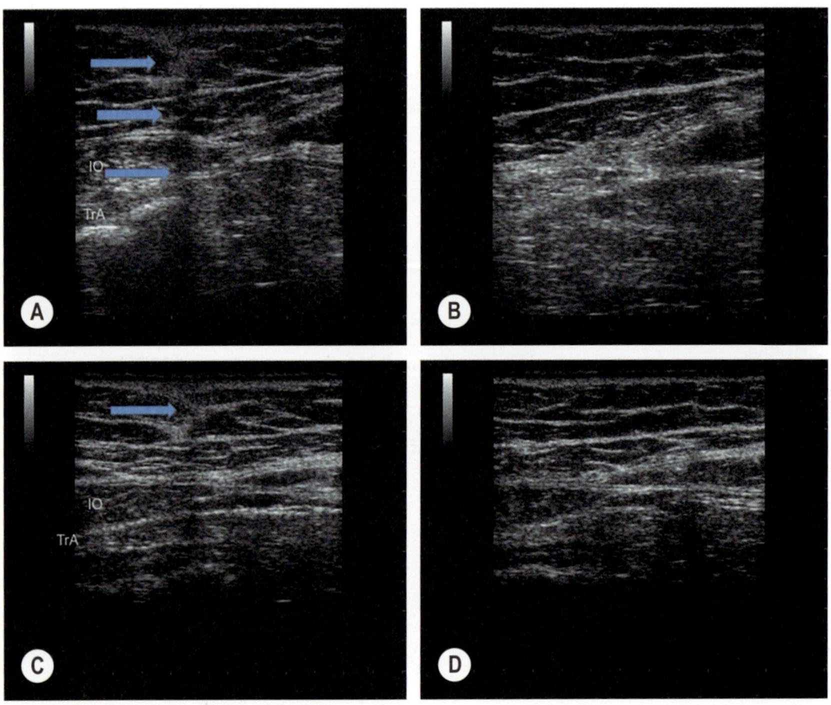

그림 6.48

최소 침습 수술이 복벽의 근막 영역에 미치는 영향.

(A) 수술 17일 이후 복부에 들어가는 데 사용된 4개의 상처 중 하나의 복벽 초음파 이미지. 화살표로 표시된 수직선을 따라 근막 파열을 볼 수 있다.

(B) 1인치 아래의 복벽 초음파 이미지를 **(A)**의 이미지와 비교하면 수직의 반사선(echogenic)이 없다.

(C) 수술 4주 이후 동일한 상처 부위의 복벽 초음파 이미지. 내복사근과 복횡근의 근막 부위는 치료된 것으로 보이며 표면층의 유착은 지속된다(화살표).

(D) 복벽 1인치 아래의 초음파 이미지를 **(C)**의 이미지와 비교하면 수직 반사선(echogenic)이 없다.

IO = 내복사근 , TrA = 복횡근

언제 어떻게 치료할 것인가에 대한 ISM의 원칙은 다음과 같다:

1. 환자의 목표 움직임(의미적 작업)과 관련된 선별 과제에 대한 원인부위 벡터 분석은 근막 사슬 또는 계통의 특정 구조를 나타낸다.

2. 제한된 근막과 관련된 근육의 과활성화를 먼저 이완한다(인식과 이완).

3. 근막을 이완될 때까지 직접 늘려(신장 상태) 유지하여 이완기법을 완성한다. ISM 방식의 근막 이완기법은 종종 다른 계통의 이완기법과 통합된다. 건침 또한 '단단한' 결합조직 결합을 이완하는데 사용될 수 있으며 정확성을 위해 초음파 전도가 선호된다(그림 6.49 A & B).

내장 계통의 손상 (Visceral system impairments)

이 글에서 특정 내장 구조에 대한 모든 이완기법을 설명하는 것은 아니다. 이 계통을 치료하는 기술과 임상적 추론을 얻는 방법에 대한 자세한 정보는 Dr. Jean Pierre Barral가 연구한 커리큘럼 참조를 추천한다(www.barralinstitute.com). 구체성이 선호되는 반면, 일반적인 기술은 유용한 출발점이 된다. 이 장에서 설명한 일반적 비구조적 이완기법을 통해 폐와 흉선에서 나오는 많은 흉곽내 내장 매개체를 다룰 수 있다(흉부 고리 조정 및 이완 [Lee L-J 2016]). 수동적 자세에서 드러난 매개체가 심장의 심막일 때(그림 3.71A), C6–C7에서 과도한 확장, C7–T2 사이의 굴곡, T2와 T5 사이의 확장과 함께 시상면에서 S–만곡을 보는 것은 드문

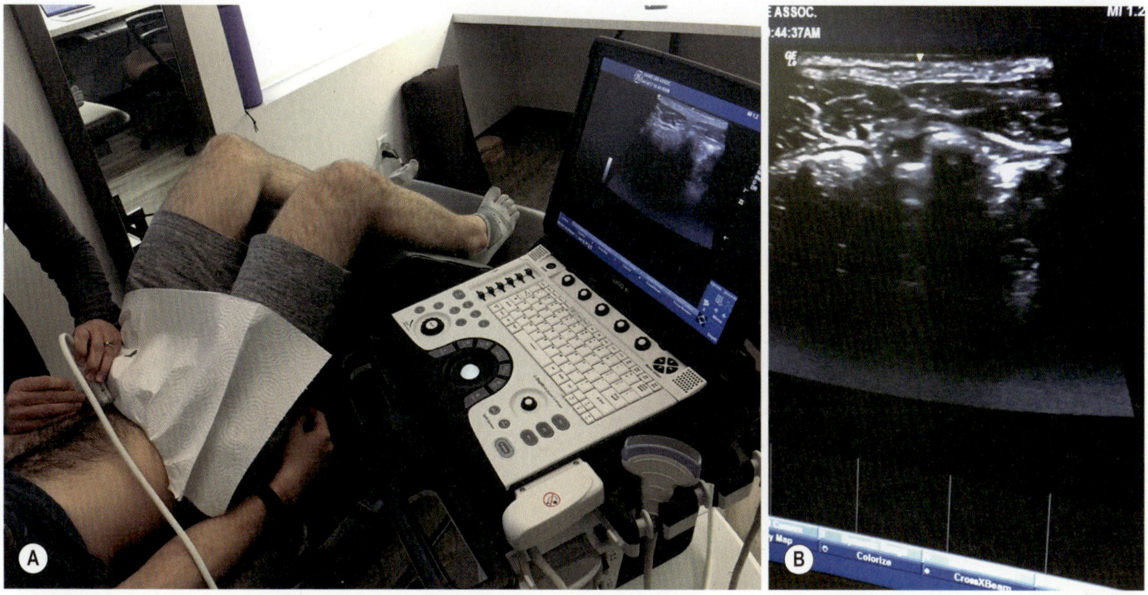

그림 6.49

(A) 이 젊은 남성은 근육내 복부 탈장의 과거력을 갖고 있다. 그는 복벽의 국소 '당김'에 대해 불편해 하였지만 국소 연부조직 가동술로 풀리지 않았다. 건침치료는 없애기 힘든 단단한 조직의 결합을 푸는 데 사용되었다.

(B) 초음파 전도를 통해 건침 치료 기법의 안전성을 강화한다.

일이 아니다(그림 3.71B). 만약 자세가 반전된 위치로 변화한다면(그림 3.71C), 횡격막의 건중심이 너무 낮아 심막이 이로 인해 손상을 입은 것이라고 추정된다. C6, T2, T4의 배쪽면에 심막이 강하게 붙어 있기 때문이다. 횡격막의 중심 힘줄이 너무 낮은 이유를 알아내기 위해 추가 평가를 실시해야 한다. 횡격막으로의 운동공급은 횡격막(C3, C4, C5)과 미주신경(경정맥공을 통해 지나가는), 횡격막의 일부가 두개골이나 상부 흉부 또는 둘의 긴장상태, 혈관분포의 변화 같은 원인부위의 신경구동에 과활성 반응하기 때문일 것이다.

만약 두개골이나 위쪽 흉부, 또는 두 가지 모두 교정하거나 C6–T5의 자세를 바꾸는 경우, 치료는 두개골이나 위쪽 흉부의 벡터분석이 나타내는 모든 것에 초점을 맞춘다. 횡격막은 또한 복부 또는 골반기저근의 기능이 나쁠 때 낮아질 수 있다; 여러 가지 조건이 이러한 상태를 이끌어 낼 수 있다.

여기서 목표는 ISM 접근으로 최선의 체간 기능 회복으로 궁극적으로 횡격막 건중심의 상승과 목과 흉부의 심막의 힘 감소를 유도하는 것이다. 기능이 저하된 횡격막은 신체 전체에 영향을 미칠 수 있기 때문에 원인부위를 찾는 것은 매우 중요하다. 만약 횡격막이 약화된다면, 저압운동이 힘과 컨디션을 회복하는 효과적이다(Low Pressure Fitness™, www.lowpressurefitness.com). 정렬 및 호흡 훈련은 횡격막 강화운동보다 선행되어야 한다(7장 저압 운동 및 저압 피트니스™ 참조).

요약(Summary)

치료를 위한 통합 시스템 모델 접근방식은 두 가지 구성요소를 포함한다(그림 4.1 참조).

1. 인지적, 감정적, 감각적(물리적) 장벽을 해결하기 위해 기능적 차선책을 만든다.

2. 환자의 목표와 의미적 작업과 관련된 기능에 대한 최적의 방법을 지도한다.

계속되는 물리적 제한에 대한 최선의 방법은 다양한 이완기법으로 해결할 수 있다. 특정 손상된 계통의 이완은 이러한 대뇌피질 신체 매트릭스에 대한 감각 입력을 변화시키고 잠재적으로 위험과 고통의 출력을 감소시키는 데 도움이 된다. 우선 원인요인에 대한 벡터 분석에 기록된 일차계통 손상을 치료한다.

1차 및 2차 계통의 원인부위를 이완시킨 후 테이핑(필요한 경우) 및 운동 학습, 이동 훈련과 결합된 자세 교육을 시행하여 의미적 작업을 위한 향상된 정렬 및 생체역학을 강화한다(7장 참조). 또한 이 지침은 마음(인지적 신념 및 정서적 상태)뿐만 아니라, 신체의 여러 조직(관절, 근막, 신경, 내장)에서 피질체 바탕질까지의 감각신경 입력의 변화를 촉진하여 잠재적으로 운동신경의 출력방법과 기능을 변화시킨다. 이완기법은 처음에 원인 부위에 적용되며 이완 후에 변경될 수 있다. 모든 원인부위는 운동 조절 및 이동 훈련과 함께 다루어지고 이완되며, 주요 근막 또는 관절계통의 손상이 없는 한 치료 기간 내에 또는 치료 사이에 변화된다.

운동 학습과 움직임 훈련 7

Motor learning and movement training

운동 학습과 움직임 훈련에 대한 소개와 원칙 (Introduction and principles for motor learning and movement training)

각 치료 세션에서 최종적이며 결정적인 부분은 기능과 수행에 대한 더 나은 전략들을 훈련시키는 것으로 이는 운동 학습과 움직임 훈련을 필요로 한다. 목표는 조직 구조, 혈류와 배출, 기능 및 전체 건강을 지속시키는 방식으로 부하를 분담하고 과도한 용기(canister) 압력(두개골, 흉곽, 복부, 골반)을 조절하는 새롭고 더 개선된 '뇌 지도(brain maps)'와 운동 전략들을 구축하고 사용하는 것이다. 이러한 접근의 원칙은 1999년 Richardson 등이 요통에 대해 제시한 원칙으로부터 유래되었으며, 새로운 근거(Falla & Hodges 2017, Hodges et al. 2016, van Dieën et al. 2017)에 따라 지속적으로 진화해온 모델로서 그 접근 방식은 규범적이고 개별적이다.

'... 척추 통증에 대한 관리는 생물학적(biological), 심리학적(psychological), 사회학적(social) 특징들과 이러한 특징들의 상호작용을 수용하는 생물사회심리적 체제 내에서 고려되어야 한다. 이 모든 것들은 질환과 회복에 기여할 수 있기 때문이다. 그러나 각 구성요소의 해당되는 기여 정도는 각 개인마다 다를 것이다. 근본적인 통증 기전(유해수용성 입력 또는 중추 감각 과정들의 관련성)에서의 큰 가변성과 목이나 허리통증을 가진 사람들 사이에서 주목되는 운동 적응의 가변성은 표준 운동 프로그램 이후 환자들이 경험하는 다양한 증상적 이점에 기여할 가능성이 높다. 일부 연구에서 실험에 참여한 사람들에게 있어서 운동 프로그램의 적용으로 해결되지 않은 경우, 신체적 특징보다 심리적 또는 사회적 특징이 자신의 질병에 영향을 끼쳤을 수 있다는 점을 더 중요하게 고려하여야 하며, 척추 통증이 있는 사람들의 운동 중재의 효과가 거의 없거나 전혀 없는 것으로 나타나는 것은 당연한 것이다. 이러한 이질성으로 인해, 치료에 있어서 비법이 되는 접근법은 존재할 수 없으며, 각 환자는 개별적으로 다루어져 관리 프로그램들이 개별 필요성에 맞추어 설계되는 경우에 더 나은 결과를 달성하게 될 것이다." (Falla & Hodges 2017)

본 장에서 제안되는 훈련은 치료 비법이나 프로토콜로 쓰이는 것이 아니다.

'허리와 골반 통증에 대한 운동제어 훈련은 자세/자세 정렬, 근육 활성화 및 움직임을 고려하여, 척추와 골반에 대한 최적의 조절 회복을 목표로 한다. 감각과 체간의 다양한 기능들은 또한 중요한 고려사항이다. 이 접근법의 목적은 개인에 따라 다르고 기능적 요구에 부합하는 운동제어의 변화와 일치하는 방식으로 척추와 골반 구조의 부하(지속적인 유해수용기 작용의 원인일 수 있는)를 최적화하는 것이다. 이는 환자의 생물사회심리적 특징 내에서 생물학의 역할(예: 통증 유지에서 지속적인 유해수용기 작용의 역할, 또는 회복에 있어 건강한 움직임을 제시하는 것의 역할)에 대한 고려를 필요로 한다.' (Hodges et al. 2016)

자세 정렬, 근 활성화 및 움직임은 척추 통증 관리에서 중요한 고려사항들로 알려져 있다. 치료는 개인과 개인의 기능적 요구에 맞추어지기 때문에 의미가 있다.

'최적의 조절은 일반적으로 강화된 학습의 결과인 것으로 여겨진다. 운동 활동들의 결과에 대한 피드백과 운동 명령들의 원심성신경 복사[운동 시스템에 의해 만들어진 유출되는 움직임 생성 신호의 내부 사본]는 개인에게 수행과 연관된 비용에 관한 정보를 제공하며, 이는 신경 드라이브(조절 노력) 또는 근력 생성의 대사 및 역학적 비용의 관점에서 최소의 비용으로 과제 목표를 달성할 수 있는 운동 명령의 적용을 가능하게 만들어준다. 움직임의 계획은 두 개의 위계 수준에서 순차적으로 발생한다고 제시되어 왔다: 즉, 처음에는 운동학적 궤도를 계획하고, 이후 계획된 운동학적 궤도에 맞는 근육 동원 패턴을 계획하는 것이다." (van Dieën et al. 2017)

'운동 학습은 움직임의 수행에 있어서 영구적 변화를 이끌어내는 움직임과 협응의 습득 및 개선을 포함한다.' (Hodges et al. 2016)

운동 학습의 3가지 단계(Fitts & Posner 1967):

1. **인지 단계**(Cognitive phase): 과제들은 피드백, 움직임의 순서, 행위의 질에 주의를 기울이며 인지적으로 구성된다. 움직임의 부분들을 연습하며, 피드백은 수행의 질(주관적 확인)과 과제의 결과(선별 검사 및 의미적 과제의 재검사) 양쪽에 있어 중요하다.

2. **연합 단계**(Associative phase): 초점은 수행의 일관성을 강조하는 것으로 전환되며, 인지 요구는 감소된다.

3. **자동적 단계**(Automatic phase): 상당한 연습을 필요로 한다. 초점은 환경들 사이에서 과제를 이동시키는 것으로 전환한다.

본 글의 목적을 위해, 이러한 3단계는 '운동 학습과 움직임 훈련의 단계'로 분류되었으며, 각 단계의 원칙과 세부사항들이 표 7.1에 서술되어 있다.

흉곽(가슴, thorax)이 1차 드라이버인 경우, 필요에 따라 먼저 흉부내 고리(intrathoracic ring) 정렬과 조절을 훈련한다(1단계). 뒤이어 여러 흉부 고리들(흉부사이 고리[interthoracic ring] 또는 고리들)의 정렬과 조절 훈련이 이어진다(1단계). 그리고 새로운 전략에 대한 역량 훈련(부하 허용도 및 지구력 증대-2단계)이 뒤따른다. 이러한 운동 학습 단계에서, 2단계로 이어지는 1단계 훈련은 이차 드라이버(골반과 엉덩이, 두개골, 목과 견갑대)의 정렬과 조절을 위해 추가될 수 있다. 일단 모든 드라이버가 상지와 하지의 부하에 따라 정적으로 조절될 수 있다면, 이후 3단계인 더 복잡한 전신 과제들의 부위 간 움직임 훈련이 시작될 수 있다.

3단계 훈련의 진행에는 3가지 레벨들이 존재한다. 3단계의 레벨 1 과제들은 의미적 과제와 관련된 것들에 초점을 맞추며, 다양한 면들(시상면, 관상면, 횡단면, 그리고 면들의 결합)에서 정렬되고 조절된 흉부사이 고리의 움직임을 요구한다. 흉부사이 고리의 가동성과 조절이 회복되면, 3단계의 레벨 2 과제들이 시작될 수 있다. 이러한 과제들은 2차 드라이버 또는 부위를 조절하는 동시에 움직임 중 흉곽이 조절되는 것을 요구하며, 이후 다수의 면에서 일치하는 방향과 불일치하는 방향들로 양쪽 부위들을 움직이도록 요구한다. 3단계의 레벨 3 과제들은 기저면을 줄이고, 예측할 수 없는 상황들을 만들어냄으로써 더 높은 수준의 목표를 추가한다.

운동 학습과 신경가소성(neuroplasticity)의 원칙들이 훈련의 모든 단계들을 인도한다. 그렇다면 신경가소성이란 무엇인가?

표 7.1
운동학습과 움직임 훈련의 단계

단계	원리	흉부내 고리 조절 세부사항	흉부사이 고리 조절과 움직임 훈련 세부사항	골반내 고리 조절 세부사항	경추분절 조절 세부사항	요추분절 조절 세부사항
단계 1	표층부 근육의 과도한 활성화 없이 조절을 담당하는 심부 분절 근육의 독립적 수축을 생성할 수 있는 자세 및 정렬 훈련 (정적 정렬 제어)	모든 제한 벡터 이완 특정 흉부내 고리 손상에 대한 최상의 이완하고 연결하는 큐잉 흉부내 고리 정렬 및 조절을 위한 테이핑	모든 제한 벡터 이완 특정 흉부사이 고리 정렬 및 조절을 위한 최상의 이완하고 연결하는 큐잉 척추연골 부위의 복횡근(TrA) 상부 섬유 및 횡격막에 대한 운동제어 훈련 흉부 고리 조절 및 피질 체 기질에 대한 적절한 감각 입력을 위한 테이핑	골반과 고관절 부위의 정렬에 영향을 미치는 모든 벡터의 이완 골반 조절을 담당하는 심부근 훈련 (복횡근의 하부 섬유, 천골 심부 다열근, 횡격막, 골반저) 표층부 근육동원 최소화 골반내 고리 조절을 위한 테이핑 또는 벨트	머리, 목, 견갑대 및 상부 흉곽의 정렬에 영향을 주는 모든 벡터의 이완 경추 분절 조절을 담당하는 심부근육 훈련 표층부 근육동원 최소화	흉곽, 골반 및 요추의 정렬에 영향을 미치는 모든 벡터 이완 요추 조절을 담당하는 심부근 훈련 (복횡근의 중간 섬유, 요추 심부 다열근, 횡격막) 표층부 근육동원 최소화
단계 2	전략 역량 훈련 정적인 상태와 훈련되는 부위의 정렬을 유지하면서 원위 분절의 부하 및 움직임 추가	흉부사이 고리 운동제어 및 움직임 훈련 진행	과제의 홈 셀프 체크를 포함한 이완하고 연결하는 큐잉 정적 흉부사이 고리 조절을 위한 전략 역량 훈련 2차 드라이버 (골반, 경추, 요추 등)에 대한 운동제어 훈련 추가	과제의 셀프 체크를 포함한 이완하고 연결하는 큐잉 정적 골반내 고리 조절을 위한 전략 역량 훈련 3 단계 부위 사이 움직임 훈련으로의 진행	과제의 셀프 체크를 포함한 이완하고 연결하는 큐잉 정적 경추분절 조절을 위한 전략 역량 훈련 3 단계 부위 사이 움직임 훈련으로의 진행	과제의 셀프 체크를 포함한 이완하고 연결하는 큐잉 정적 요추 분절 조절을 위한 전략 역량 훈련 3 단계 부위 사이 움직임 훈련으로의 진행

계속

표 7.1 –계속						
단계	원리	흉부내 고리 조절 세부사항	흉부사이 고리 조절과 움직임 훈련 세부사항	골반내 고리 조절 세부사항	경추분절 조절 세부사항	요추분절 조절 세부사항
단계 3	여러 면에서 훈련되는 부위의 조절된 움직임 추가 정적조절이든 다른 부위의 조절된 움직임이든 그 부위의 조절된 움직임으로 진행 다양한 균형과 예측 가능한 도전을 추가하기 위한 추가 진행					
단계 3 레벨 1	팔, 다리 또는 머리가 아닌 흉곽 즉, 그 부위만 움직임		팔을 움직이지 않고 기저면(BOS) 위에서 중력중심(COG)을 유지하기 위한 시상면과 횡단면의 흉곽 가동성과 조절			
단계 3 레벨 2	정적 조절 또는 다른 부위의 조절된 움직임을 포함한 흉곽의 움직임 시상면, 관상면 또는 횡단면 어떤 면에서든 두 부위 움직임의 적합하고 부적합한 움직임의 방향 견갑대와 상지와 흉곽 머리와 목과 흉곽 골반과 하지와 흉곽		어깨와 팔, 머리와 목, 골반 및 하지와 통합된 흉부사이 고리 가동성 및 조절을 위한 중-고강도 훈련으로 진행			

표 7.1 –계속						
단계	**원리**	**흉부내 고리 조절 세부사항**	**흉부사이 고리 조절과 움직임 훈련 세부사항**	**골반내 고리 조절 세부사항**	**경추분절 조절 세부사항**	**요추분절 조절 세부사항**
단계 3 레벨 3	전신과 관련된 복잡한 움직임 과제 추가 더 높은 균형 도전 또는 예측할 수 없는 상황에 대한 진행 훈련		모든 드라이버와 모든 신체부위의 가동성 및 조절을 통해 전신 과제로 진행			
TrA = 복횡근						

'구조, 기능, 연결을 재구성함으로써 내적 및 외적 자극들에 반응하는 신경계의 능력'
(Snodgrass et al. 2014)

'서로 연결되고, 서로 자극하는 뉴런' (Hebb 1949)

신경가소성 변화에 요구되는 핵심 원칙들은 다음과 같다:

- **주의집중:** 훈련은 산만하게 만드는 것이 최소화된 상태(예: 음악이나 소음이 없는)에서 행해져야 한다. 치료사는 동원 전략들이 서로 다를 때(효과가 있거나 기분이 나아지는 전략, 상태가 동일한 전략, 또는 악화되는 전략), 환자에게 신체의 경험에서 차이점들을 '자각하며 느끼는 법'에 대해 가르치는 기술을 갖추어야 한다. 이것은 운동 학습의 인지 단계에 속하는 부분이다.
- **의미 또는 목적을 갖는 훈련 과제:** 어떤 움직임의 훈련이 처방되었든, 환자는 훈련의 목적을 이해해야 한다. 이들에게 '왜 이 운동이 중요하다고 생각하는가?'라고 물어봐야 한다. 보통 의미적 복잡한 과제들을 구성요소 부분들로 세분화하고, 움직임 패턴을 재구축하는 것이 중요하다. 구성요소 부분은 최종 움직임 패턴과 전혀 다르게 보일 수 있지만, 더 나은 전략을 구축하는데 있어 필수적일 수 있다. 이것 또한 운동 학습의 인지 단계에 속하는 부분이다.
- **질적으로 높은 수행능력의 집중 연습:** Tsao와 Hodges(2007, 2008), Tsao 등(2010)은 빠른 팔 움직임을 통한 몸통의 동요들에 대응하는 복횡근(TrA) 동원 타이밍은 주의집중과 함께 질적으로 높은 수축을 30번 반복하는 동안 개선될 수 있다는 것을 증명하였다. 복횡근 훈련의 초기 훈련량은 10초 유지 10회 3세트와 세트 사이 2분 휴식이었다. 이러한 연습이 최소한 하루에 2번 수행된 경우(바람직하게는 하루에 3~4번), Tsao 등(2010)은 2주째에 이르러 빠른 상지 부하에 따른 몸통의 동요들에 대한 복횡근의 동원 패턴이 회복된다는 것

을 발견했다(즉, 50 ms 예상 타임라인 이내). 흉부내 및 흉부사이 고리 조절을 위해 다른 근육들에 유사한 원칙들이 임상적으로 적용되었다. 시간이 지남에 따라 이는 연합과 자동화 단계들에 해당되는 운동 학습의 2단계와 3단계를 충족시킨다.

- **감각 입력의 정상화:** 운동신경 출력에 변화가 발생하는 경우 이것은 필수적이다. 감각 입력은 위협받지 않아야 한다.
- 양성(positive)의 피드백
- 특이성

본 장의 나머지는 흉강 내 및 흉부사이 고리 정렬, 생체역학 및 조절을 위한 각 단계와 레벨에서 특정 훈련 연습에 대한 설명과 실례에 중점을 두고 있다. 사례들은 다음의 운동제어 및 움직임 훈련을 포함한다:

- 웨이트와 저항 밴드,
- 리포머(Reformer)와 캐딜락 필라테스(Cadillac Pilates), 그리고
- 중급 및 상급 요가 시퀀스 (Chelsea Lee [Lee D 2017b] 제공)

흉부내 고리 운동제어 훈련 (Intrathoracic ring motor control training)

흉부내 고리 기능은 최적의 정렬, 생체역학 및 하나의 흉부 고리로 구성되는 뼈와 관절들의 조절을 필요로 한다(그림 1.2). 흉부내 고리 훈련은 흉부 고리의 관절 또는 관절들의 형태 폐쇄 기전(form closure mechanism)이나 수동 제어(passive control)로 구성된 관절 계통 손상을 가진 사람에게 적용된다. 훈련에 따라 과거, 또는 현재, 에피소드적 관절 고정(즉, 늑횡돌기관절의 고정 또는 전체 흉부 고리의 외측 병진[translation]과 회전 고정; 6장 참고)이 존재하거나 존재하지 않는 외상이 드러난다.

능동적인 골운동학적 가동성 결과들은 가변적이며, 통증에 대한 개인의 운동 적응에 따라 좌우된다. 특정 손상에 따라, 수동 제어 테스트들은 다음을 확인할 수 있다:

1. 흉늑(sternocostal) 또는 늑골늑연골(costochondral) 관절에서 늑연골 또는 늑골의 과도한 전방 또는 후방 병진. 이것은 종종 관련된 관절에서 뚜렷하게 나타나는 층 또는 '융기(bump)'와 연관된다(그림 7.1A).
2. 잠긴 위치(굴곡 또는 신전)에서 흉부 고리 내 과도한 전방, 후방 및 내외측 병진 (anterior, posterior or mediolateral translation).
3. 한쪽 늑골에서 늑횡돌기 관절의 과도한 상방 또는 하방 활주(superior or inferior glide).

흉부 고리 내 정렬과 조절 전략이 부적절한 경우, 부하가 흉부 고리의 역량을 초과하면 부적절한 흉부내 고리 생체역학에서 정적 정렬의 손실을 보이는 것을 능동 제어 테스트를 통해 확인할 수 있다(그림 7.1B). 흉부내 고리 조절을 완전히 회복시키기 위해 인대강화 치료(prolotherapy)가 필요할 수 있으며, 이러한 흉부내 고리 조절은 흉부사이 고리(두 개의 흉부 고리들 사이) 훈련으로 훈련이 진행되기 전에 회복되어야 한다.

1 단계 흉부내 고리 손상에 대한 이완하고 연결하는 큐잉
(Stage 1 release and connect cues for intrathoracic ring impairments)

흉부 고리 특정 부분의 최적 정렬과 가동성을 막는 모든 벡터들이 운동제어 훈련 전에 이완되어야 한다(6장을 참고). 이는 특정 관절 고정(즉, 늑횡돌기 관절 고정, 흉부 고리의 외측병진과 회전 고정)이 존재하는 경우, 관절 가동성 회복을 포함한다. 가동성이 회복됨에 따라, 1단계인 흉부내 고리 운동제어 훈련이 시작된다.

흉늑 또는 늑골늑연골 관절 손상 *(Sternocostal or costochondral joint impairment)*

전방 및 중부 늑간과 흉횡근(가슴가로근, transversus thoracis)은 보통 늑골늑연골이나 흉늑관절의 형태폐쇄(form closure) 결핍이 존재하는 경우에 과활성화된다. 손의 도움(manual assistance)이 있거나 없는 이완 큐잉은 다음을 포함한다:

1. 인접한 늑골들 사이에 공간을 생성한다. (수직 차원)
2. 가슴 앞(가로 너비)을 넓히고, 늑골이 외측으로 '떠오르고(float)' 있다고 생각한다(그림 7.1C).

손의 보조는 관련된 늑골의 정렬을 교정함으로써 적용될 수 있다. 이완하는 큐잉이 효과적인 경우 늑골늑연골 또는 흉늑관절의 층 변형이 감소해야 한다.

늑골늑연골 및 흉늑관절을 신연시키기 위해 늑골을 테이핑하고, 이후 관련된 늑골척추 관절들에 대해 늑골을 후방으로 압박하는 것은 개선된 생체역학 및 조절을 위한 정렬과 운동제어 훈련의 이완 큐잉에 도움을 줄 수 있다(그림 7.1D).

흉늑 또는 늑골늑연골 관절 손상에 대한 1단계 운동제어 훈련의 목적은 정신적 큐잉(심상)을 사용하여 흉부 고리 내에서 최적의 정렬을 유지하고, 손의 도움과 테이프의 필요성을 줄이는 것이다. 흉부 내 및 흉부사이 고리 정렬과 조절을 책임지는 심부 분절 근육들을 훈련하는 것에 대한 큐잉들은 총칭하여 '연결 큐잉(connect cue)'으로 불린다.

이러한 손상에 적합한 연결 큐잉들은 다음을 포함한다:

1. 액와중앙선(midaxillary line)을 따라 늑골체에서부터 동일한 번호의 척추로(예: 제6늑골에서 T6로) 연결되는 당김줄(guy wire)을 상상하며, 늑골을 척추에 부드럽게 연결한다(J-hook 큐잉).
2. 늑골이 후방으로 연결됨에 따라, 해당 늑골과 위아래 늑골들 사이에 공간이 생성된다. 이러한 큐잉의 의도는 표층부 등 신전근의 과도한 활성화를 막는데 있다.

일단 심적인 이미지로 흉부내 고리 정렬이 달성될 수 있다면, 1단계의 흉부사이 고리 운동제어 훈련이 시작될 수 있다.

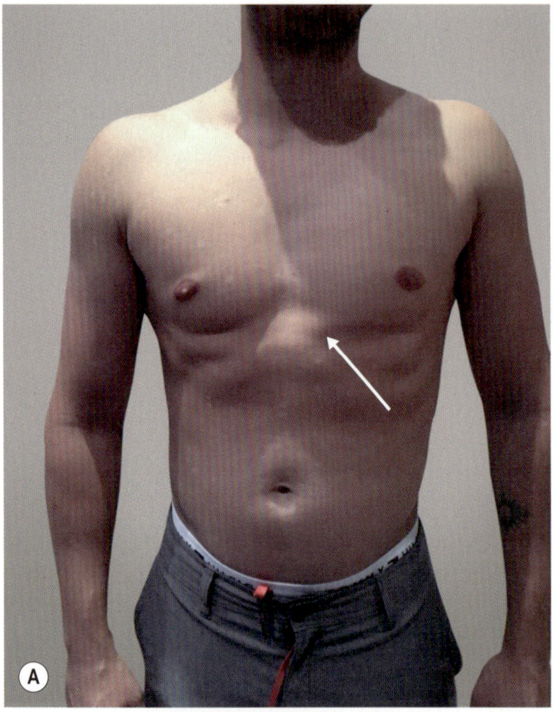

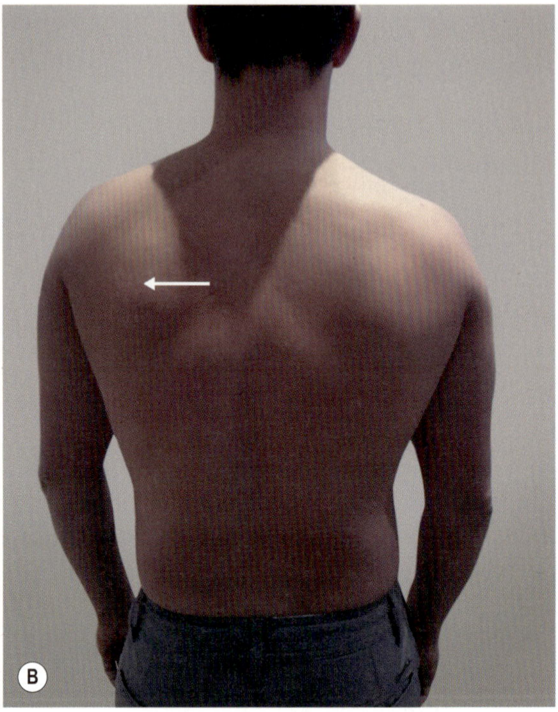

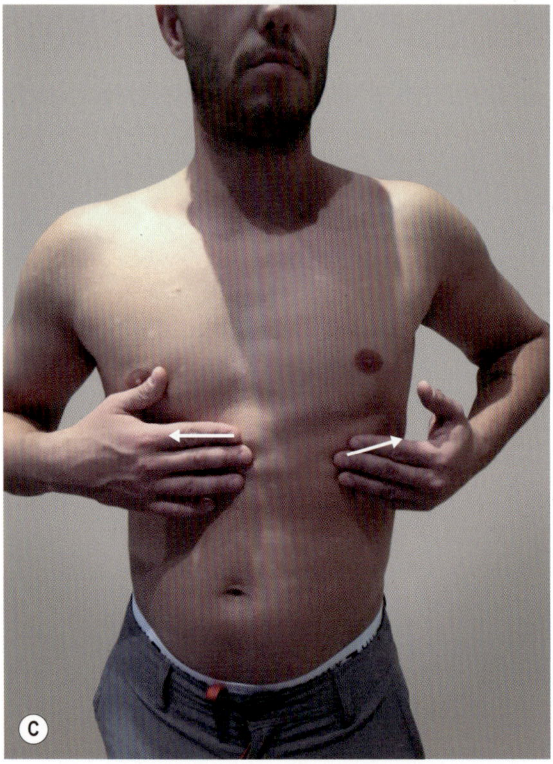

그림 7.1

이 남자는 8년 전 레슬링을 하던 중 늑골우리에 압박 손상을 입었으며, '하부 흉골에 인접한 왼쪽 제 6 늑골에서 펑하는 소리의' 느낌을 받았고, 이후에 '또 다른 펑하는 것과 함께 다시 도수교정 받은 것처럼' 되었다. 그는 간헐적인 숨 가쁨, 중부 흉추의 통증, 그리고 흉곽을 왼쪽으로 회전시키는데 있어 어려움을 경험한다. 그는 '흉골과 늑골의 연접부에서의 융기 부분을 납작하게 누를 때' 완화되는 느낌을 받는다.

(A) 흉골과 왼쪽 제 6 늑골의 늑연골 사이에 뚜렷한 단계 변형이 존재한다(화살표). 흉늑관절에서 흉부내 고리 버클(buckle)과 함께, 제 6 흉부 고리가 왼쪽으로 전이되고 오른쪽으로 회전된다. 척추흉골 부위에서 모든 다른 흉부 고리들은 왼쪽으로 전이되고, 오른쪽으로 회전된다.

(B) 중부 흉곽에서 그 부위의 왼쪽 전이에 주목한다. 제 6 흉부 고리는 위와 아래의 흉부 고리들보다 더 왼쪽으로 전이되고, 오른쪽(화살표)으로 회전되어 있다(부적절한 정렬과 조절 상실). 이완하고 연결하는 큐잉들과 결합된 이러한 도수교정의 목적은 흉부내 고리 정렬 및 흉부사이 고리 정렬과 조절을 위해 늑간(intercostals)과 다른 분절 근육들에 대한 더 나은 동원 전략을 촉진하는 것이다.

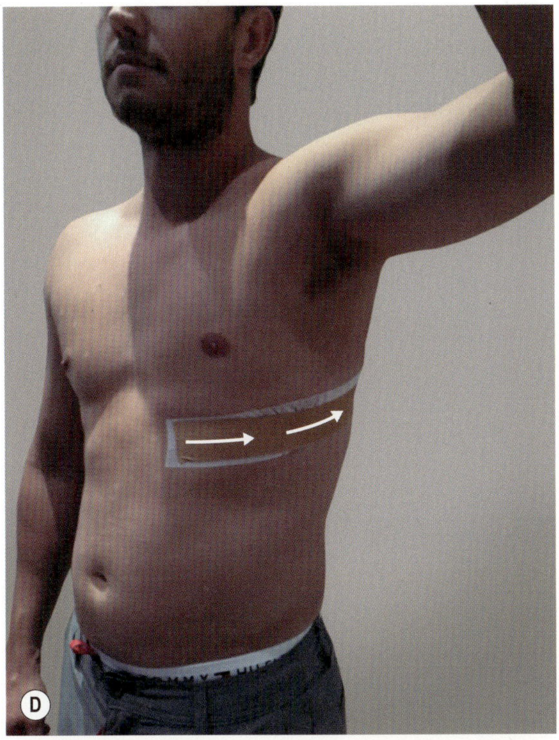

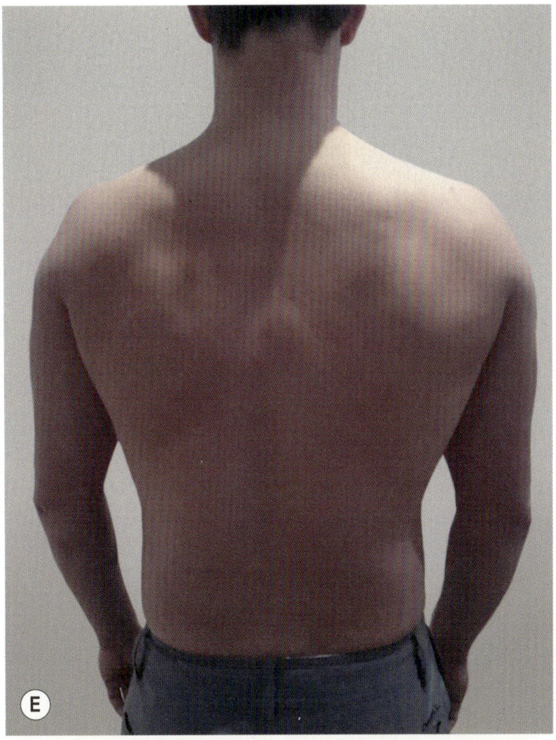

그림 7.1 – 계속

(C) 압박을 풀고, 제 6 흉부 고리의 정렬을 회복하기 위해 이완 큐잉(늑골들 사이에 공간을 만들고, 이후 왼쪽 제 6 늑골을 외측으로 천천히 뜨게 만든다고 생각하기)과 결합된 손의 보조(화살표). 흉부사이 고리 정렬과 조절을 위해 액와중앙선에서 중부 흉추까지 연결하는 큐잉이 추가되었다(J–hook 이미지, 본문 참고).

(D) 무엇을 이완하고, 무엇을 연결해야 하는지에 대한 운동 학습을 강화하기 위해 테이프가 사용된다. 이러한 흉늑관절 손상의 경우, 테이프는 흉골에서 측면으로 당겨져서 제 6 늑연골에 고정된다. 이러한 외측 신연력(distraction force)은 이후 흉곽을 중심으로 하여 T5 – T6(흉추 5–6)의 늑골척추(costovertebral) 관절들 쪽으로 지속적으로 제 6 늑골을 내측으로 압박한다(정중선에서 척추를 가로질러 테이프를 교차한다).

(E) 흉부내 고리 이완과 연결 큐잉들은 또한 흉부사이 고리 정렬 개선을 가져와야 한다. 여기서 그림 7.1B와 비교하여 중부 흉추 정렬 개선을 확인한다.

흉부 고리 외측병진과 회전 손상 (Thoracic ring lateral translation and rotation impairment)

이러한 흉부내 고리 손상은 고속, 저진폭 추력(thrust) 기법으로 이완된다(6장 참고). 이완된 후, 외측병진 수동 제어 테스트는 종종 흉부사이 고리 조절을 책임지는 심부 분절 근육들[늑간근(intercostals, 갈비사이근), 다열근(multifidus, 뭇갈래근), 회선근(rotatores, 돌림근)]의 연관된 억제에 따라 외측병진 손상의 방향에서 양성(움직임의 과도한 범위)이 된다. 내측병진에 대한 손상된 흉부 고리 위 늑골의 테이핑은 손상된 흉부 고리의 위 추골(vertebra, 척추뼈)의 병진을 예방하고, 이에 따라 전체 흉부 고리의 병진을 예방하는데 도움을 줄 수 있다(그림 7.2 A-C).

예를 들어, 제 6 흉부 고리가 왼쪽 외측병진과 우회전으로 고정된 경우, T5와 좌 · 우의 제 6 늑골은 T6에 비해 왼쪽으로 전이된다. 이러한 고정의 감소 이후, 왼쪽 제 5 늑골은 테이핑을 통해 T5와 압박되어 T5 및 좌우 제 6 늑골의 왼쪽 외측병진이 방지된다. 이후 제 6 흉부 고리에 대한 1단계 운동제어 훈련이 시작될 수 있다.

외측병진과 회전 손상에 대한 1단계 운동제어 훈련의 목적은 정신적 큐잉(심상)을 사용하여 흉부 고리 내에서 최적의 정렬을 유지하고, 시간이 지남에 따라 손의 도움과 테이프의 필요성을 줄이는 것이다. 이러한 손상에 적합한 연결 큐잉들은 다음을 포함한다:

1. 액와중앙선을 따라 제 6 늑골체에서부터 흉부 고리 위 척추의 극돌기로(예: 제 6 늑골에서 T5로) 연결된 당김줄(guy wire)을 상상하고, 이 선을 따라 늑골을 위 척추에 연결한다(그림 7.3A);

   그 다음

2. 천정을 향해 뻗어 나가는 위 척추(이 예에서는 T5)의 극돌기에 부착된 두 번째 당김줄을 상상한다. 이러한 척추(연결된 늑골을 따라)를 아래의 것(T6)보다 1 mm 위쪽으로 부드럽게 매달거나, 들어 올리는 것을 상상한다(그림 7.3B).

종합적으로, 이러한 두 개의 연결 큐잉들은 제 6 흉부 고리에 위치하는 뼈들의 정렬을 바로잡을 수 있어야 한다. 심적인 이미지로 흉부내 고리 정렬이 달성될 수 있다면, 1단계 흉부사이 고리 운동제어 훈련이 시작될 수 있다.

흉추 분절의 후방병진 손상 (Posterior translation impairment of a thoracic spinal segment)

흉부내 고리 손상은 종종 표층부 척추신전근[흉극근(spinalis thoracis, 등가시근)과 흉최장근(longissimus thoracis, 등가장긴근), 장늑근(iliocostalis, 엉덩갈비근)]의 과도한 활성화와 연관된다(그림 7.4). 이완 후, 후방병진 수동 제어 테스트는 보통 양성이 되며(움직임의 과도한 범위), 조절을 책임지는 심부 분절 근육들[늑간근(intercostals, 갈비사이근), 다열근(multifidus, 뭇갈래근), 회선근(rotatores, 돌림근)]의 억제와 연관된다. 이러한 손상에 대한 테이핑은 보통 도움이 되지 못한다.

후방병진 손상에 대한 1단계 운동제어 훈련의 목적은 큐잉(심상)을 사용하여 흉부 고리 내에서 최적의 정렬을 유지하고, 시간 흐름에 따라 도수 이완의 필요성을 줄이는 것이다. 이러한 손상에 적합한 이완과 연결 큐잉들은 다음을 포함한다:

1. **흉곽이 과도하게 신전된 경우**: 흉골이 복부를 향해 부드럽게 고정되고, 긴 등의 신전근이 이완되어 개별 흉부 고리들이 등에서 분리되어

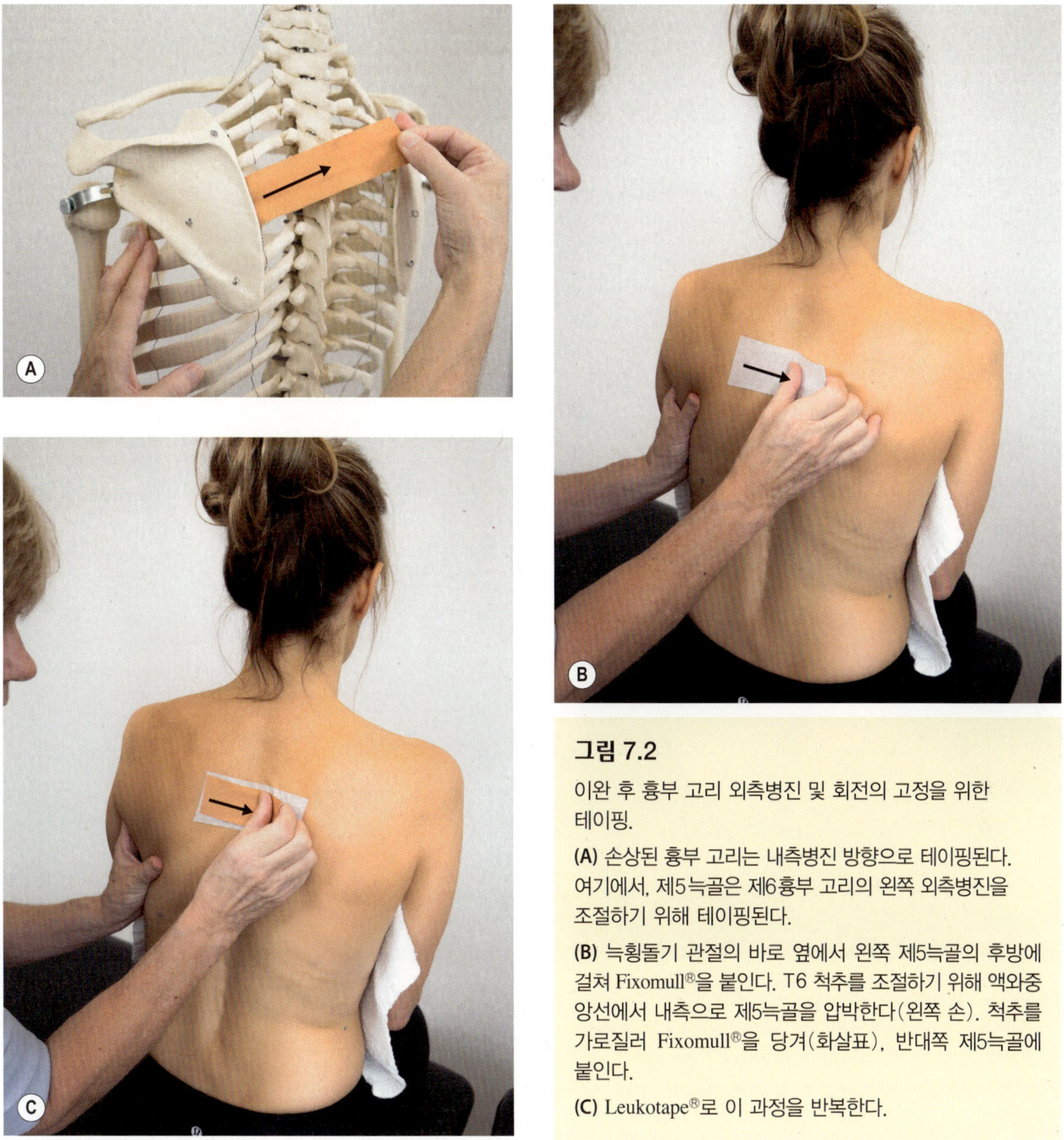

그림 7.2

이완 후 흉부 고리 외측병진 및 회전의 고정을 위한 테이핑.

(A) 손상된 흉부 고리는 내측병진 방향으로 테이핑된다. 여기에서, 제5늑골은 제6흉부 고리의 왼쪽 외측병진을 조절하기 위해 테이핑된다.

(B) 늑횡돌기 관절의 바로 옆에서 왼쪽 제5늑골의 후방에 걸쳐 Fixomull®을 붙인다. T6 척추를 조절하기 위해 액와중앙선에서 내측으로 제5늑골을 압박한다(왼쪽 손). 척추를 가로질러 Fixomull®을 당겨(화살표), 반대쪽 제5늑골에 붙인다.

(C) Leukotape®로 이 과정을 반복한다.

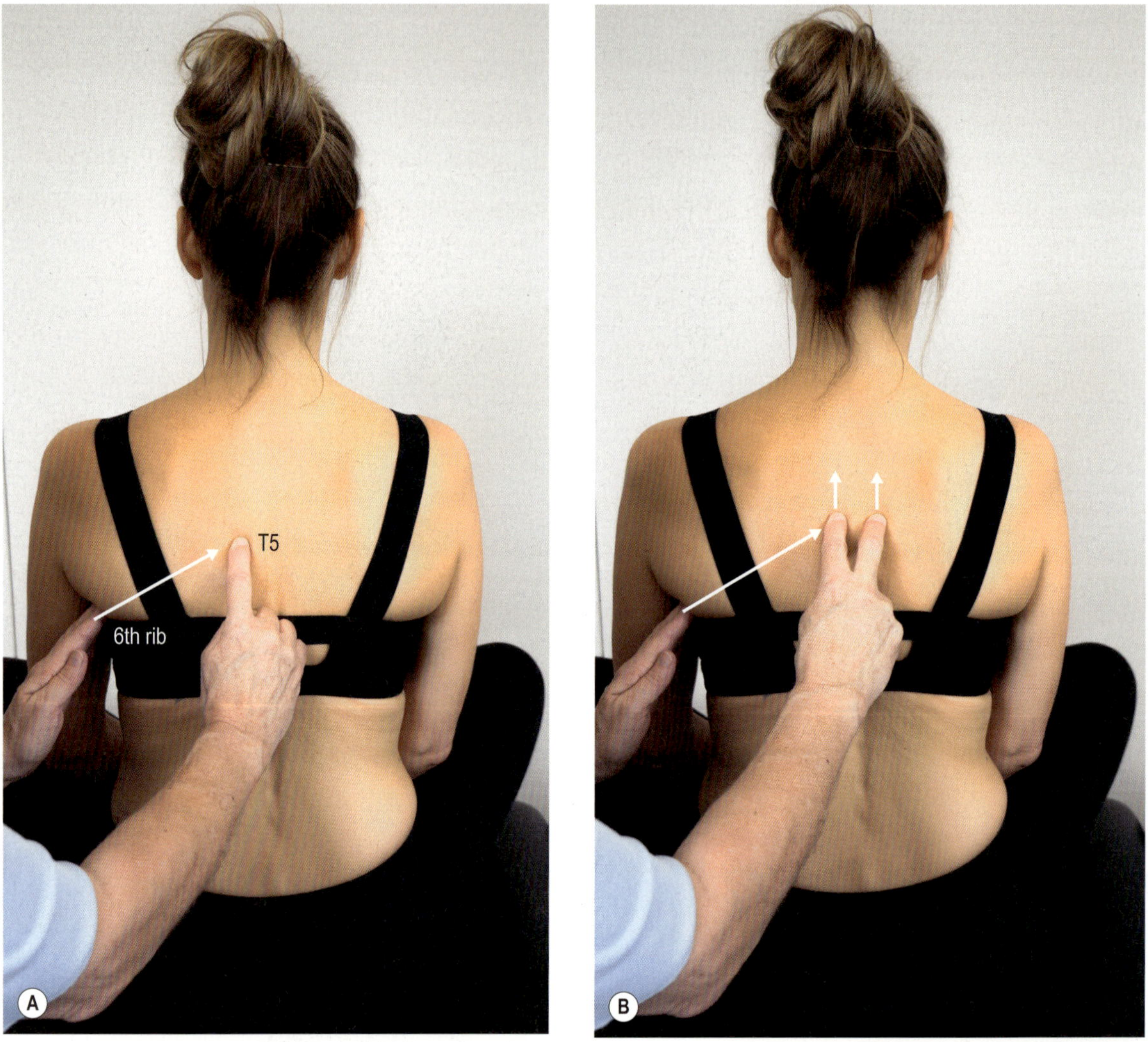

그림 7.3

제 6 흉부 고리 외측병진과 회전 손상에 대한 정렬 및 조절을 위한 연결 큐잉들: 이완 후 1단계 운동 학습.

(A) 액와중앙선에서 왼쪽 제 6 늑골과 T5의 극돌기 외측에 척추주위근(paraspinal muscles)을 촉진한다. 연결하는 큐잉(제 6 늑골체에서 T5까지의 당김줄을 상상한다)은 정렬 교정(액와중앙선에서 촉진), 그리고 긴 척추 신전근들(long spinal extensors)의 과도한 활성화 없이 T5–T6에서 분절 근육들(다열근과 회선근)의 활성화를 가져와야 한다.

(B) T5의 좌, 우측에서 척추주위근들을 촉진한다. 두 번째 연결 큐잉(T5를 T6 1 mm 위에 매달기 – '이 척추를 약간 들어 올리는 것에 대해 생각하기')은 다열근과 회선근의 더 많은 동원, 그리고 긴 척추 신전근들의 더 적은 동원을 가져와야 한다. 10초 동안 등척성 수축(isometric contraction)을 유지하고, 10회 또는 정확하게 관리할 수 있는 횟수만큼 반복한다.

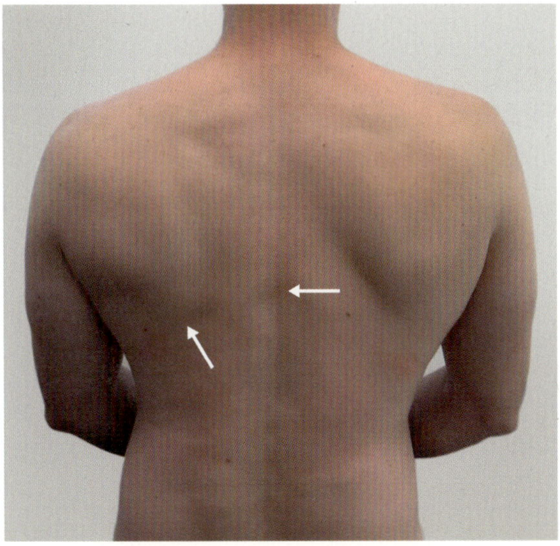

그림 7.4

이 남성은 T7 – T8에서 후방병진 손상을 보여준다(오른쪽 화살표). 후방 스텝 변형(step deformity)과 척추 신전근의 과도한 활성화에 주목한다. 이는 좌측의 관련 늑간근 억제와 연관된다(왼쪽 화살표).

떠오르는 것을 상상한다(이완 큐잉) (그림 7.5).

2. 후방으로 전이된 분절의 위 척추 극돌기에 부착된 당김줄을 상상하고, 계속해서 천정으로 뻗어나가는 당김줄의 이미지를 떠올린다. 이러한 척추를 아래에 있는 것보다 1 mm 위로 부드럽게 부유시키거나 들어 올리는 것을 상상한다.

종합적으로, 이러한 두 개의 큐잉들은 손상된 흉부 고리 뼈들의 정렬을 개선해야 한다. 심적인 이미지로 흉부내 고리 정렬이 달성될 수 있다면, 1단계 흉부사이 고리 운동제어 훈련이 시작될 수 있다.

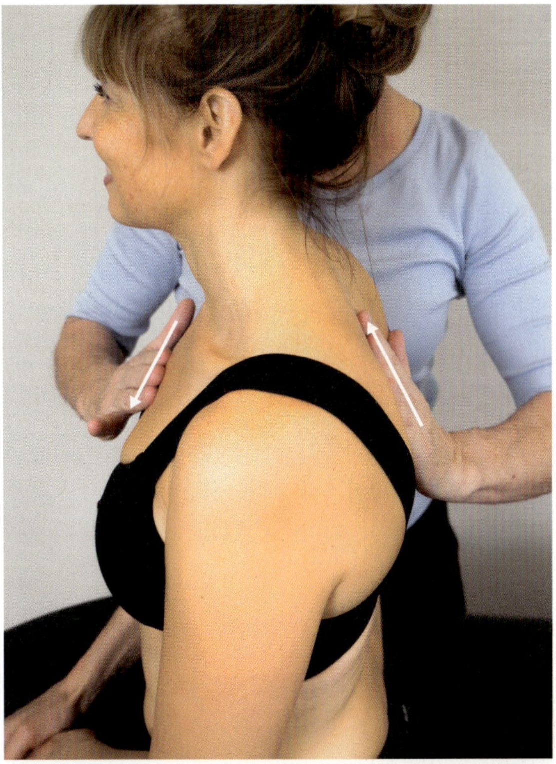

그림 7.5

후방병진 손상에 대한 1단계 운동제어 훈련을 위한 이완 및 연결시키는 큐잉들.

환자에게 '굴곡으로 흉골을 부드럽게 만들고, 무너지지 않으며, 손상된 분절의 위 척추를 천정을 향해 부유시키는 것에 관해 상상하도록' 구두지시한다.

늑횡돌기 관절 고정 (Costotransverse joint fixation)

이러한 흉부내 고리 손상은 늑횡돌기 관절에 특이적으로 발생하며, 고속 저진폭 추력 기법으로 이완된다(6장 참고). 이완 이후, 늑횡돌기 관절의 전방 신연(distraction)에 대한 수동제어 테스트는 양성(움직임의 과도한 범위)이 된다. 늑횡돌기 관절이 상방 활주(glide) 상태로 고정된 경우, 후방회전(하방 활주)으로 늑골의 테이핑이 적용된다(그림 7.6 A & B). 관절이 하방 활주 상태로 고정된 경우, 전방회전(상방 활주)으로 늑골의 테이핑이 적용된다(그림 7.6 C & D). 이후 1단계 흉부내 고리 운동제어 훈련이 이어진다.

이러한 손상에 대한 1단계 운동제어 훈련의 목적은 심적인 연결 큐잉들을 사용하여 흉부 고리 내에서 최적의 정렬을 유지하고, 시간이 지남에 따라 테이프의 필요성을 줄이는 것이다.

적합한 연결 큐잉들은 다음을 포함한다:

1. **상부 이완**(늑횡돌기 관절에서 전방 회전, 또는 상방 활주로 늑골이 고정되는 경향): 표층부 척추 신전근을 동원하지 않고 두 개의 늑골 사이에 '공간을 폐쇄'함으로써 영향을 받은 늑골과 아래 늑골 사이의 늑간근을 활성화한다.

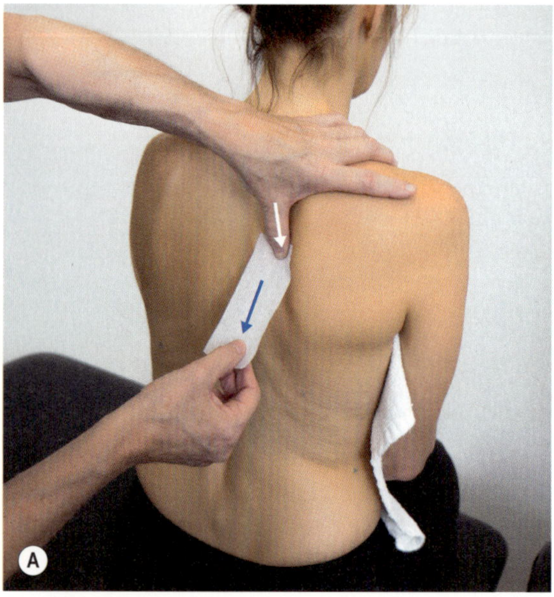

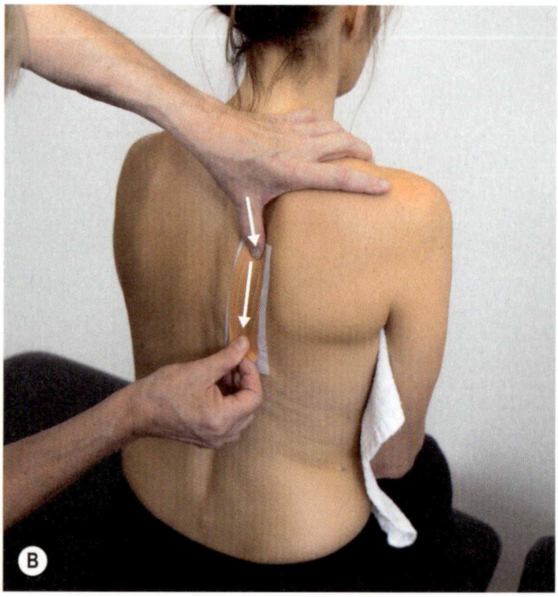

그림 7.6

이완 후 늑횡돌기 관절의 고정을 위한 테이핑.

(A) 상부 고정: 조절해야 하는 늑골 위 늑골 사이 공간에 Fixomull®을 붙인다. 늑횡돌기 관절에서 늑골을 아래쪽으로 미끄러지게 만들고(짧은 화살표)(늑골을 후방으로 회전시키기), 테이프를 직접 아래쪽으로 당긴다(긴 화살표).

(B) Leukotape®로 이 과정을 반복한다.

2. **하부 이완**(늑횡돌기 관절에서 후방 회전, 또는 하방 활주로 늑골이 고정되는 경향): 표층부 척추 신전근을 동원하지 않고 두 개의 늑골 사이 '공간을 폐쇄'함으로써 영향을 받은 늑골과 위 늑골 사이의 늑간근을 활성화한다.

3. 연결 큐잉과 호흡을 유지한다. 늑횡돌기 관절을 완전히 뻣뻣하게 하지 않는 전략으로, 흡기와 호기 중 위쪽과 아래쪽 활주가 계속해서 일어나야 한다.

흉부내 고리 이완과 연결 큐잉이 개선된 흉부사이 고리 정렬을 이끌어내는 것은 드문 일이 아니다 (그림 7.1E).

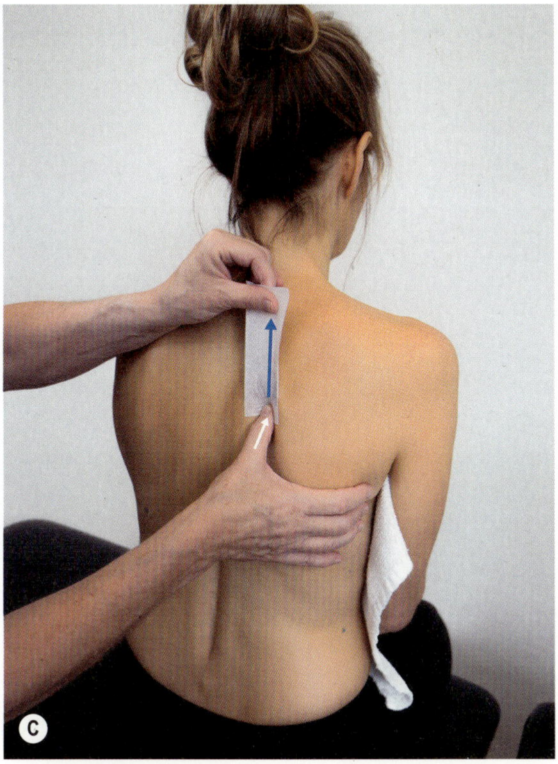

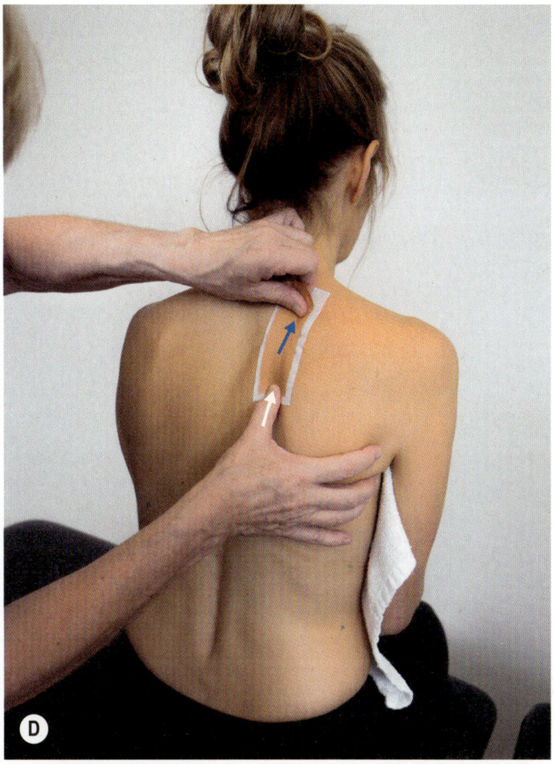

그림 7.6 - *계속*

(C) 하부 고정: 조절해야 하는 늑골 아래의 늑골 사이 공간에 Fixomull®을 붙인다. 늑횡돌기 관절에서 늑골을 위쪽으로 미끄러지게 만들고(짧은 화살표) (늑골을 전방으로 회전시키기), 테이프를 직접 위쪽으로 당긴다(긴 화살표).

(B) Leukotape®로 이 과정을 반복한다.

흉부사이 고리 운동제어 훈련 (Interthoracic ring motor control training)

흉부사이 고리 기능은 1에서 10까지 10개의 흉부 고리들 사이에서 최적의 정렬, 생체역학과 조절을 필요로 한다. 이 훈련은 흉부내 고리 정렬과 조절이 회복된 후(관절 계통 손상에서), 또는 정렬, 생체역학 및 조절에 대한 흉부사이 고리 전략이 흉부내 고리 손상 없이 평가되는 과제에 대해 적합하지 않은 경우에 적용된다. 흉곽 외상이 항상 원인이 되는 것은 아니다. 좋지 못한 자세와 움직임 습관들은 시간 흐름에 따라 흉부사이 고리 정렬, 생체역학과 조절에 대한 차선책 전략들을 초래할 수 있다.

능동적인 골운동학적 가동성 결과들은 보통 차선책 전략들에 기여하는 벡터들의 이완 이전에 감소된다. 흉부 고리 위치(정렬) 및 생체역학은 흔히 억제하는 벡터들이 존재할 경우, 과제에 대해 요구되는 정렬 및 생체역학과 일치하지 않는다. 왼쪽으로 전이되고, 오른쪽으로 회전된 제 6 흉부 고리는 흉곽의 왼쪽 회전과 흉곽의 왼쪽 회전을 필요로 하는 움직임을 제한할 것이다.

억제하는 벡터들을 이완한 후, 손상된 흉부 고리 또는 링들은 선별 과제의 몇 회 반복에 대한 최적의 정렬, 생체역학 및 조절을 보여줄 수 있으며, 이후 조절과 정렬을 상실하며 골운동학적 가동성 결과들에 영향을 끼칠 수 있다. 위에서 언급된 제 6 흉부 고리는 정렬된 것으로 나타날 수 있고, 몇 회 반복하는 동안 흉곽의 왼쪽으로 회전하는 동안 오른쪽 전이 및 왼쪽 회전이 일어날 수 있다. 그리고 이후 다음이 나타날 수 있다:

- 왼쪽으로 전이하고, 오른쪽으로 회전하며, 차후 반복해서 왼쪽 회전을 제한한다(과제와 일치하지 않는 흉부 고리 생체역학); 또는
- 흉곽의 왼쪽 회전 중 오른쪽으로 과도하게 전이되고, 왼쪽으로 과도하게 회전한다. 이는 부적절한 합동의(congruent) 흉부 고리 전이 및 회전이라고 불린다.
- 정렬과 조절은 왼쪽 회전의 경우에 최적일 수 있다. 그러나 제 6 흉부 고리는 부하가 추가될 때(예: 상완의 거상 시) 중립 정렬과 조절을 상실할 수 있다.

과제들 간에, 그리고 반복된 동일한 과제들 사이에서 결과들의 불일치는 이러한 흉부사이 운동 조절 손상의 일관된 특징이다. 흉부 고리의 관절 계통에 대한 수동 제어를 위한 테스트들은 정상이다.

흉부사이 고리 조절을 위한 운동제어와 움직임 훈련은 다음에 따라 시작된다:

1. **1 단계:** 모든 억제하는 벡터들을 이완하고, 정적 흉부사이 고리 조절을 위한 새로운 전략을 수립한다.
2. **2 단계:** 흉곽의 움직임이 일어나는 것을 허용하지 않은 채 흉곽에 부하를 추가함으로써 흉부사이 고리 조절에 대한 전략의 능력을 증진시킨다.

이후 3단계 훈련(부분 간 움직임과 조절)이 이어지지만, 먼저 2차 드라이버들은 주의와 훈련을 필요로 할 수 있다.

흉부사이 고리 손상에 대한 1단계 이완 및 연결 큐잉들 (Stage 1 release and connect cues for interthoracic ring impairments)

흉부 고리 특정 부분의 최적 정렬과 가동성을 막는 모든 벡터들은 운동제어 훈련 이전에 이완되어야 한다(6장 참고). 흉부 고리 또는 링들의 이완이 조절되는 흉부사이 고리 정렬과 생체역학에 대한 더 개선된 전략을 자동으로 회복시키는 경우, 특정 운동제어 훈련이 필요하지 않으며, 훈련은 2단계 전략 역량 훈련으로 진전될 수 있다. 부하가 증가되고, 처방되는 움직임들이 더 복잡해짐에 따라, 흉부사이 고리 정렬, 생체역학 그리고 조절의 상실이 존재하는지 여부를 판단하기 위해 흉부 고리들은 2단계 훈련 초기 단계에 모니터되어야 한다. 흉부 고리 또는 고리들의 이완이 흉부사이 고리 기능에 대한 더 개선된 전략들의 회복을 가져오지 못하는 경우, 특정 운동제어 훈련이 요구된다.

1 단계: 이완 및 연결 큐잉들은 부하가 주어지는 사이에 흉부 고리의 정렬, 그리고 이후 조절을 모니터하는 동안 결합된다. 앉아 있는 환자는 처음에 1차 흉부 고리 이동(붙어있던 흉부 고리들은 이 단계에서 이완되었어야 한다)과 또 다른 흉곽 부위에서 보상적 흉부 고리 이동에 대한 영향을 모니터하는 법에 대해 배운다. 척추 흉골 부위에서 1차 흉부 고리 손상이 흔하게 발견된다(왼쪽으로 전이되고, 오른쪽으로 회전된 제 4 흉부 고리). 제 4 흉부 고리가 1차 손상인 경우, 제 4 고리에 대한 수동 교정은 전체적으로, 또는 부분적으로 불일치하는 제 8 흉부 고리를 교정할 것이다. 제 4 흉부 고리 교정이 전체적으로 제 8 흉부 고리를 교정한다고 계속해서 가정해보자. 이후 환자는 액와중앙선에서 제 4 흉부 고리를 모니터할 것이며, 정렬에 끼치는 다음의 이완과 연결 큐잉들의 영향에 주목할 것이다:

1. **이완 큐잉:** 흉곽의 측면, 전면 및 후면에서 인접한 늑골들 사이에 공간을 생성하는 것에 대해 상상한다. 흉부 고리들이 '떨어져 부유(float apart.)' 하게끔 한다.

2. **이완 큐잉:** 가슴의 전면(또는 필요에 따라 후면)을 넓히는 것에 대해 상상하고(가로 치수), '겨드랑이에서 울퉁불퉁한 늑골'에 무슨 일이 일어나는지에 대해 주목한다.

자동으로 교정되는 경우, 어떤 연결 큐잉들도 필요하지 않다. 흉부 고리가 오직 부분적으로 교정되는 경우, 다음 연결 큐잉들 중 하나를 추가한다:

1. **연결 큐잉:** 제 4 늑골의 본체에서부터 동일한 번호의 척추로(예: 제 4 늑골에서 T4) 연결된 당김줄(guy wire)을 상상하고, 늑골을 척추에 부드럽게 연결한다(J-hook 큐잉). 제 4 늑골이 후방으로 연결됨에 따라, 이것과 위와 아래 늑골들 사이에 공간을 계속 만든다. 이러한 큐잉의 의도는 표면 등 신전근과 견갑골 후인근의 과도한 활성화를 방지하는 것이다.

2. **연결 큐잉:** 천정으로 뻗어나가는 위 척추(본 사례에서 T3) 극돌기의 바로 오른쪽에 부착된 두 번째 당김줄을 상상한다. 바로 아래(T4)의 위 1mm로 이러한 척추를 부드럽게 부유시키거나 들어 올리는 것을 상상한다. 제 4 흉부 고리가 왼쪽으로 전이되고 오른쪽으로 회전된 경우, T3-T4는 오른쪽으로 측굴되고 오른쪽으로 회전될 것이다(흉곽의 생체역학에 대해 2장 참고). T3의 오른쪽을 왼쪽보다 약간 더 띄우는 것을 상상하는 것은 오른쪽 측굴의 감소를 촉진하고, 전체 제 4 흉부 고리의 중립 정렬 회복을 도울 것이다.

흉곽이 과도하게 신전된 경우, 흉곽의 굴곡을 초래하는〔예, 흉골을 부드럽게 만들고, 등 신전근이 완만하게 신장될 수 있도록 만든다(그림 7.5)〕. 이완 큐잉을 추가한다. 흉곽이 과도하게 굴곡된 경우, 흉곽의 신전을 초래하는(예: 흉골을 들어올리고, 복근이 완만하게 늘어날 수 있도록 만든다) 이완 큐잉을 추가한다. 흉곽이 과도하게 측굴된 경우, 신체의 외측 신장을 가져오는 이완 큐잉을 추가한다(예: 늑골과 같은 쪽 하부 흉곽과 골반 사이에 더 많은 공간을 만든다). 이완과 연결 큐잉들은 호흡 주기와는 별개여야 한다. 일부 환자들은 호흡을 사용하여 '흉부 고리를 움직이고자' 시도할 것이다. 이러한 것은 처음에는 도움이 될 수 있지만, 지속 가능한 전략은 아니다. 정렬과 조절에 대한 뇌 지도(brain map)는 호흡과는 별개여야 하며, 이러한 호흡은 또 다른 힘겨운 과제이다. 환자가 세 번에서 다섯 번의 완전한 호흡 동안 이완과 연결 큐잉을 유지하도록 하고, 호흡 주기의 특정 부분이 흉부 고리의 정렬과 조절을 유지하는데 있어 더 어려움을 겪는지 주목한다.

환자가 골반 위의 흉곽 전체 뿐 아니라 제 4 흉부 고리를 완전히 교정할 수 있게 되면(이러한 임상 시나리오에서는 최종적으로 제 8 고리를 완전히 교정하게 될 것이다), 큐잉에 대한 '생각하는 것'을 멈추고, 제 4 흉부 고리에 어떤 일이 일어나는지 기록할 것을 요청한다. 큐잉들이 성공적이었다면, 제 4 흉부 고리는 정신적 이미지들이 이완될 때 왼쪽으로 전이하고 오른쪽으로 회전할 것이며, 이는 겨드랑이에서 확실하게 느껴질 것이다. 이 훈련 단계의 의도는 흉부사이 고리 정렬과 조절에 대한 새로운 '뇌 지도', 또는 전략을 구축하는 것이다. 따라서 환자는 자신의 훈련이 효과적인지의 여부와 심리적인 큐잉의 반응을 테스트하는 방법에 대해 파악하는 방식을 가지고 있어야 한다. 이것은 환자의 이완과 연결 큐잉들에 대한 자가 진단이다. 환자들이 제 4 흉부 고리의 정렬을 자동으로 유지하는 능력이 향상됨에 따라, 자신들의 큐잉을 '시작하고, 멈출 때' 제 4 흉부 고리의 정렬 차이는 줄어들 것이다. 이들은 보통 '더 이상 울퉁불퉁한 늑골을 찾을 수 없어요' 라고 보고할 것이다. 이것이 바로 진전이다.

또 다른 자가 진단은 팔을 30° 올림으로써 흉곽에 가벼운 부하를 추가하고, 큐잉 없이, 그리고 큐잉을 하면서 과제를 시작하는데 요구되는 노력의 차이를 기록하는 것이다. 흉곽이 부하 추가 중 최적으로 정렬되고, 조절이 유지되는 경우, 팔을 들어 올리는데 필요한 노력은 줄어들 것이다. 전략이 운동 학습의 3단계(인지, 연합, 자동화)를 거치면서 두 전략들(즉, 운동 전 생각하는 것과 생각하지 않고 그냥 운동하는 것 사이에) 사이의 노력의 차이가 줄어들 것이다.

환자가 앉은 상태에서, 그리고 모든 제한하는 벡터들이 이완된 후 제 4 흉부 고리의 향상된 정렬을 회복시킬 수 없는 경우, 이러한 흉부 고리는 여전히 테이핑을 해야 하며, 무릎 세우고 누운 자세에서 흉부사이 고리 정렬에 대한 1단계 훈련이 시작되어야 한다.

복횡근 상부 섬유와 횡격막에 대한 1단계 운동제어 훈련 (Stage 1 motor control training for the upper fibers of the transversus abdominis and diaphragm)

복횡근의 상부 섬유(그림 1.28)는 횡격막의 흉골 및 앞쪽 늑골 부분과 맞물리며(그림 1.31), 척추늑연골(vertebrochondral) 부위의 좌, 우측 공통 늑연골을 연결한다. 복횡근 상부 섬유와 횡격막의 이 부위의 부적절한 운동제어 전략들은 척추늑연골 흉부 고리의 기능에 영향을 끼친다. 보통 흉부 고리의 정렬을 교정하는 것은 자동으로 복횡근과 횡격막의 동원 개선을 가져온다.

본 저자의 경험에 따르면, 흉곽-조정 복벽 기능장애에서 대칭 양측성 복횡근 근육 수축은 종종 흉부 고리 드라이버가 교정될 때 복벽과 골반 기저부 큐잉들에 반응하여 회복된다(그림 3.74). 흉부 고리 교정과 함께 복벽 동원 반응에서의 유사한 변화가 짧은 머리와 목의 컬업(short head and neck curl-up) 과제 동안에서도 기록되었다(그림 3.75 A & B) (Lee D 2017b).

간혹 복횡근의 동원 반응은 흉부 고리 드라이버의 교정과 이완에 의해 변화하는 것은 아니다. 이러한 상황에서, 또 다른 신체 부위(골반, 고관절, 목, 또는 두개골)가 복벽의 부적절한 작용을 이끌 수 있으며, 또는 교대로 개별 근육에 대한 특정 운동제어 훈련이 필요할 수 있다. 특정 신체 부위의 교정으로 변화될 수 없는 상부 백선의 연관된 도밍(doming, 돔 형태로 튀어나옴)이 존재하거나 안하거나 짧은 머리와 목의 컬업 과제 동안 상복부의 팽윤과 결합하여 흉골하각이 넓어지는 것(그림 7.7)은 복횡근의 상부섬유와 횡격막에 대한 특정 훈련이 권장된다는 것을 보여준다.

1단계 훈련: 환자가 무릎 세우고 누운 자세(hook lying)에서, 제 10 늑골과 검상돌기(xyphoid, 칼돌기) 사이에 복직근 바로 옆에서 좌, 우측 복횡근을 촉진한다. 복횡근 층에 도달하기 위해 촉진 깊이가 정확한지 확인해야 한다(그림 3.76C).

복횡근의 상부 섬유에 대한 연결 큐잉: 복횡근의 상부 섬유 동원에 대한 큐잉을 설명하는 연구는 존재하지 않는다. 현재의 근거는 중간 섬유에 관한 정보를 제공하며, 골반기저근의 10~15% 수축은 표층부 복근과 분리된 복횡근 중간 섬유의 자동 수축을 일으킨다고 제시한다(Hodges 외, 2003). 임상적으로, 수축하는 골반기저근이 항상 복횡근 상부 섬유의 자동 수축을 일으키는 것은 아니다. 골반기저근의 완만한 수축이

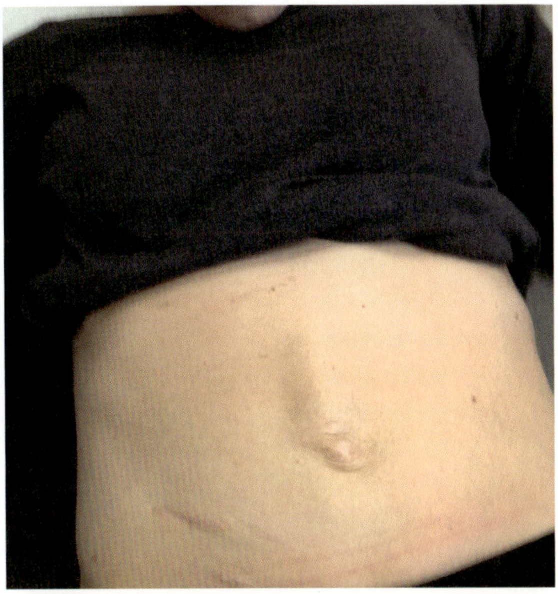

그림 7.7
이 여성은 짧은 머리와 목의 컬업(short head and neck curl-up) 과제에 대해 부적절한 자동 동원 전략을 가지고 있다. 왼쪽 또는 오른쪽 TrA의 상부 섬유를 동원하고 있지 않다. 이러한 과제에 대한 이 여성의 자동 전략으로 불충분한 긴장이 생성되었음을 보여주는 백선(linea alba)의 도밍(doming, 튀어나옴)에 주목한다. 또한 이 과제 동안 흉골하각이 넓어진 것으로 내복사근이 외복사근을 지배하고 있는 것이다.

싱글 레그 리프트(능동적 굽힌 다리 들기) 동안, 또는 짧은 머리와 목의 컬업(short head and neck curl-up) 과제 중 상복부의 작용을 변화시키지 않는 경우, 다음의 국소 상복부 연결 큐잉을 시도한다. 첫째, 좌, 우측 엄지로 적절한 깊이에서 복횡근의 상부 섬유를 촉진하고, 엄지를 외측으로 부드럽게 당겨 백선과 복직근초(rectus sheaths, 배곧은근집)의 느슨함을 제거한다. 그리고:

1. 환자에게 왼쪽과 오른쪽 엄지에 주의를 기울이고, 이들에 연결된 당김줄을 상상하도록 요청한다.

2. 환자에게 좌, 우측 흉골하각(명치각)을 더 좁게 끌어당기기 위해 이 당김줄을 따라 연결하는 방법을 조심스럽게 찾도록 요청한다. 복횡근의 상부 섬유 대신 외복사근(배바깥빗근)이 활성화되는지 확인한다. 외복사근 수축은 복횡근 수축보다 더 표층일 것이며, 늑골우리(갈비우리)를 더 뻣뻣하게 만들 것이다. 깊고 부드러운 긴장 증가는 최적의 반응이다.

이러한 수축은 초음파 영상에서 쉽게 볼 수 있으며, 복직근 이개(Diastasis Rectus Abdominis)를 가진 사람들의 경우에 백선에서 긴장에 의한 영향을 확실하게 볼 수 있다(5장의 Amanda의 이야기 참고).

다음은 척추늑연골 흉부 고리 조절을 위한 상복부 1단계 훈련의 동원 전략을 최적으로 보장하기에 유용한 자가 진단이다. 환자가 무릎 세우고 눕는 자세(hook lying)로 눕도록 하고, 어떤 것에 대한 연결도 상상하지 않은 채 오른쪽 다리를 들어올리고, 이후 바닥에서 5cm 왼쪽 다리를 들어 올리도록 한다. 한쪽 다리가 다른 쪽 다리보다 더 힘들거나, 더 무겁게 느껴지는가? 상복부를 촉진하고, 환자가 아무것도 생각하지 않도록 하며, 싱글 레그 리프트(single leg lift)(그림 7.8)를 반복한다. 상복부의 팽윤이 발생했는가? 복직근 이개가 존재한다면, 다리를 들어 올릴 때 복부의 정중선이 튀어나왔는가?

환자에게 이전에 확인한 연결 큐잉으로 복횡근 상부섬유와 횡격막을 활성화시키도록 큐잉하고, 싱글 레그 리프트 동작을 반복한다. 이러한 새로운 전략에 따라 다리를 들어올릴 때 그 버거움에 차이가 있는가? 연결 큐잉의 사용에 따라 상복부 팽윤이나 정중선 도밍(튀어나옴)에 차이가 존재하는가?

1단계 운동제어 훈련 처방 량 (Stage 1 motor control training prescription dosage)

이번 단계 운동 학습(인지 단계) 목적은 10초 유지 10회 3세트를 사이에 2분 휴식과 함께 달성하는 것이다(Tsao & Hodges 2007, 2008; Tsao 등, 2010). 이러한 운동량에 도달하기 전 피로가 나타난다면, 자가 진단 테스트는 팔이나 다리를 들어 올리는데 더 많은 노력이 필요하다는 것을 보여줄 것이다. 상복부의 활성을 모니터할 때 복부 팽윤이나 백선 도밍이 나타날 것이며, 또는 전략이 부적절한 경우 긴장이 부족한 상태가 될 것이다. 중단했다가 다시 연결하고, 한 번 더 시도한다. 수축의 질적 개선이 없다면 중단한다.

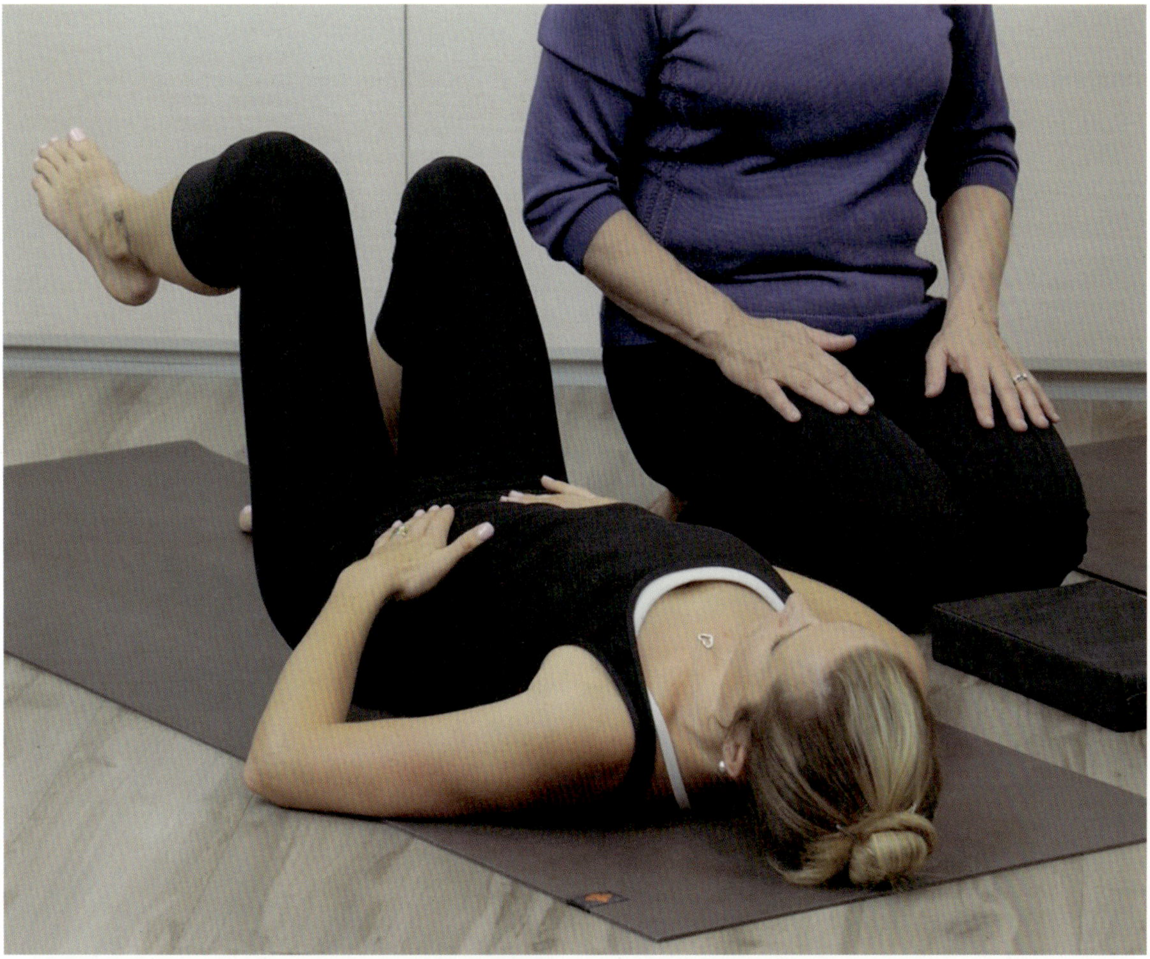

그림 7.8

흉-요추골반(thoraco-lumbopelvic) 조절을 책임지는 심부근육들(복횡근, 골반기저근, 다열근)을 활성화시키거나, 또는 활성화시키지 않은 상태에서 능동적 굽힌 다리 들기는 한쪽 다리를 들어 올리는데 드는 노력에 대해 다양한 동원 전략들이 보이는 차이를 판단하는데 있어 유용하다.

흉부사이 고리 조절을 위한 테이핑 (Taping for interthoracic ring control)

다음 테이핑 기법은 Linda-Joy Lee (2003a)에 의해 개발되었으며, 흉부사이 고리 조절에 대한 1단계와 2단계 초기 운동제어 훈련 동안 생체역학적 지원과 고유수용성 피드백을 제공한다.

척추늑연골 부위에서 전이되고 회전된 단일 흉부 고리 (Single thoracic ring translated and rotated in the vertebrochondral region)

모든 억제성 벡터들은 흉부 고리의 테이핑 전에 이완되어야 한다. 흉곽의 척추늑연골 부위에서(흉부 고리 7~10) 흉부 고리가 교정되고, 이후 외측병진 요소를 막기 위한 테이프가 흉부 고리에 적용된다. 예를 들어, 제 8 흉부 고리가 지속적으로 오른쪽으로 전이되고 왼쪽으로 회전되며, 의미적 과제의 1차 드라이버인 경우, 제 8 흉부 고리는 도수적으로 교정되며, 좌 외측병진에 대해 테이핑한다(그림 7.9A). 병진의 방향은 신체의 완전한 수평면이 아니며, 늑골의 본체(body)면을 따른다.

1. Fixomull®과 같은 저자극성 테이프를 적용하여, 제 8 늑골의 액와중앙선에서부터 후방으로 늑골체를 따라 가며, 이후 T8 추골을 가로지른 뒤 척주의 바로 옆에서 테이프가 끝나도록 한다(그림 7.9 B & C). Fixomull®을 적용하는 동안 제 8 흉부 고리는 교정하지 않는다; 이것은 다음 테이프 적용을 위한 '부착대'의 역할을 한다.

2. Leukotape®와 같이 강한 비 탄력 테이프를 액와중앙선에서 Fixomull® 위에 걸쳐 고정하여 이 테이프가 환자의 피부와 닿지 않도록 한다 (그림 7.9D).

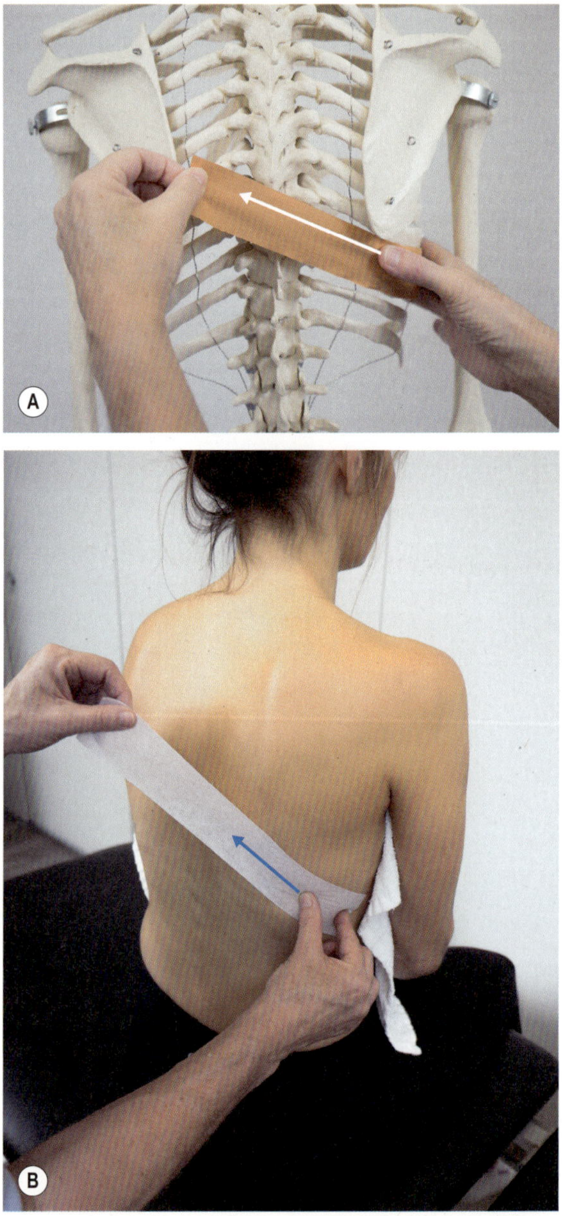

그림 7.9

흉부사이 고리 정렬과 조절을 위한 척추늑연골 부위에서의 단일 흉부 고리 테이핑(Lee L–J 2003a).

(A) 견갑골은 늑골들과 겹치지 않으며, 늑골에 대한 직접 접근이 가능하기 때문에, 척추늑연골 부위에서 흉부 고리를 테이핑하는 힘의 벡터는 외내측 병진이 될 수 있다.

(B) 액와중앙선에서 늑골체에 걸쳐 Fixomull®을 붙인다.

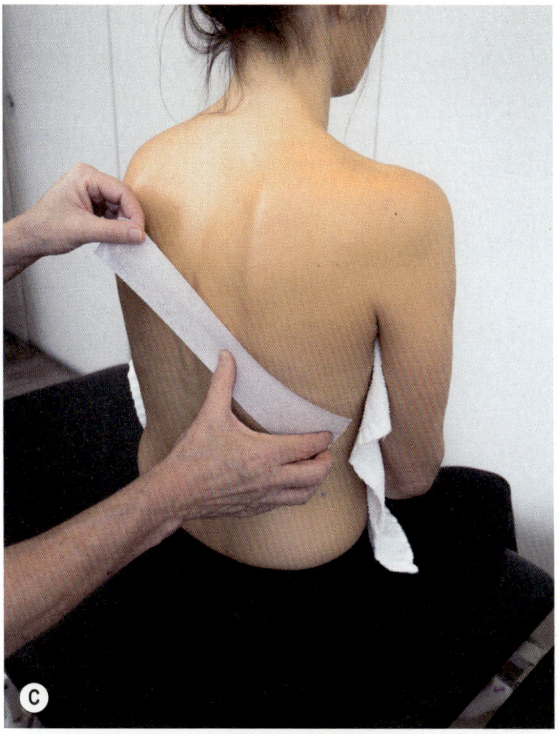

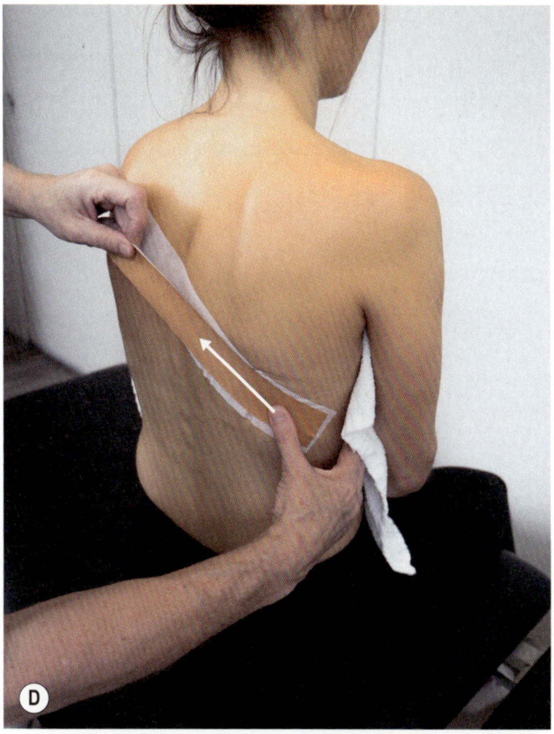

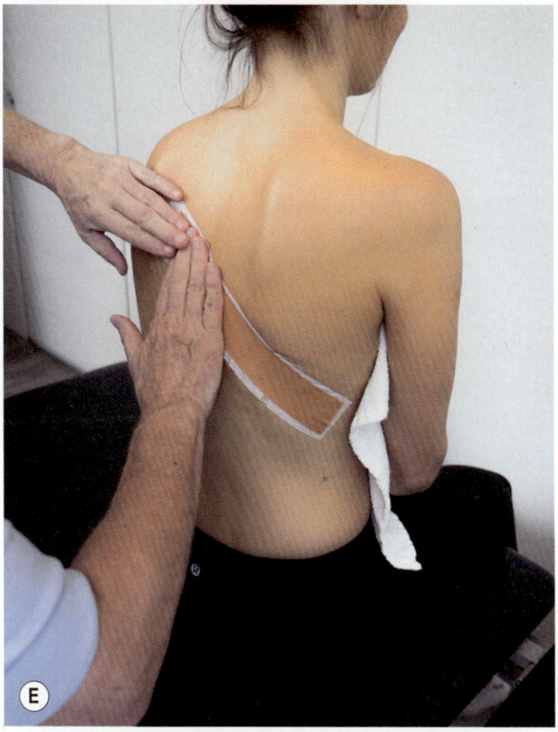

3. 한쪽 손으로, 제 8 흉부 고리를 교정하고, 이러한 교정을 유지하며, 완만한 내측 및 상방 병진에 따라 제 8 늑골 본체를 따라 Leukotape®를 적용한다(Fixomull®에 겹쳐). 환자 피부와의 접촉을 피하면서, 척주를 가로질러 Leukotape®를 끝낸다(그림 7.9E).

그림 7.9 – *계속*

(C) 추측하지 않고, Fixomull®을 붙인 늑골 뒤를 따라 엄지를 움직이면서 늑골을 정확하게 식별한다.

(D) 액와중앙선에서 Fixomull® 위로 Leukotape®를 붙여, 흉부 고리를 교정하며, 늑골 선을 따라 테이프를 당긴다(내측과 상부 전이).

(E) 견갑골의 내측으로 척추에 걸쳐 테이프를 끝낸다.

팔 거상과 같은 정적 부하 과제와 관련된 선별 과제 동안 제 8 흉부 고리의 조절과 정렬을 유지하기 위해 제 8 흉부 고리의 정렬을 다시 점검하고, 테이핑과 결합된 연결 큐잉의 영향에 주목한다. 이것은 2단계 운동 학습 및 움직임 훈련으로 진행하기 전 필수 요구 조건이다.

척추흉골 부위에서 전이되고 회전된 단일 흉부 고리 (Single thoracic ring translated and rotated in the vertebrosternal region)

모든 억제성 벡터들은 흉부 고리의 테이핑 전에 이완되어야 한다. 흉곽의 척추흉골부위에서(흉부 고리 3~6) 견갑골이 액와중앙선에서의 흉부링 테이핑을 막고 있다. 이 부위에서 흉부 고리를 교정한 뒤 흉부 고리에 테이핑을 적용하여 관련된 늑골의 전방회전을 조절한다. 예를 들어, 제 4 흉부 고리가 지속적으로 왼쪽으로 전이되고 오른쪽으로 회전되며, 의미적 과제의 1차 드라이버인 경우, 제 4 흉부 고리는 도수적으로 교정되고 왼쪽 4번 늑골은 전체 흉부 고리를 조절하기 위해 후방회전으로 테이핑한다(그림 7.10A). 테이핑 시 흉부 고리는 여전히 움직일 수 있어야 한다.

1. 테이프가 아래쪽으로 향하게 하여 왼쪽 3, 4번 늑골 사이의 후방 늑간 공간에 Fixomull®과 같은 저자극성 테이프를 적용한다(그림 7.10B). 왼쪽 액와의 4번 흉부 고리를 모니터하고, 제 4 흉부 고리를 교정하는 당김 선이 확인될 때까지 하부/내측 면에서 다양하게 Fixomull®을 당긴다(그림 7.10C). Fixomull®을 척주(spinal column)에 걸쳐 오른쪽 5번 늑골을 가로 지른다.

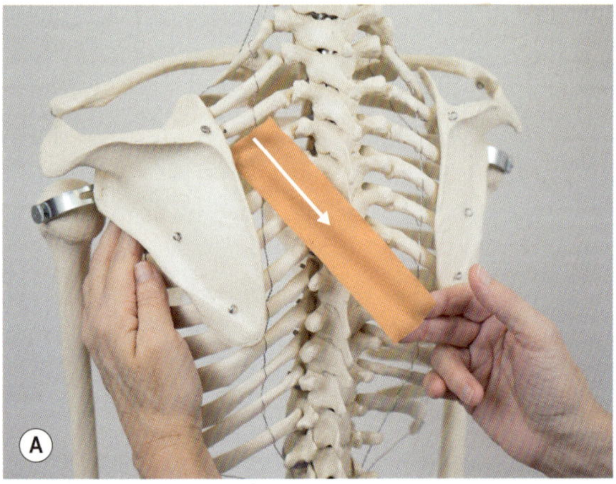

그림 7.10

흉부사이 고리 정렬과 조절을 위해 척추흉골 부위에서 단일 흉부 고리의 테이핑(Lee L–J 2003a).

(A) 견갑골은 늑골과 겹치고, 액와중앙선에서 테이핑에 대한 직접 접근이 불가능하기 때문에 척추흉골 부위에서는 흉부 고리에서 관련된 늑골의 후방 회전이 사용된다.
(B) 해당 흉부 고리 위 늑골사이 공간에 Fixomull®을 붙인다.

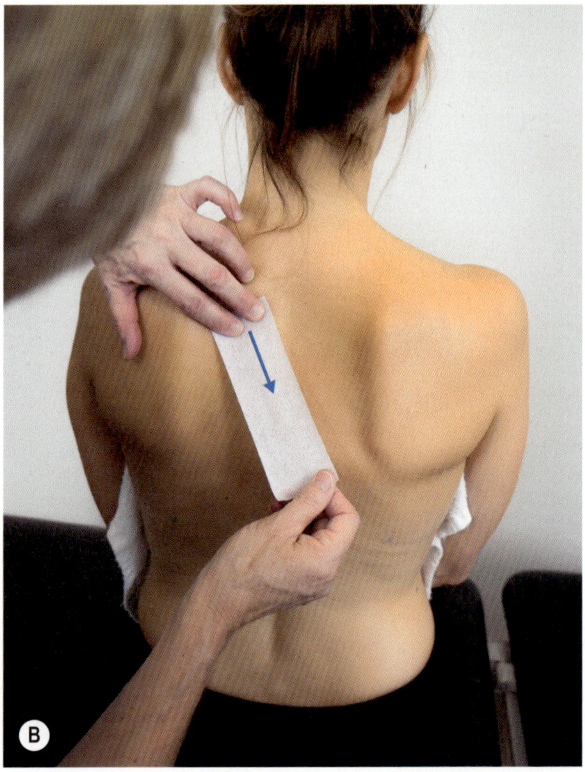

2. Leukotape®와 같이 강력한 비탄력 테이프를 왼쪽 3번과 4번 늑골 사이의 늑간 공간에서 Fixomull® 위에 겹쳐 고정하여 이 테이프가 환자의 피부와 닿지 않도록 한다.

3. 한쪽 손으로, 제 4 흉부 고리를 교정하고, 이 교정을 유지하고 Fixomull® 라인을 따라 Leukotape®를 적용한다. 테이프를 아래와 오른쪽으로 당기면 제 4 흉부 고리가 교정되어야 한다(액와에 주목)(그림 7.10D). 환자 피부와의 접촉을 피하면서 Leukotape®는 척주를 넘어 오른쪽 5번 늑골을 교차한다.

팔 거상과 같은 정적 부하 과제와 관련된 선별 과제 동안 제 4 흉부 고리의 조절과 정렬을 유지하기 위해 제 4 흉부 고리의 정렬을 다시 점검하고, 테이핑과 결합된 연결 큐잉의 영향에 주목한다. 이것은 2단계 운동 학습 및 움직임 훈련으로 진행하기 전 필수 요구조건이다.

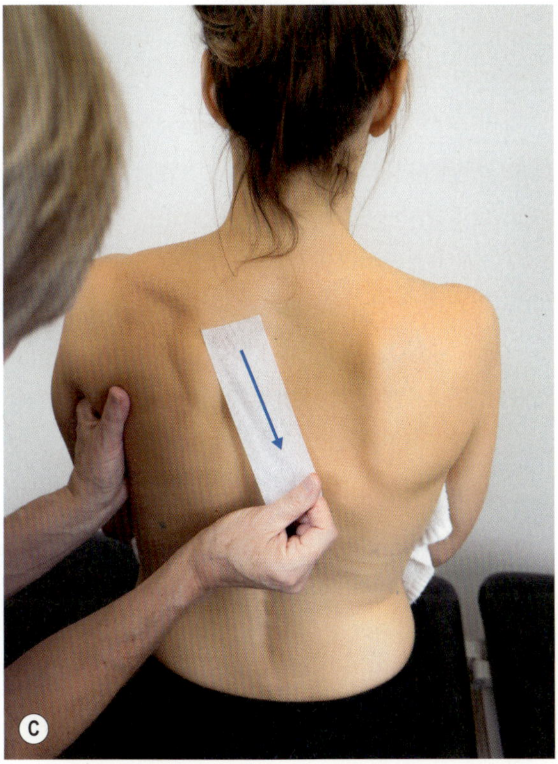

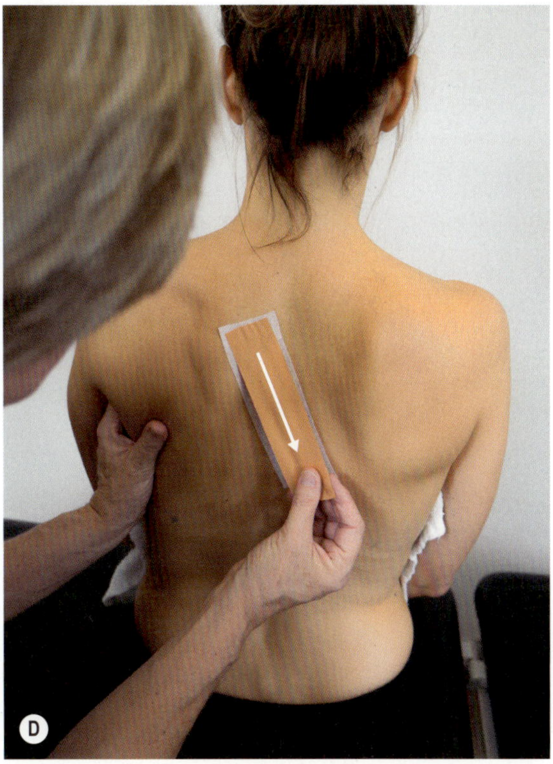

그림 7.10 - *계속*

(C) 테이프를 아래쪽과 내측으로 당기면서, 액와에서 흉부 고리의 반응을 모니터한다. 이것이 교정되기 시작해야 한다.

(D) Fixomull® 위에 Leukotape®를 붙이고, 흉부 고리를 교정하고, 테이프를 척주(spinal column)를 가로질러 아래쪽과 내측으로 당겨 끝낸다.

전이되고 회전된 다수의 인접 흉부 고리들 (Multiple adjacent thoracic rings translated and rotated)

다수의 인접한 또는 인접하지 않은 흉부 고리들을 테이핑 하는 원칙은 하나의 흉부 고리를 테이핑하는 원칙과 동일하다. 다른 흉부 고리들에 가장 큰 영향을 끼치는 흉부 고리를 테이핑하는 것으로 시작한다. 예를 들어, 엇갈리는 방향들에서 전이되고 회전된 세 개의 인접한 흉부 고리들이 존재하는 경우(오른쪽으로 전이되고 왼쪽으로 회전된 제 3 흉부 고리, 왼쪽으로 전이되고 오른쪽으로 회전된 제 4 흉부 고리, 그리고 오른쪽으로 전이되고 왼쪽으로 회전된 제 5 흉부 고리), 교정되었을 때 다른 둘에 대한 최상의 교정을 이끌어내는 흉부 고리에 주목한다. 먼저 이러한 흉부 고리를 테이핑하고, 이후 다른 둘을 테이핑한다. 다수의 링들을 테이핑 적용 전에 모든 억제성 벡터들이 이완되어야 한다는 것을 유념해야 한다. 접착된 흉부 고리들은 테이핑 적용 전에 이완되어야 한다. 모든 억제성 벡터들이 이완되었고, 척추흉골 부위에서 흉부 고리를 테이핑하는 것은 오직 척추늑연골 부위에서 흉부 고리의 부분적 교정만을 이끌어내는 경우, 척추흉골 흉부 고리를 먼저 테이핑하고, 이후 척추늑연골 흉부 고리를 테이핑한다.

테이핑은 더 나은 정렬, 생체역학 그리고 조절을 촉진해야 하며, 환자에게 자신의 흉부 고리들이 정렬과 조절을 상실하는 경우가 있다는 것을 상기시켜야 한다. 테이프가 운동 학습을 향상시키는데 사용되는 경우, 이러한 전략들은 환자가 테이프의 당겨짐을 무시하고 이전의 그릇된 전략으로 되돌아가는 경우보다 더 빠르게 개선시키는 것으로 나타난다.

견갑골 테이핑(Taping the scapula)

견갑대가 1차 드라이버이거나 또는 협력 드라이버이고 흉부 고리의 불충분한 조절은 2차이거나 또는 이와 함께 견갑대의 불충분한 기능도 존재하는 경우, 견갑골의 테이핑은 흉부, 경부, 견갑대의 1단계와 2단계 운동제어 훈련에 도움을 줄 수 있다. 견갑골에 대한 액와 슬링 테이핑 기법은 Lyn Watson에 의해 개발되었다(Watson & Dalziel 1996). 목적은 견갑대가 약간 상승하는 방식으로 견갑골 하각에 대한 지지 해먹을 만들어내는 것이다(그림 7.11A). 이는 견갑대로부터 흉곽에 대한 압박하는 힘과 머리와 목에 대한 아래쪽 당김을 감소시킨다. 견갑대(쇄골, 견갑골), 머리, 경부와 흉곽에 대한 모든 억제성 벡터들은 견갑골의 테이핑 시행 전에 이완되어야 한다. 견갑골을 교정하고(견갑극을 제 3 흉부 고리에 맞추어 정렬), 하각이 늑골우리에 위치하는 경우 펜으로 표시한다. 그것은 제 7 늑골에 가까워야 한다.

1. 대략 제 7 늑골의 액와중앙선에서 Fixomull®과 같은 저자극 테이프를 부착한다.
2. 견갑골을 올리고 교정한 후, 견갑골이 이완될 때 견갑골 하각의 X표시를 가로질러 흉곽의 후방 측면을 따라 Fixomull®을 적용한다(그림 7.11B). 제 2 흉부 고리까지 흉곽 후방의 반대측을 가로질러 Fixomull®을 신장한다. 반대측 견갑골은 피해서 테이핑을 적용한다.
3. 견갑골을 이완하고, 이에 따른 자세와 흉부 고리, 경추 분절, 두개골의 정렬에 미치는 영향을 기록한다.
4. 견갑골 하각은 해먹에 누운 사람처럼 Fixomull® 로 지지되어야 한다(그림 7.11C).
5. Leukotape®로 Fixomull®을 보강한다 (그림 7.11D & E).
6. 견갑골의 전인(protraction)을 교정하기 위한 추가 테이핑이 더해질 수 있다. 견갑골이 계속해서 전방 경사된 경우, 전방에서 제한하는 벡터가 남아 있을 가능성이 높으며, 먼저 이것이 이완되어야 한다.

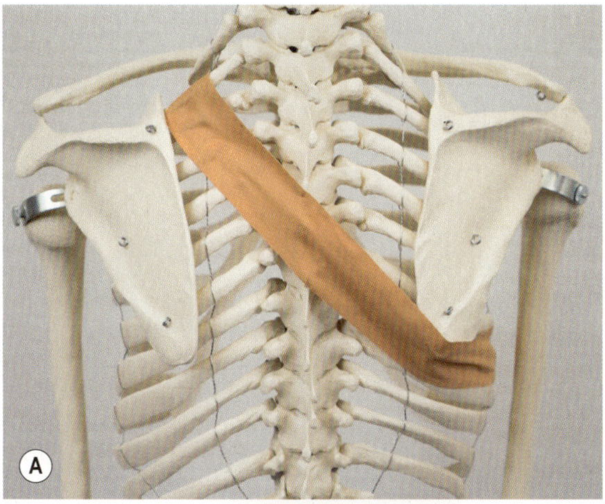

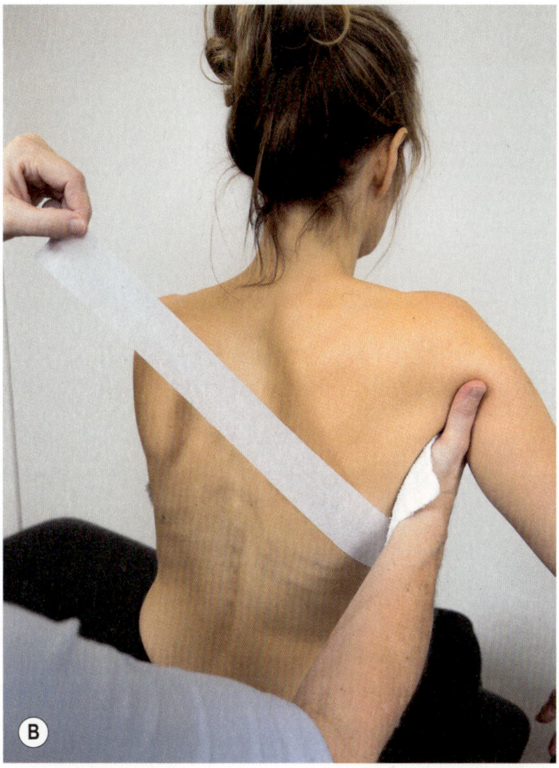

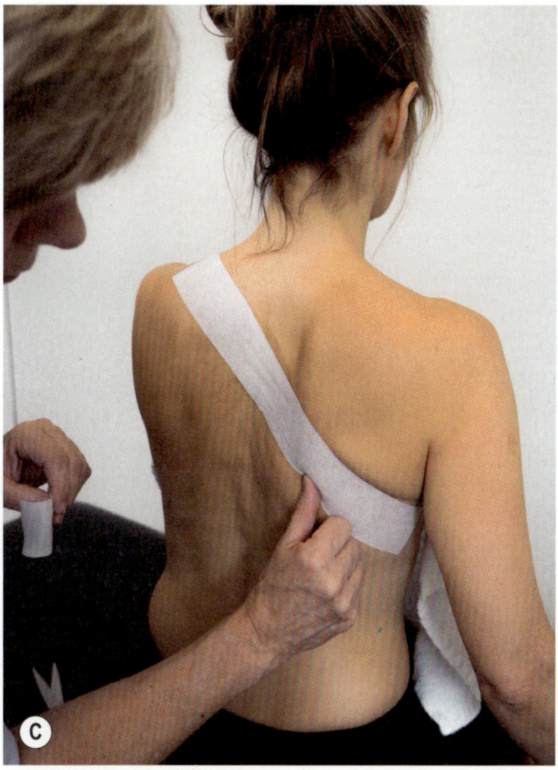

그림 7.11

(A) 경추 분절과 흉부 고리의 부하를 덜어주는 견갑골에 대한 해먹 테이핑(hammock taping) 기법(Watson & Dalziel 1996).

(B) 흉곽 후방에서 견갑골의 하각이 놓인 지점을 표시한 후, 액와중앙선에서 Fixomull®을 붙이고, 견갑골을 올리며 교정하고, 테이프로 표시를 가로지른다. 테이프는 척추를 가로지르지만 반대측 견갑골과 접촉하지 않도록 해야 한다.

(C) 견갑골을 이완하고, 하각이 테이프로 지지되는지 확인한다. (계속됨)

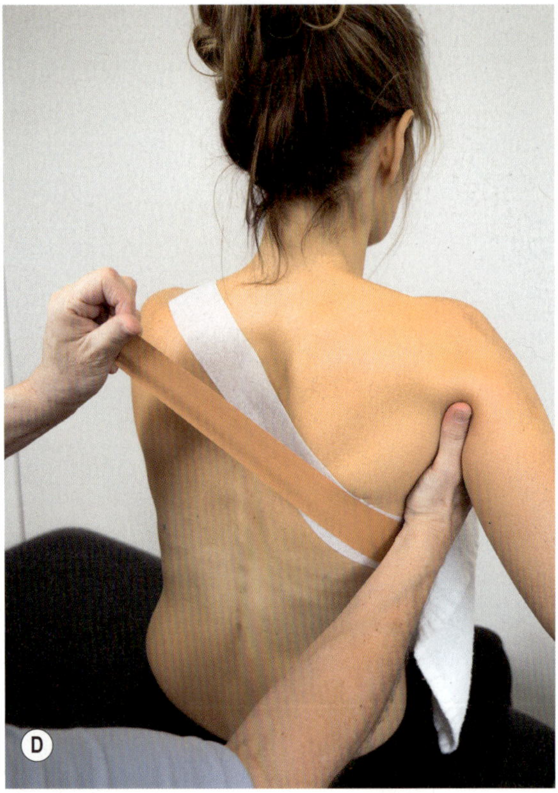

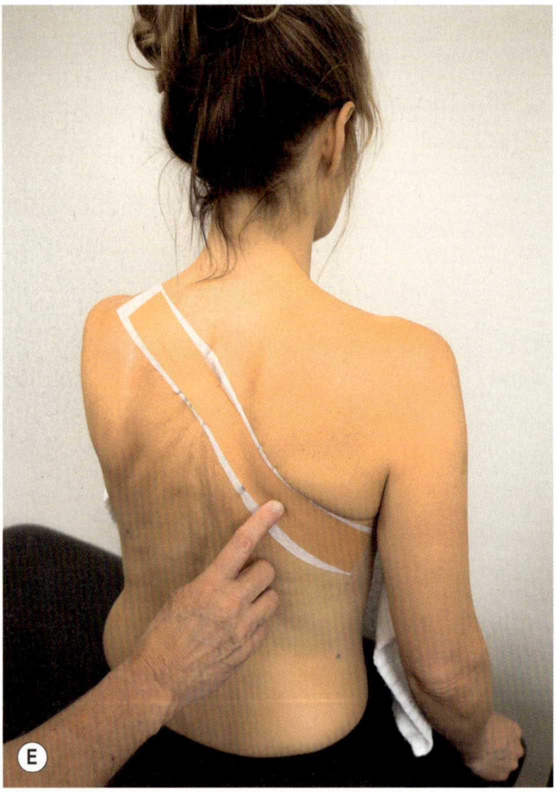

그림 7.11 – *계속*

(D) Leukotape®로 과정을 반복한다.

(E) 알맞은 조건에 따라 정확하게 적용되는 경우, 흉부 고리와 경추 분절들의 정렬이 개선될 것이다. 이러한 테이핑은 수직 부하를 줄임으로써 목과 흉곽에 대한 운동 학습과 움직임 훈련을 촉진한다.

흉부사이 고리 조절에 대한 2단계 전략 역량 훈련

(Stage 2 strategy capacity training for interthoracic ring control)

환자가 정적 흉부사이 고리 정렬과 조절을 위한 개선된 전략을 동원할 수 있다면, 훈련은 원위 신체 부위들을 통해 적용된 더 많은 부하를 견뎌내도록 전략의 역량을 개선시키는 것으로 진행될 수 있다.

체중, 프리 웨이트 그리고 가벼운 기구를 이용하는 2단계 훈련 사례들

환자에게 주어진 훈련에 대해, 흉부사이 고리 정렬과 조절을 모니터하는 방법, 그리고 복횡근 상부 섬유와 횡격막에 대한 동원 전략을 가르친다. 더 나은 운동 조절 전략으로 모든 반복이 시행될 수 있도록 훈련 량을 정하는 방법(예: 하루에 3, 4회 회당 10번 반복의 3 세트)을 확실하게 이해시켜야 한다. 1단계 이완과 연결 큐잉들은 전략을 보충한다.

호흡과 팔다리 운동들은 과제에 추가적인 도전과 부담을 가중시킨다. 목적은 모든 부하가 가해지는 동안 흉부 고리의 정적 정렬을 유지하는 것이다. 이러한 훈련 단계에서, 연결 큐잉에 따른 복횡근의 상부 섬유에 대한 대칭적 동원 반응은 어떠한 드라이버의 추가적인 도수적 교정 없이 회복될 것이다.

1. 상완에 부하 진행(무릎 세우고 누운 자세(hook lying), 적합한 경우 옆으로 누운 자세, 엎드리고, 이후 앉은 자세로 진행):
   a. 한쪽과 양쪽 팔을 90°로 들어 올린 후, 웨이트를 추가하는 것으로 진행한다(그림 7.12 A–D).
   b. 견갑골의 전인과 후인(견갑대의 분리된 움직임)(그림 7.13 A–D);

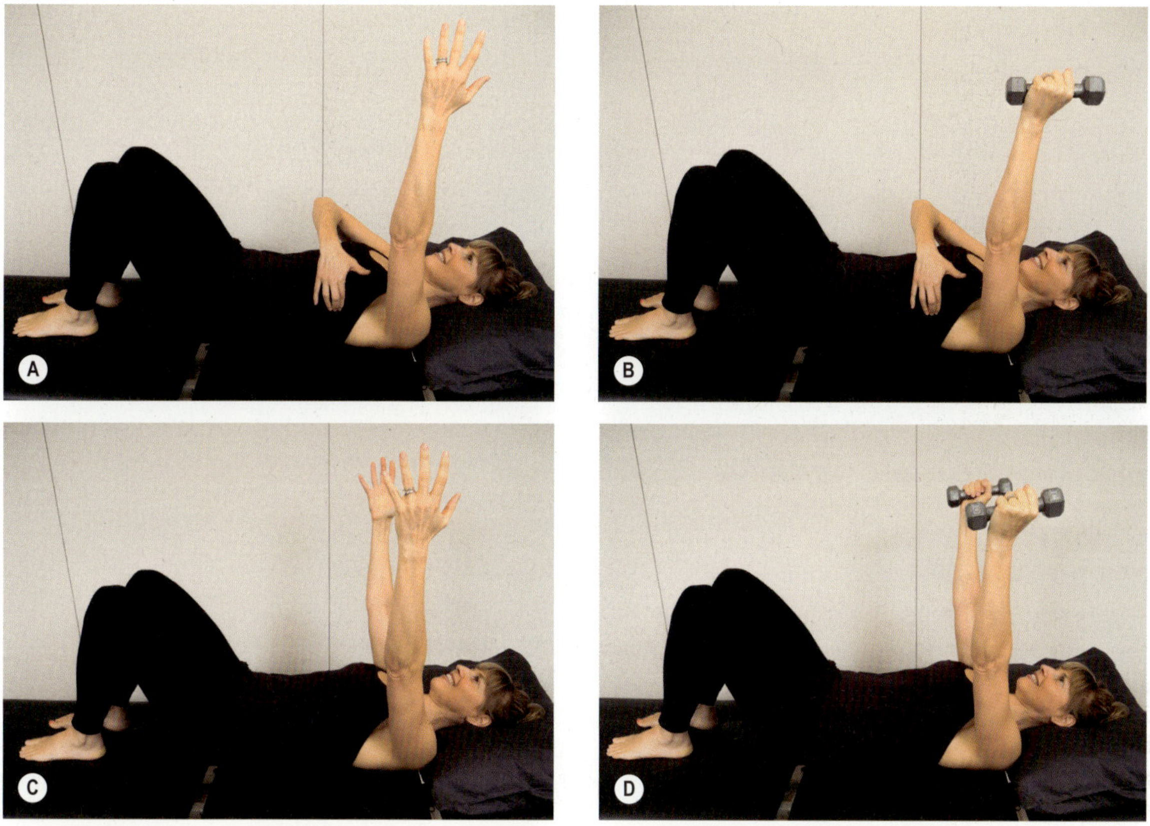

그림 7.12

무릎 세우고 누운 자세에서 2단계 전략 역량 훈련. 이 훈련 단계의 원칙은 다양한 위치에서 원위 분절들(팔, 다리)을 통해 부하를 추가하면서, 표적 부위(흉곽)의 최적 정렬을 유지하는 것이다.

(A–D) 상지 부하 운동(Arm loading): 한쪽과 양쪽 팔을 90°로 들어올리고, 초기에 관련 흉부 고리 정렬을 모니터한 후 가벼운 중량을 추가하는 것으로 진행한다.

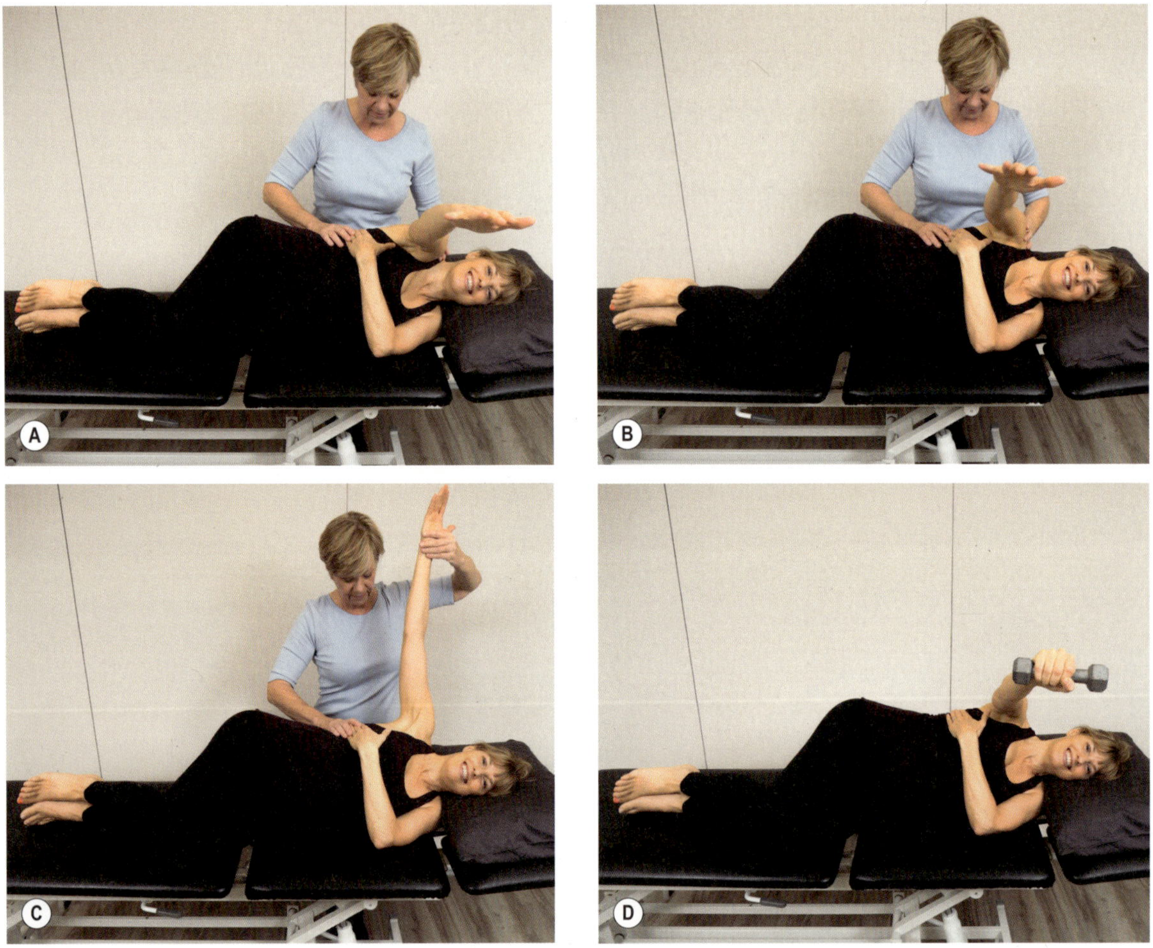

그림 7.13

옆으로 누운 자세에서의 2단계 전략 역량 훈련.

(A–D) 상지 부하 운동: 흉부 고리들의 정렬과 조절을 유지하며 가벼운 중량을 추가하는 것으로 진행하는 동안, 견갑골의 전인과 후인(즉, 견갑골과 척추흉골 흉부 고리들 사이의 독립적 움직임 훈련).

c. 흉부사이 고리의 정렬과 조절을 통제하는 능력이 개선됨에 따라, 더 도전적인 자세(앉은 자세, 서 있는 자세, 스쿼트, 런지)에서 가벼운 웨이트, 또는 저항 밴드가 추가될 수 있다 (그림 7.14 A–D).

2. 다리 부하 진행(바로 누운 자세, 옆으로 누운 자세, 엎드린 자세):

   a. 한쪽 다리 들기(Single leg lift), 한쪽 다리의 신전, 외전, 서클로 진행한다 (그림 7.15A–C).

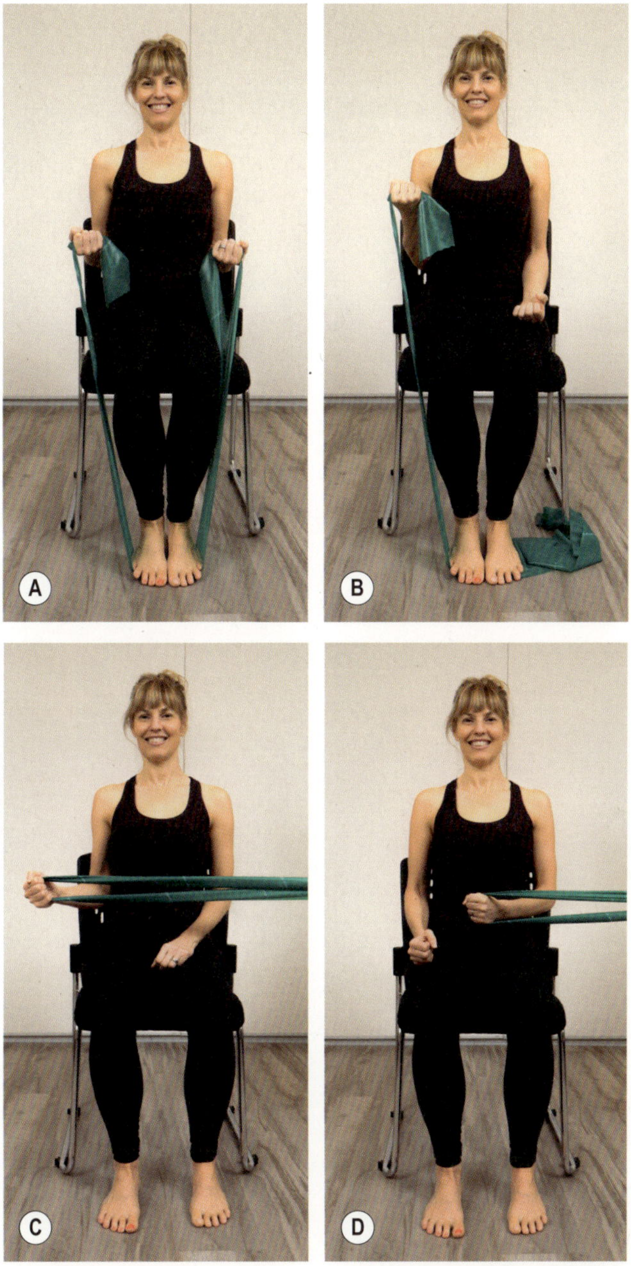

그림 7.14

앉은 자세에서 2단계 전략 역량 훈련: 상지 부하 운동.

(A) 흉부 고리 정렬이나 조절을 잃지 않은 상태에서 양쪽 상완이두근 굽힘(biceps curls) 운동은 시상면 도전을 추가한다.

(B) 한쪽 상완이두근 굽힘 운동은 흉곽에 측굴(side bending)과 회전 도전을 추가한다.

(C & D) 흉곽에 대한 추가 회전 조절 도전을 위한 탄력 밴드 저항(elastic band resistance).
2단계 훈련에서, 목적은 증가하는 부하에 따라 정적 흉부 고리 정렬과 조절을 유지하는 것이다.

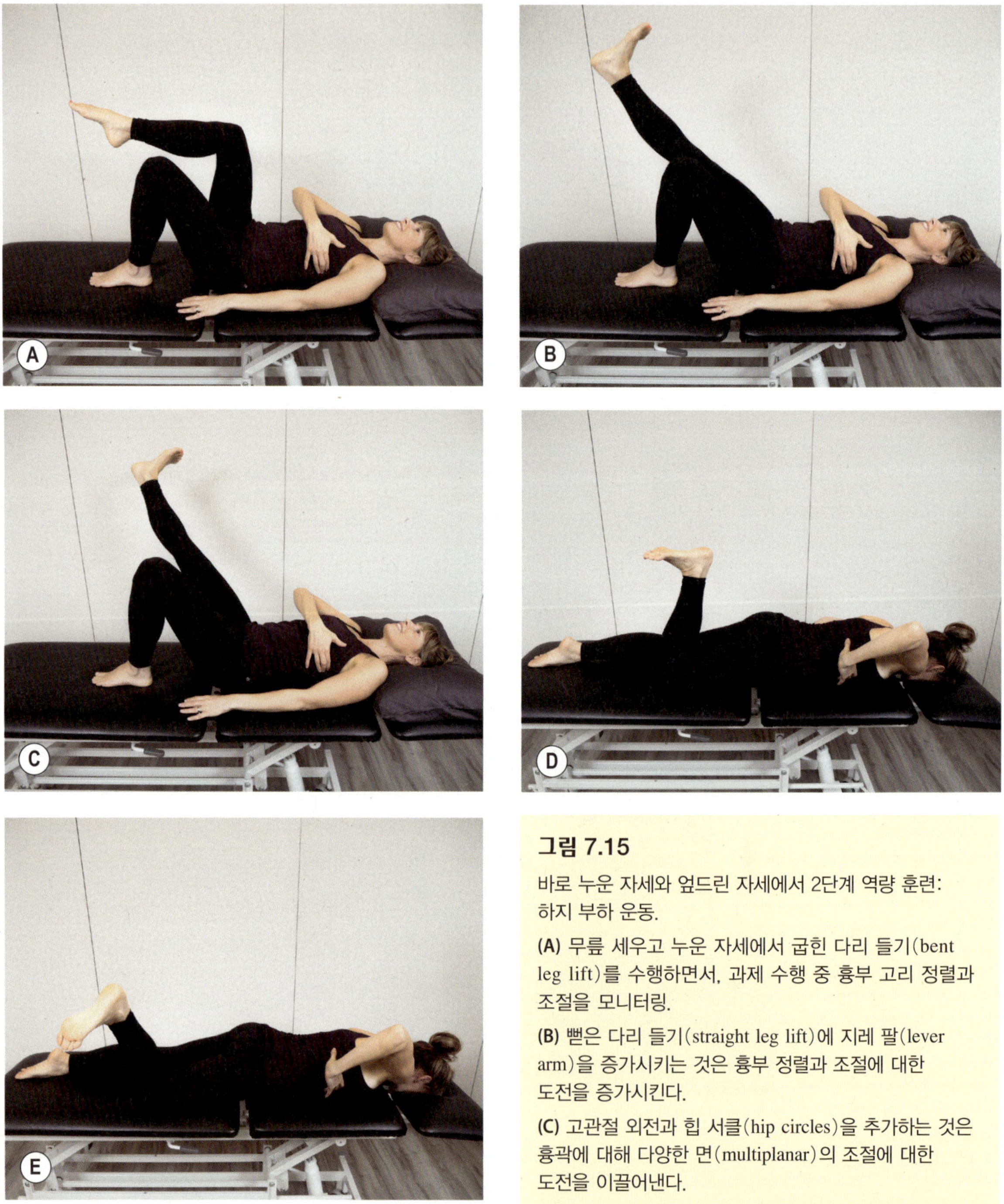

그림 7.15

바로 누운 자세와 엎드린 자세에서 2단계 역량 훈련: 하지 부하 운동.

(A) 무릎 세우고 누운 자세에서 굽힌 다리 들기(bent leg lift)를 수행하면서, 과제 수행 중 흉부 고리 정렬과 조절을 모니터링.

(B) 뻗은 다리 들기(straight leg lift)에 지레 팔(lever arm)을 증가시키는 것은 흉부 정렬과 조절에 대한 도전을 증가시킨다.

(C) 고관절 외전과 힙 서클(hip circles)을 추가하는 것은 흉곽에 대해 다양한 면(multiplanar)의 조절에 대한 도전을 이끌어낸다.

(D) 엎드린 자세에서 무릎 굽힘을 수행하면서, 과제 동안 흉부 고리 정렬과 조절을 모니터링.

(E) 더 다양한 면의 도전을 위해 엎드린 자세에서 무릎 굽힘 과제에 고관절 회전(hip rotation)을 추가.

b. 엎드려 무릎관절 굴곡(Prone knee flexion), 고관절 회전(그림 7.15 D, E)

3. 벽 플랭크(Wall planks): 이 과제는 여러 신체 부위 그리고 견갑대와 상지의 분리되고 독립적인 움직임의 조절을 필요로 한다(그림 7.16 A, B).

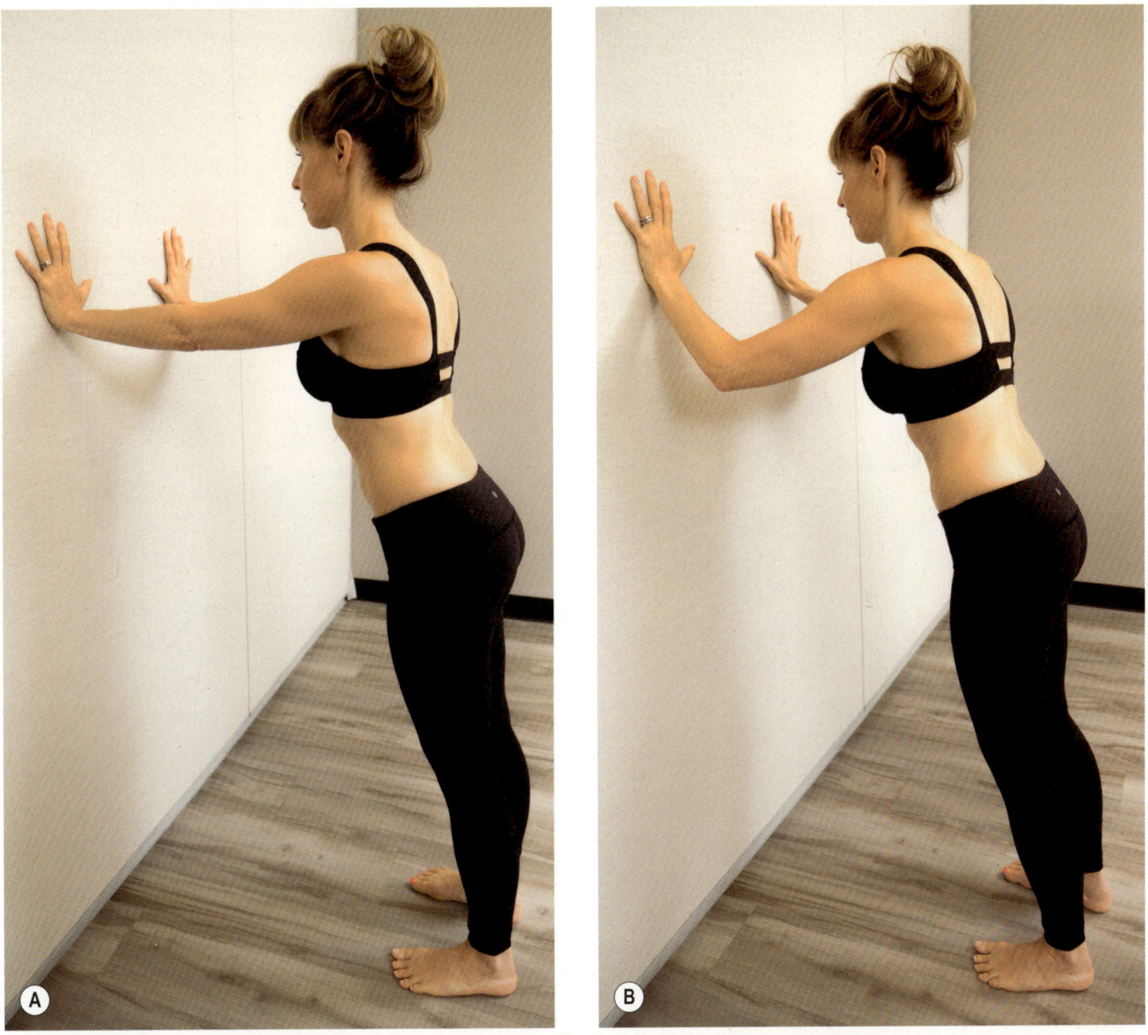

그림 7.16

다양한 신체 부위 조절과 견갑대(shoulder girdle) 및 상지(upper extremity)의 독립적 움직임을 위한 2단계 전략 역량 훈련. **(A, B)** 벽 플랭크(Wall planks). 이 과제는 잘 수행한다면 흉곽은 움직이지 않는다. 따라서 이것은 여전히 2단계 전략 역량 훈련 과제에 해당한다.

필라테스 기구를 사용하는 2단계 훈련 사례들

이러한 운동 학습 단계에서 목적은 상지를 통해 모든 부하가 가해지는 동안 흉부 고리들의 정적 정렬을 유지하는 것이다. 필라테스 기구에서의 하지 훈련은 2차 골반 또는 고관절 드라이버가 부하에 따라 조절될 수 있다는 확인이 필요하다(다음 섹션 참고).

흉부사이 고리 조절을 위한 능력을 구축하기 위해 상지를 통한 부하를 이용하는 것은 또한 견갑대가 훈련 과제를 위한 드라이버가 되지 않을 것을 요구한다. 여기에서 제시되는 모든 훈련의 가설은 흉곽이 1차 드라이버이며, 흉부사이 고리 조절이 과제로 훈련되기 위한 주요 손상이라는 것이다:

1. 필라테스 리포머(Pilates Reformer)에서 박스에 앉은 활동(여러 면에서 다양한 상지 부하) (그림 7.17 A–C)

2. 필라테스 리포머에서 박스에 엎드린 활동

3. 필라테스 리포머에서 흉골반 조절과 함께한 네발 기기자세에서의 상 · 하지 운동(그림 7.18 A–E). 흉곽에 대한 3단계 훈련(부위 간 동작)으로 진행하기 전, 2차 드라이버에 대한 조절이 다루어져야 한다.

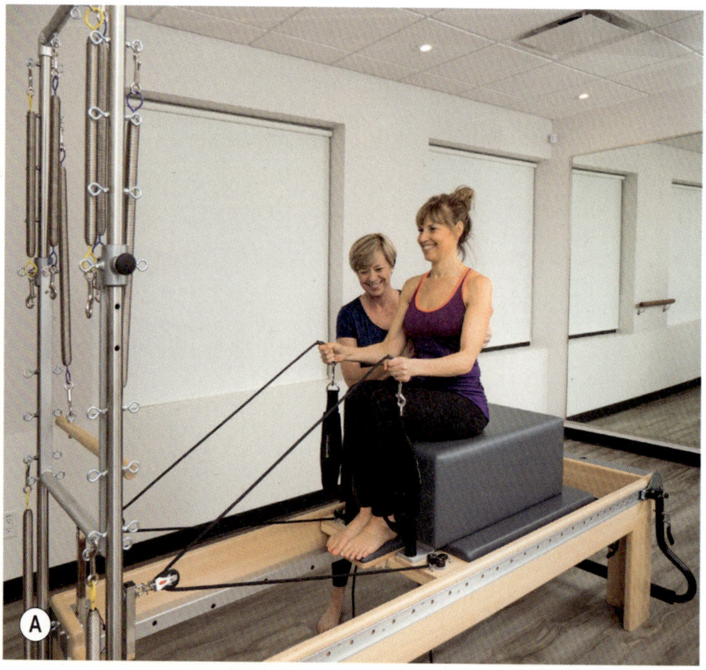

그림 7.17

필라테스 리포머(Pilates Reformer)를 이용한 2단계 전략 역량 훈련.

(A) 박스 위에 앉은 상태에서 이두근 굽힘(Biceps curls) 동작. 이 과제 동안 어떤 흉부 고리 정렬이나 조절의 손실도 일어나지 않아야 한다.

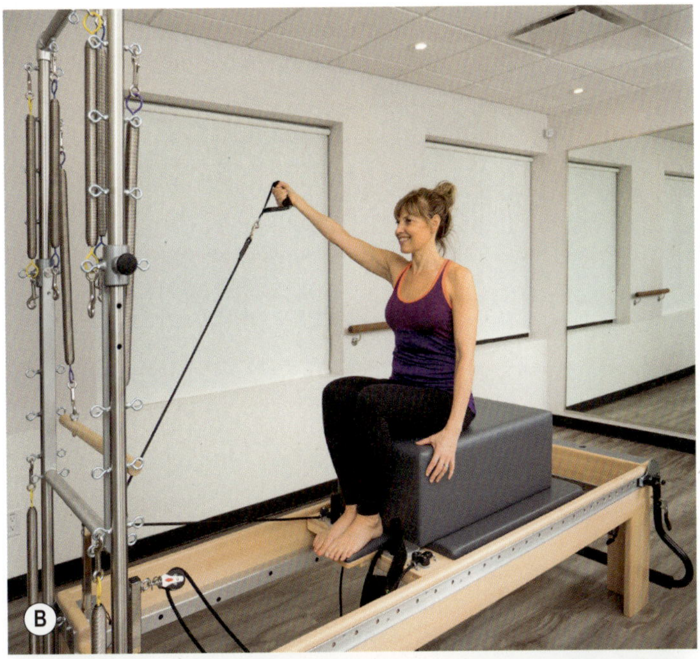

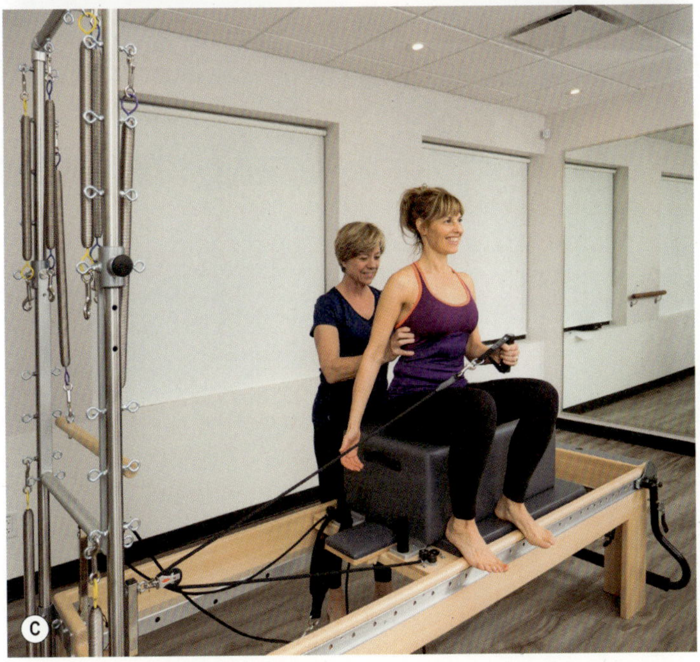

그림 7.17 – 계속

(B) 박스 위에 앉은 상태에서 원 암 플라이(One-arm fly) 동작. 이러한 동작은 특히 흉곽 부위에서 훨씬 더 어려운 도전이다.

(C) 최적의 흉부 고리 정렬과 조절을 유지하면서, 어깨의 외회전 저항 운동(Resisted external rotation).

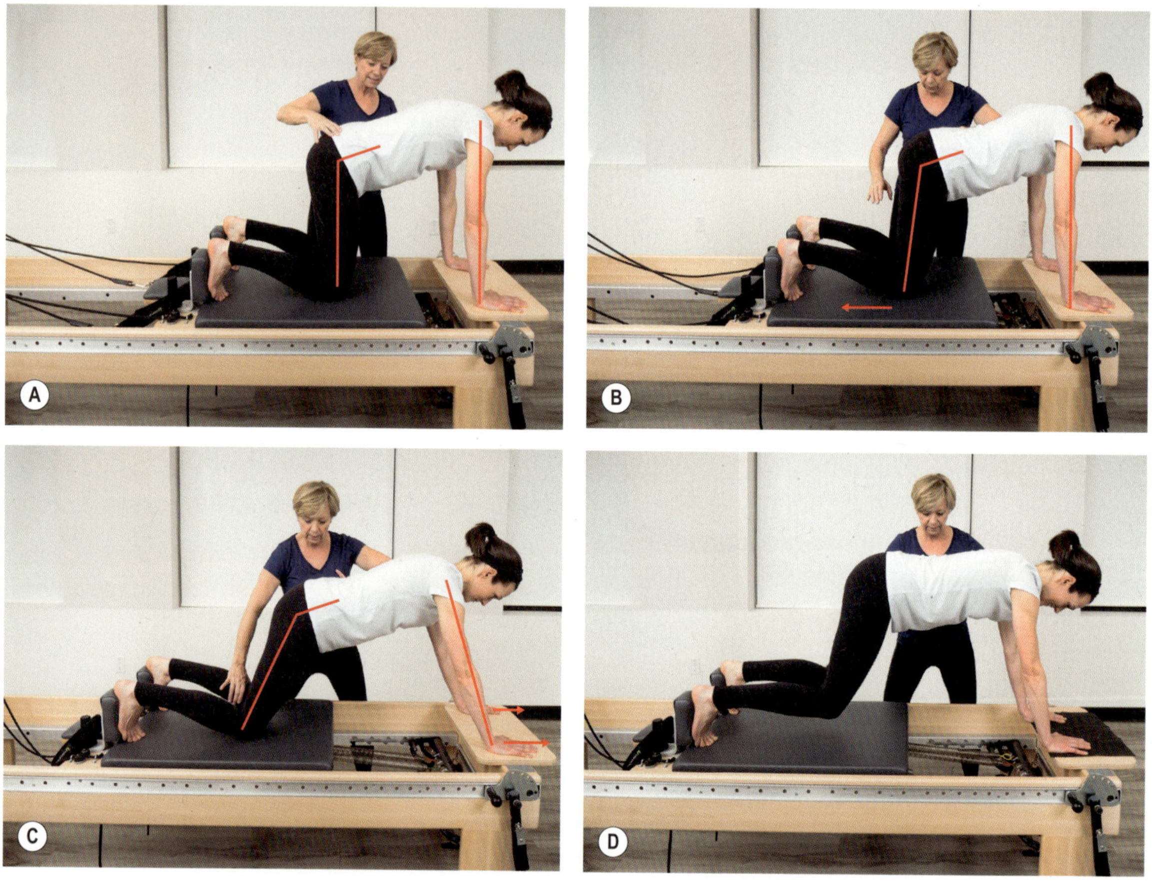

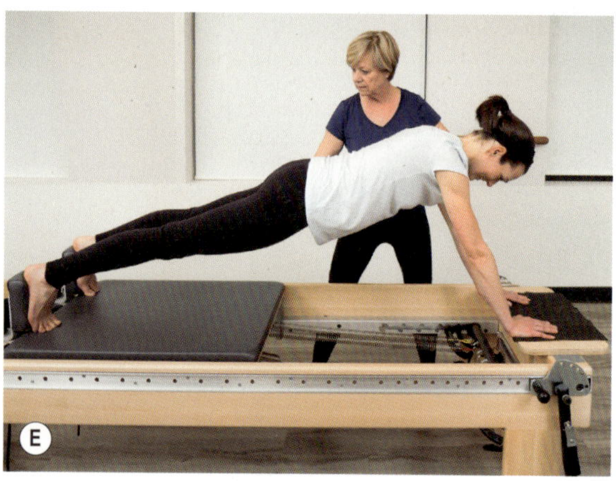

그림 7.18

진행에 따라 필라테스 리포머를 이용하는 2단계 전략 역량 훈련. 환자에게 다음과 같이 큐잉한다.

(A) 네발기기 자세(four-point kneeling)에서, 척추는 중립적으로 균형을 이룬 상태에서 손목은 견관절 바로 아래에, 무릎은 고관절 바로 아래에 두는 것으로 시작한다.

(B) 오직 고관절만 신전하여 캐리지(carriage)를 뒤로 밀며, 손목을 견관절 바로 아래에 둔 자세와 척추의 중립상태를 유지한다.

(C) 팔을 사용하여 플랫폼(platform)을 앞으로 밀고, 흉추와 요추, 골반은 중립상태를 유지한다.

(D) 캐리지에서 무릎을 들어올린다.

(E) 고관절과 무릎을 신전하여 캐리지를 뒤로 밀어 풀 플랭크(full plank) 자세로 진행한다. 반대로 진행하며 중립적 네발기기 자세로 돌아온다.

골반내 고리 운동제어 훈련 (Intrapelvic ring motor control training)

골반내 고리 조절이 흉곽 치료로 완전히 회복되지 않는 경우, 골반은 2차 드라이버가 되며, 어느 한쪽 부위의 가동성이 존재하거나, 또는 존재하지 않는 상태에서 흉곽과 골반 양쪽의 조절을 요하는 과제들이 주어지기 전 골반에 대한 특정 운동제어 훈련이 적용된다. 골반에 대한 운동제어와 움직임 훈련을 상세하게 기술하는 것은 이 글의 의도가 아니다. 독자는 이러한 주제에 관한 더 자세한 정보를 위해 The Pelvic Girdle(Lee D 2011)을 참고할 것을 권장한다. 골반내 고리 조절을 회복하기 위한 운동제어 및 움직임 훈련의 원칙들은 흉곽에 대해 이 글에서 제시된 원칙들과 동일하다.

1단계: 모든 억제성 벡터들을 이완하고, 정적 골반내 고리 조절을 위한 새로운 전략을 수립한다(복횡근 하부 섬유와 내복사근, 다열근의 천골섬유, 골반기저근, 횡격막). 수동적 관절 통합의 상실에 따라 형태폐쇄 결함이 존재하는 경우, 운동제어 훈련이 시작되기 전에 인대강화치료(prolotherapy)가 필요할 수 있다. 생체역학적 지지(힘 폐쇄 증가)를 위해 그리고 위협적이지 않은 고유수용성 입력의 제공을 위해 이 훈련 단계에서 테이핑 또는 천장관절 벨트(www.babybellypelvicsupport.com)가 필요할 수 있다.

2단계: 골반내 움직임이 이루어지는 것을 허용하지 않은 상태에서 하지를 통해 골반에 부하를 추가함으로써, 골반내 고리 조절에 대한 전략 역량을 증대시킨다.

3단계: 부위 간 조절과 움직임이 이어진다.

요추와 경추 분절 조절 (Lumbar and cervical segmental control)

요추 및 경추 분절 조절이 흉곽의 치료로 완전히 회복되지 않는 경우, 부위 간 움직임과 조절을 필요로 하는 과제들이 주어지기 전 관련 분절에 대한 특정 운동제어 훈련이 적용된다. 요추와 경추 분절 조절(2차 드라이버)을 회복시키기 위한 운동제어와 움직임 훈련의 원칙들은 흉곽과 관련한 이 글에서 제시된 원칙들과 동일하다.

1단계: 모든 억제성 벡터들을 이완하고 정적인 요추와 경추 분절 조절을 위한 새로운 전략을 수립한다.

2단계: 요추와 경추의 동작이 이루어지는 것을 허용하지 않은 상태에서 부하를 추가함으로써 요추와 경추의 분절 조절을 위한 전략 능력을 증대시킨다.

3단계: 부위 간 조절과 움직임이 이어진다.

부위간 움직임과 조절 – 기능으로 진전 (Inter–regional movement and control–moving into function)

3단계 움직임 훈련(Movement training)

3단계 움직임 훈련은 훈련이 환자의 기능적 목표들에 특화되는 방식으로 환자에게 의미적 과제들을 기초로 한다. 목표는 구성요소 과제로 세분화되며, 훈련은 처음에 해당 과제에 대한 1차와 2차 드라이버의 정렬, 생체역학, 조절 개선에 중점을 둔다. 최종적으로, 전신이 훈련되고 통합된다.

3단계 훈련은 세 개의 레벨로 나누어질 수 있다:

1. **레벨 1:** 조절된 기저면 – 골반 위의 흉곽을 중심으로, 다양한 면에서 흉곽을 위한 움직임 훈련. 팔이나 다리 움직임들은 이러한 흉곽을 위한 움직임 훈련 레벨의 일부분이 아니다.

2. **레벨 2:** 진행 및 추가:

   a. 시상면에서의 요골반 조절

   b. 견갑대와 상완
   (닫힌 그리고 열린 운동 사슬 훈련),
   흉부사이 고리 움직임들 및 요골반 또는
   경추 분절 조절(시상면과 횡단면)과 함께,

   c. 하지(닫힌, 그리고 열린 운동 사슬 훈련)가
   위의 (a)에 추가됨(시상면과 횡단면), 그리고

   d. 흉곽(시상면과 횡단면) 움직임 방향과
   일치하지 않는 머리와 목의 움직임.

3. **레벨 3:** 과제 예측성의 다양한 수준과 심적 동요의 전신복합과제

표 7.2는 3단계, 레벨 1~3의 훈련 목표와 과제의 예들을 제공하며, 캡션들에 주요 특징들이 설명되는 각 움직임 훈련 연습의 그림이 이어진다. 환자의 목표에 따른 과제 요구들과 일치하는 적합한 움직임 훈련을 선택한다.

표 7.2
3단계 움직임 훈련(Stage 3 Movement training)

레벨	훈련 목적	훈련 과제	그림
1	흉부사이 고리 가동성 및 조절 – 시상면	앉은 상태로 흉부 굴곡 및 신전	7.19 A, B
1	흉부사이 고리 가동성 및 조절– 횡단면	앉은 상태로 호흡과 함께 통합된 흉부 회전	7.20
1	흉부사이 고리 가동성 및 조절 – 시상면	필라테스 스파인코렉터배럴 또는 매트에서 상복부 컬	7.21 A, B
2	흉부사이 고리 가동성 및 요골반 조절 – 시상면	앉은 상태로 요골반-고관절과 흉부 롤백[roll-back (curls)]	7.22
2	흉부사이 고리 가동성, 요골반 조절 및 견갑대 조절 – 시상면	필라테스 캐딜락에 앉은 상태로 스프링 저항 보조와 함께 요골반과 흉곽 롤백	7.23 A – E
2	흉부사이 고리 가동성, 요골반 조절 및 견갑대 조절 – 시상면	머리와 목의 움직임이 일치하지 않고 무릎 띄우고 머리를 아래로 한 개 자세(downward facing dog)가 추가된 네발기기 고양이-소(cat-cow) 움직임	7.24 A – D
2	흉부사이 고리 가동성, 고관절 가동성 및 요골반 조절 – 시상면	수파인 브릿지 롤업(roll-up)과 롤다운(roll-down)	7.25
2	흉부사이 고리 가동성, 고관절 가동성 및 요골반 조절 – 시상면	필라테스 리포머 수파인 브릿지 롤업, 레그 프레스(leg press)와 롤 다운(roll-down)	7.26 A – I
2	흉부사이 고리 가동성, 고관절 가동성 및 요골반 조절 – 시상면	필라테스 리포머 숏 스파인	7.27 A – F
2	흉부사이 고리 가동성, 견관절 가동성과 조절, 고관절 가동성 및 요골반 조절 – 시상면	필라테스 캐딜락 티져(teaser)동작과 진행	7.28 A – G
2	흉부사이 고리 가동성, 요골반-고관절 가동성 – 횡단면	수파인 와이퍼(wipers)	7.29
2	흉부사이 고리 가동성, 견갑대 분리, 머리와 경부 함께 회전 – 횡단면	필라테스 스파인 코렉터에 옆으로 누워 흉추의 회전과 동일하게 견갑대와 상완의 전인-후인	7.30
2	흉부사이 고리 가동성, 견갑대 분리, 머리와 경부 함께 회전 및 요골반 조절 – 횡단면	바늘에 실 꿰는 모양(Thread the Needle)의 네발기기자세	7.31
2	흉부사이 고리 가동성, 고관절 가동성 및 요골반 조절 – 횡단면	수파인 브릿지 롤업, 골반회전, 롤다운	7.32
2	흉부사이 고리 가동성, 고관절 가동성과 요골반 조절 – 횡단면	수파인 브릿지 롤업, 한쪽 다리 들고 뻗었다가 다시 내리고 롤다운	7.33
2	흉부사이 고리 가동성, 요골반 조절 및 견갑대 조절 – 횡단면	팔에 웨이트 또는 저항 밴드를 사용하고 머리, 목의 회전을 일치시키기도 불일치시키기도 하며 앉은 상태로 흉곽 회전	7.34

표 7.2 –계속			
레벨	훈련 목적	훈련 과제	그림
2	흉부사이 고리 가동성, 요골반 조절, 견갑대 조절 – 횡단면	필라테스 리포머 박스에서 체간 회전	7.35
2	흉부사이 고리 가동성, 요골반 조절 및 견갑대 가동성과 조절 – 횡단면	필라테스 캐딜락 포르테 드 브라(porte de bras) 운동	7.36 A – F
3	다양한 수준의 과제 예측 가능성과 불안에 따른 신체부위의 움직임과 조절, 부위 간 움직임과 조절의 통합	높은 무릎 자세(High kneeling), 저항밴드를 통한 흉곽회전. 뒤쪽 무릎을 런지 자세로 들어 올리는 것으로 진행	7.37
3	다양한 수준의 과제 예측 가능성과 불안에 따른 신체부위의 움직임과 조절, 부위 간 움직임과 조절의 통합	흉곽 회전, 저항 및 머리와 목의 위치(positions)가 다른 스쿼트	7.38
3	다양한 수준의 과제 예측 가능성과 불안에 따른 신체부위의 움직임과 조절, 부위 간 움직임과 조절의 통합	필라테스 리포머 – 머리와 목은 중립 자세에서 서서 다리로 압박 외전하며 반대쪽 흉곽 회전	7.39 A – C
3	다양한 수준의 과제 예측 가능성과 불안에 따른 신체부위의 움직임과 조절, 부위 간 움직임과 조절의 통합	중립위치에서 머리와 목이 흉곽의 회전과 일치하거나 불일치하는 런지	7.40 A – C
3	다양한 수준의 과제 예측 가능성과 불안에 따른 신체부위의 움직임과 조절, 부위 간 움직임과 조절의 통합	필라테스 캐딜락 워터 휠(Waterwheel)	7.41 A – H
3	요가 플로우 시퀀스	Ardha Bhujangasana(반 코브라 자세)에서 Bhujangasana(코브라 자세), 그리고 Urdhva Mukha Svanasana(견상 자세) 베이비 코브라에서 코브라로 그리고 업독(Updog)으로	7.42 A – C
3	요가 플로우 시퀀스	Phalankasana에서 threelegged Adho Mukha Svanasana, Knee to Nose(삼두근), Camatkarasana, 그리고 Vasisthasana 플랭크 자세에서 Three-legged Downward Dog 자세, Knee to Nose(삼두근) 자세, Fallen Triangle, 그리고 사이드 플랭크(Side Plank)로 진행	7.43 A – E
3	요가 플로우 시퀀스	Virabhadrasana II에서 Viparita Virabhadrasana, 그리고 Utthita Parsvakonasana 전사(Warrior) II 자세에서 역 전사(Reverse Warrior) 자세, 그리고 옆으로 뻗는(Extended Side Angle) 자세로 진행	7.44 A – C

표 7.2 –계속

레벨	훈련 목적	훈련 과제	그림
3	요가 플로우 시퀀스	Utthita Hasta Padangusthasana에서 Parivrtta Hasta Padangusthasana, 그리고 Virabhadrasana III Extended Hand-to-Big Toe 자세에서 Revolved Hand-to-Big Toe 자세, 그리고 전사(Warrior) III 자세로 진행	7.45 A 와 B
3	요가 플로우 시퀀스	Virabhadrasana II에서 Trikonasana, 그리고 Ardha Chandrasana 전사(Warrior) II 자세에서 삼각(Triangle) 자세, 그리고 반달(Half Moon) 자세로	7.46 A–D
3	요가 플로우 시퀀스	Utkatasana에서 Parivrtta Utkatasana, 그리고 Parivrtta Anjaneyasana 의자(Chair) 자세에서 회전된 의자(Revolved Chair) 자세로, 그리고 회전된 하이 런지(Revolved High Lunge) 자세로	7.47 A–C
3	요가 플로우 시퀀스	Setu Bandha Sarvangasana에서 Urdhva Dhanurasana. 브리지(Bridge)에서 휠(Wheel) 자세로 진행	7.48 A 와 B
3	요가 플로우 시퀀스	Virasana(금강좌)에서 Supta Virasana(누운 금강 자세), 그리고 Ustrasana(낙타자세) 영웅(Hero) 자세에서 누운 영웅(Reclined Hero) 자세, 낙타(Camel) 자세로 진행	7.49 A–C
3	역동적인 훈련 – 균형 도전, 민첩성 및 속도	두 개의 SITFIT® 패드에서 점프, 민첩성 훈련용 사다리, 줄넘기, 보수(Bosu)에서 점프, 볼 던지기	—

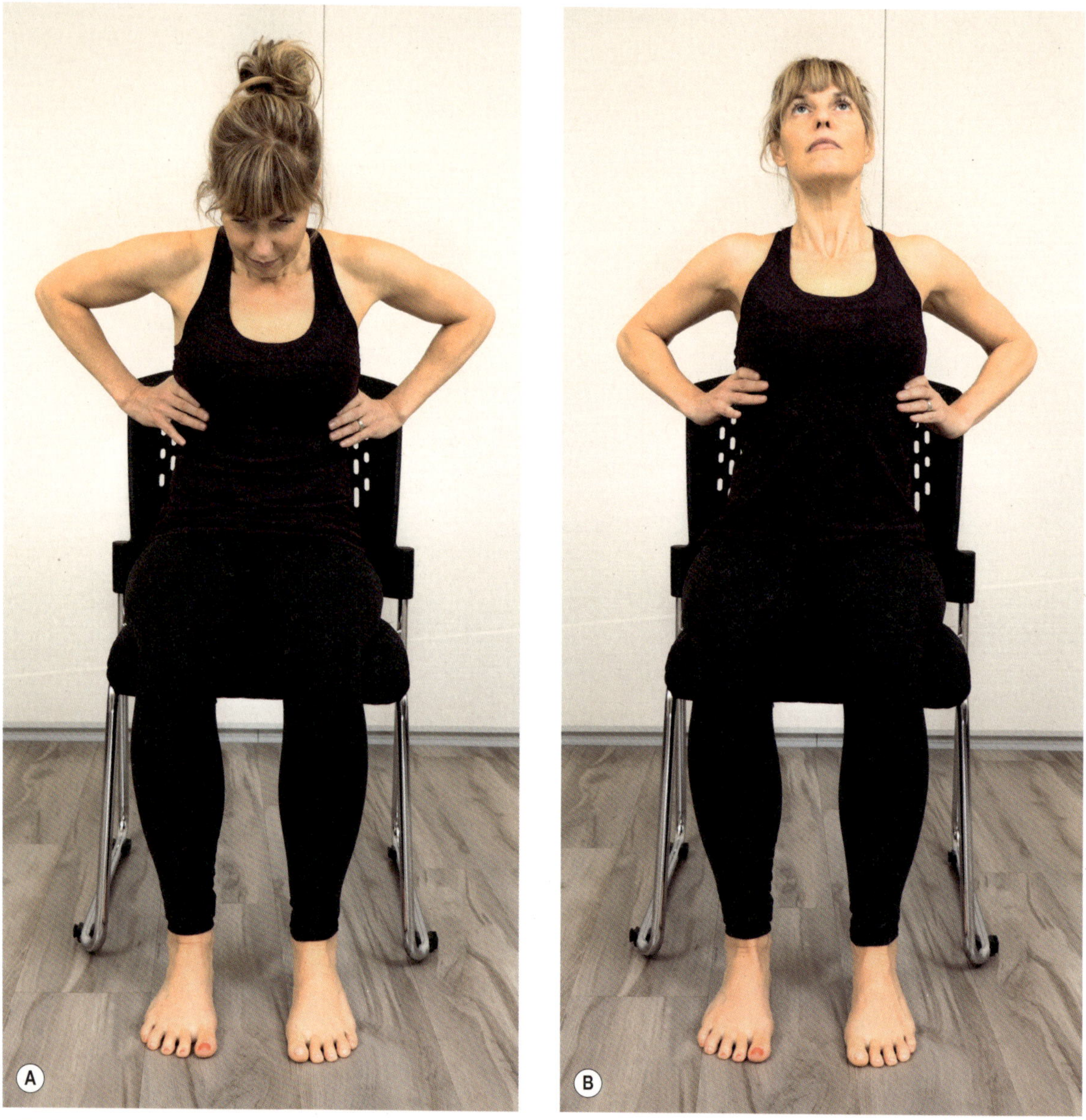

그림 7.19

시상면에서의 흉곽에 대한 3단계, 레벨 1 움직임 훈련. 흉부 고리 드라이버, 그리고 2차 드라이버들에 대한 개별적으로 이완하고 연결하는 큐잉들이 시상면에서 흉곽의 움직임에 앞서 선행된다.

(A) 흉부 고리의 정렬과 조절을 모니터링하면서, 각 흉부 고리의 순차적 굴곡(sequenced flexion)과 전방 경사(anterior tilt)의 전방 굴곡(Forward bending)이 훈련된다.

(B) 흉부 고리의 정렬과 조절을 모니터링하면서, 각 흉부 고리의 순차적 신전(sequenced extension)과 후방 경사(posterior tilt)의 후방 굴곡(Backward bending)이 훈련된다.

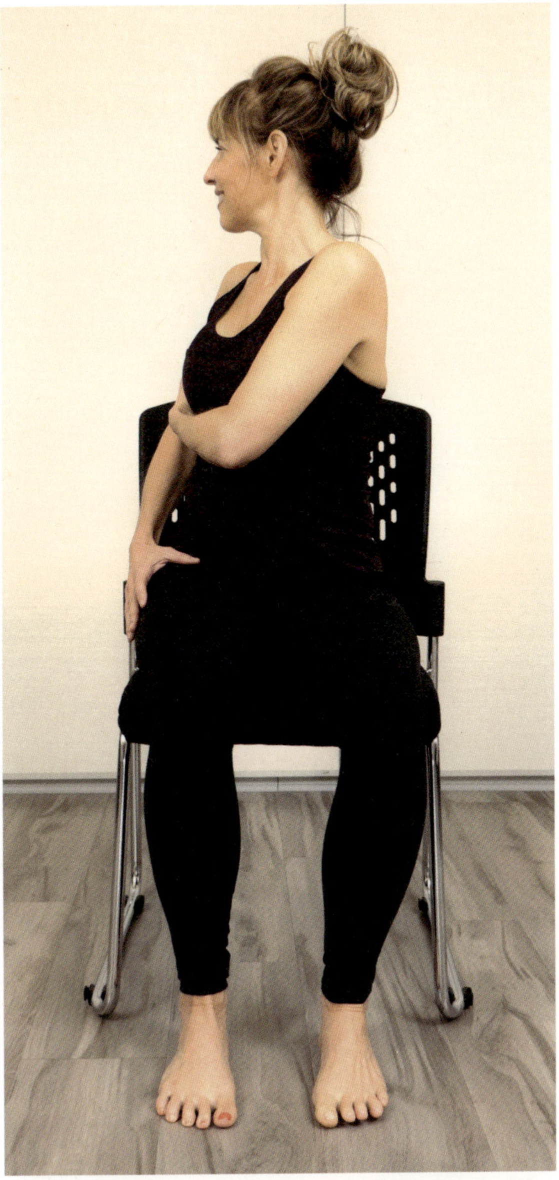

그림 7.20

횡단면에서의 흉곽에 대한 3단계, 레벨 1 움직임 훈련.

흉부 고리 드라이버, 그리고 2차 드라이버들에 대한 개별적인 이완 및 연결 큐잉들이 횡단면에서 흉곽의 움직임에 앞서 선행된다. 이러한 이미지는 훈련되는 흉부 고리의 정렬과 조절을 모니터링 하면서 회전을 보여준다.

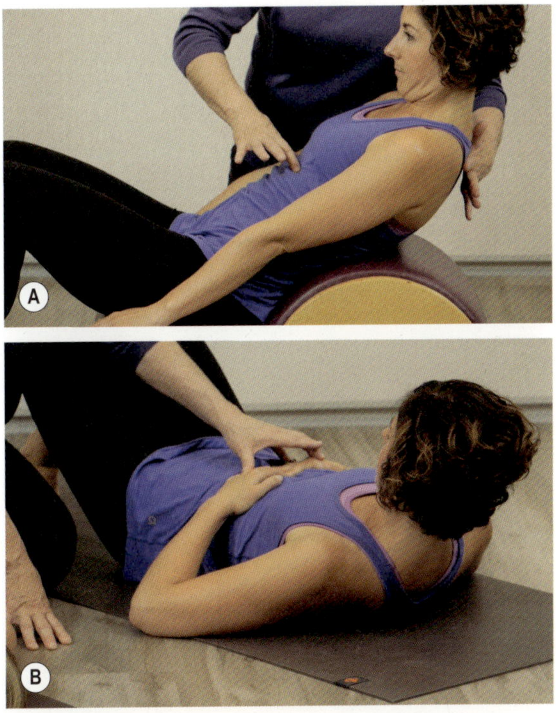

그림 7.21

시상면에서 흉곽에 대한 3단계, 레벨 1 움직임 훈련.

(A) 흉부사이 고리 정렬, 생체역학, 그리고 시상면 동작(전방 및 후방굴곡) 중 조절에 관심을 집중할 수 있도록, 필라테스 스파인 코렉터 배럴(Pilates Spine Corrector Barrel)이 허리와 골반을 지지한다. 흉부 고리 드라이버, 그리고 2차 드라이버들을 위한 개별적인 이완 및 연결 큐잉들이 시상면에서 흉곽 움직임에 앞서 선행된다. 여기에서 치료사는 복횡근의 상부섬유 활성화에 대한 큐잉을 주고, 전방과 후방 굴곡 과제 도중 상복부의 팽윤(bulging)이나 흉골하각의 확장이 일어나지 않도록 확인하기 위한 촉진을 한다.

(B) 동일한 움직임 연습이 매트 위에서 수행될 수 있다.

컬업(curl-up) 동작은 흉곽이 올바른 복부 전략(즉, 복부의 팽윤이나 백선의 도밍[doming]이 없는)에 따라 최적의 정렬에서 유지될 수 있는 만큼 이루어져야 한다. 표층 복근들이 통합 활성화될 때, 늑골우리가 넓어지거나 좁아지는 상태가 일어나지 않아야 한다.

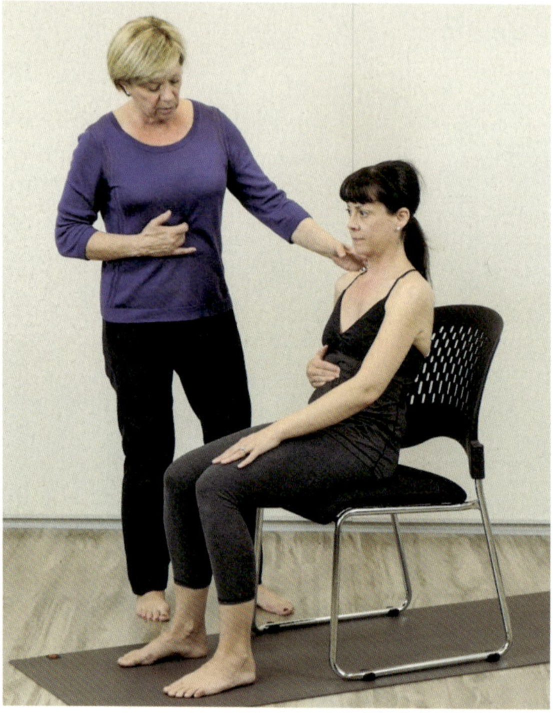

그림 7.22

앉은 자세에서 시상면 흉부사이 고리 가동성과 조절을 위한 3단계, 레벨 2 움직임 훈련.

이 과제는 요추골반과 고관절 부위의 조절된 가동성과 시상면에서 흉부사이 고리 가동성 및 조절을 요구한다. 흉부 고리 드라이버, 그리고 2차 드라이버들(요추골반 또는 경부)에 대한 개별적인 이완 및 연결 큐잉들은 시상면에서 흉곽의 움직임에 앞서 선행된다.

환자에게 숨을 내쉬며 기저면 바로 위에서 어깨를 유지한 채(뒤로 기대지 않고) 골반을 후방으로 기울이도록 지시한다. 이것은 굴곡으로 무너지는 것이 아니라 '만곡을 신장하는 것(lengthening curve)'이 되어야 한다. 팽윤에 대해 복벽을, 그리고 백선의 도밍에 대해 중앙선(midline)을 모니터한다. 환자에게 숨을 들이 마시고, 2~3초 동안 이 자세를 유지한 후, 다시 중립의 앉은 자세로 컬 백업(curl back up)을 수행하도록 요청한다.

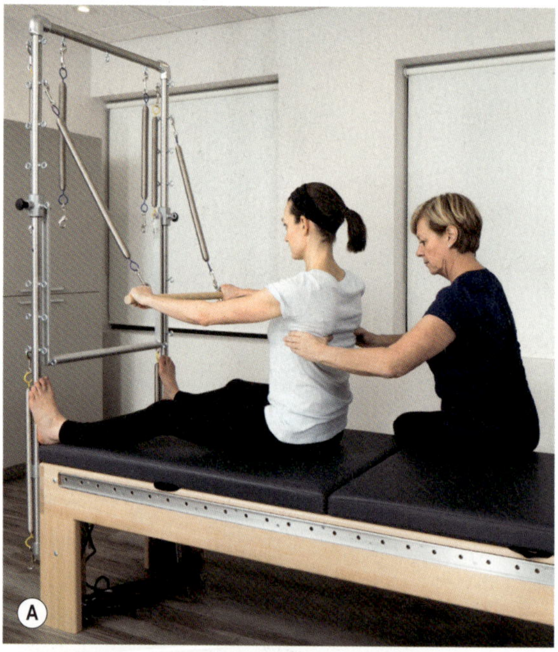

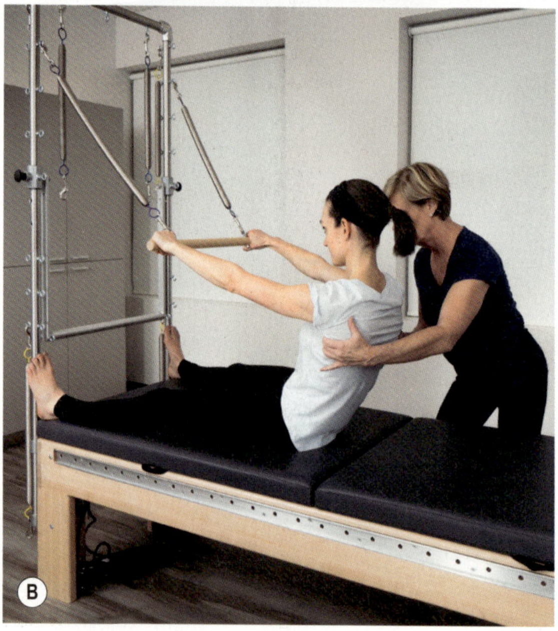

그림 7.23

필라테스 캐딜락(Pilates Cadillac)을 사용하여 스프링 바(spring-bar)의 보조를 통해, 앉은 자세에서 시상면 흉부사이 고리 가동성과 조절을 위한 3단계, 레벨 2 동작 훈련.

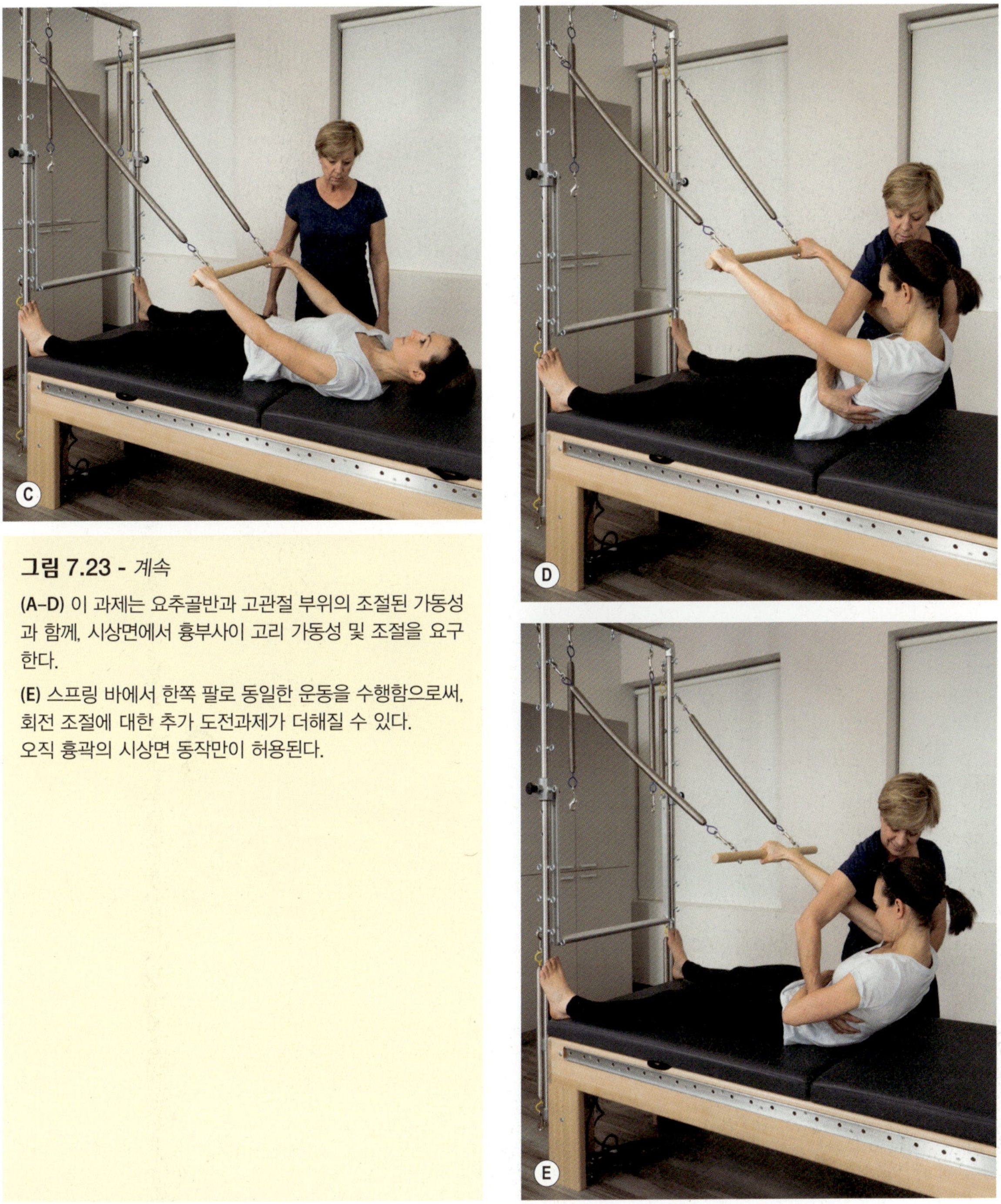

그림 7.23 - *계속*

(A–D) 이 과제는 요추골반과 고관절 부위의 조절된 가동성과 함께, 시상면에서 흉부사이 고리 가동성 및 조절을 요구한다.

(E) 스프링 바에서 한쪽 팔로 동일한 운동을 수행함으로써, 회전 조절에 대한 추가 도전과제가 더해질 수 있다.
오직 흉곽의 시상면 동작만이 허용된다.

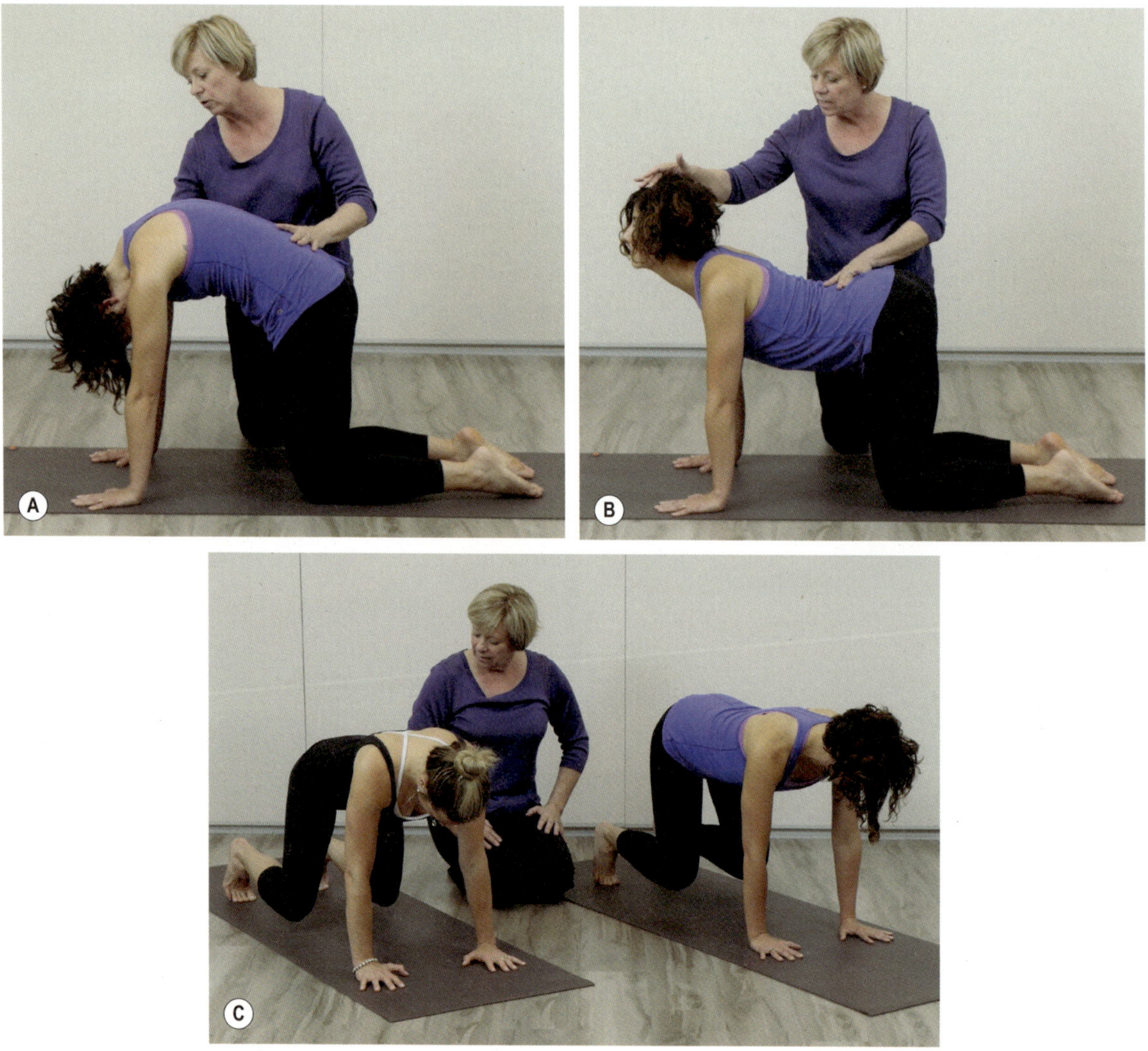

그림 7.24

시상면 흉부사이 고리 가동성과 요추골반, 견갑대 조절을 위한 3단계, 레벨 2 움직임 훈련.

(A) 일치된 머리와 목의 굴곡과 함께 네발기기 고양이 자세(Four-point kneeling cat). 흉부 고리 드라이버, 그리고 2차 드라이버들에 대한 개별적인 이완 및 연결 큐잉들은 시상면에서 흉곽의 움직임에 앞서 선행된다. 환자에게 다음과 같이 지시한다. 골반을 후방으로 기울이고, 요추를 구부린 후, 각 개별 흉부 고리를 구부리고, 마지막으로 목과 머리를 구부린다. 이 자세를 유지하며, 머리와 목만 신전한다(흉곽과 허리에 대해 일치되지 않는 동작 방향).

(B) 동일한 머리와 목의 신전과 함께 네발기기 소 자세(Four-point kneeling cow). 모든 드라이버들에 대한 개별적인 이완 및 연결 큐잉들을 유지한 후, 머리와 목을 신전하고(너무 멀리 바라봄으로써 목의 뒤를 압박하지 않도록 한다), 바닥을 향해 가슴을 늘어뜨리고, 견갑골이 점진적으로 뒤로 당겨지도록 만든다(흉곽에서 견갑대의 분리된 움직임). 조절하며 요추를 신전하고, 마지막으로 고관절을 굴곡하며 골반을 앞으로 기울인다. 이 자세를 유지하며, 머리와 목을 구부린다(불일치 동작).

(C) 네발기기 자세에서 척추의 중립위치를 찾고, 한쪽으로 무게를 이동시키며 한쪽 팔이나 다리를 들어올리고, 이후 다른 쪽 팔이나 다리를 들어 올림으로써, 또는 양쪽 무릎을 바닥에서 들어 올림으로써 정렬과 조절에 추가적으로 도전한다.

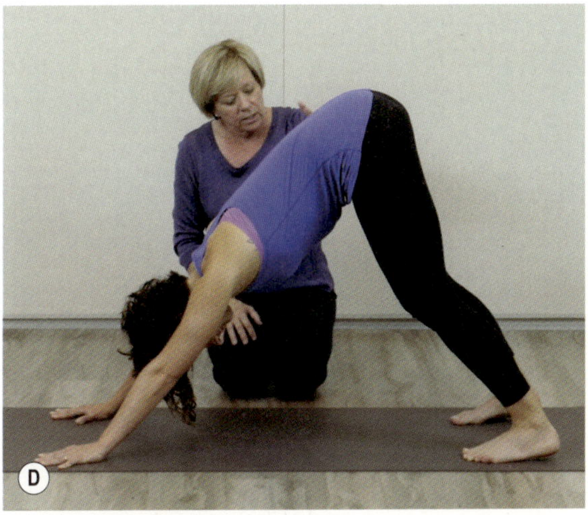

D

그림 7.24 - *계속*

(D) 네발기기 자세에서, 발가락을 아래로 밀어내고, 모든 손가락과 엄지를 펼치고, 손가락 마디를 굽히지 않고[충양근 쥐기(lumbrical grip)] 손바닥 중앙을 통해 약간 들리는 것을 느낄 때까지 바닥을 '할퀴듯이' 함으로써 손의 근육들을 점진적으로 활성화한다. 손의 심부근들이 '깨어나고', 손목이 약간 들리는 것을 느낀다. 엉덩이를 뒤로 빼서 위로 들어올리며, 역 'V' 자세를 취할 때까지 팔을 똑바로 유지한다. 흉부 고리를 과도하게 압박하지 않으면서, 견갑골 근육들을 계속 이용한다. 골반의 전방경사와 허리의 완만한 커브를 유지하기 위해 필요한 만큼 무릎을 굽힌다. 햄스트링이 늘어남에 따라, 다리가 펴지고 발뒤꿈치가 바닥으로 내려가기 시작한다.

이 상태로 3~4번 외측 늑골 호흡을 유지한다. 횡격막에서 내장의 무게를 느끼고, 들이 마실 때마다 모든 방향으로 (외측 늑골 또는 우산[umbrella], 호흡) 흉곽을 확장하려고 시도한다. 이것은 '낮은 횡격막', 그리고 흉부 고리를 잡아당기는 심장주위 벡터들을 가진 사람들에게 있어 특별한 연습 진행법이다(그림 3.71 B,C).

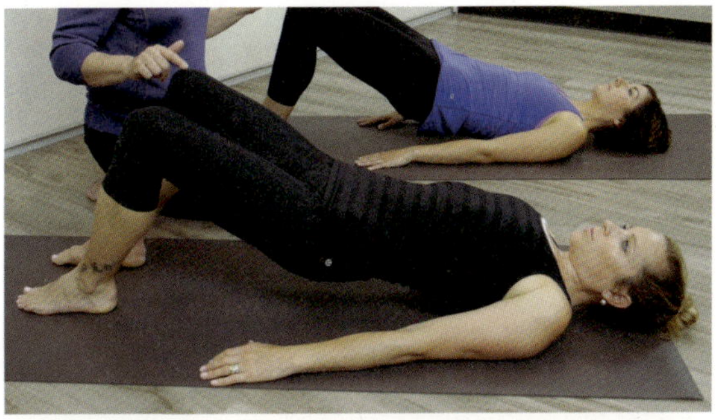

그림 7.25

3단계, 레벨 2 시상면 흉부사이 고리 가동성과 조절, 고관절 가동성, 요추골반 조절. 수파인 브릿지(Supine bridge) 롤업(roll–up)과 롤다운(roll–down).

흉부 고리 드라이버, 그리고 2차 드라이버들에 대한 개별적인 이완 및 연결 큐잉들이 시상면에서 흉곽의 움직임에 앞서 선행된다. 환자에게 다음과 같이 지시한다. 숨을 내쉬며, 골반을 천천히 후방으로 기울여 허리를 매트에 편평하게 편다. 팽윤, 중심선 도밍, 처짐(sagging)에 대해 복벽을 모니터하고, 어떤 하강도 없도록 회음부를 모니터한다. 컬을 천천히 풀고, 다시 중립의 허리와 골반 자세로 돌아온다. 하복부 리버스 컬(reverse curl)을 높은 수준으로 10회 반복할 수 있게 되면, 흉곽의 움직임이 과제에 추가된다. 이것은 플랭크 '레버' 브리지(plank 'lever' bridge)가 아니라, 롤업과 롤다운 브리지이다. 척추가 여러 진주들이 연결된 것처럼 상상한다. 숨을 내쉬는 호흡에서, 마치 여러 개의 진주들을 지면에서 천천히 들어 올리는 것처럼, 각 개별 요추를 굴곡하고 이후 각 개별 흉부 고리를 하나씩 굴곡하면서, 브리지를 연결하고, 브리지로 롤업(roll–up)한다.

계속해서 최적의 정렬과 조절을 유지하면서 가능한 롤업(roll–up)을 계속한다. 숨을 들이 마시면서 이 자세를 유지한 후, 숨을 내쉬는 호흡에 각 흉부 고리와 요추를 분절하며 천천히 풀어가며 롤다운(roll–down)을 시작한다. 흉곽을 점진적으로 풀어주고, 중력이 각 흉부 고리를 한 번에 한 분절씩 되돌아가도록 한다. 과제의 롤다운(roll–down) 부분을 수행하는 동안 발을 향해 꼬리뼈가 도달함으로써 전체 몸통을 신장한다. 이것이 이루어지도록, 척추신전근과 표층부 복근들을 원심성으로(eccentrically) 신장해야 한다.

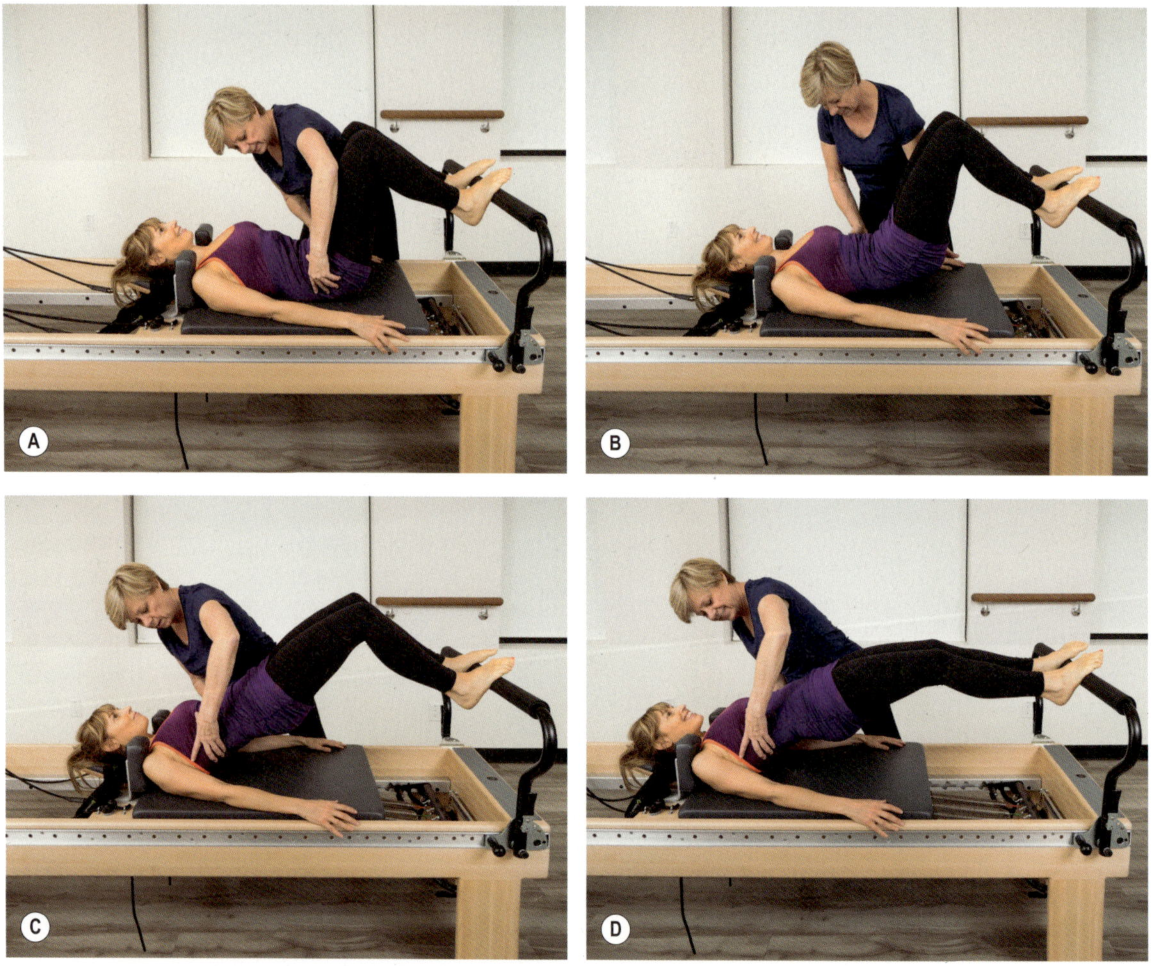

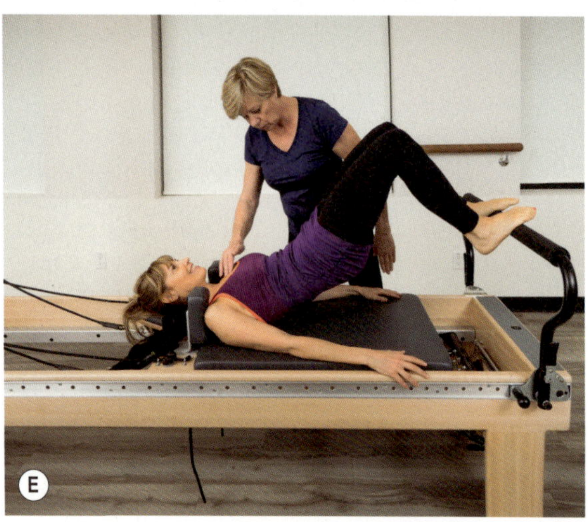

그림 7.26

3단계, 레벨 2 시상면 필라테스 리포머를 이용하여 흉부사이 고리 가동성 및 조절, 고관절 가동성, 요추골반 조절.

수파인 브리지 롤업(Supine bridge roll-up), 레그 프레스(leg press), 롤다운(roll-down).

(A) 흉부사이 고리 드라이버, 그리고 2차 드라이버들에 대한 개별 이완과 연결 큐잉들은 시상면에서 흉곽의 움직임에 앞서 선행된다. 환자에게 다음과 같이 지시한다. 숨을 내쉬며, 캐리지에 허리를 편평하게 펴기 위해 골반을 후방으로 천천히 기울인다.

(B) 캐리지를 움직이지 않고, 계속해서 허리를 굽히고 그 후, 견갑대에 체중 부하가 이루어질 때까지 각 개별 흉부 고리를 굽힌다.

(C & D) 흉곽, 허리, 골반의 정렬을 유지하고, 고관절과 슬관절을 신전하면 캐리지가 움직일 것이며, 역량이 향상됨에 따라 스프링 저항이 증가될 수 있다.

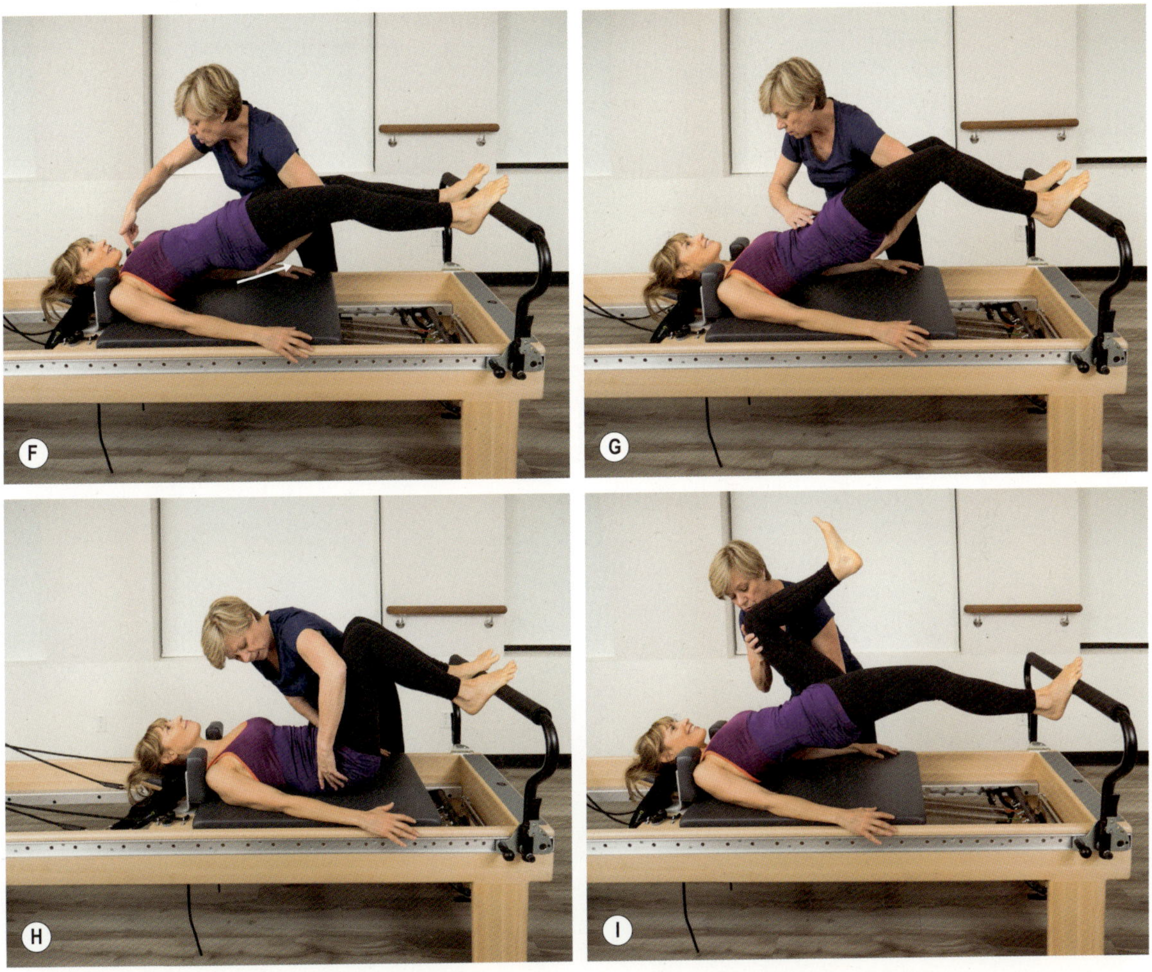

그림 7.26 – *계속*

(E) 무릎을 굽히며 롤다운 변형.

(F) 슬관절이 신전된 상태에서 롤다운 변형. 꼬리뼈까지 길게 뻗는다(화살표). 치료사의 손은 이완 큐잉('꼬리뼈까지 길게 뻗는다')을 알 수 있도록 천골에 대고 점진적인 종적 견인(longitudinal traction)을 제공한다. 흉골을 부드럽게 하며, 척추흉골(vertebrosternal) 부위를 먼저 굴곡하면서 롤다운(roll-down)을 시작한다.

(G) 요추 분절의 조절을 담당하는 심부근들이 계속해서 쓰이도록 한다(복부 팽윤 없게).

(H) 롤다운이 끝날 때 고관절의 이완 큐잉을 한다(앉아 있게 하는 뼈들이 확장되고, 서혜부[groin]를 부드럽게 만든다).

(I) 이것은 회전 조절 도전을 시작하는 진행 단계로 이어질 수 있다.

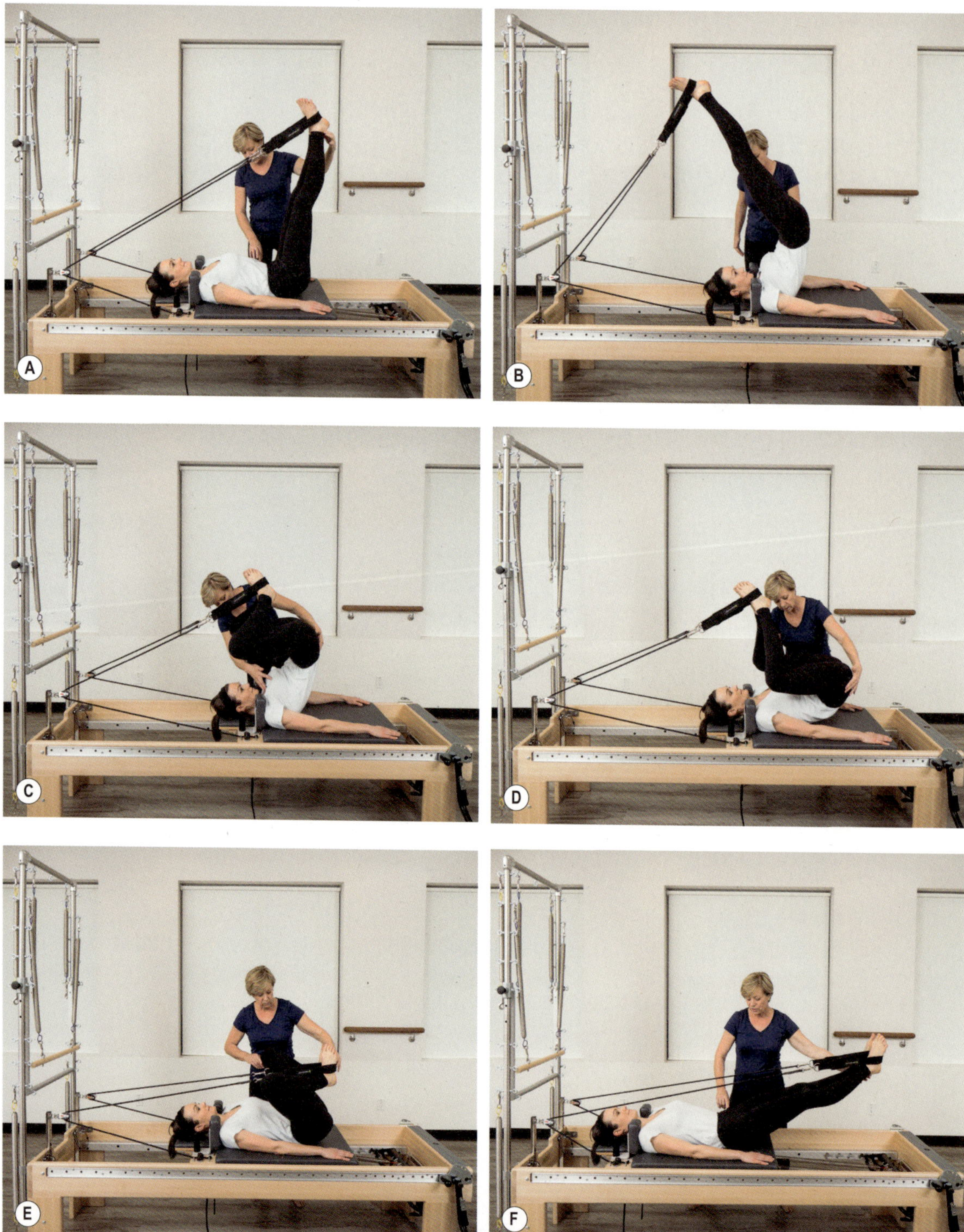
A
B
C
D
E
F

그림 7.27 (왼쪽)
3단계, 레벨 2 시상면 필라테스 리포머를 이용하여 흉부사이 고리 가동성 및 조절, 고관절 가동성, 요추골반 조절. 숏 스파인 동작(Short spine).
(A) 흉부 고리 드라이버, 그리고 2차 드라이버들에 대한 개별적인 이완 및 연결 큐잉들이 시상면에서 흉곽의 움직임에 앞서 선행된다. 환자에게 다음과 같이 지시한다. 양쪽 스트랩에 발을 걸고, 무릎은 곧게 편 상태에서 고관절을 굴곡한다.
(B) 다음 숨을 내쉬면서, 골반을 후방으로 기울이고, 요추를 굴곡한 후, 견갑대에 체중 부하가 이루어질 때까지 각 개별 흉부 고리를 굴곡한다.
(C) 숨을 들이마시며, 발바닥을 함께 모으고, 고관절 굴곡, 외전, 외회전시킨다.
(D) 발을 공중에 그대로 두고, 숨을 내쉬고, 흉골을 부드럽게 하여 척추 흉골 부위를 먼저 굴곡하면서 롤다운을 수행한다.
(E) 허리가 캐리지에 닿게 되면, 멈추고 숨을 들이마신 후, 내쉬며 발뒤꿈치를 엉덩이 쪽으로 가져간다.
(F) 다리를 밀어서 뻗는다.

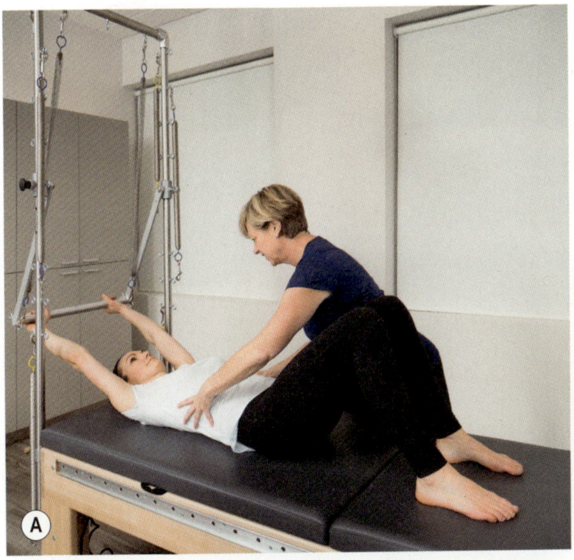

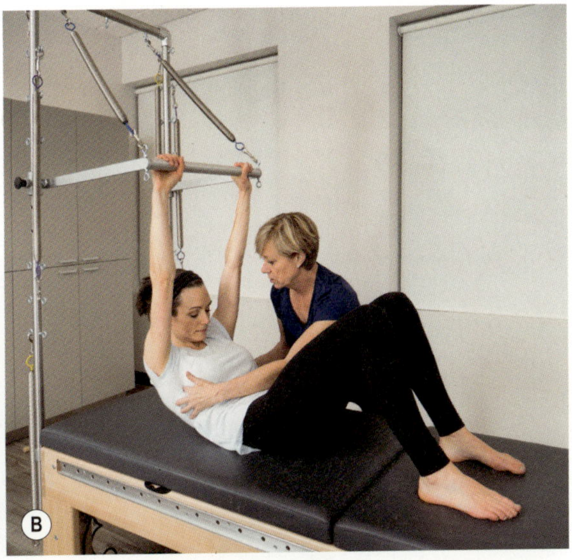

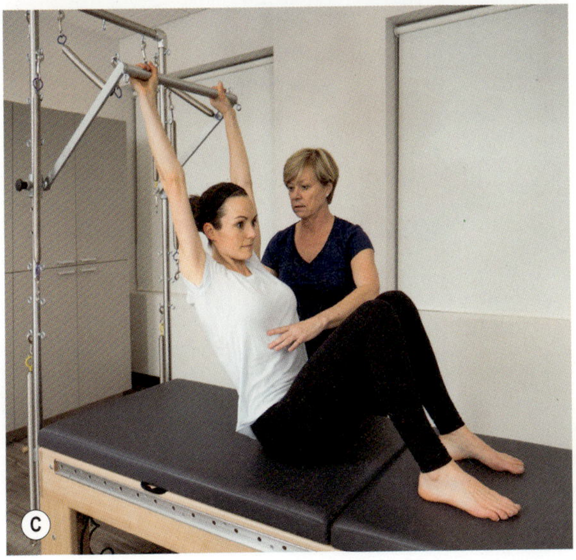

그림 7.28
3단계, 레벨 2 필라테스 리포머를 이용하여 시상면에서 흉부사이 고리 가동성 및 조절, 고관절 가동성, 요추골반 조절. 티저(Teaser).
(A) 이 동작은 팔을 완전히 올리고 무릎 세우고 누운 자세(hook lying)에서 시작한다.
(B) 스프링 바를 밀고 나가며 머리, 목, 흉곽을 순차적으로 굴곡한다. 치료사는 정렬과 조절에 대한 집중을 요구하는 흉부 고리수준에서 신경계통으로 감각 입력을 제공하기 위해 터치를 이용한다.
(C) 이후 머리, 목, 흉곽은 중립으로 신전된다. 이때 환자들이 흉요추 접합부에서 과신전되고, 복횡근 상부섬유와 횡격막의 연결성이 상실되는 상태가 흔하게 일어난다. 그러면 흉골하각이 넓어지고, 하부 늑골은 '앞으로 튀어나온다.' 여기에서 치료사는 상복부와 횡격막의 연결 큐잉을 제공한다.

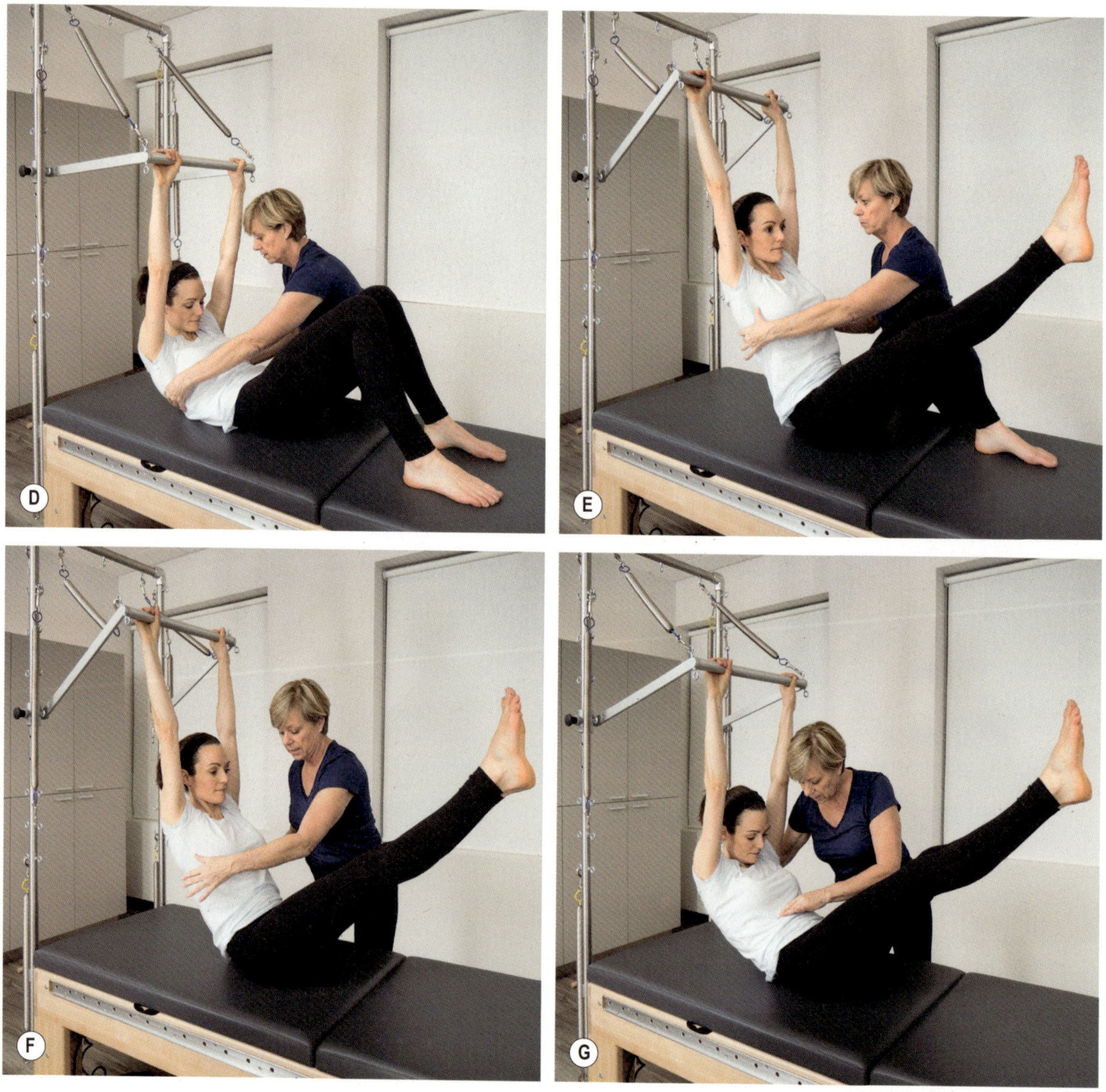

그림 7.28 – 계속

(D) 되돌아가는 것은 바를 머리 위로 밀면서, 골반을 후방으로 기울이며 시작하고, 이어서 요추와 흉부 고리, 목과 머리를 순차적으로 굴곡하며 이루어진다.

(E) 진행 단계: 편측 액티브 스트레이트 레그 레이즈(Unilateral active straight leg raise)와 동시에 체간의 신전 단계. 이것은 허리와 골반의 조절, 그리고 이 부위들의 조절을 책임지는 근육들의 동원을 필요로 한다.

(F) 그 이상의 진행: 양측 액티브 스트레이트 레그 레이즈(Bilateral active straight leg raise).

(G) 이러한 상급 도전 3단계, 레벨 2 과제의 되돌아가는 중에 복부 팽윤, 흉골하각 확장, 흉부 고리들의 전이와 회전, 턱 내밀기(chin poking)를 관찰한다.

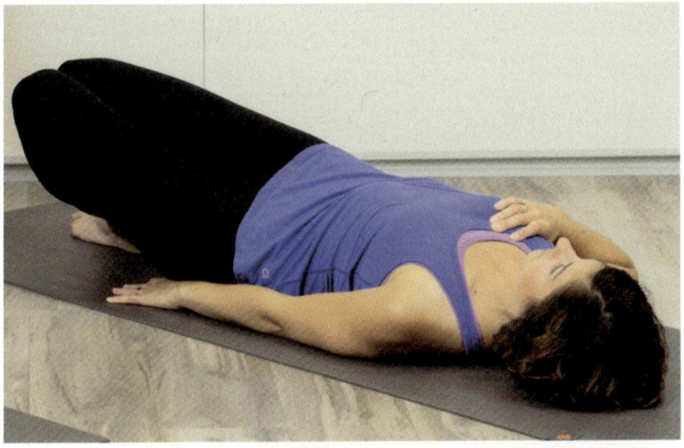

그림 7.29

3단계, 레벨 2 횡단면 흉부사이 고리 가동성, 요추골반과 고관절 가동성, 수파인 와이퍼(Supine wipers) 운동.

흉부 고리 드라이버, 그리고 2차 드라이버들에 대한 개별적인 이완 및 연결 큐잉들이 횡단면에서 흉곽의 움직임에 앞서 선행된다. 숨을 내쉬며, 환자는 모든 흉부 고리들이 왼쪽으로 동시에 회전할 수 있도록 양 무릎을 천천히 왼쪽으로 가져간다. 이때 환자는 이 움직임 연습 중 최적의 정렬과 생체역학적 움직임을 확실히 하기 위해 제 3 흉부 고리를 모니터한다.

이후 3~4초 동안 이 자세를 유지하며 숨을 들이 마시고, 다음 숨을 내쉬며 연결 큐잉을 보강하고, 골반, 요추와 흉곽을 중립위치로 역회전시킨다.

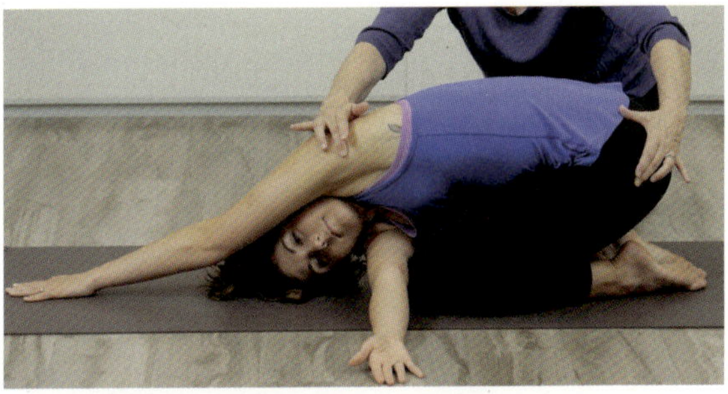

그림 7.31

3단계, 레벨 2 횡단면 흉부사이 고리 가동성, 견갑대 분리, 머리와 목 회전, 요추골반 조절.

바늘에 실 꿰는(Thread the Needle) 모양의 네발기기 자세. 환자에게 다음과 같이 지시한다.
네발기기 자세에서 척추의 중립위치를 찾고, 모든 드라이버들을 위한 개별적인 이완과 연결 큐잉들을 맞물리게 한다. 이러한 자세에서, 한쪽 팔을 다른 쪽 팔 밑으로 꼬아 넣고, 견갑대를 전인시켜 견갑대가 흉부 고리로부터 독립적으로 움직일 수 있도록 한다. 이후, 견갑대와 일치되게 흉곽을 회전시키고, 어깨와 머리를 바닥에 놓는다.

호흡을 3~4회하는 동안 유지한 후, 중립 자세로 돌아오고, 반대쪽으로 반복한다.

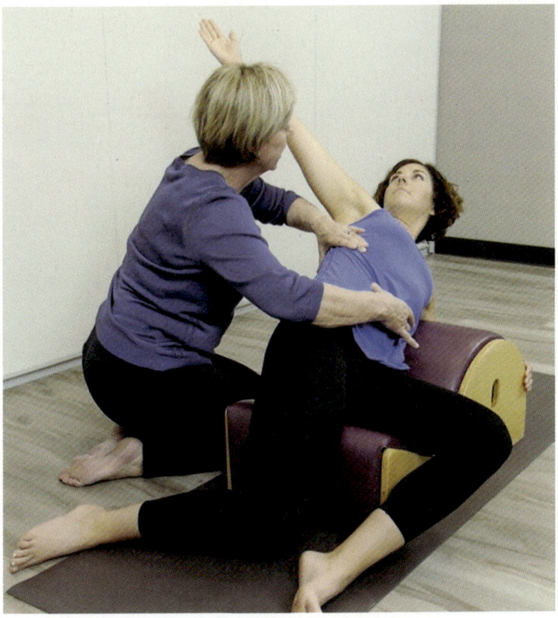

그림 7.30

3단계, 레벨 2 횡단면 흉부사이 고리 가동성, 견갑대 분리, 머리와 목 회전.

흉곽은 필라테스 스파인 코렉터 배럴(Pilates Spine Corrector Barrel) 위에 지지되며, 환자는 이완과 연결 큐잉에 집중한다. 상완을 90°로 올린 상태에서 견갑대가 후인되고, 견관절(glenohumeral joint)이 수평으로 외전된다. 환자는 계속해서 팔을 뒤로 가져가고, 이 동작과 일치되게 흉곽을 회전시킨다. 이때, 치료사는 복횡근의 상부 섬유에 큐잉을 하고, 이러한 과제 중 최적의 정렬과 생체역학을 위해 척추늑연골 부위를 모니터한다. 이 그림에서, 머리와 목은 과제와 일치되게 회전했다.

쓰로윙(Throwing) 과제들의 경우, 견갑대와 흉곽은 밑으로 회전하면서 머리와 목은 정면 응시를 유지하도록 훈련될 수 있다.

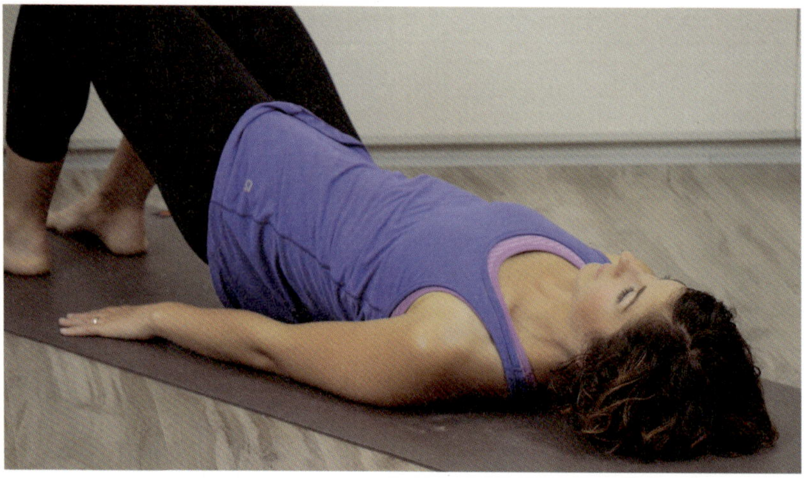

그림 7.32

3단계, 레벨 2 횡단면 흉부사이 고리 가동성, 고관절 가동성, 요추골반 조절. 수파인 브리지 롤업(Supine bridge roll-up), 골반 회전, 롤다운(roll-down). 이것은 수파인 브리지 롤업과 롤다운에서 진행되는 것이다(그림 7.25 참고).

롤업 브리지 자세에서, 환자는 전체 몸통을 신장시키고, 골반 회전이 척주와 골반기저근의 중심을 통해 일어나도록 축을 확실하게 하며 골반을 회전시킨다. 모든 흉부 고리들은 골반 회전 방향과 일치되게 회전해야 한다. 반대쪽으로 반복한다.

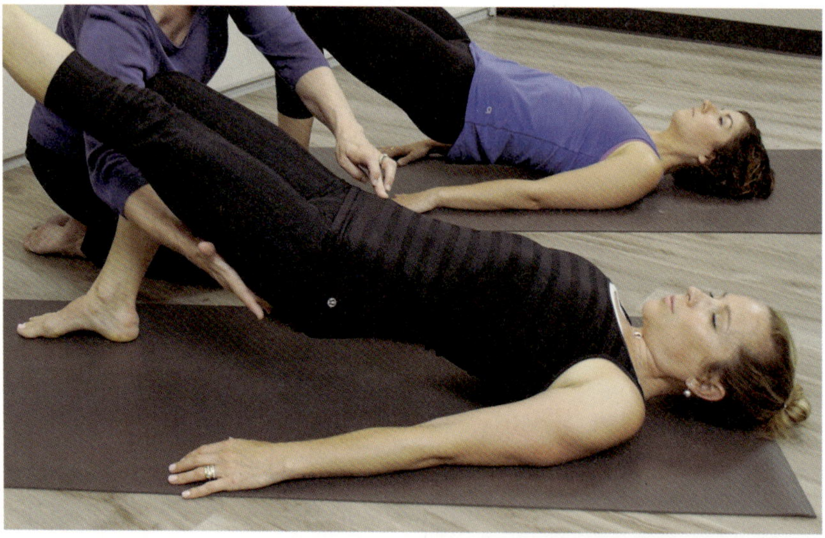

그림 7.33

3단계, 레벨 2 횡단면 흉부사이 고리 가동성, 고관절 가동성과 요추골반 조절. 수파인 브리지 롤업(Supine bridge roll-up)에서, 한쪽 다리를 들어 올리며 뻗었다가 바닥에 다시 내려놓고 롤다운으로 이어간다.

이것은 골반과 허리의 횡단면에서의 회전에 대한 기저면이 줄어든다는 점에서 더 상급 동작이다.

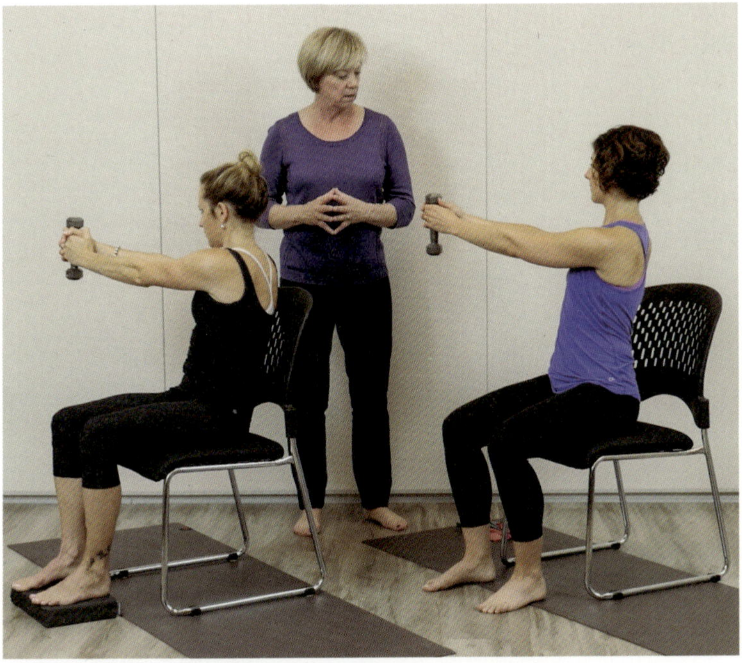

그림 7.34

3단계, 레벨 2 횡단면 흉부사이 고리 가동성, 요추골반 조절, 견갑대 조절. 암 웨이트(arm weights)를 들고 앉은 자세에서 흉추 회전.

이것은 팔 부하 없이 앉은 자세 흉추 회전 운동에서 시행된 것이다(그림 7.20).

일단 요추골반 조절과 흉추 가동성을 충분히 숙달했다면, 팔 부하에 따른 회전이 과제에 추가될 수 있다.

환자에게 다음과 같이 지시한다.

체간의 중립 자세에서 시작하며, 양쪽 팔은 90°로 올리고, 모든 드라이버를 위해 이완 및 연결 큐잉들을 이용하고, 기저면 위에 질량 중심을 유지하면서 처음에 흉곽을 회전시킨다. 굴곡과 신전의 다양한 각도에서 회전을 진행시킨다. 가벼운 웨이트, 또는 탄력 밴드 저항을 통해 점진적으로 팔에 더 많은 중량을 추가한다. 과제는 더 복잡하게 만들어질 수 있으며, 의미적 과제로서 머리와 목을 반대로 회전시키거나, 정면 응시를 유지함으로써 더욱 의미 있게 만들 수 있다.

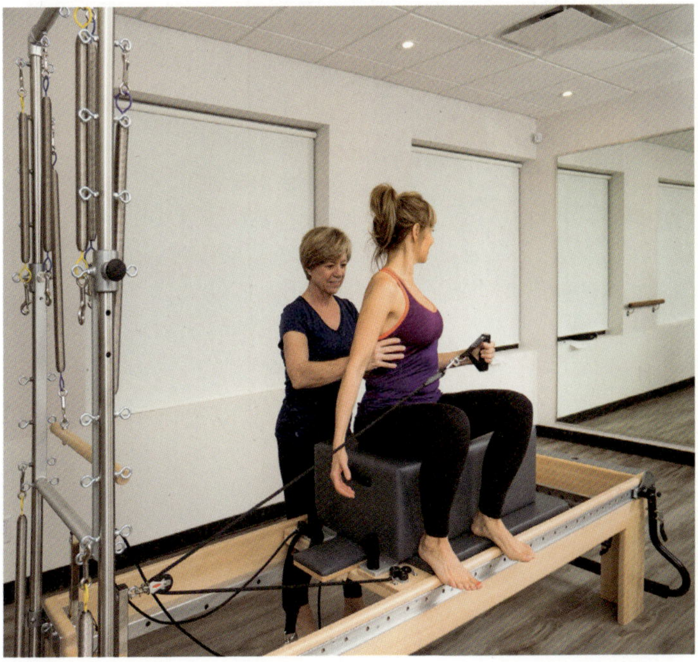

그림 7.35

3단계, 레벨 2 횡단면 흉부사이 고리 가동성, 요추골반 조절, 그리고 견갑대 조절.

필라테스 리포머에서 박스에 앉아 회전.

이것은 그림 7.17C에서 진행한 것이다.

왼쪽 견관절이 외회전되고, 이어서 흉추도 일치되게 회전시킨다. 머리와 목은 흉곽 회전을 따르거나, 또는 정면 응시를 유지하게끔 하거나, 불일치하게 회전하도록 큐잉을 받을 수 있다.

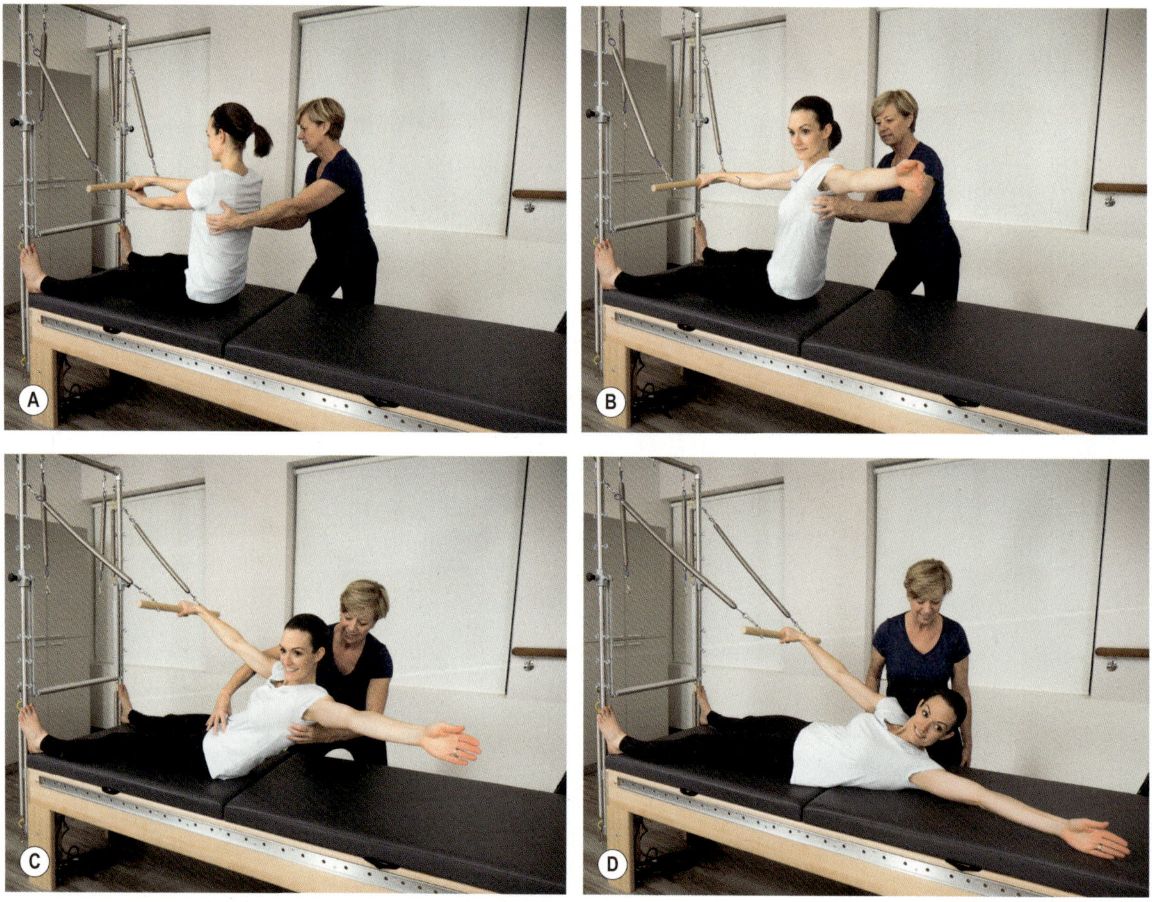

그림 7.36

3단계, 레벨 2 횡단면 흉부사이 고리 가동성, 요추골반 조절, 견갑대 가동성 및 조절.

필라테스 캐딜락에서 포르테 드 브라(Porte de bras) 운동. 환자에게 다음과 같이 지시한다.

(A) 중립 자세로 앉아서 시작하며, 발은 타워 기둥에 대고, 한쪽 손을 스프링 바 위, 다른 쪽 손은 아래에 둔다.

(B) 모든 드라이버들에 대한 이완과 연결 큐잉들을 이용한 후, 아래팔을 수평으로 외전시키고, 견갑대를 후인한 후, 흉곽, 머리와 목을 회전한다. 치료사는 모든 흉부 고리들이 과제 요구조건들과 일치하게 회전하도록 이끌어야 한다.

(C) 이 자세에서, 골반을 후방으로 기울이고, 요추와 흉부 고리들을 순차적으로 굽힌다. 복부 팽윤, 흉골하각 확대, 하부 늑골우리의 '염발음'을 주의한다.

(D) 오른쪽 발을 타워 기둥에 대고 누르며, 몸통의 전방사선근막 슬링(anterior oblique myofascial sling)이 더 길어지도록 왼쪽 팔을 길게 뻗는다.

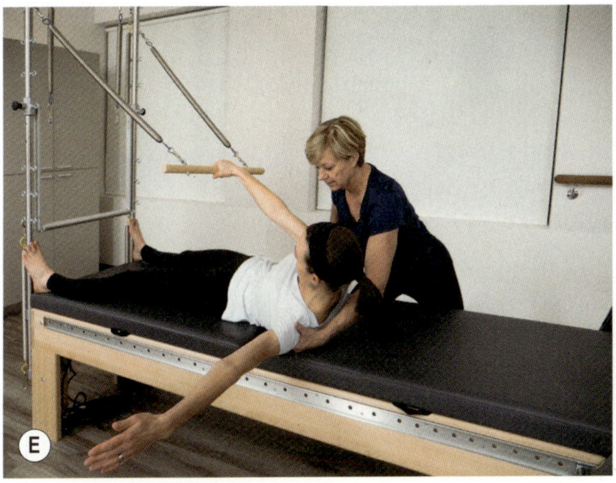

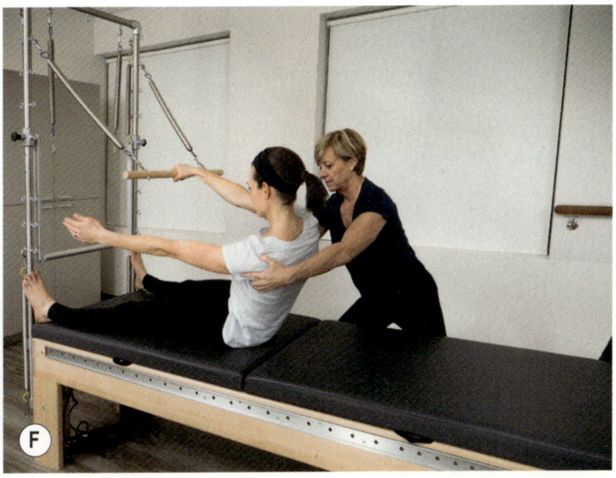

그림 7.36 - *계속*

(E) 복귀하기 위해, 팔을 수평 외전으로 가져오고, 동시에 왼쪽 측방굴곡, 반대로 회전하며, 흉부 고리들을 굴곡한다. 턱 내밀기, 복부 팽윤, 흉골 하각 확장, 또는 타워 기둥에 댄 발이 떨어지지 않게 주의한다.

(F) 전체 동작은 숨을 들이마시고, 내쉬는 호흡에 따라 진행되어야 한다.

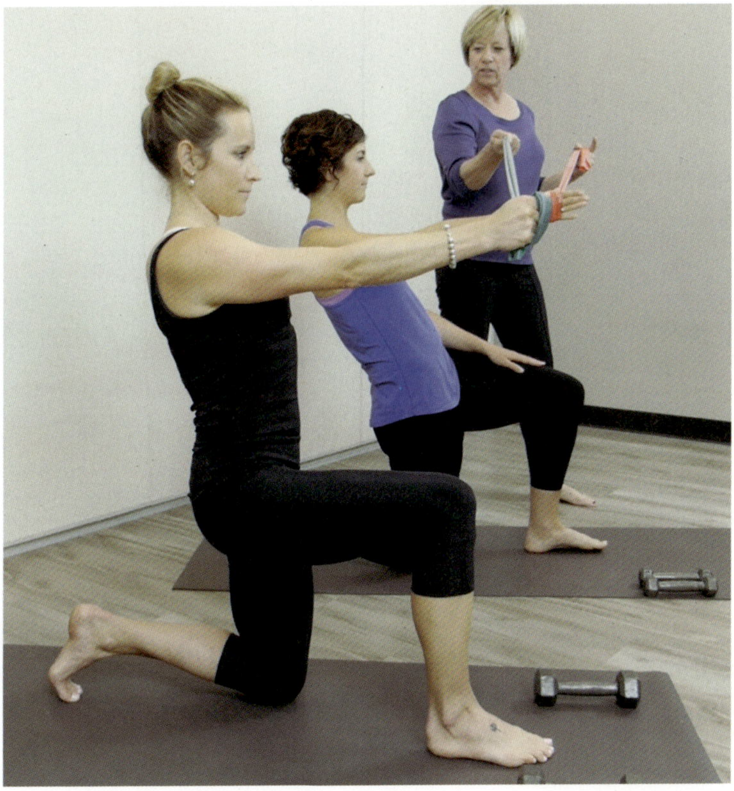

그림 7.37

3단계, 레벨 3 다양한 수준의 과제 예측 가능성과 불안에 따라 신체 부위의 움직임과 조절, 부위 간 움직임과 조절의 통합.

다양한 체간 자세에서 탄력 밴드 저항을 통한 높은 무릎 자세(High kneeling), 흉곽 회전. 그리고 뒤 무릎을 런지 자세로 들어 올리는 것으로 과제를 진행한다.

모든 레벨 3 훈련의 경우, 이러한 훈련의 적합성과 훈련량을 확보하기 위해 정렬, 생체역학, 그리고 모든 드라이버들의 조절을 지속적으로 모니터한다.

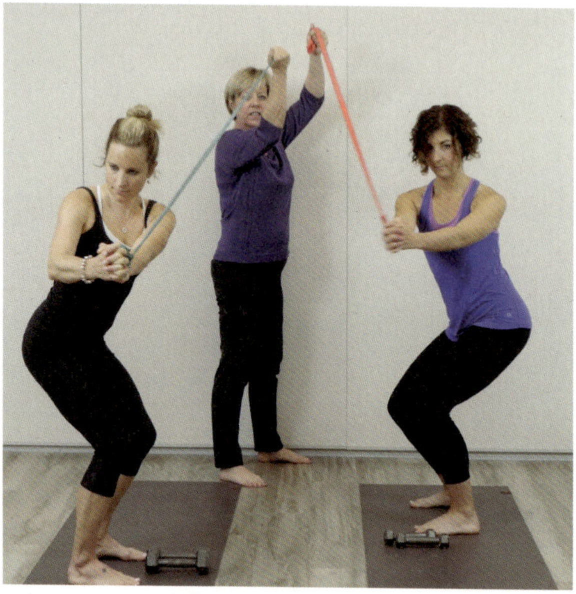

그림 7.38

3단계, 레벨 3 다양한 수준의 과제 예측 가능성과 불안에 따른 신체부위 움직임과 조절, 부위 간 움직임과 조절의 통합. 흉곽 회전, 저항 및 머리와 목의 위치(positions)가 다른 스쿼트(squats).

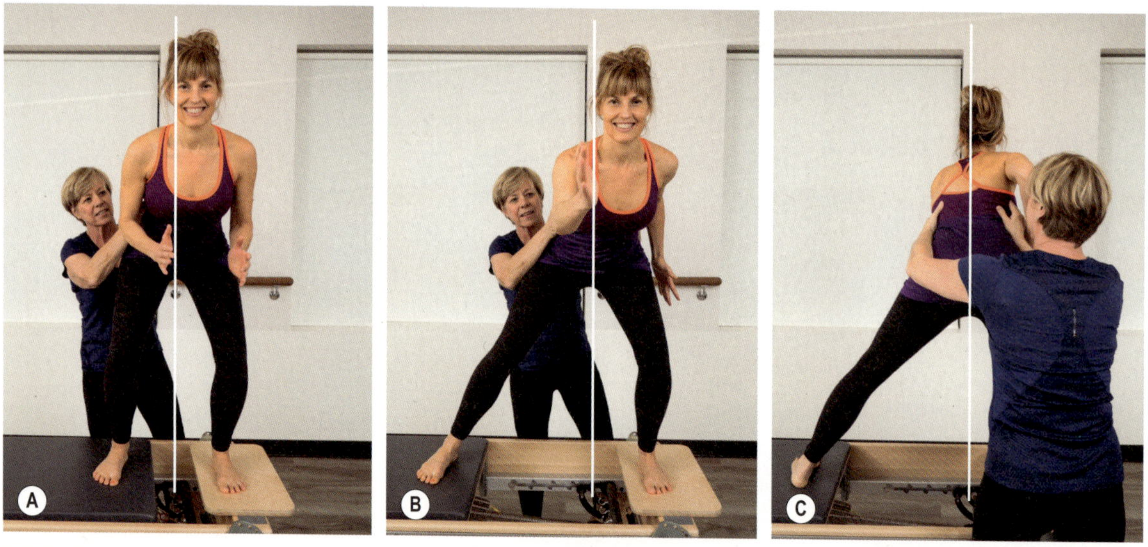

그림 7.39

3단계, 레벨 3 다양한 수준의 과제 예측 가능성과 불안에 따른 신체부위 움직임과 조절, 부위 간 움직임과 조절의 통합. 필라테스 리포머에서 머리와 목의 중립 자세로 일어서서 다리외전(Standing leg abduction) 및 반대쪽으로 흉곽 회전.

(A) 이것은 쉽지 않은 전신 과제로, 달리기 선수와 스피드 스케이터, 또는 흉추골반 회전과 다리 동작을 요구하는 과제로 훈련하는 사람들에게 매우 유용하다. 이 과제는 흉곽을 골반과 수직으로 정렬한 상태의 스쿼트 자세에서 시작한다. 이 사람의 흉곽은 골반과 기저면의 왼쪽에 있게 된다.

(B) 흉곽이 왼쪽으로 회전함에 따라, 다리의 외전력(abduction force)으로 캐리지를 밀어낸다. 흉곽은 골반 위의 중심 위치에 있어야 한다. 왼쪽 다리에 너무 많은 무게가 실리는 경우, 흉곽을 제대로 회전할 수 없다.

(C) 반대쪽에서, 상부 흉곽은 중심의 왼쪽에 있으며, 머리와 목은 중심의 오른쪽에 있지만, 이 사람은 과제의 요구조건들을 훨씬 더 잘 수행한다.

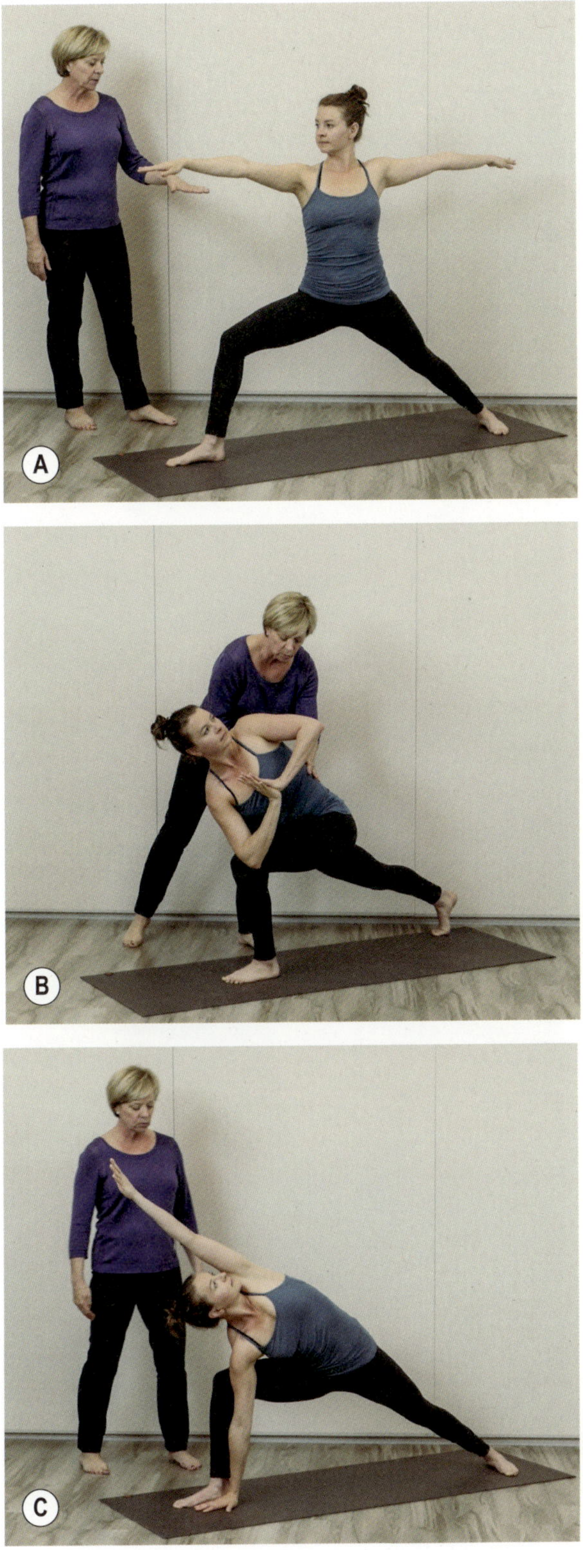

그림 7.40

3단계, 레벨 3 다양한 수준의 과제 예측 가능성과 불안에 따른 신체부위 움직임과 조절, 부위 간(inter-regional) 움직임과 조절의 통합. 런지와 변형.

(A) 일치하는 흉곽과 골반, 그리고 불일치하는 머리와 목의 회전과 함께 한 런지.

(B) 불일치하는 흉곽과 골반 회전, 일치하는 머리와 목, 그리고 흉곽의 회전과 함께 한 런지.

(C) 일치하는 골반, 흉곽, 머리와 목의 회전과 함께 한 런지.

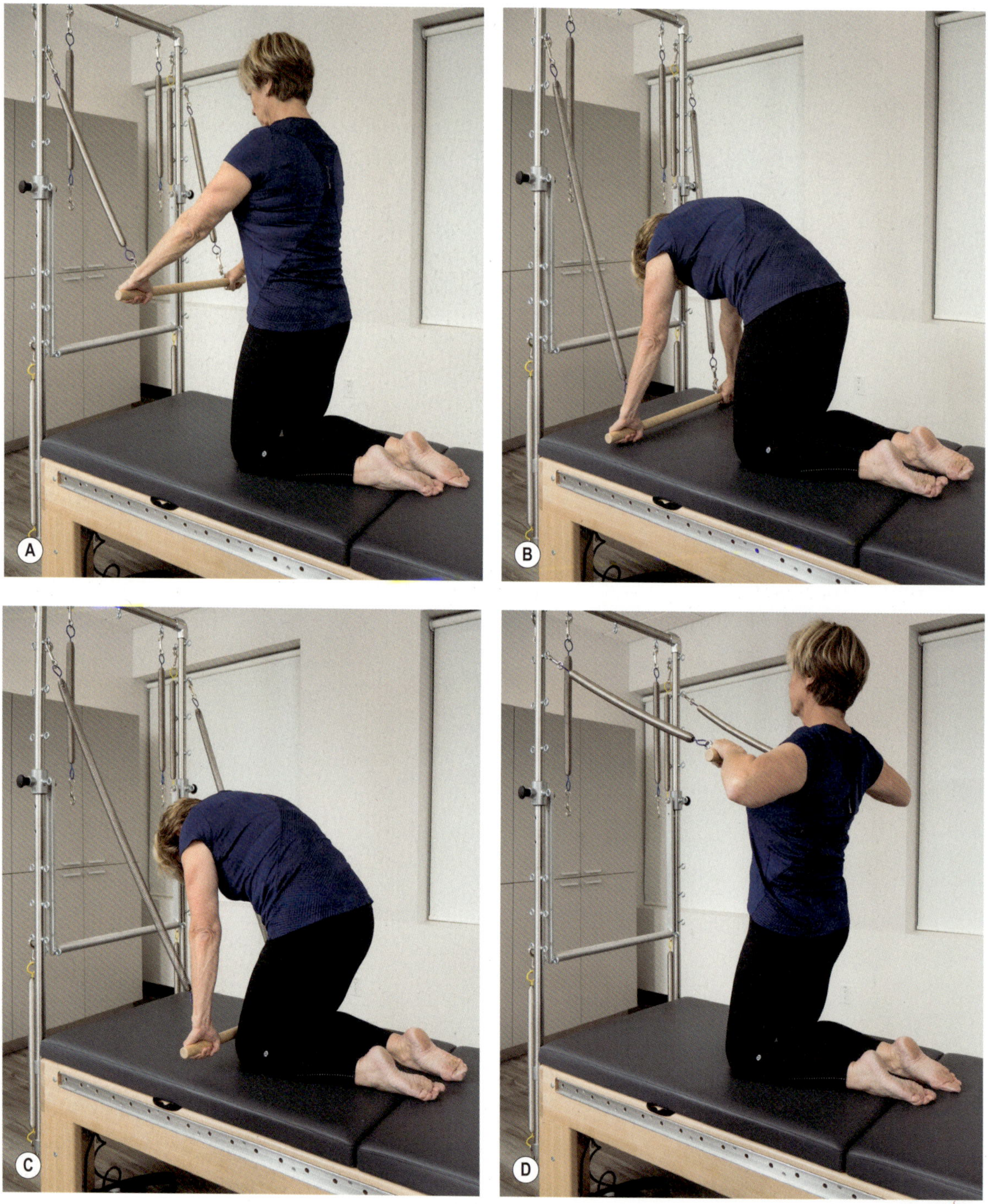
A
B
C
D

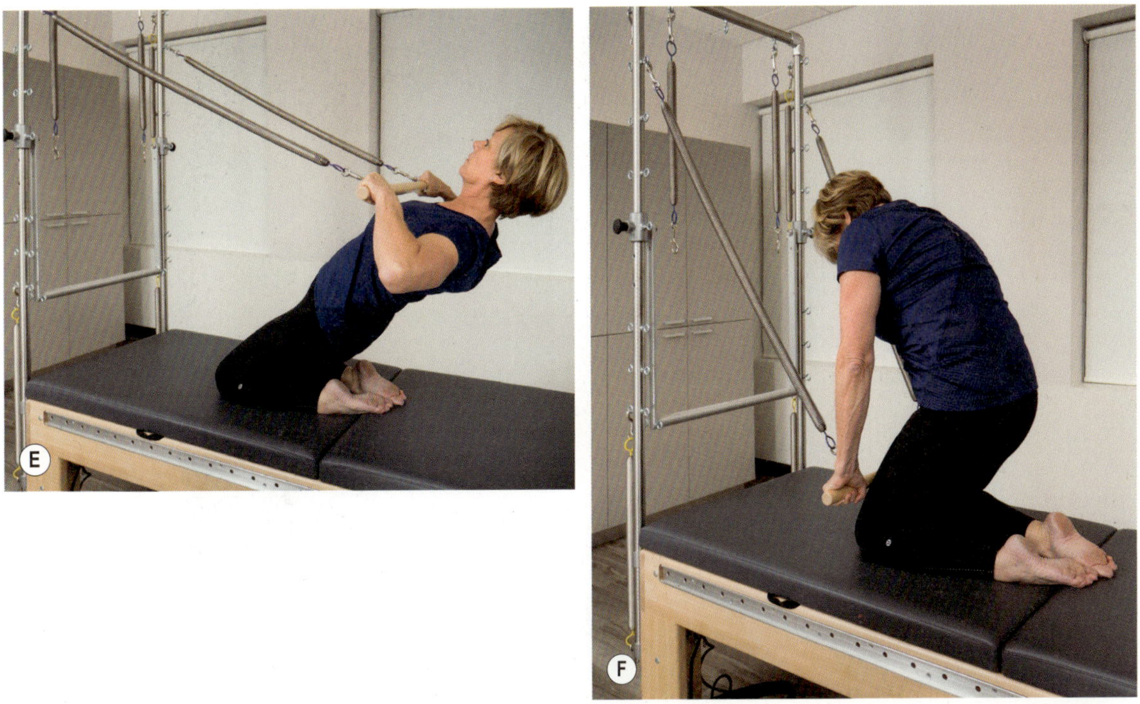

그림 7.41

3단계, 레벨 3 다양한 수준의 과제 예측 가능성과 불안에 따른 신체부위 움직임과 조절, 부위 간 움직임과 조절의 통합. 런지와 변형들. 필라테스 캐딜락 워터 휠(Water Wheel).

(A) 시작 자세인 높은 무릎 자세에서, 스프링 바를 캐딜락 표면을 향해 누른다.

(B) 과제의 예비 부분으로 머리와 목, 흉부 고리들을 순차적으로 굴곡한다.

(C) 바를 무릎으로 끌어당긴 후, 고관절, 요추, 흉곽이 중립 자세로 돌아감에 따라 대퇴를 똑바로 세운다.

(D) 팔을 외전하고, 바는 가슴 가까이 유지한다.

(E) 무릎을 굽히면서 전체 체간을 뒤로 가져간다. 복부 팽윤, 또는 정렬 및 조절의 상실에 대해 주의한다.

(F) 이제 목표는 바 주위에서 머리와 목, 흉곽을 굴곡하는 것이고, 이후 바를 대퇴부 아래로 누르고 다시 캐딜락 표면으로 가져간다(**G**, 뒷면).

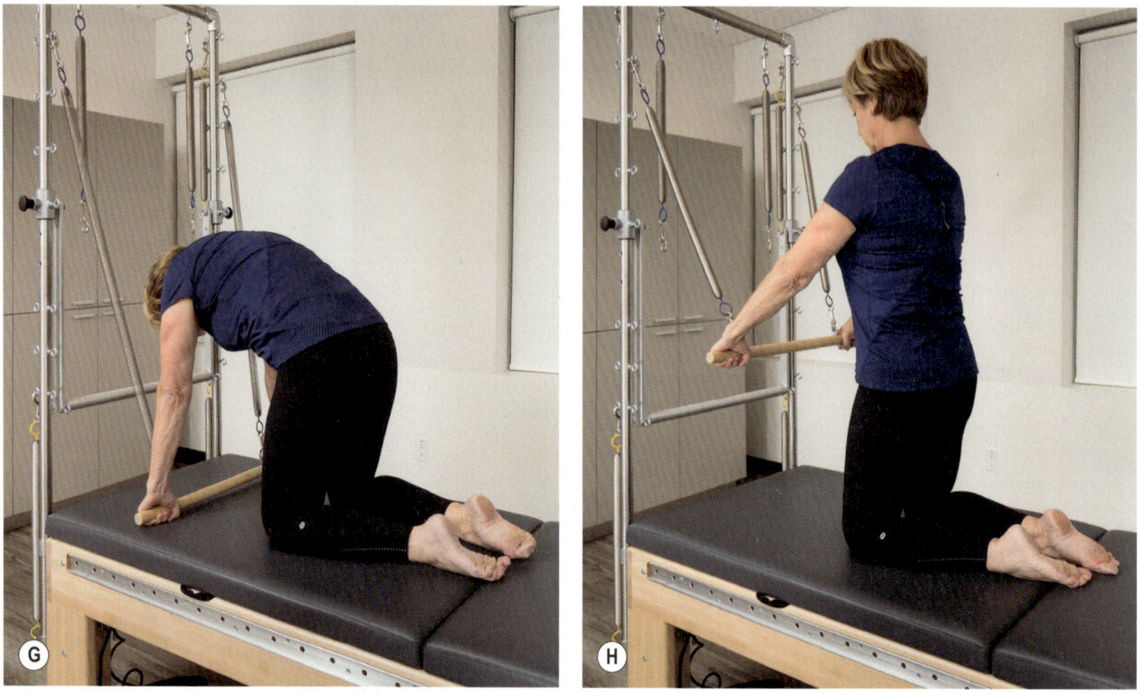

그림 7.41 - 계속

(H) 시작 위치로 돌아오는 것은 골반의 후방경사로 시작되며, 이후 요추와 흉부 고리를 순차적으로 신전한다.

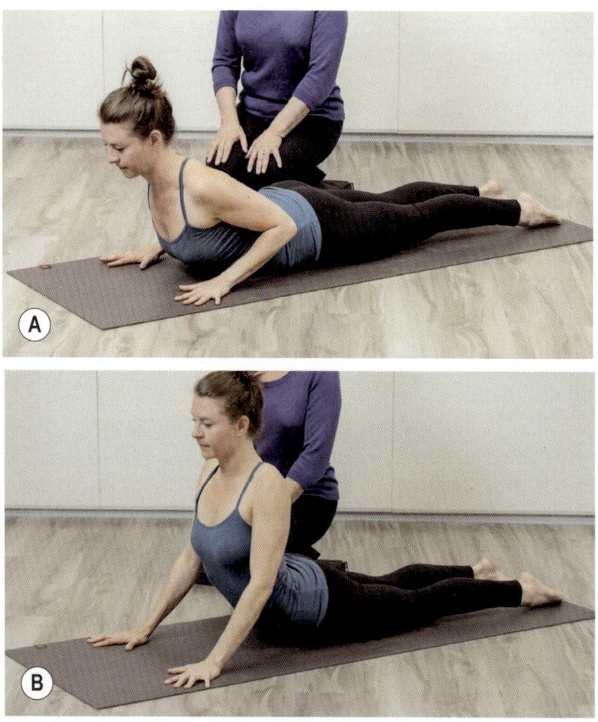

그림 7.42

3단계, 레벨 3 요가 플로우 시퀀스(yoga flow sequences). Ardha Bhujangasana에서 Bhujangasana, 그리고 Urdhva Mukha Svanasana.

(A) 베이비 코브라(Baby Cobra)에서

(B) 코브라,

(C) 업독(Updog)으로.

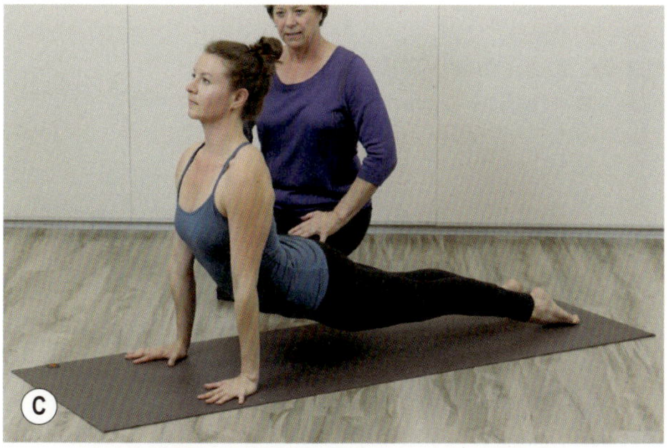

그림 7.42 - 계속

이러한 모든 요가 플로우 시퀀스들의 경우, 최적의 정렬, 생체역학, 그리고 모든 드라이버들의 조절이 유지되고, 모든 신체 영역을 통해 부하가 공유된다.

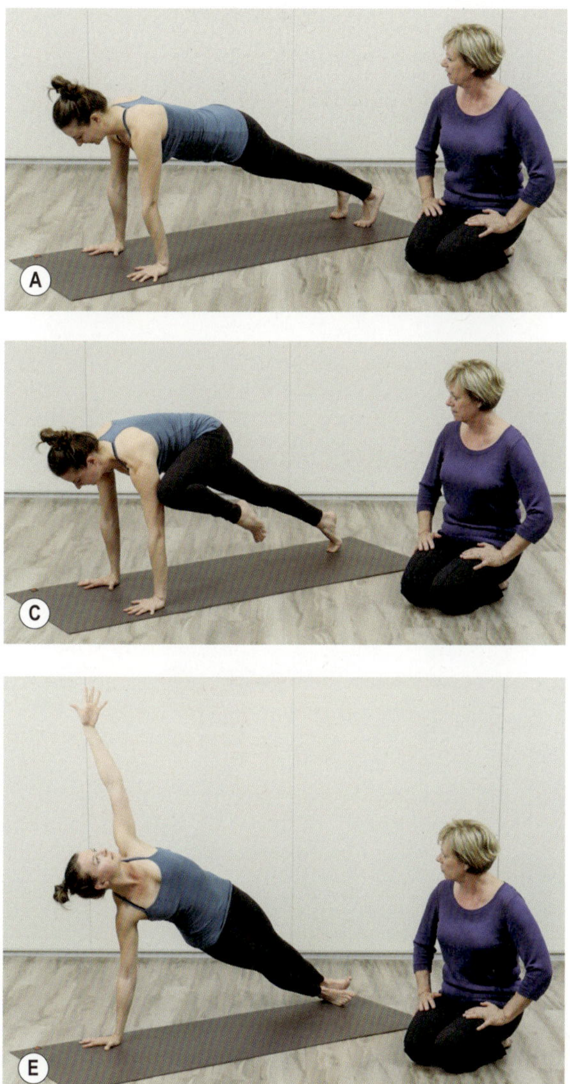

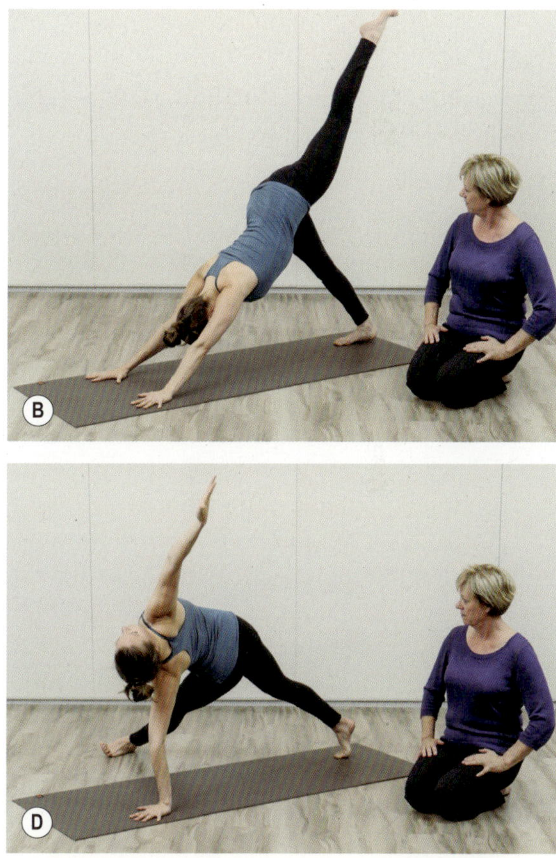

그림 7.43

3단계, 레벨 3 요가 플로우 시퀀스.

Phalankasana에서 threelegged Adho Mukha Svanasana, Knee to Nose(삼두근), Camatkarasana, Vasisthasana.

(A) 플랭크 자세에서 **(B)** Three–legged Downward Dog 자세, **(C)** Knee to Nose(삼두근) 자세, **(D)** Fallen Triangle, **(E)** 사이드 플랭크(Side Plank)로 진행.

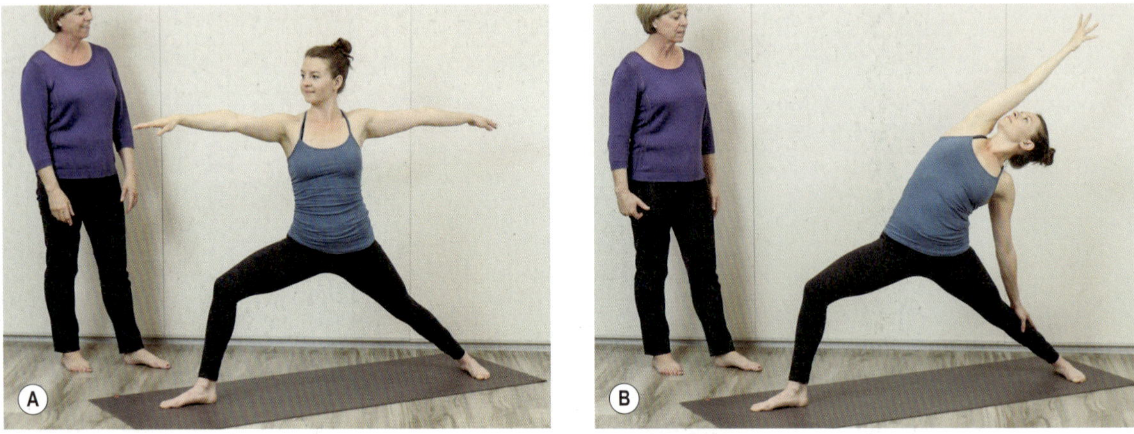

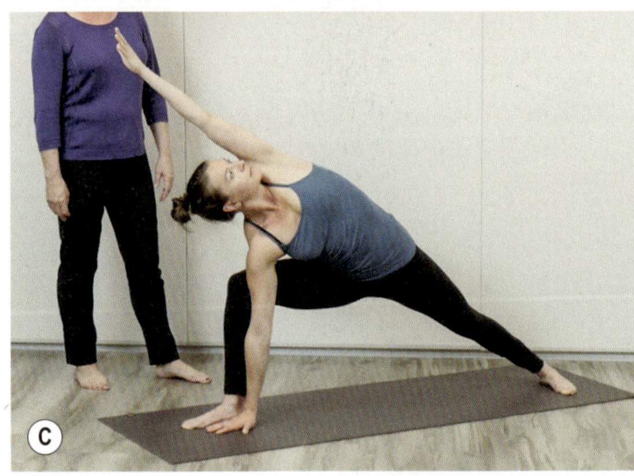

그림 7.44

3단계, 레벨 3 요가 플로우 시퀀스. Virabhadrasana II에서 Viparita Virabhadrasana, 그리고 Utthita Parsvakonasana.

(A) 전사(Warrior) II 자세에서

(B) 역 전사(Reverse Warrior) 자세, 그리고

(C) 옆으로 뻗는(Extended Side Angle) 자세로 진행.

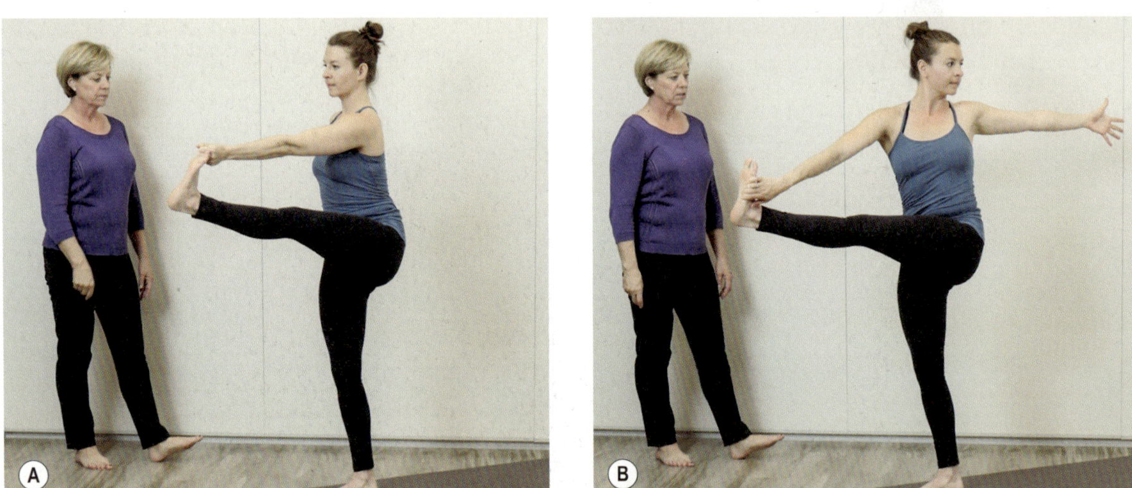

그림 7.45

3단계, 레벨 3 요가 플로우 시퀀스. Utthita Hasta Padangusthasana에서 Parivrtta Hasta Padangusthasana, Virabhadrasana III.

(A) Extended Hand–to–Big Toe 자세에서

(B) Revolved Hand–to–Big Toe 자세, 그리고 전사(Warrior) III 자세로 진행.

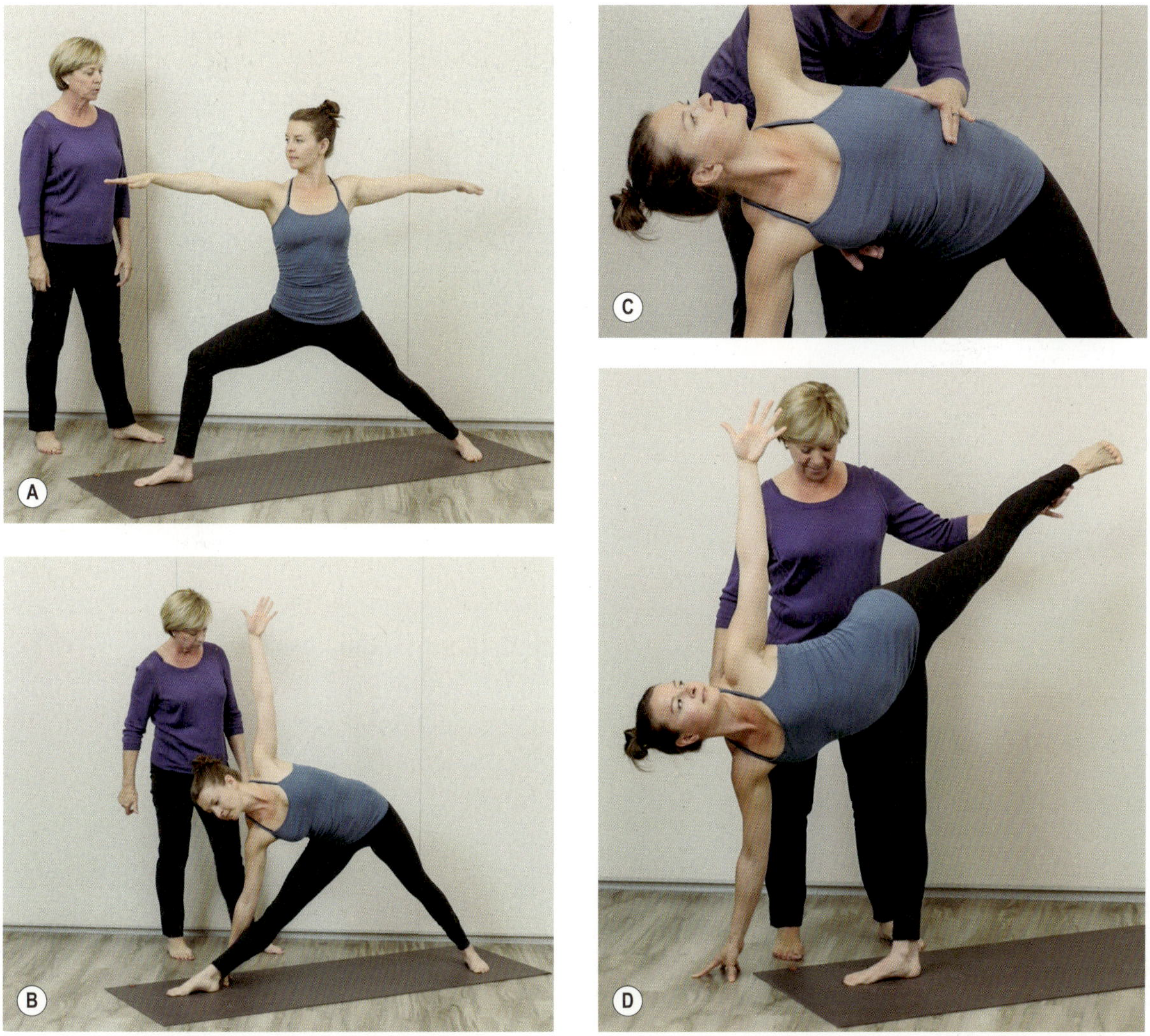

그림 7.46

3단계, 레벨 3 요가 플로우 시퀀스. Virabhadrasana II에서 Trikonasana, 그리고 Ardha Chandrasana.

(A) 전사(Warrior) II 자세에서

(B) 삼각(Triangle) 자세, 그리고

(C) 적합한 흉부사이 고리 회전을 촉진하기 위한 도수 보조(manual assist)에서

(D) 반달(Half Moon) 자세로 진행.

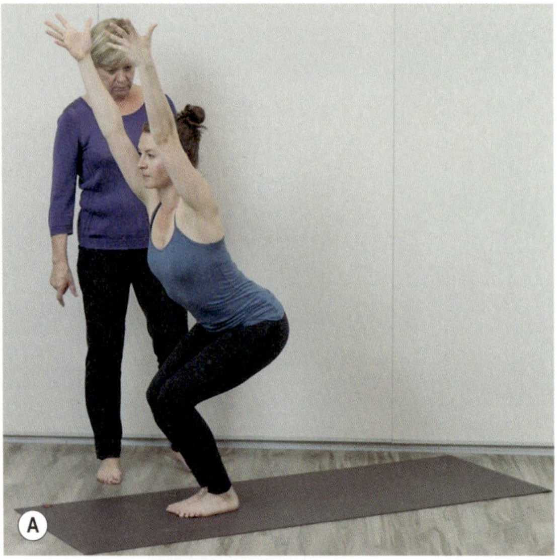

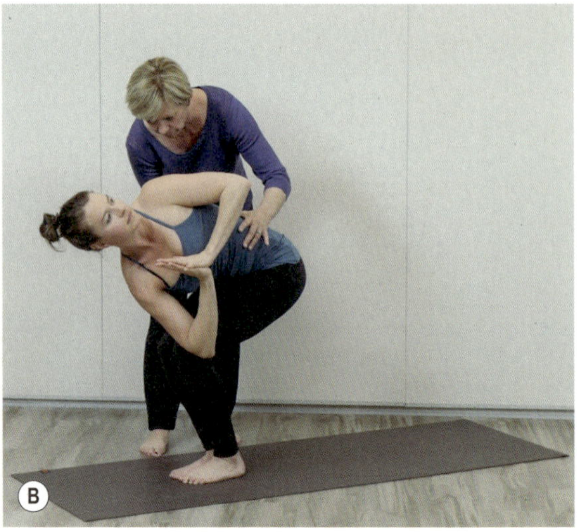

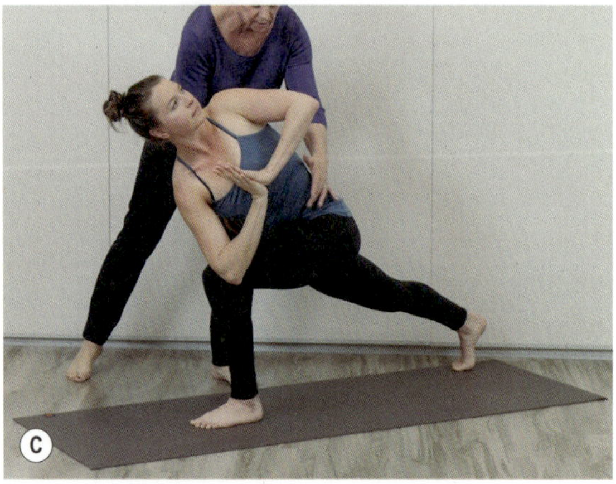

그림 7.47

3단계, 레벨 3 요가 플로우 시퀀스.

Utkatasana에서 Parivrtta Utkatasana, 그리고 Parivrtta Anjaneyasana.

(A) 의자(Chair) 자세에서

(B) 회전된 의자(Revolved Chair) 자세로, 그리고

(C) 회전된 하이 런지(Revolved High Lunge) 자세로 진행.

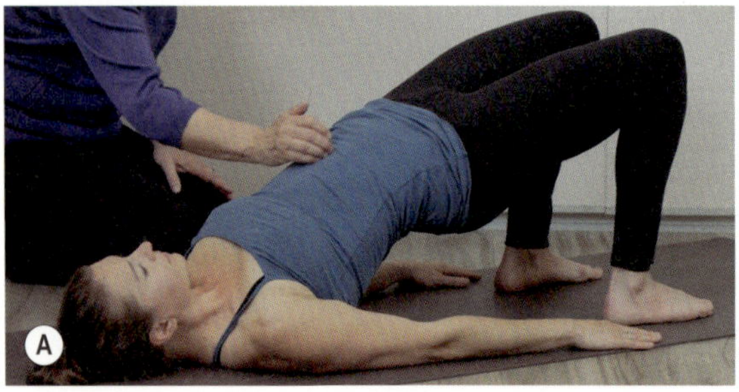

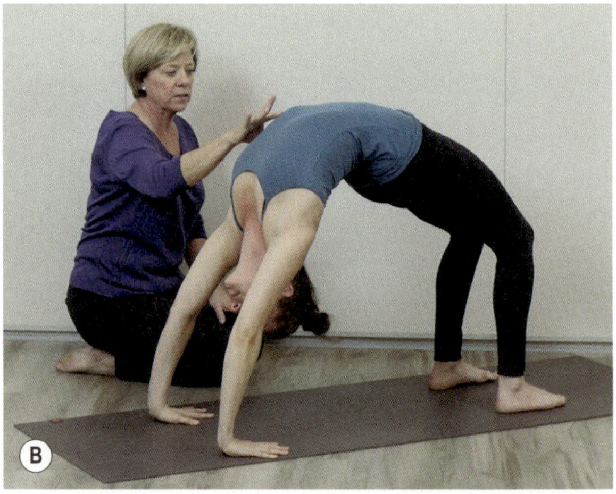

그림 7.48

3단계, 레벨 3 요가 플로우 시퀀스.

Setu Bandha Sarvangasana에서 Urdhva Dhanurasana.

(A) 브리지(Bridge)에서

(B) 휠(Wheel) 자세로 진행.

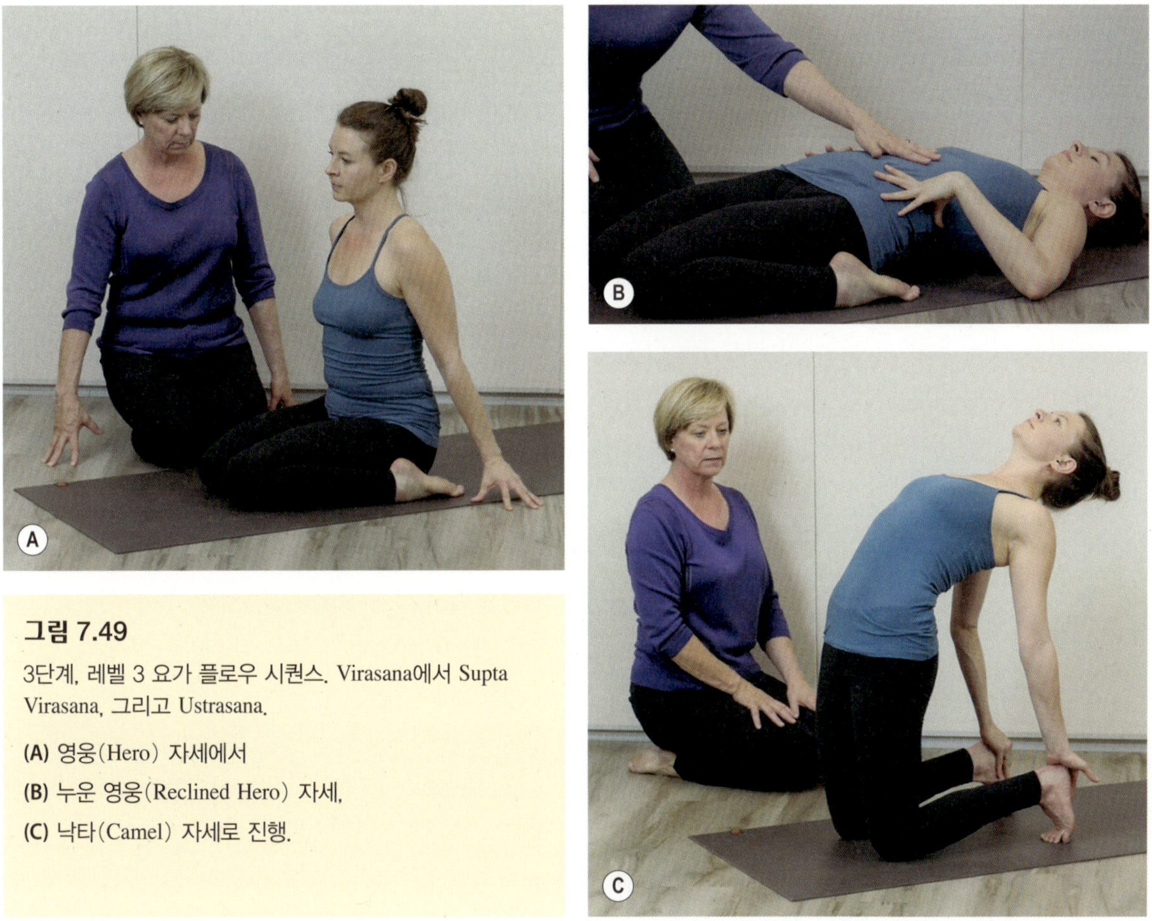

그림 7.49

3단계, 레벨 3 요가 플로우 시퀀스. Virasana에서 Supta Virasana, 그리고 Ustrasana.

(A) 영웅(Hero) 자세에서

(B) 누운 영웅(Reclined Hero) 자세,

(C) 낙타(Camel) 자세로 진행.

저압박 운동과 저압 피트니스™ (Hypopressive exercise and Low Pressure Fitness™)

저압 피트니스™, 또는 저압박 운동은 요실금과 골반 기관 탈출증을 방지하거나 이로부터 회복되도록 여성들을 돕기 위한 목적으로 벨기에 물리치료사인 Marcel Caufriez에 의해 고안되었다. 저압 피트니스™는 스페인의 Tamara Rial과 Piti Pinsach의 기여로 발전되었다. 캐나다에서는 Trista Zinn이 이 방법을 사용하는 대표 트레이너이다(그림 7.50A–C).

이것은 다음의 3가지 구성 요소로 이루어진 프로그램이다:

1. 최적의 자세와 몸통에 대한 조절을 회복시킨다.
2. 외측 늑골 호흡을 훈련시킨다.
3. 복강내압을 감소시키기 위한 특정 자세들과 결합하여 위(false) 흡기 또는 무호흡을 사용하고, 횡격막, 복횡근, 골반기저근을 비롯한 요추골반의 조절을 책임지는 심부근육들을 훈련시킨다.

본 저자는 이 접근법이 다음과 같은 사람들에게 유익하다는 것을 발견했다:

- 요실금, 골반 기관 탈출증, 또는 골반 압력의 증상들이 존재하거나 존재하지 않는 과도한 복강내압을 만들어내는 부적절한 복근 전략들과 결합된 부적절한 흉추 자세
- 전통적인 낮은 횡격막, 심낭 벡터 자세 (그림 3.71A–C)

통합 시스템 모델은 저압 피트니스™와 매우 잘 통합된다. 최적의 자세 정렬과 체간의 조절을 회복시키기 위해 드라이버와 근본적인 시스템 손상을 먼저 치료한다. 이러한 치료에 있어 필수적인 요소는 엎드린 자세(팔꿈치와 무릎의 네발기기 자세)에서 외측 늑골 호흡의 훈련이다. 이러한 자세는 중력이 복부 장기를 위로 이동시키기 때문에 횡격막에 부하를 가하게 된다. 호기를 강조하지 않고, 과도하게 복근을 동원하지 않는 것이 중요하다.

2주에서 4주간의 치료 후, 역으로 위(false) 흡기 또는 무호흡이 외측 늑골 호흡 연습에 추가된다. 3번의 '휴식 호흡'이 끝날 때, 다음 흡기 시 공기가 폐로 들어가는 것을 막기 위해 성문이 폐쇄된다. 공기가 폐로 들어가지 않으면 횡격막의 중심 힘줄은 내려갈 수 없다. 횡격막 수축은 전방 늑골우리의 상승과 복부 할로잉(hollowing)을 초래한다. 이는 복강내압을 감소시킨다. 위 흡기로 후방 흉곽을 신장하라는 추가 큐잉은 복강내압을 더 감소시키게 된다. 시간이 흐름에 따라 환자는 20초에 이르기까지 무호흡을 지속할 수 있으며, 이에 따라 횡격막 강도와 지구력을 구축하게 된다. 이후 똑바로 세운 자세(Upright postures)가 환자의 프로그램에 추가된다.

골반 기관 위치 개선의 근본적인 기전들은 아직 과학적으로 검증되지 않았지만, 임상 경험에 따르면 이 방법이 부적절한 흉골반 자세 및 근육 동원 전략들과 결합된 과도한 복강내압으로 인해 증상이 나타나는 사람들에게 가치가 있음을 시사한다. 전형적인 심낭 벡터 자세의 개선 또한 주목되었다.

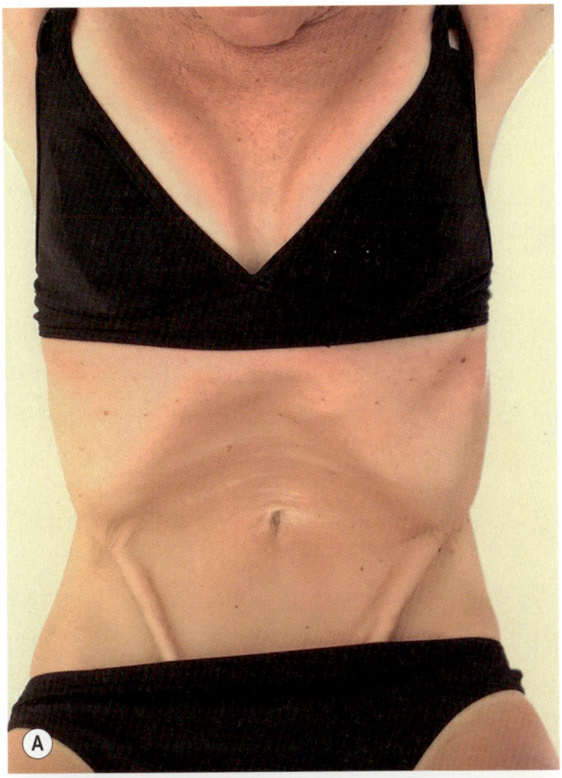
A

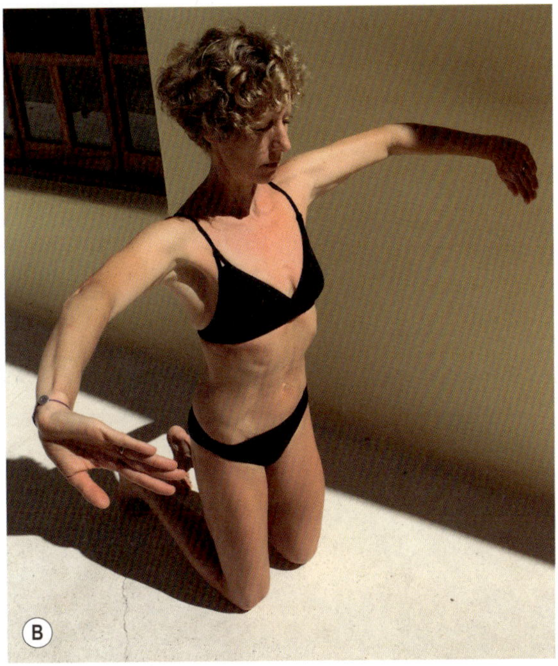
B

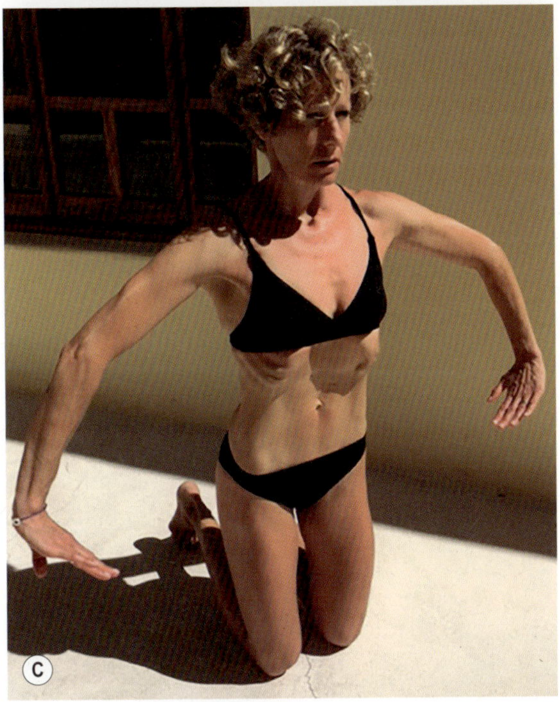
C

그림 7.50

저압 피트니스™(Low Pressure Fitness™) 운동.

(A) 무호흡(또는 성문이 닫힌 위 흡기[false inhalation]) 동안 늑골우리와 복부의 윤곽(Profile). 여기에서 Trista는 네발기기 자세에 있다.

(B) 거짓(false) 들이쉬기에 앞서 높은 무릎 자세에서 외측 늑골 호흡 훈련.

(C) 높은 무릎 자세에 무호흡 추가.

요약(Summary)

흉곽은 전신 또는 사람의 모든 부분들인 근골격계, 신경계, 호흡계, 심혈관계, 소화기계통 그리고 여성 비뇨기 계통을 비롯한 많은 통합되고 상호의존적인 시스템의 일부이기 때문에 여러 조건에서 중요한 역할을 한다. 흉곽의 생체역학은 이러한 계통들의 기능에 있어 기본적이며, 따라서 여러 조건에 걸친 모든 형태의 치료와 관련이 있다. 흉곽의 움직임 패턴들이 어떻게 통합되는지는 이러한 부위에서 최적의 생체역학에 대한 개인의 이해에 달려 있다. 전인적(신체, 마음, 정신) 평가와 치료는 궁극적으로 신경계통의 다양한 감작과 인지, 정서, 및 감각 부조화로 발현되는 다양한 신체 부위들과 계통들 사이의 관계, 그리고 이러한 부위 및 계통들의 기여에 대한 이해를 요구한다. 궁극적으로, 보수적인 관리는 개별 기준으로 각 계통과 신체 부위의 역할을 고려하고 다루어야 한다.

통합 시스템 모델은 근거에 입각하여 임상적으로 추론하는 생물심리사회적 접근이다. 이것은 분류가 아니라, 환자 경험의 모든 3가지 차원들(감각, 인지, 정서)과 각 개인이 급성 및 지속적 상태에 따른 회복 과정에서 보여줄 수 있는 장벽을 고려하는 뼈대(framework)이다. 신체 또는 사람은 더 이상 평가나 치료에서 개별적인 부분이나 문제로 간주될 수 없다. 대부분의 과제는 전신과 관련된다. 따라서 평가는 신체 부위 간의 관계와 각 부위들의 영향 및 상호작용에 대한 분석을 포함해야 한다.

드라이버들을 찾아내는 것은 결과를 해석하는 것뿐 아니라, 이를 신뢰 있게 찾아내는 숙련도가 요구된다. 치료사들에게 있어, 시각 및 운동감각 인식은 기능에 따라 인간 형태를 평가하기 위한 기본 도구들이다. 우리의 개별 강점, 약점, 정확성 및 오인(misperceptions)에 대해 이해하는 것으로 인해 결과를 찾는데 필요한 우리의 신뢰성과 기술이 향상된다. 이후 임상적 추론은 임상 사진과의 관련성을 판단하며, 이는 차후에 개별 환자의 관리를 지도한다. 임상 추론은 교재와 온라인 매체를 통해 배울 수 있지만, 항상 직접 실습 교육과정에 대한 필요성이 존재할 것이다. 이것은 과학으로 측정하기에는 너무 어려운 물리치료의 기법이며 기술이기 때문이다. 통합 시스템 모델의 더 많은 훈련에 관한 자세한 정보는 www.learnwithdianelee.com에 있는 온라인 교육 플랫폼에 방문할 것을 권장한다.

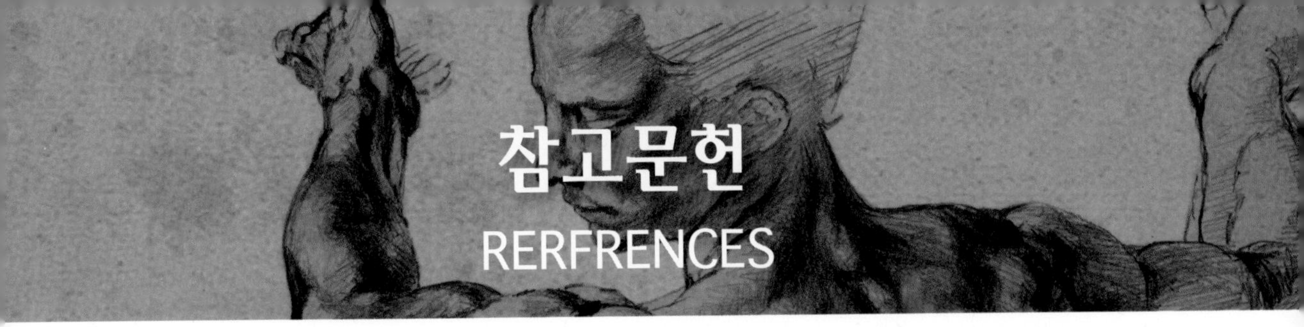

참고문헌
RERFRENCES

Andersson E A, Nilsson J, Ma Z and Thorstensson A (1997) Abdominal and hip flexor muscle activation during various training exercises. European Journal of Applied Physiology and Occupational Physiology 75 (2) 115–123.

Andriacchi T, Schultz A, Belytschko T and Galante J (1974) A model for studies of mechanical interactions between the human spine and rib cage. Journal Biomechanics 7 (6) 497–507.

Axer H, Keyserlingk D G and Prescher A (2001a) Collagen fibers in linea alba and rectus sheaths. Journal of Surgical Research 96 (2) 239–245.

Axer H, Keyserling D G and Prescher A (2001b) Collagen fibers in linea alba and rectus sheaths I: General scheme and morphological aspects. Journal of Surgical Research 96 (1) 127–134.

Barral J P (2007) Visceral Manipulation II. Seattle: Eastland Press.

Becker R E (2000) The Stillness of Life: The osteopathic philosophy of Rollin E. Becker. Portland: Stillness Press.

Beer G M, Schuster A, Seifert B et al. (2009) The normal width of the linea alba in nulliparous women. Clinical Anatomy 22 (6) 706–711.

Beyer B, Sholukha V, Dugailly P M et al. (2014) In vivo thorax 3D modelling from costovertebral joint complex kinematics. Clinical Biomechanics 29 (4) 434–438.

Bialosky J E, Bishop M D and Cleland J A (2010) Individual expectation: An overlooked but pertinent factor in the treatment of individuals experiencing musculoskeletal pain. Physical Therapy 90 (9) 1345–1355.

Bogduk N L T (1997) Clinical Anatomy of the Lumbar Spine and Sacrum, 3rd ed. New York: Churchill Livingstone.

Brown S H M and McGill S M (2008) An ultrasound investigation into the morphology of the human abdominal wall uncovers complex deformation patterns during contraction. European Journal of Applied Physiology 104 (6) 1021–1030.

Brown S H M and McGill S M (2009) Transmission of muscularly generated force and stiffness between layers of the rat abdominal wall. Spine 34 (2) 70–75.

Butler D S (2000) The Sensitive Nervous System. Adelaide: NOI Group Publications.

Butler D S and Moseley G L (2003) Explain Pain. Adelaide: NOI Group Publications.

Carmichael, J P (1987) Inter- and intra-examiner reliability of palpation for sacroiliac joint dysfunction. Journal of Manipulative Physical Therapy 10 (4) 164–171.

Cyriax J (1954) Textbook of Orthopaedic Medicine. London: Cassell.

Delancey J O L and Ashton-Miller J (2004) Pathophysiology of adult urinary incontinence. Gastroenterology 126 (Supplement 1) S32.

Delphinus E M and Sayers M G L (2013) The interrelationship of the thorax and pelvis under varying task constraints. Ergonomics 56 (4) 659–666.

Dickey J P and Kerr D J (2003) Effect of specimen length: Are the mechanics of individual motion segments comparable in functional spinal units and multisegment specimens? Medical Engineering & Physics 25 (3) 221–227.

Doidge N (2007) The Brain that Changes Itself: Stories of personal triumph from the frontiers of brain science. New York: Penguin Books.

Dorey G (2006) Pelvic Dysfunction in Men. Diagnosis and Treatment of Male Incontinence and Erectile Dysfunction: A textbook for physiotherapists, nurses and doctors. West Sussex: John Wiley & Sons Ltd.

Dreyfuss P, Dryer S, Griffin J, Hoffman J and Walsh N (1994) Positive sacroiliac screening tests in asymptomatic adults. Spine 19 (10) 1138–1143.

Edmondston S (2004) Clinical biomechanics of the thoracic spine including the rib cage. In: J Boyling and G Jull eds, Grieve's Modern Manual Therapy, 3rd ed. Edinburgh: Elsevier.

Edmondston S J, Aggerholm M, Elfving S et al. (2007) Influence of posture on the range of axial rotation and coupled lateral flexion of the thoracic spine. J Manipulative Physiol Ther 30 (3) 193–199.

Edmondston S J, Ferguson A, Ippersiel P et al. (2012) Clinical and radiological investigation of thoracic spine extension motion during bilateral arm elevation. Journal of Orthopaedic & Sports Physical Therapy 42 (10) 861–869.

Edwards I and Jones M A (2007) Clinical reasoning and expert practice. In: G M Jensen, J Gwyer, L M Hack and K F Shepard eds, Expertise in Physical Therapy Practice, 2nd ed. St Louis: Saunders, pp. 192–213.

Ehara S (2010) Manubriosternal joint: Imaging features of normal anatomy and arthritis. Japan J Radiology 28 (5) 329–334.

Falla D and Hodges P W (2017) Individualized exercise interventions for spinal pain. Exercise and Sport Sciences Reviews 45 (2) 105–115.

Fitts P M and Posner M I (1967) Human Performance. Belmont: Brooks/Cole.

Garner G (2016) Medical Therapeutic Yoga. Edinburgh: Handspring Publishing.

Giles L G F and Singer KP eds (2000) The Clinical Anatomy and Management of Back Pain Series. Volume 2: Clinical Anatomy and Management of Thoracic Spine Pain. Woburn: Butterworth-Heinemann, pp. 17–33.

Gräßel D, Prescher A, Fitzek S et al. (2005) Anisotropy of human linea alba: A biomechanical study. Journal of Surgical Research 124 (1) 118–125.

Guimberteau J-C (2005) Strolling under the skin. [Online video] Available: https://www.youtube.com/watch?v=eW0lvOVKDxE [Feb 20, 2018].

Guimberteau J-C and Armstrong C (2015) Architecture of Human Living Fascia. Edinburgh: Handspring Publishing.

Gunn C C (1996) The Gunn approach to the treatment of chronic pain. Intramuscular stimulation for myofascial pain of radiculopathic origin. New York: Churchill Livingstone.

Hartman L S (1996) Handbook of Osteopathic Technique. London: Chapman & Hall.

Hebb D O (1949) The organization of behavior: A neuropsychological theory. New York: John Wiley & Sons.

Henegan N R and Rushton A (2016) Understanding why the thoracic region is the 'Cinderella' region of the spine. Manual Therapy 21 274–276.

Herzog W, Read L, Conway P J W et al. (1989) Reliability of motion palpation procedures to detect sacroiliac joint fixations. Journal of Manipulative and Physical Therapy 12 (2) 86–92.

Hewitt J D, Glisson R R, Guilak F and Parker Vail T (2002) The mechanical properties of the human hip capsule ligaments. Journal of Arthroplasty 17 (1) 82–89.

Higgs J and Jones M (2000) Clinical reasoning in the health professions. In: J Higgs and M P Jones eds, Clinical reasoning in the Health Professions, 2nd ed. Oxford: Butterworth-Heinemann, pp. 3–17.

Hodges P W (2015) The role of motor control training. In: G Jull, A Moore, D Falla et al. eds, Grieve's Modern Musculoskeletal Physiotherapy. Edinburgh: Elsevier, pp. 482–487.

Hodges P W and Smeets R J (2015) Interaction between pain, movement and physical activity: Short-term benefits, long-term consequences and targets for treatment. Clinical Journal of Pain 31 (2) 97–107.

Hodges P W, Pengel L H M, Herbert R D and Gandevia S C (2003) Measurement of muscle contraction with ultrasound imaging. Muscle & Nerve 27 (6) 682–692.

Hodges P W, Cholewicki J and van Dieen J H (2013) Spinal Control: The rehabilitation of back pain. State of the art and science. Edinburgh: Elsevier.

Hodges P W, Ferreira P H and Ferreira M L (2016) Lumbar spine treatment of motor control disorders. In: D J Magee, J E Zachazewski, W S Quillen, R C Manske eds, Pathology and Intervention in Musculoskeletal Rehabilitation, 2nd ed. Elsevier, pp. 520–560.

Hsu C J, Chang Y W, Chou W Y et al. (2008) Measurement of spinal range of motion in healthy individuals using an electromagnetic tracking device. Journal of Neurosurgy: Spine 8 (2) 135–142.

Hungerford B, Gilleard W and Hodges P W (2003) Evidence of altered lumbopelvic muscle recruitment in the presence of sacroiliac joint pain. Spine 28 (14) 1593–1600.

Hungerford B, Gilleard W and Lee D (2004) Altered patterns of pelvic bone motion determined in subjects with posterior pelvic pain using skin markers. Clinical Biomechanics 19 (5) 456–464.

Hungerford B A, Gilleard W, Moran M and Emmerson C (2007) Evaluation of the ability of physical therapists to palpate intrapelvic motion with the Stork test on the support side. Physical Therapy 87 (7) 879–887.

Ishii S and Yamamoto S (2008) Kinematic analysis of screw home movement with active knee extension in the non-weight bearing position. Journal of Physical Therapy Science 23 (1) 11–16.

Jones M A and Rivett D A (2004) Introduction to clinical reasoning. In: M A Jones and D A Rivett eds, Clinical Reasoning for Manual Therapists. Edinburgh: Elsevier, pp. 3–24.

Junginger B, Baessler K, Sapsford R and Hodges P W (2010) Effect of abdominal and pelvic floor tasks on muscle activity, abdominal pressure and bladder neck. International Urogynecology Journal 21 (1) 69–77.

Kapandji I A (1964) Illustrated physiology of joints. Med Biol Illus 14 72–81.

Kent P and Hartvigsen J (2015) Clinical reasoning and models for clinical management. In: G Jull, A Moore, D Falla et al. eds, Grieve's Modern Musculoskeletal Physiotherapy. Edinburgh: Elsevier, pp. 242–249.

Kleim J A and Jones T A (2008) Principles of experience-dependent neural plasticity: Implications for rehabilitation after brain damage. Journal of Speech, Language and Hearing Research 51 (1) S225e39.

Lee D (1994) Manual Therapy for the Thorax – A biomechanical approach. Delta: Diane G. Lee Physiotherapist Corporation.

Lee D (2001) Imagery for Core Stabilization. VHS. Delta: Diane G. Lee Physiotherapist Corporation.

Lee D (2003) The Thorax – An integrated approach. Delta: Diane G. Lee Physiotherapist Corporation.

Lee D (2011) The Pelvic Girdle: An integration of clinical expertise and research. Edinburgh: Elsevier.

Lee D (2016) Highlights from an integrated approach to the treatment of pelvic pain and dysfunction. In: D J Magee, J E Zachazewski, W S Quillen, R C Manske eds, Pathology and Intervention in Musculoskeletal Rehabilitation, 2nd ed. Elsevier, pp.:612–650.

Lee D (2017a) Assessment of the abdominal wall. In: D Lee (2011) Diastasis Rectus Abdominis: A clinical guide for those who are split down the middle. Surrey: Learn with Diane Lee, pp. 65–128. www.learnwithdianelee.com [April 4, 2018].

Lee D (2017b) Diastasis Rectus Abdominis: A clinical guide for those who are split down the middle. Surrey: Learn with Diane Lee. www.learnwithdianelee.com [April 4, 2018].

Lee D and Hodges P W (2016) Behavior of the linea alba during a curl-up task in diastasis rectus abdominis. An observational study. Journal of Orthopaedic & Sports Physical Therapy 46 (7) 580–589.

Lee D and Lee L-J (2011a) Techniques and tools for addressing barriers in the lumbopelvic-hip complex. In: D Lee (2011) The Pelvic Girdle. An integration of clinical expertise and research, 4th ed. Edinburgh: Elsevier, pp. 283–321.

Lee D and Lee L-J (2011b) Techniques and tools for assessing the lumbopelvic-hip complex. In: D Lee (2011) The Pelvic Girdle: An integration of clinical expertise and research, 4th ed. Edinburgh: Elsevier, pp. 174–254.

Lee D G (1993) Biomechanics of the thorax: A clinical model of in vivo function. Journal of Manual and Manipulative Therapy 1 (1) 13–21.

Lee D G (1996) Rotational instability of the mid-thoracic spine: Assessment and management. Manual Therapy 1 (5) 234–241.

Lee D G (2015) Biomechanics of the thorax – research evidence and clinical expertise. Journal of Manual & Manipulative Therapy 23 (3) 128–138.

Lee D G and Jones M A (2018) Postpartum thoracolumbar pain associated with diastasis rectus abdominis. In: M A Jones & D A Rivett eds, Clinical Reasoning in Musculoskeletal Practice, 2nd ed. Elsevier [in press].

Lee D G, Lee L-J and McLaughlin L (2008) Stability, continence and breathing: The role of fascia following pregnancy and delivery. Journal of Bodywork and Movement Therapies 12 (4) 333–348.

Lee L-J (2003a) Thoracic stabilization & the functional upper limb: Restoring stability with mobility. Course Notes [Unpublished].

Lee L-J (2003b) Restoring force closure/ motor control of the thorax. In: D Lee (2003) The Thorax. Delta: Diane G. Lee Physiotherapist Corporation.

Lee L-J (2004–2013) Discover Physio courses developed individually or co-developed with Diane Lee [Unpublished].

Lee L-J (2016) The thoracic ring approach: A whole person framework to assess and treat the thoracic spine and rib cage. In: D J Magee, J E Zachazewski, W S Quillen, R C Manske eds, Pathology and Intervention in Musculoskeletal Rehabilitation, 2nd ed. Elsevier, pp. 436–470.

Lee L-J and Lee D (2011) Clinical practice – the reality for clinicians. In: D Lee (2011) The Pelvic Girdle: An integration of clinical expertise and research, 4th ed. Edinburgh: Elsevier, pp. 147–171.

Lee L-J, Coppieters M W and Hodges P W (2005) Differential activation of the thoracic multifidus and longissimus thoracis during trunk rotation. Spine 30 (8) 870–876.

Lee L-J, Coppieters M W and Hodges P W (2009) Anticipatory postural adjustments to arm movement reveal complex control of paraspinal muscles in the thorax. Journal of Electromyography and Kinesiology 19(1) 46–54.

Lee L-J, Chang A T, Coppieters M W and Hodges P W (2010) Changes in sitting posture induce multiplanar changes in chest wall shape and motion with breathing. Respiratory Physiology & Neurobiology 170 236–245.

Lee L-J, Coppieters M W and Hodges P W (2011) En bloc control of deep and superficial thoracic muscles in sagittal loading and unloading of the trunk. Gait & Posture 33 (4) 588–593.

Lowcock J (1990) Thoracic joint stability and clinical stress tests. Orthopaedic Division of the Canadian Physiotherapy Association Newsletter 15.

MacConaill M A and Basmajian J V (1977) Muscles and movements: A basis for human kinesiology, 2nd ed. New York: Krieger.

MacIntosh J E and Bogduk N (1991) The attachments of the lumbar erector spinae. Spine 16 (7) 783–792.

Maitland G D (1986) Vertebral Manipulation, 5th ed. Oxford: Butterworth Heinemann.

Masharawi Y, Rothschild B, Dar G et al. (2004) Facet orientation in the thoracolumbar spine: Three-dimensional anatomic and biomechanical analysis. Spine 29 (16) 1755–1763.

Meijne W, van Neerbos K, Aufdemkampe G and van der Wurff P (1999) Intraexaminer and interexaminer reliability of the Gillet test. Journal of Manipulative Physiological Therapeutics 22 (1) 4–9.

Melzack R (1990) Phantom limbs and the concept of a neuromatrix. Trends in Neurosciences 13 (3) 88–92.

Melzack R (2001) Pain and the neuromatrix in the brain. Journal of Dental Education 65 (12) 1378–1382.

Molnár S, Manó S, Kiss L and Csernátony Z (2006) Ex vivo and in vitro determination of the axial rotational axis of the human thoracic spine. Spine 31(26) 984–91.

Moseley G L (2003) A pain neuromatrix approach to patients with chronic pain. Manual Therapy 8 (3) 130–140.

Moseley G L (2007) Reconceptualising pain according to modern pain science. Physical Therapy Reviews 12 (3) 169–178.

Moseley G L and Butler D S (2015) Explain Pain Handbook. Protectometer. Adelaide: Noigroup Publications.

Moseley G L and Butler D S (2017) Explain Pain Supercharged. Adelaide: Noigroup Publications.

Moseley G L, Gallace A and Spence C (2012) Bodily illusions in health and disease: Physiological and clinical perspectives and the concept of a cortical 'body matrix'. Neuroscience and Biobehavioral Reviews 36 (1) 34–46.

Mota P, Pascoal A G, Carita A I and Bø K (2015) The immediate effects on inter-rectus distance of abdominal crunch and drawing-in exercises during pregnancy and the postpartum period. Journal of Orthopaedic & Sports Physical Therapy 45 (10) 781–788.

O'Sullivan P, Dankaerts W, O'Sullivan K and Fersum K (2015) Multidimensional approach for the targeted management of low back pain. In: G Jull, A Moore, D Falla et al. eds, Grieve's Modern Musculoskeletal Physiotherapy. Edinburgh: Elsevier, pp. 465–470.

Oxland T R, Lin R M and Panjabi M M (1992) Three-dimensional mechanical properties of the thoracolumbar junction. Journal of Orthopaedic Research 10 (4) 573–580.

Pak N, Patel S G, Hashemi Taheri A P et al. (2016) A reappraisal of adult thoracic and abdominal surface anatomy in Iranians in vivo using computed tomography. Clinical Anatomy 29 (2) 191–196.

Paoletti S (2006) The Fasciae: Anatomy, dysfunction and treatment. Seattle, WA: Eastland Press Inc.

Panjabi M M (1992) The stabilizing system of the spine: Part II. Neutral zone and instability hypothesis. Journal of Spinal Disorders 5 (4) 390–396.

Panjabi M M, Brand R A and White A A (1976) Mechanical properties of the human thoracic spine as shown by three-dimensional load-displacement curves. Journal of Bone and Joint Surgery 58 (5) 642–652.

Pascoal A G, Dionisio S, Cordeiro F and Mota P (2014) Inter-rectus distance in postpartum women can be reduced by isometric contraction of the abdominal muscles: A preliminary case-control study. Physiotherapy 100 (4) 344–348.

Peng, Q Jones R, Shishido K and Constantinou C E (2007) Ultrasound evaluation of dynamic responses of female pelvic floor muscles. Ultrasound in Medicine and Biology 33 (3) 342–352.

Pettman E (1981) The Quadrant Courses. Orthopaedic Division of CPA [Unpublished].

Pettman E (1984) The Functional Shoulder Girdle. IFOMT Vancouver.

Pettman E (2011) Sternoclavicular joint. In: C Fernández-de-las-Peñas, J Cleland, P Huijbregts eds, Neck and Arm Pain Syndromes. Edinburgh: Elsevier.

Potter N A and Rothstein J (1985) Intertester reliability for selected clinical tests of the sacroiliac joint. Physical Therapy 65 (11) 1671–1675.

Richardson C A, Jull G A, Hodges P W and Hides J A (1999) Therapeutic exercise for spinal segmental stabilization in low back pain – scientific basis and clinical approach. Edinburgh: Churchill Livingstone.

Sackett D L, Straus S, Richardson W S et al. (2000) Evidence-Based Medicine. How to Practice and Teach EBM. New York: Elsevier.

Sahrmann S and van Dillen L (2015) Movement system impairment syndromes of the low back. In: G Jull, A Moore, D Falla et al. eds, Grieve's Modern Musculoskeletal Physiotherapy. Edinburgh: Elsevier, pp. 474–482.

Sancho M F, Pascoal A G, Mota P and Bø K (2015) Abdominal exercises affect inter-rectus distance in postpartum women: A two-dimensional ultrasound study. Physiotherapy 101 (3) 286–291.

Scholten P J M and Veldhuizen A G (1985) The influence of spine geometry on the coupling between lateral bending and axial rotation. Engineering in Medicine 14 (4) 167–171.

Schuenke M D, Vleeming A, van Hoof T and Willard F H (2012) A description of the lumbar interfascial triangle and its relation with the lateral raphe: Anatomical constituents of load transfer through the lateral margin of the thoracolumbar fascia. Journal of Anatomy 221 (6) 568–576.

Schultz A B, Belytschoki T B and Andriacchi T P (1973) Analog studies of forces in the human spine: Mechanical properties and motion segment behavior. Journal of Biomechanics 6 (4) 373–383.

Setchell J, Costa N, Ferreira M et al. (2017) Individuals' explanations for their persistent or recurrent low back pain: A cross-sectional survey. BMC Musculoskeletal Disorders 18 (1) 466–475.

Siegel D (2010) Mindsight. New York: Bantam Books.

Singer K P and Goh S (2000) Anatomy of the thoracic spine. In: L G F Giles and K P Singer eds, The Clinical Anatomy and Management of Back Pain Series. Volume 2: Clinical Anatomy and Management of Thoracic Spine Pain. Woburn: Butterworth-Heinemann, pp. 17–33.

Sizer P S, Brismée J M and Cook C (2007) Coupling behavior of the thoracic spine: A systematic review of the literature. Journal of Manipulative and Physiological Therapeutics. 30 (5) 390–399.

Smeets R J E M, Vlaeyen J W S, Kester A D M and Knottnerus J A (2006) Reduction of pain catastrophizing mediates the outcome of both physical and cognitive-behavioral treatment in chronic low back pain. Journal of Pain 7 (4) 261–271.

Snijders C J, Vleeming A and Stoeckart R (1993a) Transfer of lumbosacral load to iliac bones and legs. Part 1: Biomechanics of self-bracing of the sacroiliac joints and its significance for treatment and exercise. Clinical Biomechanics 8 (6) 285–294.

Snijders C J, Vleeming A and Stoeckart R (1993b) Transfer of lumbosacral load to iliac bones and legs. Part 2: Loading of the sacroiliac joints when lifting in a stooped posture. Clinical Biomechanics 8 (6) 295–301.

Snodgrass S J, Heneghan N R, Tsao H et al. (2014) Recognising neuroplasticity in musculoskeletal rehabilitation: A basis for greater collaboration between musculoskeletal and neurological physiotherapists. Manual Therapy 19 (6) 614–617.

Stafford R E, Ashton-Miller J, Constantinou C et al. (2015) Pattern of activation of pelvic floor muscles in men differs with verbal instructions. Neurourology and Urodynamics 35 (4) 457–463.

Standring S ed. (2008) Gray's Anatomy: The Anatomical Basis of Clinical Practice, 40th ed. London: Elsevier.

Stecco C (2015) Functional Atlas of the Human Fascial System. Edinburgh: Elsevier.

Sueki D G, Cleland J A and Wainner R S (2013) A regional interdependence model of musculoskeletal dysfunction: Research, mechanisms, and clinical implications. Journal of Manual & Manipulative Therapy 21 (2) 90–102.

Theodoridis D and Ruston S (2002) The effect of shoulder movements on thoracic spine 3D motion. Clinical Biomechanics 17 (5) 418–421.

Tsao H and Hodges P W (2007) Immediate changes in feedforward postural adjustments following voluntary motor training. Experimental Brain Research 181 (4) 537–546.

Tsao H and Hodges P W (2008) Persistence of improvements in postural strategies following motor control training in people with recurrent low back pain. Journal of Electromyography and Kinesiology 18 (4) 559–567.

Tsao H, Druitt T R, Schollum T M and Hodges P W (2010) Motor training of the lumbar paraspinal muscles induces immediate changes in motor coordination in patients with recurrent low back pain. Journal of Pain 11 (11) 1120–1128.

Urquhart D M, Barker P J, Hodges P W et al. (2005) Regional morphology of transversus abdominis and obliquus internus and externus abdominis. Clinical Biomechanics 20 (3) 233–241.

van Dieën J H, Flor H and Hodges P W (2017) Low-back pain patients learn to adapt motor behavior with adverse secondary consequences. Exercise and Sport Sciences Reviews 45 (4) 223–229.

van Wingerden J P, Vleeming A and Snijders C J (1993) A functional-anatomical approach to the spine-pelvis mechanism: Interaction between the biceps femoris muscle and the sacrotuberous ligament. European Spine Journal 2 (3) 140.

Vleeming A, Stoeckart R and Snijders C J, (1989a) The sacrotuberous ligament: A conceptual approach to its dynamic role in stabilizing the sacroiliac joint. Clinical Biomechanics 4 (4) 201–203.

Vleeming A, van Wingerden J P, Snijders C J et al. (1989b) Load application to the sacrotuberous ligament: Influences on sacroiliac joint mechanics. Clinical Biomechanics 4 (4) 204–209.

Vleeming A, Volkers A C W, Snijders C J and Stoeckart R (1990) Relation between form and function in the sacroiliac joint. Part II: Biomechanical aspects. Spine 15 (2) 133–136.

Watson L and Dalziel R (1996) Conservative treatment of thoracic outlet syndrome by scapula strengthening techniques. In: A P Skirving ed, Shoulder Surgery: The Asian Perspective, Volume 2. Perth: Asian Shoulder Association, pp. 219–222.

Watson L A, Pizzari T and Balster S (2009) Thoracic outlet syndrome part 1: Clinical manifestations differentiation and treatment pathways. Manual Therapy 14 (6) 586–595.

Webb A L, O'Sullivan E, Stokes M and Mottram S (2018) A novel cadaveric study of the morphometry of the serratus anterior muscle, one part, two parts, three parts, four? Anatomical Science International 93 (1) 98–107.

Wetzler G and Lee D (2015) Active and passive listening techniques – definition. ISM Series Intensive Clinical Mentorship Program. California [Unpublished].

Willard F H, Vleeming A, Schuenke M D et al. (2012) The thoracolumbar fascia: Anatomy, function, and clinical considerations. Journal of Anatomy 221 (6) 507–536.

Willems J, Jull G and Ng J K (1996) An in vivo study of the primary and coupled rotations of the thoracic spine. Clinical Biomechanics 11 (6) 311–316.

Williams P L (1995) Gray's Anatomy, 38th ed. New York: Churchill Livingstone.

Wilson T A, Legrand A and De Troyer A (2001) Respiratory effects of the external and internal intercostal muscles in humans. The Journal of Physiology 530 (Pt 2) 319–330.

Wurff P, Hagmeijer R and Meyne W (2000) Clinical tests of the sacroiliac joint. A systematic methodological review: Part 1: Reliability. Manual Therapy 5 (1) 30–36.

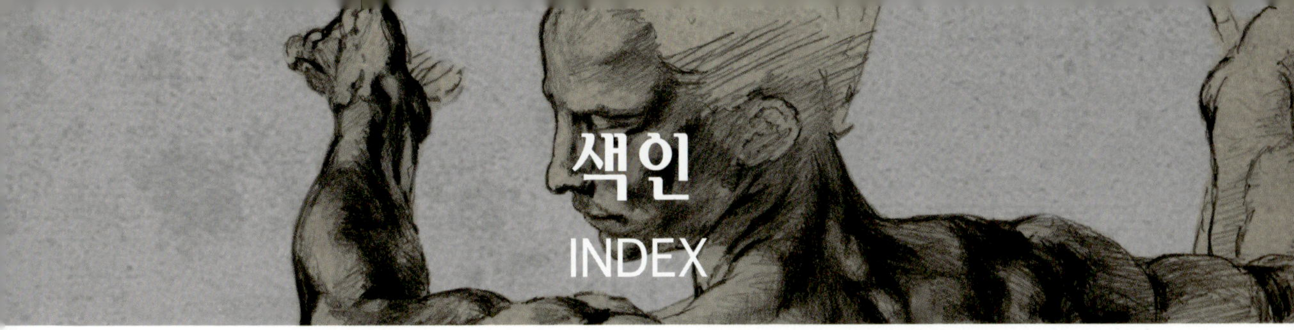

색인 INDEX

A

B

C

E

F

I

L

M

O

P

R

S

T

V

Z

ㄱ

ㄴ

ㅊ

ㅋ

ㅌ

ㅍ

ㅎ